科学出版社“十四五”普通高等教育研究生规划教材

中医五官科学研究

主　编　彭清华

科 学 出 版 社

北　京

内 容 简 介

本教材是科学出版社"十四五"普通高等教育研究生规划教材之一，系统梳理了五官科疾病常用诊疗技术及前沿科学研究进展。在内容上分为总论和各论。总论分两部分：第一部分为五官科疾病诊断与治疗方法，包括五官科常用检查方法、辨证方法和治疗技术；第二部分为以临床为导向的五官科科学研究内容，包含五官科研究常用动物疾病模型、实验方法及临床研究方法。各论主要按部位介绍五官科常见疾病，包括外障眼病、内障眼病、其他眼病、耳部疾病、鼻部疾病、咽喉疾病、口腔疾病。每个疾病从治疗、研究进展与热点、古籍选录等方面进行阐述，以强化研究生对临床各病诊疗知识和技能的掌握。

本教材可作为高等院校中医五官科学研究生教材，也可供中医和中西医结合临床医生参考使用。

图书在版编目（CIP）数据

中医五官科学研究 / 彭清华主编. -- 北京 ：科学出版社，2025. 6. -- （科学出版社"十四五"普通高等教育研究生规划教材）. -- ISBN 978-7-03-082160-7

Ⅰ. R276

中国国家版本馆 CIP 数据核字第 20259PH383 号

责任编辑：刘　亚 / 责任校对：刘　芳
责任印制：徐晓晨 / 封面设计：陈　敬

科学出版社出版
北京东黄城根北街 16 号
邮政编码：100717
http://www.sciencep.com
固安县铭成印刷有限公司印刷
科学出版社发行　各地新华书店经销
*
2025 年 6 月第　一　版　开本：787×1092　1/16
2025 年 6 月第一次印刷　印张：20 1/2
字数：551 000
定价：125.00 元
（如有印装质量问题，我社负责调换）

本书编委会

主　编　彭清华

副主编　谢立科　田　理　何迎春　姚小磊　谭　劲

编　委（按姓氏笔画排序）

王　方（贵州中医药大学）　　王养忠（北京中医药大学）
田　理（成都中医药大学）　　申　琪（河南中医药大学）
吕　霞（山东中医药大学）　　回世洋（辽宁中医药大学）
李　翔（成都中医药大学）　　李建超（陕西中医药大学）
吴拥军（南京中医药大学）　　何伟平（广州中医药大学）
何迎春（湖南中医药大学）　　陈世娟（湖南中医药大学）
陈美荣（山东中医药大学）　　庞　龙（广州中医药大学）
郝晓凤（中国中医科学院）　　钟舒阳（广西中医药大学）
姚　靖（黑龙江中医药大学）　姚小磊（湖南中医药大学）
贾　莉（中国中医科学院）　　夏泽梅（云南中医药大学）
曹明芳（福建中医药大学）　　彭清华（湖南中医药大学）
谢立科（中国中医科学院）　　谭　劲（湖南中医药大学）
谭涵宇（湖南中医药大学）　　滕　磊（上海中医药大学）

学术秘书　李文娟（湖南中医药大学）

前　言

研究生教育是我国高层次人才培养的重要组成部分。近几十年来我国研究生教育得到了快速发展，随着研究生招生规模的不断扩大，我国中医药院校研究生招生人数也在不断增加，为适应当前中医药研究生教育的发展需求，培养高质量的中医药研究型人才，我们组织了相关兄弟院校的中医及中西医结合五官科学专家，编写了《中医五官科学研究》研究生规划教材。

本教材作为科学出版社“十四五”普通高等教育研究生规划教材，以习近平新时代中国特色社会主义思想为指导，全面贯彻落实党的二十大和二十届二中、三中全会精神，全面贯彻全国教育大会精神和习近平总书记对研究生教育工作作出的重要指示，深入实施《教育强国建设规划纲要（2024—2035年）》和国务院办公厅《关于加快医学教育创新发展的指导意见》，旨在培养高素质、高水平、应用型的中医药高层次人才，以适应我国医疗卫生体制改革与发展的需要，为提升人民群众健康水平提供专业支撑。

本教材的编写分为“总论”“各论”和“附录”三部分。

“总论”主要介绍两大块内容：第一部分为五官科疾病的诊断与治疗方法，包括五官科常用检查方法、辨证方法和治疗技术；第二部分为以临床为导向的五官科科学研究内容，包含五官科研究常用动物疾病模型、常用实验方法及临床研究方法。

“各论”主要按部位介绍五官科常见疾病，包括外障眼病、内障眼病、其他眼病、耳部疾病、鼻部疾病、咽喉疾病、口腔疾病。每个疾病从治疗、研究进展与热点、古籍选录等方面进行介绍，以强化研究生对临床各病诊疗知识和技能的掌握。

“附录”主要介绍中医五官科学研究生推荐阅读书目。

本教材由湖南中医药大学牵头，联合中国中医科学院、成都中医药大学、北京中医药大学、广州中医药大学、南京中医药大学、山东中医药大学、贵州中医药大学、河南中医药大学、辽宁中医药大学、陕西中医药大学等高等学校共同编写。编写工作得到了相关单位的大力支持，在此一并致以衷心的感谢！

本教材可作为高等院校中医五官科学研究生教材，也可供中医和中西医结合临床医生参考使用。

由于编写时间仓促，加之编者的学术水平和能力有限，书中不足之处在所难免，希望广大专家教授和各院校师生在使用过程中提出宝贵意见，以便再版时予以修正。

《中医五官科学研究》编委会

2025年2月

目　录

总　论

各　论

总　论

第一章　五官科常用检查方法

党的二十大报告指出，推进健康中国建设，人民健康是民族昌盛和国家强盛的重要标志；要把保障人民健康放在优先发展的战略位置，完善人民健康促进政策。五官科检查方法已形成系统化、规范化的技术体系，为眼科、耳鼻咽喉科和口腔科疾病的早期筛查与诊断提供关键技术支撑。

第一节　眼科常用检查方法

一、视力检查

眼的核心功能是视觉，视力是评价视功能的重要指标，视力检查是了解视功能最基础且高效的方法。

视力即视锐度，是指人眼对所视物体的最小分辨力，主要反映黄斑区的视功能。可分为远、近视力，后者通常指阅读视力。临床上≥1.0 的视力为正常视力。世界卫生组织（WHO）标准规定，最佳矫正视力＜0.05 为盲；＜0.3 但≥0.05 为低视力。

（一）视力表的设计原理

视力检查是测定视网膜黄斑中心凹处相邻两点的光学分辨能力，因此分辨物体的两个点必定形成视角。所谓视角是指物体两端的延长线，经过结点投射在视网膜上形成的夹角。目前临床所用视力表均是根据视角原理设计而成。正常眼的分辨力是 1′视角，相当于视网膜上 4.96 μm 的距离，而中心凹处锥细胞直径为 1～1.5 μm，因此要分辨两个点，必须在视网膜上有两个以上视锥细胞的兴奋，而在这两个视锥细胞间要有空间，至少要为一个不兴奋的视锥细胞所隔开。无论是远视力表还是近视力表，其 1.0 视标均基于 1′视角的标准设计，视力值则是视角的倒数。

1）视力的表示方式：视力的计算公式为 V=d/D，V 为视力，d 为实际看见某视标的距离，D 为正常眼应当能看见该视标的距离。我国一般采用小数表示法，如国际标准视力表上 1.0 及 0.1 行的视标分别为 5 m 及 50 m 处检测 1′视角的视标。如果在 5 m 处才能看清 50 m 处的视标，代入上述公式，其视力=5 m/50 m=0.1。

2）视标的形态：视标的形态有多种，最常见的视标为 Snellen“E”字形、英文字母或阿拉伯数字，还有 Landolt 带缺口的环形视标、儿童使用的简单图形视标等。

3）ETDRS 视力表：ETDRS 视力表原型是 1980 年美国国家科学院采用 Sloan 字母和 Bailey-Lovie 视力表的行间距制成的视力表。最初应用于糖尿病性视网膜病变早期治疗的研究（early treatment of diabetic retinopathy study，ETDRS），因此被称为“ETDRS 视力表”，是目前国外临床试验的标准视力表。其采用对数视力表，视标增率为 1.26，每隔 3 行则视角增加 1 倍，共 14 行，每行 5 个字母，检查距离为 4 m。识别 1 字为 1 分，全部识别为 100 分，相当于视力 2.0。

（二）视力检查法

1. 远视力检查

（1）注意事项

检查前应向受检者说明正确观察视力表的方法。检查分眼进行，可用手掌或遮盖板遮盖非受检眼，避免压迫眼球。视力表须有充足的光线照明，远视力检查的距离为 5 m，近视力检查的距离为 30 cm。检查者用指示棒指着视力表的视标，要求受检者口述或用手势示意视标缺口方向，逐行检测。

（2）检查与记录方法

1）远视力检查：让受检者先看清最大一行视标，如能辨认，则自上而下，由大至小，逐级将较小视标指给受检者看，直至查出能清楚辨认的最小一行视标。国际标准视力表上各行视标的一侧，均注明有在 5 m 距离看清楚该行时所代表的视力。如果在 5 m 处最大的视标（0.1 行）不能识别，则嘱受检者逐步向视力表移近，直至能识别视标为止。此时再根据 V=d/D 的公式计算，如在 3 m 处才看清 50 m（0.1 行）的视标，其实际视力应为 V=3 m/50 m=0.06。

2）小孔视力检查：正常视力标准为 1.0，如受检者视力低于 1.0 时，则需用针孔镜来鉴别视力下降是未矫正的屈光不正（包括不规则散光）还是其他非光学因素引起的。针孔的内径不应小于 0.75～1 mm，且不大于 1.5 mm。检查针孔视力的步骤与检查远视力相同。

3）指数检查：如走到视力表前 1 m 处仍不能识别最大的视标时，则检查指数（counting finger）。检查距离从 1 m 开始，逐渐移近，直到能正确辨认为止，并记录该距离，如“指数/30 cm”。如指数在 5 cm 处仍不能识别，则检查手动。

4）手动检查：受检者对眼前 5 cm 处的手指都不能辨认时，改测手动（hand motion）。检查者用手在受检者眼前摆动，记录能够看到手摆动的距离，如手动/30 cm。

5）光感检查：如果眼前手动不能识别，则检查光感。检查是在暗室内进行，遮盖一眼，不得透光。检者持手电在受检者眼前方 5 m 处，手电时亮时灭，让其辨认是否有光。看到光线为有光感（light perception，LP），看不到光线则为无光感（no light perception，NLP）。如 5 m 处不能辨认时，将光移近，记录能够辨认光感的最远距离或“无光感”。对有光感者还要检查光源定位，嘱受检者向前方注视不动，检查者在受试眼前 1 m 处，上、下、左、右、左上、左下、右上、右下变换光源位置，分别用“＋”“－”表示光源定位的“阳性”“阴性”。对于有光感者，还要同时查色觉是否正常，方法是在正前方位置用检眼镜的不同颜色光源分别投射到受检者眼内，让受检者判断颜色的差异，记录为色觉正常或异常。光定位可以帮助判断周边视网膜功能，而色觉检查可以间接了解黄斑的功能。

2. 近视力检查

检查、记录方法和注意事项同远视力检查。检查时，光源照在视力表上，但需避免反光，让受检者手持近视力表放在眼前，随意前后移动，直到找出自己能看到的最小号字。若能看清 1.0 行视标，则让其逐渐移近，直到字迹开始模糊。在尚未模糊之前能看清的位置，称为近点，近点与角膜的距离即为近点距离，记录时以厘米为单位，如 1.0/10 cm；若看不清 1.0 行视标，则仅记录其看到的最小字号，不再测量距离。

3. 儿童视力检查

婴幼儿时期，如果视力发育障碍，可能会形成弱视，从而导致终生视力无法提高。因此婴幼儿的视力检查对于早期发现疾病有重要的意义。对于小于 3 岁且不能很好配合的患儿，检查视力需耐心诱导。可以观察新生儿是否有追踪的能力及瞳孔对光反应；1 月龄婴儿是否有主动浏览周围目标的能力；3 个月大的婴儿是否能够双眼辐辏注视手指。交替遮盖法可发现患眼；当遮盖患眼时，患儿可能无反应，而遮盖健眼时患儿可能会试图躲避。

二、裂隙灯显微镜检查

自 1911 年问世以来，裂隙灯显微镜已成为眼科必不可少的核心设备。

1）裂隙灯显微镜的基本结构：裂隙灯显微镜的基本结构主要由照明的光源投射系统和双目显微镜两部分组成。照明系统配备滤光片，如无赤光、钴蓝光等。双目显微镜由目镜和物镜组成，常用倍数为 10～25 倍。主要用于检查眼前节、晶状体和玻璃体前部；附加前置镜、接触镜、前房角镜、三面镜等，可用于检查前房角、玻璃体和眼底；配备前房深度计、压平眼压计、照相机、激光机等，其用途更为广泛。

2）常用检查方法：裂隙灯显微镜的操作方法很多，常用的是直接焦点照明法，即将灯光焦点与显微镜焦点联合对准被检查部位，将光线投射在结膜、巩膜或虹膜上，可见一境界清楚的照亮区，以便细微地观察该区的病变。为了发现和检查某些特殊的体征，有时还可采用弥散照明法、后部反光照明法、角膜缘散射照明法等。

三、眼底检查

（一）直接检眼镜

直接检眼镜（图 1-1）所见眼底为正像，放大约 16 倍。主要用于检查玻璃体、视网膜、脉络膜及视神经疾病。

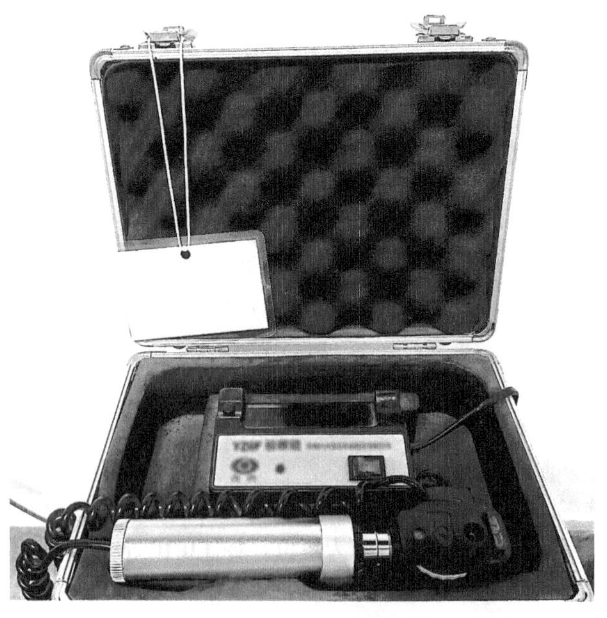

图 1-1　直接检眼镜

1）彻照法：彻照法用于观察眼的屈光间质有无混浊。将镜片转盘拨到＋8～＋10D，距受检眼 10～20 cm，正常时瞳孔区呈橘红色反光；如屈光间质有混浊，红色反光中会出现黑影。此时嘱患者转动眼球，若黑影移动方向与眼动方向一致，表明混浊位于晶状体前方；反之，则混浊位于晶状体后方；若黑影不动则混浊在晶状体内部。

2）眼底检查：将转盘拨到“0”处，距受检眼 2 cm 处，因检查者及受检者屈光状态不同，需拨动转盘至清晰成像。嘱受检者向正前方注视，检眼镜光源经瞳孔偏鼻侧约 15°方向投射，再沿血管走向观察视网膜周边部，最后嘱受检者注视检眼镜灯光，以检查黄斑部（图 1-2）。

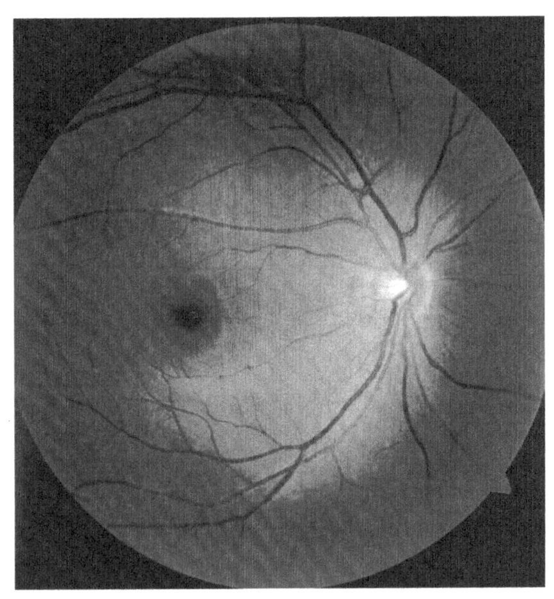

图 1-2　眼底照相（见彩图）

3）眼底检查记录：记录视盘大小、形状（有无先天发育异常）、颜色（有无视神经萎缩）、边界（有无视盘水肿、炎症征象）和病理凹陷（青光眼相关改变）；视网膜血管的管径大小、是否均匀一致、颜色、动静脉比例、形态、有无搏动及交叉压迫征；黄斑部及中心凹光反射情况；视网膜有无出血、渗出、色素增生或脱失，并描述病灶大小、形状、数量等。

（二）间接检眼镜检查法

间接检眼镜分为头戴式和眼镜式两种。使用时，适当调整光源后，将集光镜（＋14 D、＋20 D）置于受检者眼前，调整集光镜和受检眼、检查者之间的距离，直至清晰成像。检查右眼后极部时，嘱受检者注视检查者的右肩部或右耳部；检查左眼时则相反。观察周边部时，嘱受检者眼球向上、下、左、右转动，以观察不同部位的周边部。使用巩膜压迫法可将视野扩大到锯齿缘处。

与直接检眼镜比较，间接检眼镜光线较强，可通过一定程度混浊的屈光间质。观察范围较广，较容易观察到周边部，能获得良好的双眼立体视。但其观察到的眼底像放大率较小、眼底像呈倒立状态，故需使用较强的散瞳剂进行散瞳，以克服由于较强光线刺激所造成的瞳孔缩小。

（三）其他眼底检查法

对于眼后段的检查可在裂隙灯显微镜下借助前置镜、接触镜和三面镜完成，检查时，患者的瞳孔应充分散大。

1）Goldmann 眼底接触镜：用 Goldmann 眼底接触镜检查时，接触镜与角膜之间填充甲基纤维素，可减少各种界面之间的折射，使眼底图像较为清晰，比前置镜下所观察到的眼底像更大，利于观察细微的病变。

2）三面镜检查：三面镜（three mirror lens）配合裂隙灯显微镜检查，可以观察到整个眼底的情况，中央接触镜可以观察到眼后极部约30°范围内的眼底，而3个不同倾角的反射镜可以观察到眼底30°至锯齿缘部分的眼底和前房角。但应注意，三面镜成像上下左右全反像。

3）全眼底透镜：全眼底透镜（panretinal lens）为非球面镜，可配合裂隙灯进行检查，有多种屈光度的透镜可选，一般临床检查以＋90 D的透镜最为常用。较低屈光度的透镜可详细检查黄斑和视盘，较高屈光度的透镜则可快速检查较宽的视网膜区域。＋78 D的透镜还可以在手术期间通过显微镜快速观察眼底。

四、眼压检查

眼压又称眼内压，是指眼球内容物对眼球内壁的压力。正常眼压范围为10～21 mmHg（1 mmHg≈0.133 kPa），双眼压差≤5 mmHg，24 h波动范围＜8 mmHg。眼压的高低取决于房水生成和排出的动态平衡，由3个参数影响——房水的生成速率、房水排出的阻力和静脉压。高眼压是青光眼的主要指标，而睫状体脱离和视网膜脱离等可引起低眼压。

眼压测量分为指测法和眼压计测量法，眼压计又分为压陷式、压平式和非接触式3类。

（一）指测法

指测眼压简单、易行，但需要临床实践经验才能够较为准确地判断。检查时嘱患者双眼向下注视，检查者将双手示指尖置于受检者上睑，两指尖交换轻压眼球，以评估眼压硬度。检查者可根据眼球与前额、鼻尖以及嘴唇的软硬程度比较粗略评估眼压。指测眼压的记录方式为：Tn表示眼压正常；T＋1至T＋3表示眼压逐渐增高；T-1至T-3表示眼压逐渐降低。对于眼球、角膜或巩膜破裂者，禁用此法。

（二）眼压计测量法

1）压陷式眼压计（Schiotz眼压计）：其刻度的多少取决于眼压计压针压迫角膜向下凹陷的程度，所以测出的数值受球壁硬度的影响。球壁硬度显著异常者（如高度近视眼）数据偏低，用2个砝码测量后查表校正，可消除球壁硬度造成的误差。

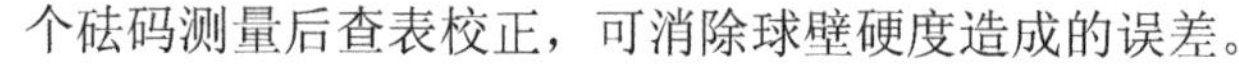

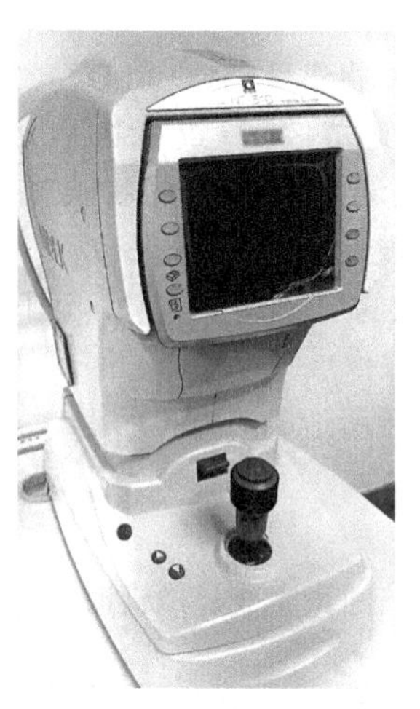

图1-3 非接触式眼压计

2）压平式眼压计（Goldmann压平眼压计）：其是目前国际通用的标准眼压计。它附装在裂隙灯显微镜上，通过显微镜观察，坐位测量。测量时仅使角膜压平而不下陷，所以不受球壁硬度的影响。但近期研究发现，中央角膜的厚度会影响其测量的眼压数值。Perkin眼压计为手持式压平眼压计，检查时不需裂隙灯显微镜，受检者取坐位、卧位均可。

3）非接触式眼压计：非接触式眼压计的原理是利用可控的空气脉冲，其压力具有线性增加的特性，使角膜压平到一定的面积。通过监测系统感受角膜表面反射的光线，记录角膜压平到某种程度的时间，并将其换算成眼压值。其优点是避免了眼压计接触角膜所致的交叉感染，可用于角膜表面麻醉剂过敏者及配合较差的儿童。缺点是所测数值不够精准，眼压低于8 mmHg或高于40 mmHg时误差较大（图1-3）。

五、视野检查

视野是指眼向前方固视时所见的空间范围，相对于视力的中心视锐度而言，它反映了周边视力。距注视点 30°以内的范围称为中心视野，30°以外的范围为周边视野。世界卫生组织规定视野小于 10°者，即使视力正常也属于盲。视野检查是用于评估视路疾病和青光眼的重要检查方法，检查结果用于判断视路疾病的部位和青光眼的严重程度。

（一）常用的视野检查

1. 对照法

此法以检查者的正常视野与受检者的视野作比较，以确定受检者的视野是否正常。检查者与受检者面对面而坐，距离约 1 m。检查右眼时，受检者遮左眼，右眼注视检查者左眼。而检查者遮右眼，左眼注视受检者右眼。检查者将手指置于自己与患者的中间等距离处，分别从上、下、左、右各方位向中央移动，嘱受检者发现手指出现时即告知，检查者以自己的正常视野比较患者视野的大致情况。此法的优点是操作简便，不需仪器。缺点是不够精确，且无法记录供以后对比。

2. 平面视野计

平面视野计是简单的中心 30°动态视野计。其黑色屏布边长为 1 m 或 2 m，中心为注视点，屏两侧水平经线 15°～20°，用黑线各缝一竖圆示生理盲点。检查时用不同大小的视标绘出各自的等视线。

3. Goldmann 视野计

Goldmann 视野计为半球形视屏投光式视野计，视标的大小、亮度能精确控制，背景照度均匀且能校正。此视野计为以后各式视野计的发展提供了刺激光的标准指标。

4. 自动视野计

自动视野计即电脑控制的静态定量视野计，从检查受检者对光的敏感度对视野缺损的深度做定量分析，精准地进行视网膜光阈值的定量测定（图 1-4）。既可查周边视野，又可查中心视野，且有针对青光眼、黄斑疾病、神经系统疾病的特殊检查程序，能自动监控受检者固视的情况，能对多次随诊的视野进行统计学分析。这类视野计准确性、敏感性和重复性好，现为临床广泛应用。

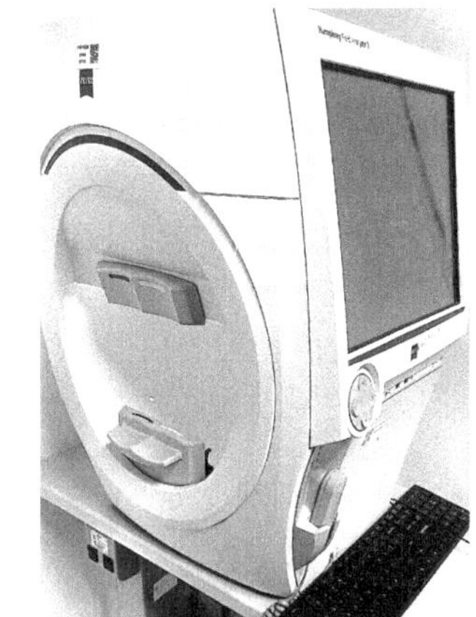

图 1-4　自动视野计

（二）正常视野

正常人动态视野的平均值为：上方 56°，下方 74°，鼻侧 65°，颞侧 91°。生理盲点的中心在注视点颞侧 15.5°，在水平中线下 1.5°，其垂直径为 7.5°，横径 5.5°。生理盲点的大小及位置因人而稍有差异。在生理盲点的上下缘均可发现狭窄的弱视区，为视神经乳头附近大血管的投影。

（三）病理性视野

在视野范围内，除生理盲点外，出现其他任何暗点均为病理性暗点。

1. 向心性视野缩小

常见于视网膜色素变性、青光眼晚期、球后视神经炎（周围型）、周边部视网膜脉络膜炎等。

还有癔症性视野缩小、色视野颠倒、螺旋状视野收缩等现象。

2. 偏盲

以垂直经线注视点为界，视野的一半缺损称为偏盲。它对视路疾病定位诊断极为重要。

1）同侧偏盲：多为视交叉以后的病变所致，可分为部分性、完全性和象限性同侧偏盲。部分性同侧偏盲最多见，缺损边缘呈倾斜性，双眼可对称也可不对称。上象限性同侧偏盲，见于颞叶或距状裂下唇的病变；下象限性同侧偏盲则为视放射下方纤维束或距状裂上唇病变所引起。同侧偏盲的中心注视点完全二等分者，称为黄斑分裂，见于视交叉后视束的病变。偏盲时注视点不受影响者称为黄斑回避，见于脑皮质疾患。

2）颞侧偏盲：为视交叉病变所引起，程度可不等，从轻度颞上方视野缺损到双颞侧全盲。

3）扇形视野缺损：①扇形尖端位于生理盲点，为中心动脉分支栓塞或缺血性视盘病变；②扇形尖端位于中心注视点为视路疾患；③象限盲：为视放射的前部损伤。④鼻侧阶梯：为青光眼的早期视野缺损。

4）暗点：①中心暗点：位于中心注视点，常见于黄斑部病变、球后视神经炎、中毒性或家族性视神经萎缩；②弓形暗点：多为视神经纤维束的损伤，常见于青光眼、有髓神经纤维病变、视盘先天性缺损、视盘玻璃疣、缺血性视神经病变等；③环形暗点：见于视网膜色素变性、青光眼；④生理盲点扩大：见于视盘水肿、视盘缺损、有髓神经纤维病变、高度近视眼。

六、验光法

对屈光状态进行检查称为验光，包括主觉验光法和他觉验光法。验光是一个动态的、多程序的临床诊断过程，其目的是为患者找到既能看清物体又使眼睛舒适的矫正镜片，同时也为诊断其他疾病提供依据。

完整的验光过程包括 3 个阶段——初始阶段、精确阶段和终结阶段。第 1 阶段为初始阶段即客观验光，检影验光是该阶段的关键步骤。第 2 阶段为精确阶段，对客观验光的结果进行分析和处理。精确阶段使用的仪器是综合验光仪，第 2 阶段特别强调患者主观反应结果，又称主觉验光。第 3 阶段为终结阶段，包括双眼平衡和镜架试戴。

（一）主觉验光法

主觉验光法指被检者在自然调节情况下，依据其视力情况选择最适宜的镜片，即靠被检者知觉能力确定其屈光状态的性质和异常程度的一种主观检查法。包括视力检查（远视力和近视力检查）、镜片矫正法（近视镜片法、远视镜片法、散光镜片法和老视镜片矫正法）、小孔镜检查法、裂隙片法、插片法、云雾验光法、散光表法、交叉柱镜验光法及红绿试验法。

主觉验光的步骤包括初步的最高的正屈光度获得最佳视力（maximum plus to maximum visual acuity，MPMVA），交叉柱镜用于精确散光轴和散光度数，然后再一次单眼的 MPMVA，最后双眼平衡，试戴镜架。如果客观验光时发现患者存在散光，需要用交叉柱镜确定散光轴位和散光度数。交叉柱镜确定散光轴和散光度数之后进行再次的单眼 MPMVA，操作步骤同单眼的初次 MPMVA。最后进行双眼平衡的检查。

（二）他觉验光法

他觉验光法又称客观验光法。该方法由检查者借助仪器客观检测被检眼的屈光状态。目前临床上最常用的是检影验光法和电脑验光法两种。

1. 检影验光法

检影验光法是通过检影镜检查测定屈光度数，其原理是利用视网膜检影镜将光投射到被检眼内，在转动镜面的同时来观测由眼底反光所照亮的瞳孔内的光影移动情况，从而判定被检眼的屈光性质及其程度。特别适合幼儿或扩瞳情况下的验光。

2. 电脑验光法

电脑验光法由光学、电子、机械三方面结合，其原理与视网膜检影验光法基本相同，主要采用红外线光源及自动雾视装置达到调节放松眼球的目的，采用光电技术及自动控制技术检查屈光度，并可自动显示及打印出屈光度数。此法操作简便，速度快，是验光技术的一大进步。但由于对近视度数偏高或远视度数偏低、散光者测量误差较大，因此只能为主觉验光提供参考，不能直接作为配镜处方。

七、其他眼科检查

（一）眼底血管造影

眼底血管造影是眼底病检查诊断的重要手段之一，可在活体眼上动态观察眼底血管结构及血流动力学改变，以查看在一般检眼镜下所不能发现的微循环病变。它可分为荧光素眼底血管造影（fundus fluorescein angiography，FFA）及吲哚菁绿血管造影（indocyanine green angiography，ICGA）两种。前者是以荧光素钠为造影剂，主要用于视网膜及视神经前部病变的检查，是常用的眼底血管造影方法；后者以吲哚菁绿为造影剂，用于脉络膜及色素上皮层疾病、视网膜下新生血管等检查。造影检查对于患严重心、肝、肾疾病者或对药物过敏者、孕妇应禁用。

（二）A 型超声波

1. A 型超声波

A 型超声波属于时间-振幅调制型。显示器的纵坐标显示反射回声的幅度波形，横坐标代表回声声源的距离或深度。这样可以根据回声显示的位置以及回声幅度的高低、形状、多少和有无，来提取受检者的病变和解剖的有关诊断信息。

2. 正常波形

在时基线上最左端为杂波，是探头本身、探头与角膜接触所产生的回声。其后 6 mm 及 10 mm 可见晶状体前后界面波峰，而后平段表示无回声的玻璃体，起始波后约 23 mm 可见玻璃体-视网膜波峰，其后高低不平的波峰表示球后软组织回声，总宽度不超过 18 mm，最后的高波峰为眼眶骨面回声。

3. 临床应用

（1）生物测量　眼轴径线测定、人工晶体屈光度计算、角膜厚度测量等。

（2）球内肿瘤和异物　球内可探测到高反射的声像。

（3）视网膜脱离　在视网膜脱离的高处，玻璃体区可出现一个尖波，但其高度有很大差异。

（4）巩膜破裂　探头对向巩膜破裂处时，可见 2 个从眼球壁反射来的低回波。

（5）球后肿物　球后可见高反射回声像。

（三）眼部 B 型超声

B 型超声通过扇形或线性扫描，将组织的界面转为不同亮度的回声光点，由无数回声光点组成二维声学切面图像，显示声束扫描平面内人体组织横断面图像，直接反映病变的大小、范围、部位、性质及与周围组织的关系（图 1-5）。眼部 B 超主要用于检查眼内肿瘤、眼内异物、视网膜脱离、后巩膜病变等，也可用于眼眶病变、眼肌肥厚改变等。

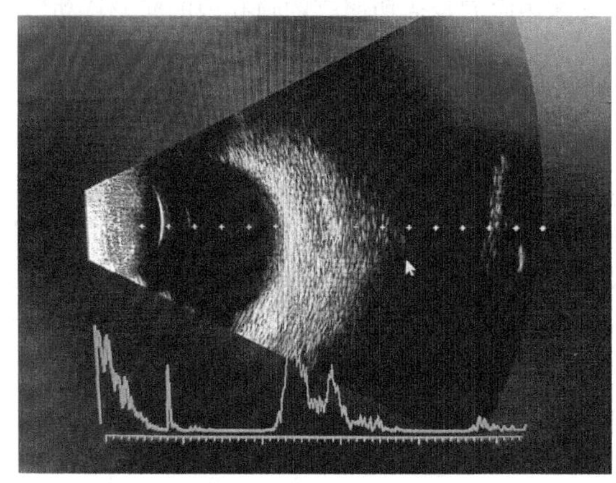

图 1-5　眼部 B 型超声

（四）超声生物显微镜（ultrasonic biological microscope，UBM）

UBM 采用超高频率转能器，分辨率可达 20～60 μm，能显示眼前节 4～5 mm 深度组织结构的二维图像，主要用于眼前段检查，可清晰显示虹膜、睫状体、晶状体赤道部和悬韧带、前房、后房、周边玻璃体等结构，并可测量各种参数，因此临床上对青光眼、角膜病、巩膜病、虹膜睫状体病变、外伤性房角后退、眼前段肿瘤等病变诊断具有重要价值。

（五）光学相干断层成像技术（optical coherence tomography，OCT）及光学相干断层扫描血管成像（optical coherence tomography angiography，OCTA）

1）OCT：OCT 是一种高分辨率、非接触、无创性的活体生物组织结构成像术，可观察眼前节和眼后节的显微形态结构，实时观察活体类似于组织切片的清晰成像（图 1-6），具有普通检眼镜、荧光素眼底血管造影（FFA）等眼底检查方法所无法实现的独特作用，从而提高了对眼底疾病的诊疗水平。临床上主要用于青光眼和视网膜疾病的诊断及动态追踪观察。

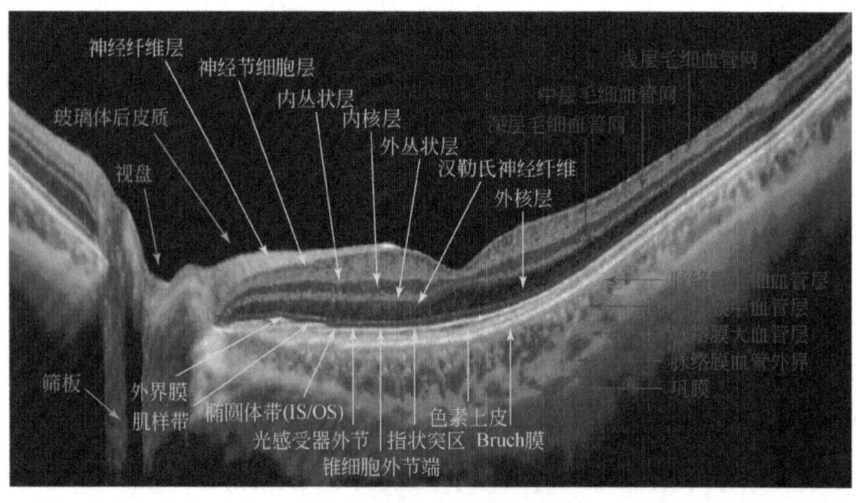

图 1-6　眼后节 OCT 成像

2）OCTA：OCTA 不需要静脉注射造影剂，能在数秒内得到视网膜血管和脉络膜血管的详细图像，且可以显示三维结构（图 1-7）。OCTA 为眼底疾病的诊疗提供了新的技术手段，但仍需要进一步研究它的敏感性和特异性，评价其临床用途。

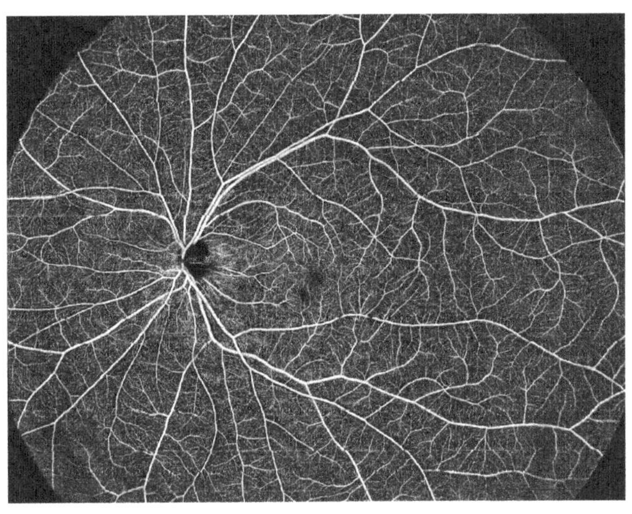

图 1-7　眼后节 OCTA 成像

（六）角膜地形图

角膜地形图是记录和分析角膜表面形态、曲率、折光特点的检查工具。将角膜镜同心环在角膜表面投射的照片或录像输入计算机分析处理，可以给出整个角膜表面成百上千个点的屈光度和曲率半径，形成彩色编码地形图。一般可将正常角膜地形图分为圆形、椭圆形、蝴蝶形和不规则形 4 种。角膜中心区屈光力为 43.2～43.7 D。主要用于角膜的分析和提供角膜屈光手术方案，监测术后角膜发生的变化，同时亦可评估角膜接触镜的配、戴效果，定量分析角膜散光、圆锥角膜等角膜病变。

（七）角膜激光共聚焦显微镜

活体角膜激光共聚焦显微镜检查，可明显提高采集图像的分辨率，更为直观地显示病变的范围和位置。其基本原理是激光光源发出的单波长激光束，聚焦通过扫描裂隙系统的左裂隙孔，进入光学镜片系统，光束聚焦在角膜组织内的某一焦平面。反射的光束通过光学镜片在右部聚焦后，再通过扫描裂隙系统的右侧裂孔，最后光束被数字图像采集器收集，输送至计算机系统处理分析，显示角膜焦平面图像。临床用于角膜感染性疾病的无创快速诊断、角膜变性和角膜营养不良的形态学检查、角膜内皮细胞的形态观察、对角膜和结膜免疫细胞进行形态学观察和数量随访、角膜移植术和角膜屈光术后，可观察角膜组织结构的愈合程度、对眼部烧伤患者角膜缘干细胞的形态进行观察和随访。

（八）视觉电生理检查

视觉电生理检查是通过特定的电生理试验区分受损的视觉系统及部位，是临床对患者进行视功能评估的重要方法。

1. 视网膜电图（electroretinogram，ERG）

ERG 是光线或图像刺激眼球后在角膜记录到的一组电反应，可反映视杆或视锥细胞的功能，并估计视网膜各层的功能状况。

临床上根据适应状态、刺激形式、刺激范围、刺激光颜色，可分为多种类型，主要有闪光视网膜电图（flash electroretinogram，F-ERG）和图形视网膜电图（pattern electroretinogram，P-ERG）。

闪光视网膜电图采用角膜接触镜电极作为记录电极，使用全视野刺激器提供闪光刺激，记录5种反应图形：①视杆细胞的反应；②最大混合反应（包括2种光感受器系统的混合反应）；③振荡电位；④视锥细胞的反应；⑤闪烁反应。

局部闪光视网膜电图常用的适应光为持续的白光或蓝光，刺激光为白光或红光。基本原则是适应光能满意地抑制弥散光反应，并记录到局部反应。

图形视网膜电图采用非接触镜电极（细的导电纤维或金箔）作为记录电极，安置于下穹隆部，刺激图形为黑白翻转方格，刺激视野在10°～16°，分别测定大、中、小方格刺激的图像视网膜电图，可反映神经节细胞功能。

2. 眼电图（electro-oculogram，EOG）

EOG是使眼球依一定的角度转动，在明适应和暗适应下记录眼静息电位的变化，并将变化中的谷值和峰值进行对比。主要测试视网膜色素上皮-光感受器复合体的功能，也用于测定眼球位置及眼球运动的生理变化。

常规眼电图测定目前多采用磁力线切割的方式，其精度比测量眼球内外电位差的方式提高了一个数量级。记录内容：①光峰对暗谷比值；②光峰对暗适应基线比值。

此外，尚有快振荡和非光反应性眼电图可供选择。

3. 视觉诱发电位（visual evoked potential，VEP）

大脑皮层对视觉刺激发生反应的一簇电信号，反映了从视网膜神经节细胞到视皮层视觉通路的功能状态，是对视路功能的客观检查方法。

视觉诱发电位分为闪光视觉诱发电位和图形视觉诱发电位。检查时，将银-氯化银或金盘状电极用火棉胶或导电膏固定在头皮上。最常用的电极放置系统是国际10/20系统。单通道记录时，作用电极放于Oz位，参考电极放于Fz位，地电极放于头顶中线处或耳垂处。

闪光刺激诱发的VEP波形中含有NI、P1、N2三个波，这些波形振幅和潜伏期变异较大，通常用于视力严重受损不能做图形VEP患者。图形翻转棋盘格诱发的VEP含有 N7S、P100、N135三个波，P100波的波峰最为显著且稳定，该波形的潜伏期在个体间及个体内变异小，为临床常用指标。

4. 多焦视网膜电图（multifocal electroretinogram，mfERG）

应用计算机m系列控制随离心度增加而增大的六边形阵列刺激图形，可以得到视网膜视锥细胞反应密度分布图，对于发现黄斑区局灶性病变具有灵敏性和直观性的优点。其结果可以用任意分区的平均值、波描记阵列或伪彩色三维立体图表示。

5. 多焦视觉诱发电位（multifocal visual evoked potential，mfVEP）

应用计算机 m 系列控制随离心度增大而增大的六边形阵列刺激图形或飞镖盘刺激图形，从枕部皮肤电极记录的反应由计算机分析后，得出各个刺激部位的视觉诱发电位。目前在青光眼和部分视路病变中得到一定的应用。

视觉电生理检查在临床主要用于以下疾病的检测和诊断：①遗传性视网膜变性类疾病；②视网膜血液循环性疾病；③黄斑病变；④脉络膜病变；⑤视神经和视路病变；⑥屈光间质混浊；⑦药物性、化学性、光中毒性及氧供应紊乱的视网膜病变；⑧青光眼和高眼压症；⑨其他病变，如维生素A缺乏症、视网膜脱离及玻璃体腔硅油的影响、眼外伤与金属沉着症、弱视等病变。

第二节　耳鼻咽喉科检查方法

一、诊室的环境准备与设备

（一）诊室的环境准备

耳鼻咽喉科涉及器官存在“洞小孔深”的特点，解剖结构狭小曲折，难以直观观察，进行检查时需要配备专科检查器械及良好的照明设备。诊室功能区内宜稍暗，对比下观察器官更清晰，窗帘宜用蓝色或绿色，避免阳光直射。

（二）常用设备及药品

1. 常用检查器械

包括鼓气耳镜、耳镜、耵聍钩、卷棉子、前鼻镜、后鼻镜、间接喉镜、音叉、枪状镊、电耳镜、压舌板、喷壶等。

2. 诊室常用药品

包括1%麻黄碱、0.1%肾上腺素溶液、1%～2%丁卡因溶液、4%硼酸酒精、2%苯酚甘油、10%鱼石脂软膏、3%双氧水等。

（三）光源准备

除内窥镜自带光源外，通常的体格检查需配合60～100 W亮度的乳白色或磨砂灯泡，多为立式光源或台面一体式光源（图1-8）。光源定位在被检者后上方约15 cm处。

（四）额镜

额镜多为一配合绑带的圆形聚光凹面镜（图1-9），直径一般为8 cm，焦距25 cm左右，中央窥视孔1.5 cm左右。

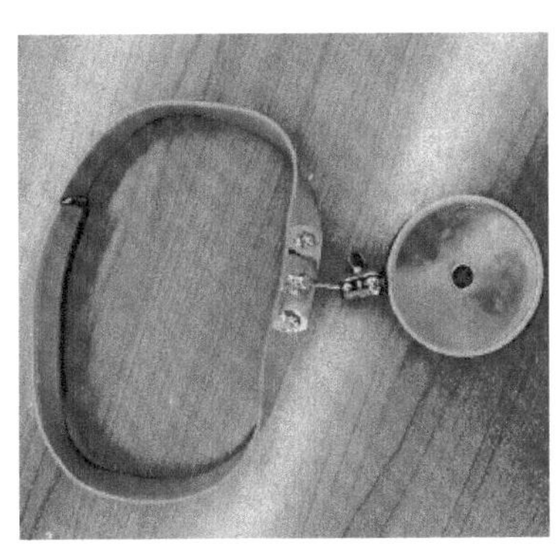

图1-8　台面一体式光源

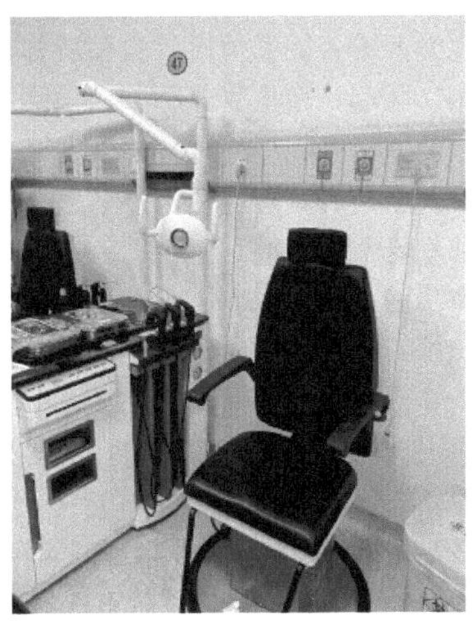

图1-9　额镜

光源投射到额镜镜面，反射聚焦到检查部位，检查者通过镜正中孔观察器官。应注意瞳孔、镜孔及被检查点“三点一线”。除此之外，还有头灯、瞳孔镜等照明光源。

（五）检查的体位

被检者坐在诊查椅上。检查鼻腔、咽部、喉部时，医师与受检者面对面坐定，距离 25～45 cm。检查耳部时，受检者取侧位，受检侧朝向医师。对年龄较小的幼儿，可由家长环抱协助固定检查或取仰卧位检查。

健康者查体应按一定顺序进行，一般先右后左，从前到后，自浅进深，避免遗漏。患者查体时应先健侧后患侧，以免交叉感染。

二、鼻部的检查

（一）外鼻检查

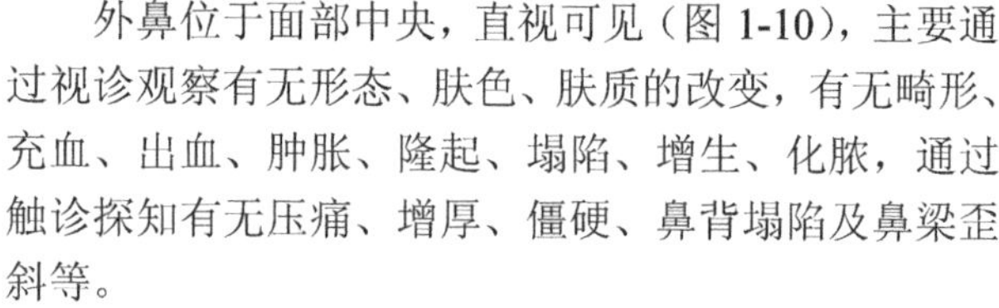
外鼻位于面部中央，直视可见（图 1-10），主要通过视诊观察有无形态、肤色、肤质的改变，有无畸形、充血、出血、肿胀、隆起、塌陷、增生、化脓，通过触诊探知有无压痛、增厚、僵硬、鼻背塌陷及鼻梁歪斜等。

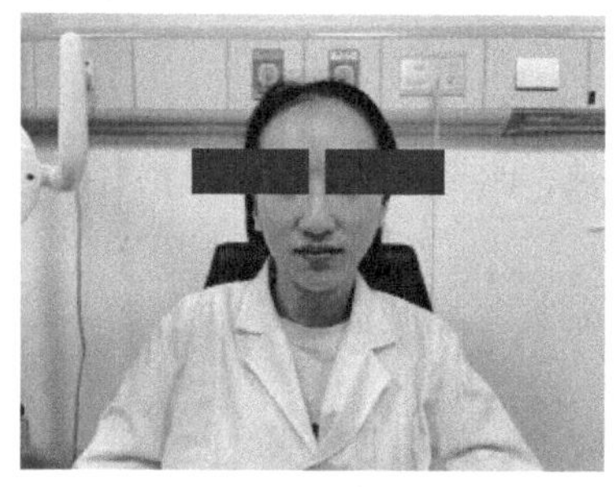
图 1-10　外鼻检查

鼻梁歪斜、单侧鼻背塌陷可见于鼻骨骨折。鞍型鼻可由鼻中隔软骨受损所致，例如鼻中隔外伤或手术损伤、萎缩性鼻炎、鼻淋巴瘤、鼻梅毒等。

鼻尖或鼻翼有显著压痛考虑是否存在急性鼻前庭炎或鼻疖。鼻梁触痛见于鼻中隔脓肿，单侧触痛及骨擦感见于鼻骨骨折。

（二）鼻前庭及固有鼻腔检查

1. 鼻前庭检查

医师行光源准备，嘱被检者头稍后仰，医师拇指轻推鼻尖同时左右移动，观察鼻前庭皮肤有无充血肿胀、隆起、新生物、凹陷、破溃、渗液、结痂等。

皮肤皲裂、结痂、鼻毛减少、轻度充血等见于鼻前庭炎。局限性隆起，触痛或隆起伴顶端脓点多见于鼻前庭疖肿。隆起位于外前庭外下壁，无触痛见于鼻前庭囊肿。新生物多见于鼻前庭赘生物、鼻前庭乳头状瘤等。

2. 固有鼻腔检查

前鼻镜检查法：医师持大小合适的前鼻镜，镜唇前端勿超过鼻内孔以防损伤鼻黏膜。轻轻张开鼻镜镜唇，观察鼻内孔形态（图 1-11），右手扶持受检者额部，随检查需要变换体位。按照由下向上、由内向外、由前向后的顺序检查。如鼻黏膜肿胀，可用 1%麻黄碱滴鼻液喷鼻或脑棉片蘸取填入鼻腔，收缩鼻腔黏膜后再行检查。观察鼻甲黏膜颜色，有无充血、肿胀、肥厚样或息肉样改变，有无干燥、萎缩、溃疡或粘连；各鼻道有无分泌物以及分泌物的

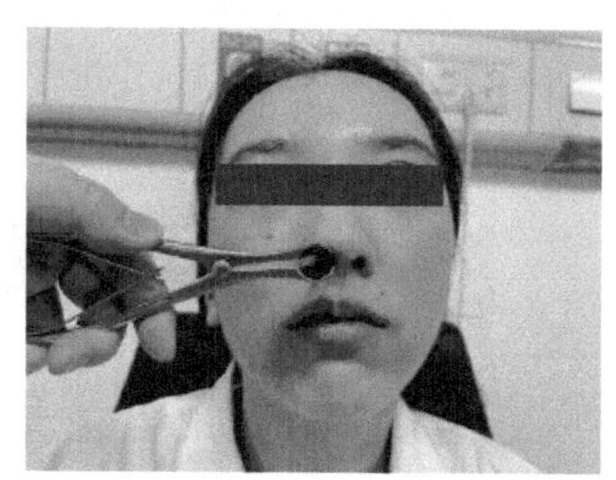
图 1-11　前鼻镜的使用

量、色、性、质；鼻中隔有无偏曲、黏膜有无糜烂或肥厚、血管扩张、出血点，有无穿孔；鼻腔有无异物、息肉、肿瘤和新生物活动度等。检查完毕后，退出鼻镜时两唇要稍张开，避免夹到受检者鼻毛引起疼痛。

后鼻镜检查法：用于检查鼻后孔及下鼻甲、各鼻道后端及鼻咽部以弥补前鼻镜检查的不足。受检者头稍前倾，微张口并经鼻呼吸，医师一手持压舌板压下舌体，一手持稍加温的后鼻镜置于软腭与咽后壁之间。调整镜面，向前可见软腭背面及鼻后孔各部；向左右两侧，可见咽鼓管咽口、圆枕及咽隐窝等；移向水平位，可见鼻咽顶部和咽扁桃体。对咽反射敏感者，可用1%丁卡因表面喷雾麻醉后检查。注意观察黏膜有无充血、肿胀、粗糙、隆起、凹陷、出血和溃疡，是否有分泌物或痂皮，有无新生物等。

正常的固有鼻腔，黏膜呈淡红色，光滑、湿润，触之柔软、有弹性。各鼻道无分泌物，下鼻甲与鼻底、鼻中隔分离，形成约2～3 mm宽的缝隙。鼻甲肿大时用1%麻黄碱收缩鼻黏膜，如鼻甲体积变化不显著，提示为肥厚性鼻炎或药物性鼻炎。正常中鼻甲较下鼻甲小，黏膜颜色略深。中鼻甲黏膜肿胀，肥大或息肉样变可致中鼻道缝隙挤压消失。

正常的鼻中隔完全垂直者少见，只有引起临床症状如鼻塞、鼻出血时，才考虑为病理性鼻中隔偏曲。

（三）鼻窦检查

鼻窦位置深而隐蔽，单纯体格检查往往难以把握病情，需结合常规前、后鼻镜检查和鼻内镜检查，必要时采取诊断性穿刺，配合影像学检查如鼻窦X线照片、CT、MRI等综合评估。

1. 视诊及触诊

观察鼻窦对应体表部位如前额、双侧面颊、双侧内眦及眉根部位皮肤有无红肿、压痛、隆起，眼球有无移位及运动障碍。压痛位置有助于判定鼻窦的病变部位。额窦炎时，在眉弓处有叩痛，在眶上壁内侧有触痛；筛窦炎在内眦部有触痛，上颌窦炎时在前壁相当于尖牙窝处有触痛及叩痛。

2. 鼻镜检查

方法同“固有鼻腔检查”。观察鼻道中有无分泌物以及其量、色、性、质和聚集部位，检查各鼻道有无息肉或新生物。如中鼻道前端见脓液，多为额窦炎；如中鼻道中部有脓，多为前组筛窦炎；在中鼻道中部稍后有脓，多为上颌窦化脓；在嗅裂部有脓，多为后组筛窦及蝶窦炎症。在临床上疑有鼻窦炎但鼻镜检查未发现中鼻道异常分泌物，可行体位引流。

3. 纤维鼻咽镜检查

先用1%丁卡因和1%麻黄碱棉片麻醉并收缩鼻黏膜，再用纤维电子鼻咽镜进行检查。可观察鼻中隔、各鼻甲、各鼻道、鼻窦开口、鼻后孔、鼻咽部，并可进行拍照或录像、活检或手术等操作。纤维鼻咽镜检查可进入鼻腔的深部及各鼻窦，更直观。

（四）鼻部影像检查

鼻骨侧位片可观察鼻骨骨折线的水平位置，轴位可判断鼻骨骨折位于哪侧。

鼻窦X线检查法常用鼻颏位（华氏位）检查上颌窦，也可显示筛窦、额窦和鼻腔及眼眶；鼻额位或枕额位（柯氏位）用于检查额窦、筛窦，也可显示上颌窦、鼻腔和眼眶。X线片可帮助临床判断窦腔的发育情况、有无鼻窦炎性病变、占位性病变和骨质破坏等。对判定窦内囊肿、新生物、外伤以及受累的邻近器官（眼眶、颅内）病变程度有一定参考价值，但对病变程度和范围的判定不如X线计算机断层扫描（CT）。除此之外，鼻骨侧位片可观察到鼻骨骨折线的水平位置，轴位可判断鼻骨骨折是哪侧。

CT 与磁共振成像（MRI）已被广泛应用于临床，对鼻腔和鼻窦病变的诊断要比传统的 X 线片清晰准确。CT 能详尽显示鼻、鼻窦及邻近部位（眼眶、颅底、翼腭窝及鼻咽部）等处的解剖影像及改变，对窦口鼻道复合体及鼻窦的炎症范围、损伤程度、肿物范围、骨质破坏度等可提供信息，对制订手术方案有重要意义（图 1-12）。

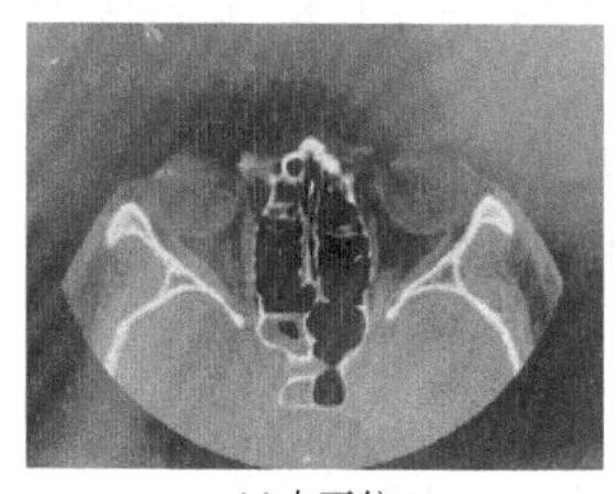
(a)水平位

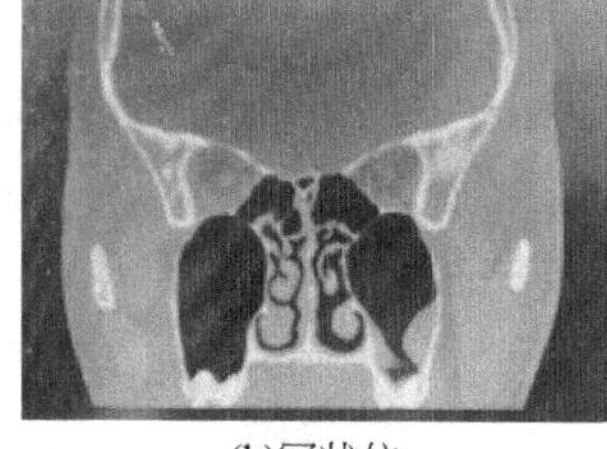
(b)冠状位

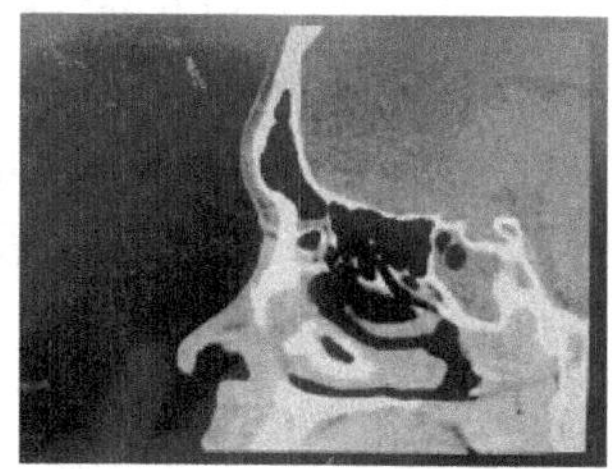
(c)矢状位

图 1-12 鼻窦 CT 水平位、冠状位、矢状位（见彩图）

磁共振成像不受骨质影干扰，对软组织识别较 CT 更优，能准确判定鼻肿瘤、鼻窦肿瘤的位置、大小及浸润程度，并能根据“流空效应”准确反映肿瘤与血管的关系。

（五）鼻功能检查

1. 鼻通气功能检查

鼻通气功能检查用于检查鼻通气功能、鼻气道阻力大小、鼻气道狭窄部位、鼻气道有效横断面积等。可通过鼻测压计检查鼻阻力，该指标在客观评估鼻腔阻塞性疾病的严重程度中具有重要意义，例如手术前后的鼻通气功能改变；可通过鼻声反射测量鼻腔容积及鼻腔横截面积，描记为面积-距离曲线图。该法可客观判断鼻阻塞的原因来源于结构因素、黏膜因素或兼而有之，并可通过正常值了解阻塞的严重程度。

2. 鼻黏液纤毛清除功能检查

鼻黏液纤毛清除功能检查又称鼻自洁功能检查，通过对鼻黏液纤毛传输系统的检查判断鼻的自洁功能。可借助糖精试验进行检查。

3. 嗅觉功能检查

嗅觉功能检查用于嗅觉功能、嗅觉系统及其相关疾病的诊断。可借助嗅瓶实验、嗅阈值浓度检查、嗅觉诱发电位进行检查。

嗅瓶实验：在检查时，应选择只兴奋嗅末梢神经而不刺激三叉神经的嗅剂，如食醋、煤油、樟脑油、香精、蒜、酒精等，分别装入同样的棕色小瓶中，以水为对照剂备用，每种气味根据浓度分 0～4 级。检查时，嘱受检者闭目，以一指按住一侧鼻孔，分别以各种嗅剂置于另一侧鼻孔前嗅之，并说明气味的性质，再以同法测对侧。全部嗅出为嗅觉良好：只能嗅出其中数种，为嗅觉减退；全部不能嗅出为嗅觉丧失。

嗅阈检查：以多数人可以嗅到的最低嗅剂浓度为一个嗅觉单位，将该嗅剂按 1～10 IU 配成 10 瓶，选出 7 种嗅剂，共配成大小相同的 70 个褐色瓶。让受检者依次嗅出各瓶气味，测量其最低辨别阈。也可以 7×10 小格绘制嗅谱图，使结果更直观。

嗅觉诱发电位：前述方法为受试者的主观感觉，而嗅觉诱发电位则是通过气味剂或电脉冲对嗅黏膜刺激后经计算机叠加技术在头皮特定位置记录到的电位，由气味剂测得的诱发电位也称为嗅性相关电位。作为一项客观而灵敏的电生理指标，对于嗅觉系统及其相关疾病的诊断具有重要的临床应用价值。

4. 鼻免疫功能检查

通过在鼻黏膜上刮取、刷取或鼻腔灌洗的方式获取分泌物，经过涂片、染色，镜下观察其细胞学特征，称为鼻细胞学检查。健康人的鼻分泌物涂片中以上皮细胞为主，炎症细胞少见。若中性粒细胞增多提示为感染性炎症；若嗜酸性粒细胞增多提示变应性鼻炎或嗜酸性粒细胞增多性非变应性鼻炎。

三、耳部的检查

（一）耳郭及耳周检查

观察两侧耳郭是否对称，有无畸形、新生物，局部有无红肿或肿胀隆起，皮肤有无疱疹、糜烂、渗液、结痂、增厚、创伤，牵拉耳郭和按压耳屏有无疼痛等。

检查乳突尖，鼓窦区有无红肿、压痛；观察耳周有无瘘管开口、红肿或化脓；牵拉耳郭和按压耳屏，有无疼痛。

（二）外耳道鼓膜检查

检查外耳道时，医师与患者面对而坐，受检者耳朝医师，额镜对光后，根据需要可用单手或双手检查法。对于成人患者应将耳郭向后、上、外方牵拉，使外耳道变直，食指将耳屏向前推压，使外耳道口扩大；婴幼儿应将耳郭向后、下、外方牵拉，以便窥清外耳道和鼓膜。若外耳道狭小或汗毛多可使用普通耳镜、鼓气耳镜或电耳镜等进行检查。观察外耳道有无闭锁、狭窄、塌陷或红肿，耳道内有无耵聍、异物、新生物、脓点、分泌物，若有分泌物应注意其颜色、性状、气味和量，有无肉芽、肿物，触之有否出血。

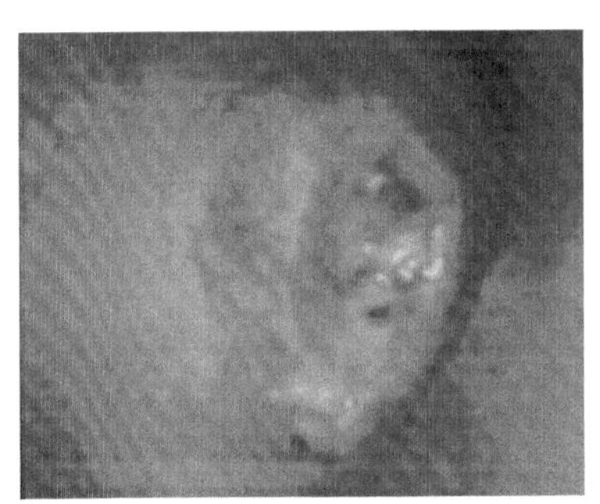

图 1-13　正常鼓膜（见彩图）

外耳道内若有耵聍或异物，则应清除，以免影响观察外耳道及鼓膜情况。检查时应注意鼓膜的形态、色泽，有无穿孔及穿孔的部位、大小、形状，观察鼓膜的各个部分，包括光锥、锤骨柄、锤骨短突及前后皱襞、鼓膜紧张部与松弛部。应注意其正常标志是否改变，有无内陷、外凸、液平、充血、粘连、疱疹、肉芽、增厚、瘢痕及钙质沉着等病变，有无分泌物，分泌物的性状，有无臭味、量的多少及其来源。

正常鼓膜呈半透明、乳白色（图 1-13）。

（三）咽鼓管功能检查

1. 声导抗仪检查法

将探头置于外耳道口并保持密封，将压力调至-200 mmH_2O（1mmH_2O≈9.80665Pa），嘱受检者吞咽数次，功能正常者则压力恢复至正常范围（约 0 mmH_2O）。如数次吞咽后压力不能恢复至正常范围，为咽鼓管功能障碍：如吞咽一次压力即恢复至正常范围称为咽鼓管异常开放。

2. 捏鼻吞咽法

通过声导抗仪器检测，比较捏鼻吞咽前后鼓室导抗图，若图像峰值压力有明显改变，表明咽鼓管功能正常，反之考虑咽鼓管功能障碍。

3. 导管吹张法

先收缩麻醉鼻黏膜，将听诊管的一端塞于受试者外耳道，另一端塞于医师外耳道听音，然后将咽鼓管导管弯头侧朝下伸入鼻咽部，当导管到达鼻咽后壁时，内向旋转导管 90°，轻轻后退抵住鼻中隔后缘，自下、外旋转 180°，使导管开口对准咽鼓管开口，一手固定导管，一手适力挤压橡皮球吹气。操作时受检者可感到有气体进入耳内。此法可用于治疗咽鼓管功能不良。吹张压力不可过大，避免鼓膜穿孔。

（四）听觉检查

1. 音叉试验

音叉试验可以初步判断受检者听力是否正常及损失的性质，并估计听力损失的程度。常用的检查方法包括林纳试验（气骨导比较试验）、韦伯试验（骨导偏向试验）、施瓦巴赫试验（骨导比较试验）、盖莱试验（镫骨活动试验）。

2. 纯音听力检测

纯音听力检测的设计基于电、声学原理，通过发出不同频率和不同强度的纯音，配合患者听音后的行为示意，用于测试人耳的听觉功能，判断是否有听力障碍、听力障碍的程度以及对引发耳聋的病位和类型做出初步诊断。

测试项目包括气导和骨导，先气导后骨导。2 种纯音听阈图是以纵坐标为声级（dB）、横坐标为频率（Hz）的坐标图，也称听力曲线。将受试耳各个不同频率的听阈连线，形成气导和骨导听力曲线，对最大声强无听觉时，在该处记录向下箭头“↓”并与相邻符号不连线。一般以 500 Hz、1000 Hz 和 2000 Hz 3 个频率的气导听阈值取平均数来评价耳聋程度：25～40 dB 为轻度聋，41～55 dB 为中度聋，56～70 dB 为中重度聋，71～90 dB 为重度聋，>90 dB 为极度聋，又称全聋。

根据听力曲线的特点，可判断耳聋的性质：如骨导正常或接近正常（图 1-14），气导下降（气骨导间距大于 10 dB，一般不大于 40 dB），气导曲线平坦或以低频听力下降为主而呈上升型者，多为传导性聋（图 1-15）；如气骨导间距大于 40 dB，可考虑为听骨链中断。气导骨导曲线如一致性下降，一般以高频听力下降较重，曲线呈渐降型或陡降型者，多为感音神经性聋（图 1-16），兼而有之者为混合性聋（图 1-17）。

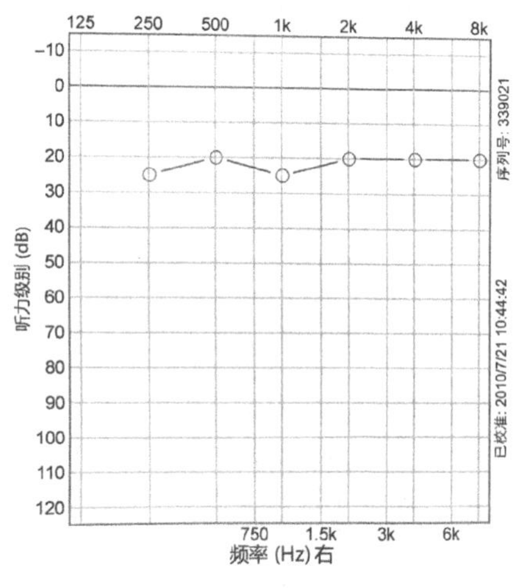

图 1-14　正常听力图

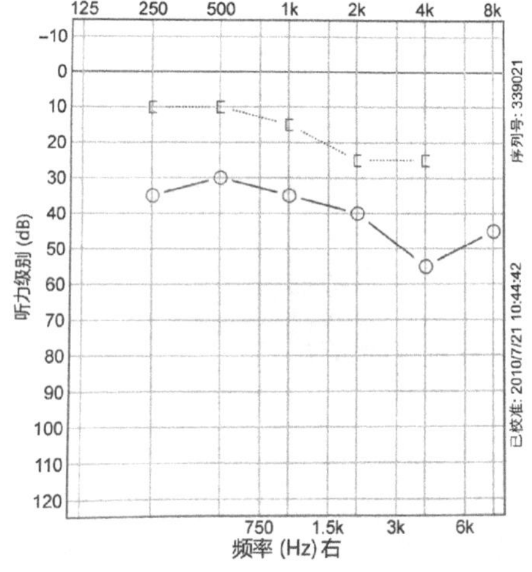

图 1-15　传导性聋听力

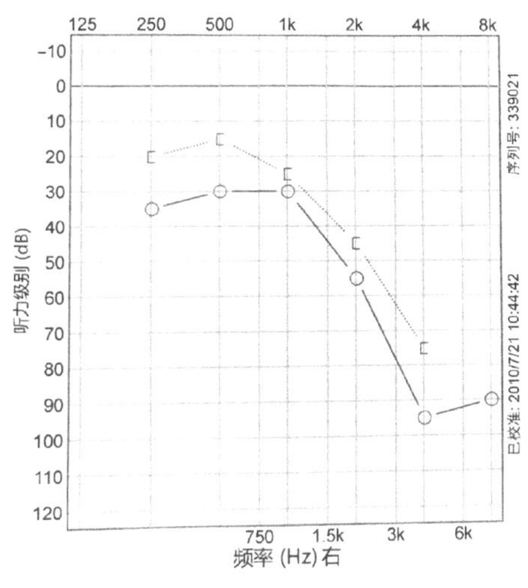

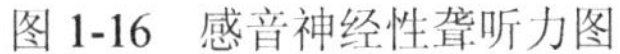
图 1-16　感音神经性聋听力图

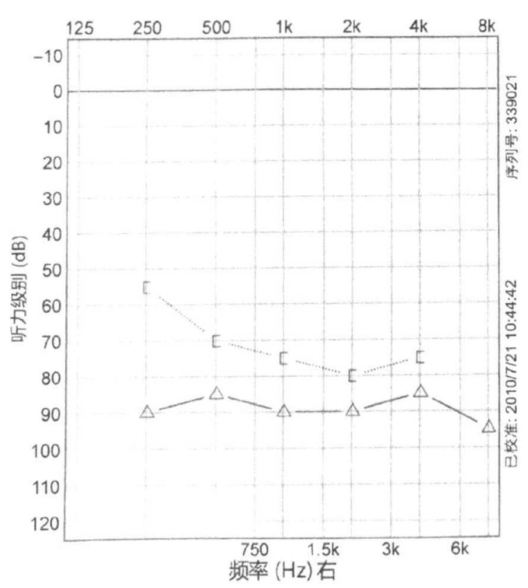

图 1-17　混合性聋听力图

3. 纯音阈上听功能测试

纯音阈上听功能测试是用声强大于受检耳听阈的声音测试其听觉功能的试验，对于鉴别耳聋的性质以及病变部位具有一定的参考意义。该测试包括病理性听觉适应现象测验和响度重振试验。

4. 言语测听

言语测听是将已录入标准词汇的言语信号通过收录机或 CD 机传入听力计耳机进行测试，此法不仅可弥补纯音听阈测听法的不足，而且有助于耳聋病变部位的诊断、评估助听器的效用以及评价耳蜗植入术后听觉康复训练的成效。

5. 声导抗测试

声导抗测试可以客观评估中耳传音系统、内耳功能、听神经和脑干听觉通路功能。根据鼓室导抗曲线图的形态、峰压点、峰的高度以及曲线的坡度等作为参考，可客观地反映鼓室内各种病变的情况，如中耳内的压力、咽鼓管功能、中耳传音系统的病变以及中耳有无积液、积脓等（图 1-18）。

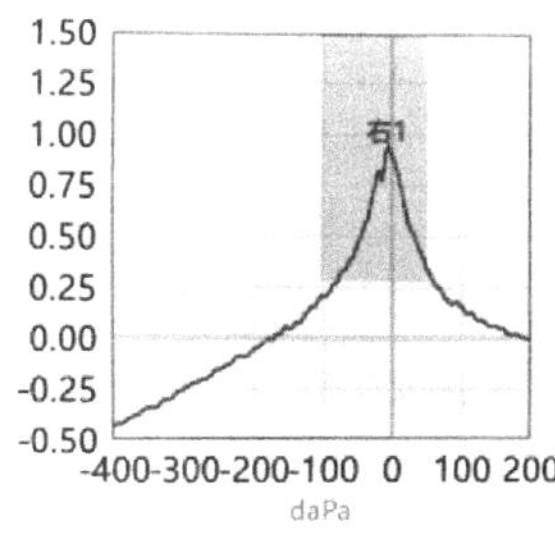

鼓室图	右
纯音	226 Hz
SC	0.9 ml
TPP	-4 daPa
ECV	1.9 ml
TW	84 daPa
类型	A

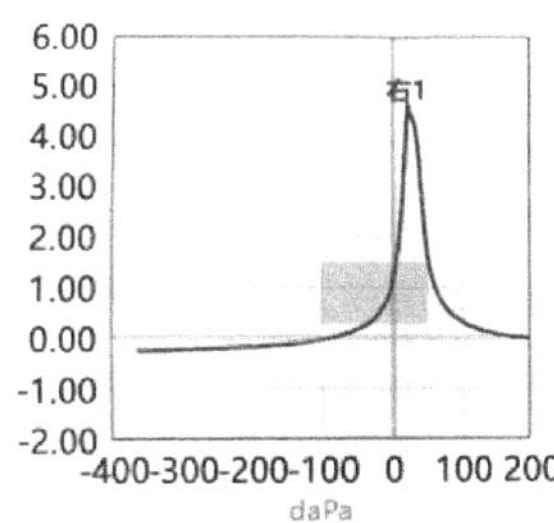

鼓室图	右
纯音	226 Hz
SC	4.4 ml
TPP	28 daPa
ECV	1.1 ml
TW	36 daPa
类型	Ad

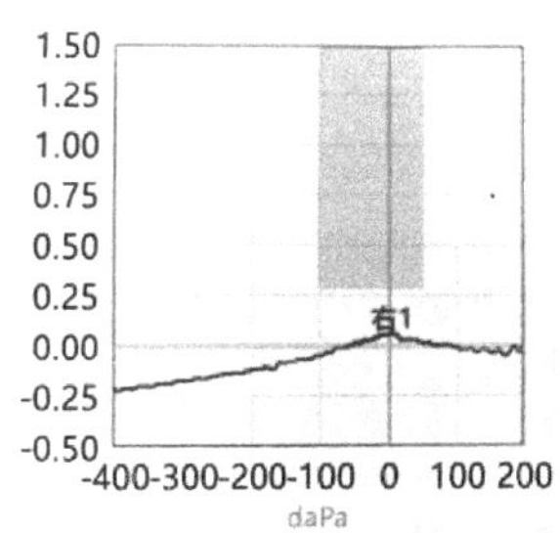

鼓室图	右
纯音	226 Hz
SC	0.1 ml
TPP	8 daPa
ECV	1.2 ml
TW	64 daPa
类型	As

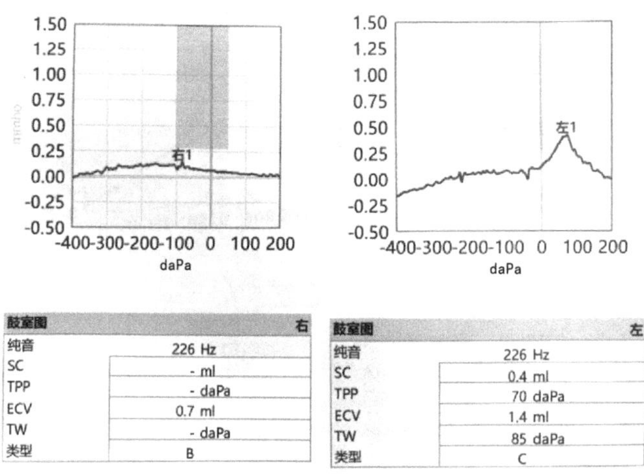

图 1-18 常见鼓室导抗图

（五）前庭功能检查

1. 平衡功能检查

闭目直立试验：闭目直立试验是最常用的静平衡功能检查法。检查时，受检者直立，双脚并拢，双手手指交叉于胸前并向两侧拉紧，观察受检者睁眼、闭目时身体有无倾斜。无倾斜者平衡功能正常，迷路病变者倒向前庭功能低下侧，小脑病变者倒向患侧或后倾。

过指试验：过指试验是指医师与受检者相对而坐，医师双手置于前下方，伸出两手示指，受试者睁眼、闭目各数次，用两手示指轮流碰触置于前下方的医师示指。正常人均能准确触碰医师示指，迷路病变者双臂偏向前庭功能低侧，小脑病变者仅有一侧上臂偏移。

行走试验：行走试验是动态平衡功能检查法。检查时嘱受检者闭眼，向正前方行走 5 步，随后后退 5 步，如此往返行走 5 次，观察其步态，并计算起点与终点之间的偏差角度。偏差角度>90°者，表示两侧前庭功能有显著差异。中枢性病变者常有特殊的蹒跚步态。

2. 眼震检查

眼球震颤是眼球的一种不自主的节律性运动，亦称眼震。前庭周围性病变、中枢性病变及一些眼病均可引发眼震。前庭性眼震由交替出现的慢相和快相运动组成。慢相为眼球转向某一方向的缓慢运动，由前庭刺激所引起；快相则是眼球的快速回位运动，为中枢的矫正性运动。慢相指向前庭兴奋性较低的一侧，快相指向前庭兴奋性较高的一侧。快相便于观察，其所示方向作为眼震方向，分为水平性、垂直性、旋转性及对角性等，或联合出现水平旋转性、垂直旋转性。

眼震的检查方法有裸眼法、Frenzel 眼镜法和眼震电图描记法。根据检查时是否予诱发因素分为自发性眼震与诱发性眼震两大类。自发性眼震是一种无须通过诱发措施即已存在的眼震。医师立于受检者正前方 40～60 cm 处，用手指引导受检者眼向左、右、上、下及正前方 5 个基本方向注视（医师手指向两侧移动，偏离中线的角度不能超过 20°～30°），观察受检者有无眼震及眼震强度和方向。诱发性眼震分为位置性眼震和变位性眼震：（1）位置性眼震：当患者头处于某一位置时引起的眼震称位置性眼震。检查时可取以下 3 种头位：①坐位：头向左、右、前俯、后仰各 45°～60°；②仰卧位：头向左、右扭转；③仰卧悬头位：头向左、右扭转。在每一头位观察并记录至少 30 s，变换位置时缓慢进行。（2）变位性眼震：是头位和体位迅速改变时诱发的眼震，主要用于诊断良性位置性眩晕。检查时，受检者坐在检查台上，头平直，医师立于其右侧，双手扶其头，按以下步骤检查：坐位——头向右转 45°——仰卧右侧 45°悬头——坐位——头向左转

45°——仰卧左侧 45°悬头——坐位。每次变位在 3 s 内完成，每次变位后，观察、记录 20～30 s，注意观察眼震潜伏期、眼震性质、振幅、方向、慢相角速度及持续时间，有无眩晕、恶心、呕吐等。若有眼震，要连续观察、记录 1 min，待眼震消失后变换至下一体位继续检查。

眼震检查包括：①温度试验：将比体温高或低 7 °C 的温水、冷水或空气注入外耳道内，从而诱发前庭反应。可用于研究前庭重振与减振、固视抑制等，以区别周围性和中枢性前庭系病变。②旋转试验：主要分正弦脉冲式旋转试验和摆动旋转试验。以判断外周前庭功能状况。③瘘管试验：将鼓气耳镜置于外耳道，塞紧并交替加、减压力，同时观察有无眼动和眩晕。如出现眼球偏斜或眼震并伴眩晕感，为瘘管试验阳性；无眼球偏斜或眼震仅有眩晕感者为弱阳性，提示有可疑瘘管；无任何反应者为阴性。值得注意的是，瘘管试验阴性不能排除瘘管的存在。

3. 球囊功能检查

前庭诱发肌源性电位用于评估球囊功能；主观水平视觉检查和主观垂直视觉检查用于评估椭圆囊功能。

（六）耳部影像检查

1. 人工耳蜗植入后耳部 X 线检查

颞骨岩乳突部的 X 线片可对耳部某些疾病的诊断提供参考，但近年来由于颞骨 CT 在临床的应用，岩乳突部的 X 线拍片已逐渐被取代。但其对于人工耳蜗植入术后电极植入状态的评估仍有重要价值，通过不同位置的投照，可用于评估电极植入的部位及深度。常用的投照位置有：后前位、斯氏位、耳蜗位、改良斯氏位。

2. 颞骨 CT 扫描

颞骨 CT 扫描可采用轴位和冠状位。由于高分辨率 CT 扫描能清晰地显示耳部及其邻近组织的精细解剖结构，对耳部的先天畸形、外伤、各种中耳炎症及某些耳源性颅内并发症（如硬脑膜外脓肿，乙状窦周围脓肿，脑脓肿等）、肿瘤等具有较高的诊断价值，在临床上得到了广泛的应用。颞骨薄层 CT 扫描及膜迷路三维重建亦可用于评估内耳发育状况及人工耳蜗植入术后电极植入状态。但是 CT 对中耳内软组织阴影的性质尚不能作出准确的判断。

3. 颞骨的 MRI 检查

颞骨的磁共振成像具有很高的软组织分辨率，可为明确耳部病变组织的性质提供参考，如听神经瘤、颈静脉球体瘤、中耳癌、乙状窦血栓形成、耳源性脑脓肿等，其中，特别是对听神经瘤，具有重要的诊断价值。通过膜迷路水成像方法可观察膜迷路发育状态、有无纤维化或骨化情况；头轴位扫描可沿听神经长轴方向评估听神经的完整性，斜矢状位扫描可在不同层面上观察听神经、前庭神经及面神经截面。

4. 耳部血管 DSA

耳部血管数字减影血管造影（digital subtraction angiography，DSA）对耳部血管瘤，如耳郭血管瘤，颈静脉球体瘤，动静脉瘘等有较高的诊断价值，并可在此基础上对供血血管作栓塞术。

四、咽喉部的检查

（一）喉外部检查

观察喉体轮廓、软组织是否肿胀、呼吸运动时有无上下移动及吸气性三凹征；观察气管、喉结是否在颈前正中，颈两侧是否对称，有无肿胀、畸形，颈部有无淋巴结肿大或皮下气肿、有无触痛、喉部有无摩擦音。以手指拨动喉软骨，甲状软骨后缘与颈椎接触时，可有一种摩擦感，在喉癌发展到环后区时，喉部可能出现外观固定，正常的喉部摩擦音可消失。还应注意皮肤有无瘘管，颈部淋巴结及甲状腺有无肿大、触痛等。

（二）口咽部检查

受检者正坐位，自然张口，医师一手持压舌板轻压受检者舌前 2/3 处，观察悬雍垂及软腭运动情况，嘱受检者发“啊”音，检查有无软腭麻痹，两侧运动是否对称，观察咽周黏膜有无出血、充血、肿胀、萎缩、溃疡、分泌物、假膜、新生物；扁桃体的大小及有无充血、隐窝口有无分泌物、表面有无新生物、扁周有无肿胀；咽后壁有无淋巴滤泡红肿、增生；软腭、腭舌弓和腭咽弓形态是否对称、水平线是否平行及活动情况等。通过咽部触诊可以了解咽后、咽旁肿块的范围、大小、质地及活动度。对于咽反射敏感者，可先用 1%丁卡因喷雾局部麻醉咽部后再行检查。

（三）鼻咽部检查

1. 间接鼻咽镜检查

同“后鼻镜检查法”。

2. 纤维鼻咽镜检查

同“纤维鼻咽镜检查”。

3. 鼻咽指诊

受检者正坐，头稍前倾（如为幼儿，应由家长环抱固定）医师站立于幼儿右后方，左手示指紧压受检者颊部，以防受检者咬牙；右手示指经口腔伸入鼻咽触诊，触诊鼻中隔后缘、后鼻孔、下鼻甲后端及鼻咽后壁，注意后鼻孔有无闭锁，腺样体的大小，有无鼻咽肿块及其大小、硬度，并探查病变与周围的关系。当撤出手指时，注意指端有无脓液或血迹。在此项检查中，受检者自觉一定的痛苦，应事先向患者及其家属交代清晰，操作时宜轻柔，迅速而准确。

此方法现多被电子鼻咽镜检查、腺样体侧位片所代替。特殊情况下可快速协助诊断。

（四）喉咽部检查

1. 间接喉镜检查

间接喉镜检查为常用而简便的喉咽部检查方法。受检者正坐，张口伸舌，医师一手持纱布包裹外抻固定受检者舌前部，一手持加温的间接喉镜，确定间接喉镜温度适宜后放入受检者咽峡，镜面朝前下，用镜背将悬雍垂推向上方。观察舌根、会厌谷、会厌舌面、喉咽侧壁、喉咽后壁，然后再嘱受检者发“yi”声，再观察会厌喉面、杓状会厌襞、声带、室带、杓区、杓间区、梨状隐窝、声门下等喉咽及喉腔各部，发声时观察声带内收、外展是否正常、对称。对于咽反射敏感者，可先用 1%丁卡因喷雾做咽部表面麻醉后再行检查。

喉咽及喉腔黏膜正常呈淡红色、两侧对称，声带呈白色、表面光整、两侧对称，梨状隐窝无积液，室带色稍淡红。检查时应注意各处黏膜有无充血、肿胀、溃疡、肿物和异物等，以及声带和杓状软骨活动是否正常。

2. 纤维喉镜检查

同“纤维鼻咽镜检查”，可进一步经过鼻咽，观察喉咽、喉腔，或直接经口咽部配合口衔套管直接进行检查，并可配合操作臂完成活检、取异物、息肉切除等操作。该检查视图清晰，可动态观察并完成操作、拍片、录像等功能，可直观发现细微病变，为临床常用检查手法。

3. 电子喉镜检查

同“纤维喉镜检查”，因分辨率更高而广泛应用于临床。

4. 动态喉镜检查

动态喉镜又称频闪喉镜，主要用于观察发声时声带的活动形态，借以研究发声生理和检查发声障碍与声带振动之间的关系。该检查通过发出不同频率的闪动光线，用这种光源来观察声带运动，可将高速度的声带连续运动变慢或计算机加工成相对静止状态，能看清在常规间接喉镜检查时所不能看清的声带运动时的细微变化，为声带癌的早期诊断及声带手术前后的观察提供更多维、更客观的依据。

（五）咽喉部影像检查

喉部X线检查可用于喉部肿瘤、喉软骨骨折、喉部异物、腺样体肥大等的诊断。方法有透视、平片、体层片、喉造影和CT、MRI扫描等。CT、MRI可清晰显示喉部肿瘤的大小和浸润范围，以及有无淋巴结转移等情况。喉部正位片常因颈椎阴影重叠，仅可显示气管有无偏斜及狭窄，侧位片对诊断会厌、杓会厌襞和声门下区的恶性肿瘤的大小和范围，喉狭窄的程度有一定的帮助。体层X线拍片是在平静呼吸或发声时进行喉部逐层显像，清楚显示病变的范围、性质。喉腔内造影术是用X线不穿透的药剂，如碘化油或钽粉作为对比剂注入喉内，可将整个咽喉部的轮廓更好地显示。

喉部CT及MRI扫描，对了解喉部肿瘤的位置、大小、范围有一定价值，同时可以了解喉周围间隙、会厌前间隙以及喉软骨的受累情况，对于了解颈部淋巴结有无转移、淋巴结被膜外受侵的状况有所帮助，对于喉癌的分期及预后的评价有更高的价值。同时CT对于喉部外伤、软骨骨折移位的程度、呼吸道梗阻的状态也有一定的诊断价值。

（六）喉肌电图检查

喉肌电图是一种神经肌肉检查技术，用于诊断各种神经损伤及神经肌肉传导障碍。喉肌电图通过测试喉肌及其支配神经肌的电活动，对喉神经肌肉病变的诊断具有决定性作用，其作用包括确定声带运动障碍的性质（如神经麻痹、环杓关节固定等）、辨别喉神经损伤的部位（喉上神经或喉返神经的单独或联合性损伤）、评估声带麻痹患者的预后，选择治疗方法等。随着甲状腺及其他颈部手术的广泛开展，为防止喉返神经损伤，可在手术的同时进行喉神经功能监测。

（七）喉功能其他检查

1. 声图分析

声图分析是将声音信号做频率、响度和强度的声学分析。若被分析的信号为语言，称为语图。用于分析各种嗓音的特征，研究嗓音的音质，显示对喉部基音共振及构音作用的影响，客观记录语言缺陷、言语矫治及言语重建的特征。

2. 声谱分析

声谱分析是用电声学方法分析声音的物理学特性，对各种声信号进行客观分析，为声道疾病的诊断及疗效评估提供依据。目前主要嗓音学评估为：基频、微扰值、信噪比、谐噪比、噪声谱等。

3. 嗓音声学特性的主观评价

嗓音声学特性的主观评价是指训练有素的专业人士的“耳朵”对声音最具有辨别能力，主要根据音调、响度、音质、持续时间等特征进行判定。目前普遍应用的是日本言语矫正与语音学会提出的声音嘶哑GRBAS评估标准：G（grade）：声音嘶哑总评分；R（roughness）：粗糙声；B（breathiness）：气息声；A（asthenic）：弱音；S（strained）：紧张型音质。每个参数再分为4个等级：0：正常；1：轻度；2：中度；3：重度。最后总评记为：$G_nR_nB_nA_nS_n$。发音质量另一主观判定方法为与患者嗓音功能相关的生活质量的评价，可通过直接询问或特殊设计的问卷进行分级，最常应用的为嗓音障碍指数量表。

4. 气流动力学测量

气流动力学测量有利于了解生理及病理状态下发音时生物动力学的改变，确定发音的有效性。评估除传统的肺功能检查项目外，还包括平均气流率、口内压、声门下压、最长发音时间等参数。

5. 电声门图

电声门图是通过测定声带接触时间以及接触面积，根据其变化以评价声门的闭合程度。作为唯一评估声门关闭相的方法，可显示声门开放及关闭的速度。

6. 感觉及吞咽功能评估

感觉及吞咽功能评估主要应用于合并有吞咽功能障碍者，动态 24 小时双探头的 pH 监测可应用于研究发音障碍与反流性疾病间的相关性。

第三节 口腔科检查方法

一、常用检查器械与体位

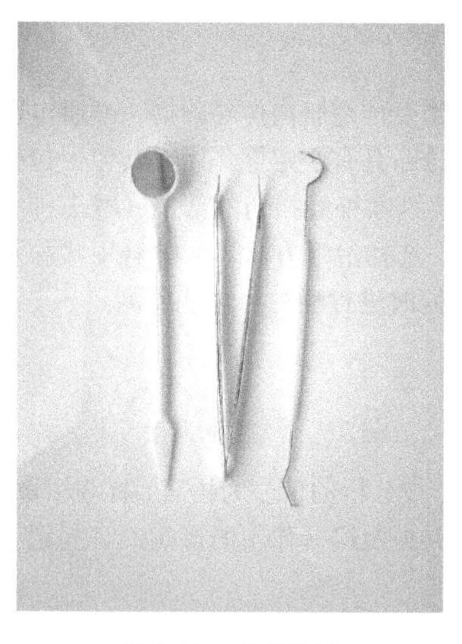

图 1-19 检查器械

（一）常用检查器械

常用检查器械包括口镜、探针、镊子等（图 1-19）。

（二）检查的体位

检查时，患者坐在治疗椅上，头枕部靠于头托，面对光源。检查上颌牙时，应使上颌牙的𬌗平面与地面约呈 45°角，其高度稍高于医生的肘关节；检查下颌牙时，使下颌牙的𬌗平面与地面平行，其高度与医生的肘部平行。医生多站或坐于患者的右侧。

二、口腔科常用检查方法

（一）颌面部检查

颌面部表情和意识状态是否异常；颌面部外形是否左右对称，有无肿胀、畸形或创伤；颌面部皮肤色泽、质地和弹性是否有改变，有无瘢痕、窦道或瘘管，以及颜色改变；颞下颌关节和肌肉功能有无障碍等。

（二）口腔一般检查

1）牙齿：观察牙的数目、形态、颜色、质地、位置、排列和咬合关系，有无龋病、残冠、残根及牙石等。

2）牙周：观察牙龈的形态与颜色，是否存在点彩；是否有牙龈乳头肿胀、出血与增生；是否有牙周溢脓、牙龈窦道等。

3）口腔黏膜：唇、颊、腭、舌、口底是否对称，黏膜有无颜色改变，完整性是否破坏；有无水肿、溃疡、疱疹、丘疹、糜烂、过度角化、瘢痕等；有无炎症、色素沉着、舌背表面舌乳头情况等。

4）舌：观察舌质、舌苔、舌色、舌形及舌态有无改变。

（三）探诊检查

常使用探针进行探诊。探诊时动作应轻柔，切忌粗鲁，以免刺伤牙周、黏膜及其他口腔软组织。

1）检查龋损情况：确定龋洞的位置、深浅、大小与牙本质软化程度，有无探痛以及牙髓是否暴露等。此外，对已充填的龋洞，可检查充填物与牙体组织间的密合性，有无继发龋、有无悬突等。

2）探针检查：可探查黏膜窦道的方向和深度，牙周探针可探测牙周袋的深度及范围。

（四）叩诊检查

用金属手持器械的平头末端（如镊子柄）对牙齿咬合面或切端做力量适中的垂直叩击，以检查根尖周组织的反应，这对于根尖周疾病的诊断有较大的帮助；也可进行水平方向叩击，以检查牙周膜的反应。叩诊时，一般先叩可疑病牙的邻牙，然后再叩病牙。

（五）触诊检查

用手指直接触摸或用镊子夹持棉球扪压，用以检查病损的性质、大小、深度等。触诊时应轻柔，不能给患者增加额外的痛苦。

1）牙的触诊：检查牙齿是否有尖锐的牙尖或边缘嵴。

2）牙周病及根尖周病的触诊：用手指触压相当于病牙根尖区的牙龈及黏膜转折处，检查是否有波动、压痛等；触压牙龈，观察龈缘是否有脓液溢出以了解牙周炎症情况。检查牙齿的松动程度，须通过牙科镊子进行。前牙以镊子夹持牙冠的唇、舌面，后牙以镊尖合拢置于后牙咬合面，摇动镊子，即可查出牙齿松动情况。临床上牙齿的松动程度分为：

Ⅰ度松动：牙齿向唇（颊）舌侧方向活动，幅度在 1 mm 以内。

Ⅱ度松动：牙齿向唇（颊）舌侧方向活动，幅度在 1～2 mm，且伴有近远中方向活动。

Ⅲ度松动：牙齿向唇（颊）舌侧方向松动，幅度在 2 mm 以上，且伴有近远中及垂直方向活动。

3）肿胀部位的触诊：可检查肿胀的范围、质地、表面温度，周界是否清楚，是否有触压痛，有无波动感等。

4）黏膜溃疡、斑块的触诊：了解溃疡基底有无硬结、突起，触诊有无出血等。

5）淋巴结的触诊：了解淋巴结的大小、数目、质地、有无粘连、有无压痛等，对判断有无炎症、肿瘤是否转移有重要的临床意义。

（六）嗅诊检查

有些疾病病灶具有特殊的气味，如牙髓坏死、坏死性龈炎有腐败腥臭味。糖尿病患者口腔内常有丙酮或烂苹果气味。

（七）咬诊检查

由于牙周病或牙齿形态、排列、咬合关系的异常，可使个别牙呈早接触或咀嚼运动受阻。咬诊检查从正中𬌗开始，然后为前伸及侧向𬌗运动。注意各方向运动时是否存在障碍，重点注意在运动过程中个别牙或一组牙有无松动，以手指扪压感知患牙早接触点的位置及大小，此为临床上简便而常用的方法。

1）咬合纸法：将蓝色咬合纸置于上下牙列之间，嘱患者做正中、前伸、侧向运动取得蓝印。这种通过咬合纸咬出的蓝印，即为咬合早接触的印记。

2）蜡片法：将红蜡片烘软，置于𬌗面，嘱患者做正中咬合，待蜡片冷却硬化后取下观察，蜡片上最菲薄或穿破点为正中𬌗早接触的部位。

（八）牙髓活力测试

牙髓活力测试是利用温度和电流刺激检查牙髓的反应，是临床上常用的检查方法。正常的牙髓对温度和电流的刺激有一定的耐受量。一般情况下，牙髓对20～50 ℃的温度刺激不产生反应。一旦发生炎症，牙髓则对温度刺激反应敏感；如发生变性或坏死，则反应迟钝或消失。测试时与对照牙比较，若患牙能感受到相近强度的电刺激，牙髓则被认为有某种程度的活力。

1. 温度测试

冷诊法：是用冷水喷注，或冰棒，或用小棉球蘸酒精、氯乙烷置于受检牙的颈部、窝洞底部，以观察患者的疼痛反应。临床上最简易的方法为冷水，即用水枪喷试。冷水喷注时，应由下颌牙开始，缓慢向上颌牙喷注，逐个测试，以免误诊。

热诊法：是用热水或烤热的牙胶（温度为50～60 ℃）置于已拭干受检牙牙面唇（颊）面中1/3上，观察患者的疼痛反应。使用热牙胶棒测试时注意事先将凡士林涂抹于牙齿唇面以及牙龈表面。对照牙选择顺序以同颌同名牙为首选，若该牙丧失或者有病变，可选择对颌对侧同名牙或者对侧同名牙的邻牙中与待测牙萌出时间接近、体积相当的牙齿。

2. 电流测试

是利用微弱电流通过牙体硬组织，传导至牙髓神经，引起兴奋，产生知觉来判断牙髓的活力。一般要与邻近的正常牙或正常同名牙做反应对照。不要在充填物、龋洞或过度磨耗牙面测试。测试时，先将牙面擦干，严格隔离唾液，将少许导电剂（如牙膏）涂于活力计探头上，将探头放置于被测牙唇（颊）面中1/3，将活力计的电位从“0”开始逐渐加大到牙有刺激感时，让患者举手示意，记下测试器数值，作为诊断的参考（图1-20）。

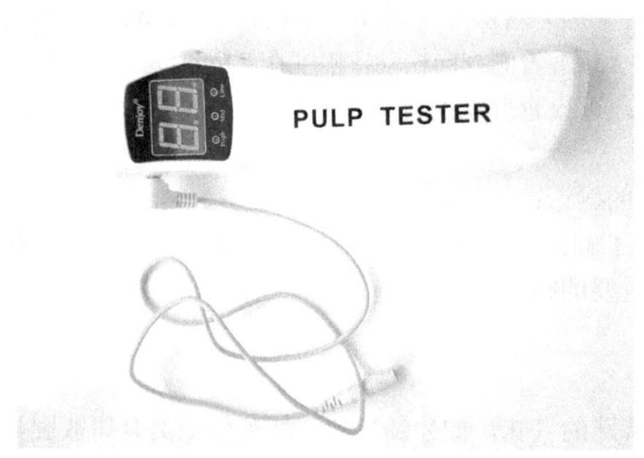

图1-20 牙髓电活力测试仪

在全身患有某种慢性疾病或月经期、妊娠期及精神紧张等情况下，牙髓的敏感性可增强。儿童牙髓的敏感程度较高，随着年龄的增长，牙髓敏感程度逐渐降低，检查时应注意这些情况给检查结果带来的影响。

（九）局部麻醉检查

对于放射性疼痛且难以区别上下颌牙的情况，可以使用2%普鲁卡因或2%利多卡因局部麻醉来区别疼痛发生的部位。如怀疑为下颌牙痛，可用下牙槽神经阻滞麻醉，若能阻断疼痛，即可确定患牙在下颌；反之，则在上颌。此外，三叉神经痛患者也可通过局部麻醉明确是哪一支引起的疼痛。

（十）唾液分泌功能检查

唾液分泌功能检查包括唾液分泌的定性、定量检查和对唾液成分的分析，对唾液疾病及某些代谢性疾病的诊断有一定参考价值。

1）唾液分泌的定性检查：检查时将维生素C或2%枸橼酸钠等置于舌背或舌缘，使腺体分泌反射性增加。然后根据其分泌情况，判断腺体的分泌功能和导管的通畅程度。

2）唾液分泌的定量检查：根据在相同程度刺激的条件下，以一定时间内腮腺或下颌下腺的唾液分泌量的检测来协助某些涎腺疾病的诊断。

3）唾液成分检查：正常人唾液的成分有一定的正常值，当在病理条件下，各成分发生改变，这对某些疾病的诊断有一定价值。

（十一）实验室检查

1）血液检查：口腔急性化脓性炎症和较重的口炎伴有全身反应，或特殊性牙龈肿胀或坏疽，应检查白细胞总数和分类。口腔黏膜及牙龈苍白或瘀斑、牙龈肿大、牙龈出血等，除应检查血常规外，还要做血小板计数和测定出凝血时间等，以排除血液系统疾患。对唾液腺肿胀或萎缩，唾液明显减少，口腔黏膜和眼结膜处干燥者，应视条件做血液免疫学等检查。对怀疑艾滋病、分子遗传病、遗传病、基因序列变异和其他病毒感染性疾病者，可以选用聚合酶链反应（polymerase chain reaction，PCR）技术进行诊断。

2）细菌涂片及培养：对口腔黏膜出现似凝乳样的白色假膜、糜烂、坏死、溃疡或溃烂可先做涂片，观察菌种和病变性质。必要时可以做细菌培养及药物敏感试验，判断病原微生物的种类以及性质，找出对致病菌更敏感的抗生素，有助于疾病的治疗。

3）肿瘤脱落细胞学检查：该检查对检查口腔上皮癌有参考价值。

4）组织病理学检查：即活体组织检查，可用于：①各种口腔肿瘤。②难以确诊的黏膜疾病。③白斑和慢性溃疡，怀疑有癌前病变者。④结核、梅毒、麻风等特殊感染。⑤手术切除后的增生物或组织。

（十二）X线检查

1）根尖片（牙片）：可以观察牙齿根部是否有病变、牙齿是否松动等情况，常用于牙体病、牙髓病、根尖周病、牙外伤和牙周病的检查及其治疗前后的对比观察。

2）曲面断层摄影：曲面断层摄影一次成像即可获得上、下颌骨及牙列的全景影像，为术前观察分析患者的颌骨形态结构、牙齿生长发育情况、颌骨病变、畸形、牙槽骨吸收程度等提供图像依据。

3）X线头影测量片：X线头影测量片是在头颅定位仪的严格定位下拍摄的头颅正位或侧位片，可以清楚地显示颅骨及上下颌骨的正、侧面影像，可以观察骨骼形态结构、牙齿与骨骼的位置关

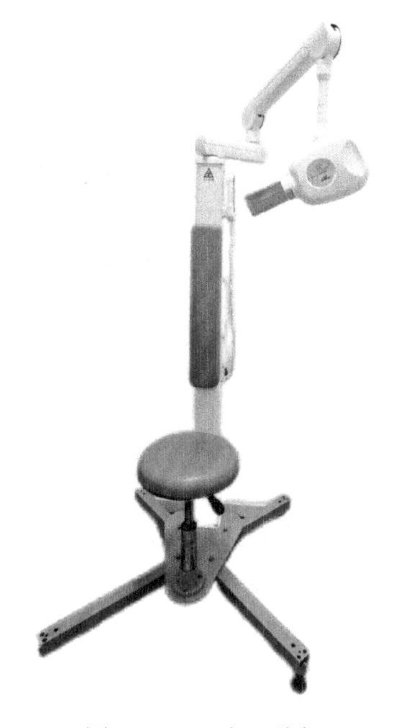
图 1-21 口腔 X 线机

系、牙根的位置。在正畸及正颌外科，通过分析 X 线头影测量片，有助于对牙、颅面畸形患者作出正确的诊断和矫治设计（图 1-21）。

（十三）造影检查

对于缺乏自然对比的结构或器官，可将密度高于或低于该结构或器官的物质引入器官内或周围间隙，使之产生对比以显影的过程即为造影检查，被引入的物质称为造影剂或对比剂。

1）唾液腺造影检查：可以帮助显示唾液腺的位置、大小以及导管是否通畅等情况，适用于检查唾液腺的慢性炎症、唾液瘘，导管阴性结石和涎腺肿瘤等。检查时常用的造影剂为 60%的泛影葡胺或 40%的碘化油。造影后常拍摄腮腺造影侧位、后前位与颌下腺造影侧位等照片。如果造影剂分布均匀，则通常表示唾液腺功能正常；而若存在造影剂聚集或滞留，则可能暗示着导管不畅或其他潜在的问题。

2）颞下颌关节造影检查：可以反映个体在张口、闭口时颞下颌关节内部结构形态和各种组织结构的相互关系，适用于检查平片发现关节骨质破坏或关节间隙有明显异常者；对临床检查发现关节有明显运动受限、连续摩擦音、绞锁而需进一步明确病变类型者；对牙合垫治疗以及关节复位术后的疗效评估也可做造影检查。目前临床应用的颞下颌关节造影主要针对关节上腔，可用于观察关节盘的位置、形态、信号改变和关节内积液等以及髁突的骨质改变。常用的造影剂为 30%泛影葡胺。造影后常拍摄许勒位片与关节侧位体层片。

3）窦腔和瘘管造影检查：可以检查窦道及瘘管的走行及其与周围组织器官的关系。适用于上颌窦早期占位性病变、颌面颈部的某些慢性瘘管的检查。常用造影剂为 40%的碘化油，拍摄体位因病变部位而异。

4）颌面部血管瘤瘤腔造影检查：可以显示血管瘤的具体外形以及累及的部位。适用于海绵状血管瘤。常用造影剂为 60%泛影葡胺。于瘤腔内快速推注造影剂后留针投照患部正、侧位片。

（十四）电子计算机 X 线体层摄影检查（CT）

1）普通 CT 检查：它具有分辨率高、定位准确、图像清晰、避免重叠等优点，对面深部肿瘤的早期诊断，及其与周围重要组织的关系，能提供较准确的信息，对指导手术有重要意义。

2）CBCT 检查：CBCT 即锥形束（cone beam）CT。与传统 CT 相比，CBCT 具有射线量极低、应用范围更广泛、操作简单、在轴向位图像更清晰等优点。可广泛应用于口腔颌面外科、正畸科、正颌外科、种植科、牙体科及颞下颌关节科等（图 1-22）。

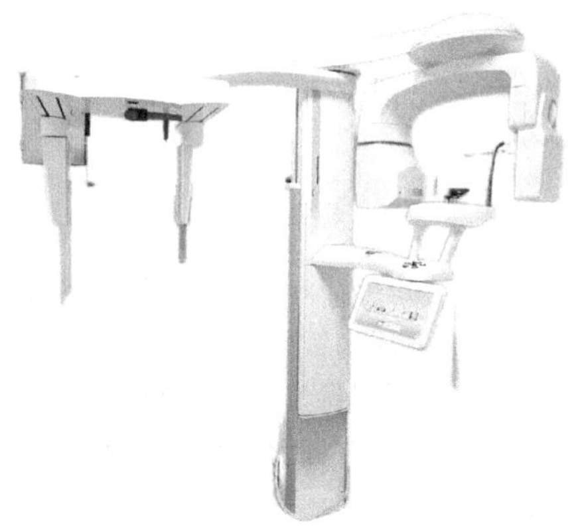
图 1-22 口腔 CBCT 机

（十五）磁共振成像（MRI）检查

MRI 检查在口腔颌面部主要用于肿瘤及颞下颌

关节疾病的检查和诊断，尤其是颅内和舌根部良、恶性肿瘤的诊断和定位，以及脉管畸形、血管瘤的诊断和相关血管显像等方面。可依需要进行头部横断面、冠状面和矢状面的检查。

（十六）B 超检查

B 型超声波在口腔颌面部主要用于唾液腺、下颌下和颈部肿块的检查，以明确是否有占位性病变，区分囊性、实性肿物等。此外，B 型超声波能分辨深部肿瘤和邻近重要血管的关系。

第二章　五官常见症状和体征辨证

中医五官科辨证方法内容丰富，除各科通用的八纲辨证、病因辨证、脏腑辨证、六经辨证、气血津液辨证等基本方法外，还有内外障辨证、五轮辨证等特殊辨证方法。为了减少与本科教材的重复，本章主要介绍眼、耳鼻咽喉、口腔部常见症状与体征辨证。

第一节　眼部常见症状与体征辨证

一、辨眼部常见症状

1. 辨目痛

外障引起的目痛多为疼痛、灼热刺痛，多属阳证；内障引起的目痛多为酸胀疼痛、牵拽痛、眼珠深部疼痛，多属阴证；目赤涩痛，眵多黏结，多为外感风热；胞睑赤痛肿硬，大便燥结，多为阳明实火；白睛微红微痛，干涩不舒，多为津亏血虚；目珠胀痛如突，多为气血郁闭；隐隐胀痛，多为阴精不足，阳亢于上；眼珠深部疼痛，多为肝郁气滞，或肝火上炎。痛连颞颥，为少阳经受邪；痛连巅顶、后项，为太阳经受邪；痛连前额鼻齿，为阳明经受邪。暴痛属实，久痛属虚；持续疼痛属实，时发时止属虚；肿痛属实，不肿而痛属虚；赤痛难忍火邪实，隐隐作痛精气虚；痛而躁闷肝气实，痛而恶寒阳气虚；痛而拒按为邪实，痛而喜按为正虚。

2. 辨目痒

目痒有因风、因火、因湿和因血虚等不同，但临床上以风引起者居多。目赤而痒，迎风尤甚，多为外感风热；睑弦赤烂，眵泪胶黏，瘙痒不已，或睑内颗粒肥大，痒如虫行者，多为湿热兼风；痛痒兼作，红赤肿甚，多为邪毒炽盛；痒涩不舒，时作时止，多为血虚生风。目病将愈而痒者，多为邪退火息，气血渐复。

3. 辨目涩

目涩即眼有异物感不适。有沙涩与干涩之分。目沙涩疼痛，畏光流泪，多为外感风热，或肺热壅盛，或肝胆火炽，或为异物入目所致；目干涩不舒，多为肺阴不足，津液耗损，或为肝肾阴虚，精亏血少所致。

4. 辨畏光

畏光即怕见光亮。畏光伴目赤肿痛，多为外感风热，或肝胆火炽；畏光伴干涩不舒，红赤不显，多为津亏血少，阴虚火炎；畏光伴眼睑欲闭，乏力倦怠，多为脾气不足，或阳虚气陷。

5. 辨视觉异常

视近尚清，视远模糊，多为阳气不足，或久视伤睛；视远尚清，视近模糊，多为阴精亏损。外眼端好，而视物昏蒙者，多为血少神劳，肝肾虚损；视力骤降，甚至盲无所见，可为肝火上炎，或痰火上攻，或阴虚阳亢，或阴虚火炎。晶珠混浊，视力缓降，多为年老肾亏，精气不足。眼前蚊蝇飞舞，黑影飘浮，多为湿浊上泛，虚火灼络，肝肾精亏。视瞻有色，视直为曲，视大为小，视物变形，多为脾湿上泛，肝郁血虚，肝肾不足。瞳神散大，白睛混赤，视力骤降，多为风火攻目，肝郁气逆，痰火上壅；瞳神紧小，抱轮红赤，视物模糊，多为肝胆火炽，风湿夹热，阴虚火旺。视一为二，目珠偏斜，多为风痰阻络，目络瘀滞。视物不清，翳膜遮睛，目赤涩痛，多为肝经风热或肝胆热毒。

二、辨外眼常见体征

1. 辨目赤

目赤主要表现为白睛红赤、抱轮红赤、白睛混赤。

1）白睛红赤：位于白睛浅层，起于周边，颜色鲜红，呈树脂状，推之可动。点 0.1%肾上腺素滴眼液后，红赤消失，相当于西医学之结膜充血。主要见于风热赤眼、天行赤眼、金疳等白睛浅层病变。

2）抱轮红赤：位于白睛深层，环绕黑睛周围发红，颜色紫黯，呈毛刷状，推之不动，点 0.1%肾上腺素滴眼液后，红赤不消退，相当于西医学之睫状充血。主要见于聚星障、花翳白陷、混睛障、瞳神紧小等病变。

3）白睛混赤：白睛红赤与抱轮红赤同时存在，相当于西医学之混合充血。主要见于凝脂翳、绿风内障、瞳神紧小等病变。

2. 辨目肿

目肿表现在胞睑、两眦、白睛和黑睛。

胞睑红肿如桃，灼热疼痛，多为脾胃积热，热毒壅盛；胞睑肿胀骤起，微红而痒，多为外感风邪；胞睑虚肿如球，不红不痛，皮色光亮，多为脾肾阳虚，水气上泛；胞睑红肿湿烂，多为湿热熏蒸；胞睑肿胀青紫，多为气滞血瘀。

内眦突发红肿高起，疼痛拒按，多为风热上攻，心火炽盛。

白睛红赤肿胀，多为风热犯肺，肺热壅盛；白睛赤紫肿胀，多为肺经虚热，热郁血结；白睛肿胀不红，状如鱼泡，多为肺失宣降，气机壅滞。

黑睛水肿，雾状混浊，多为肝胆火炽，风火攻目，或为肝郁气逆，痰火上壅，阳亢风动所致。

3. 辨目眵

眵即为眼分泌物。眵多硬结为肺经实热，眵稀不结为肺经虚热，眵多黄稠为热毒炽盛，目眵胶黏或呈黏丝状，多为湿热所致。

4. 辨目泪

热泪如汤多为外感风热或肝火炽盛，热毒上攻；迎风流泪，多为肝血不足，风邪外引；冷泪长流，多为气血不足，肝肾亏虚，或泪道狭窄阻塞所致。

5. 辨翳膜

翳与膜是外障眼病常见的形态变化，古代眼科医籍论述较多，临床易于混淆，故应予以分辨。

（1）翳　翳有狭义与广义之分。狭义的翳专指黑睛混浊，广义的翳包括黑睛与晶珠的混浊。

1）新翳：指黑睛混浊，表面粗糙，边界模糊，有发展趋势，多伴有不同程度的目赤疼痛，畏光流泪等症，相当于西医学之角膜炎症性病变。如聚星障、花翳白陷、凝脂翳、混睛障等，均属新翳范畴。

2）宿翳：指黑睛混浊，表面光滑，边界清楚，无发展趋势，无目赤疼痛、畏光流泪等症，相当于西医学之角膜瘢痕。宿翳分为 4 类：①冰瑕翳是指翳菲薄，如冰上之瑕，须在集光灯下方能查见者，相当于西医学之角膜云翳；②云翳是指翳稍厚，如蝉翅，似浮云，自然光线下可见者，相当于西医学之角膜斑翳；③厚翳是指翳厚色白如瓷，一望可知者，相当于西医学之角膜白斑；④斑脂翳是指翳与黄仁黏着，瞳神变形不圆者，相当于西医学之粘连性角膜白斑。

（2）膜　自白睛或黑白交界之际起障一片，或白或赤，渐渐向黑睛中央蔓延者，称为膜。如赤膜下垂、胬肉攀睛等，即属于膜的范畴。若膜上赤丝密集者，称为赤膜；赤丝稀疏，红赤不显者，称为白膜。

6. 辨眼位改变

1）辨眼珠突出：单侧眼珠突出，转动受限，白睛浅层红赤壅肿，多为风热火毒结聚于眶内；双侧眼珠突出，红赤如鹘眼，多因肝郁化火，火热上炎，目络涩滞所致；眼珠骤然突于眶外，低头呕恶加重，仰头平卧减轻，多为气血并走于上，脉络郁滞所致；眼珠突出，胞睑青紫肿胀，有明显外伤史，是眶内血络受损，血溢络外，停于眶内所致；眼珠进行性突出，常为眶内肿瘤所致。

2）辨眼珠低陷：眼球向后缩陷，称为膏伤珠陷，多因肾精亏耗或眶内瘀血机化所致；大吐大泻后眼球陷下，多为津液大脱；眼球穿破，或瞳神紧小失治所致的眼球萎缩塌陷，为陷睛翳。

3）辨眼珠偏斜：眼珠骤然偏斜于一侧，转动受限，视一为二，恶心呕吐，多为风痰阻络所致；双眼交替向内或向外偏斜，自幼得之，多为屈光不正、弱视等引起。

7. 辨眼震

眼珠动即为眼球震颤。自幼眼珠震颤，多为先天禀赋不足，眼珠发育不良；突发性眼珠震颤，多为风邪外袭或肝风内动所致。

三、辨内眼常见体征

眼内病变常见体征有瘀血、充血、出血、缺血、水肿、渗出、机化、色素沉着或萎缩等，多由炎症、血液循环障碍和组织变性等引起。由炎症所致者，多表现为组织的充血、水肿及渗出；由血液循环障碍所致者，表现为组织的瘀血、出血与缺血；若组织营养障碍，则多表现为组织的萎缩、变性或坏死。炎症、出血反复发作，可使组织增生、机化。由组织变性所致者，可出现色素沉着及萎缩。各组织病理性改变的辨证如下：

1. 辨瞳神改变

（1）辨瞳神大小　①瞳神散大，色呈淡绿，眼胀欲脱，眼硬如石，头痛呕吐，多为肝胆风火上扰。②瞳神散大，眼胀眼痛，时有呕吐，病势缓和，多为阴虚阳亢或气滞血瘀引起。③瞳神散大不收，或瞳神歪斜不正，又有明显外伤史，为黄仁受伤所致。④瞳神紧小，甚至小如针孔，神水混浊，黑睛后壁沉着物多，或黄液上冲，抱轮红赤，多为肝胆实热。⑤瞳神紧小，干缺不圆，抱轮红赤，反复发作，经久不愈，多为阴虚火旺。

（2）辨瞳神气色改变　①瞳神内色呈淡黄，瞳神散大，不辨明暗，此为绿风内障后期。②瞳神紧缩不开，内结黄白色翳障，如金花之状，此为瞳神干缺后遗而成。③瞳神展缩自如，内结白色圆翳，不红不痛，视力渐降，多为年老肝肾不足，晶珠失养。④瞳神变红，视力骤降，红光满目，多属血热妄行，或气火上逆；反复发作者多为阴虚火旺引起。⑤瞳神变黄，白睛混赤，目珠剧痛，眼珠变软，多为火毒之邪困于睛中；若瞳神变黄，状如猫眼，眼珠变硬，多系眼内有恶瘤。

2. 辨玻璃体改变

①玻璃体内出现尘埃状混浊，眼内有炎性病变或病史，多为湿热蕴蒸，或为肝胆热毒煎灼。②玻璃体内出现片状、条状混浊，眼内有出血性病变或病史或外伤史，多为火热上攻，或为气滞血瘀。③玻璃体内出现丝状、棉絮状或网状混浊，眼底有高度近视等退行性病变，多为肝肾不足，或气血虚弱。

3. 辨视盘改变

①视盘充血隆起，颜色鲜红，边缘模糊，多为肝胆实火，或肝气郁结，郁久化火，或兼气滞血瘀。②视盘轻度充血，或无明显异常而视力骤降，眼珠转动时有痛感，多为肝失条达、气滞血瘀。③视盘颜色淡白或苍白，生理凹陷扩大加深，多为肝血不足或气血两虚，或素体禀赋不足、肝肾两亏等，致目系失养而成；若兼视盘边界模糊，则为气滞血瘀；若视盘色淡，边界不清，周围血管伴有白线者，多为虚实夹杂。④视盘血管屈膝，偏向鼻侧，杯盘比增大，或有动脉搏动，多为痰湿内阻，或气血瘀滞。⑤视盘水肿、高起，若颜色暗红者，多为气血瘀滞，水湿内停，或为痰湿郁遏，气机不利；若颜色淡红者，多属肾阳不足，命门火衰，水湿蕴积。

4. 辨视网膜改变

①视网膜出血：早期视网膜出血颜色鲜红，位于视网膜浅层，呈火焰状者；或位于视网膜深层，呈圆点状出血者；或出血量多，积满玻璃体者，可因心肝火盛，灼伤目中脉络，迫血妄行；或阴虚阳亢，气血逆乱、血不循经；或脾虚气弱，气不摄血；或瘀血未去，新血妄行；或眼受外伤，脉络破损等因素引起。视网膜出血颜色暗红，多为肝郁气结，气滞血瘀，脉络不利，血溢脉外而成；若出血日久，有机化膜者，为气滞血瘀、痰湿郁积。

②视网膜反复出血，新旧血液夹杂，或有新生血管，则多为阴虚火炎，煎灼脉络；或脾虚气弱，统血失权；或虚中夹瘀，正虚邪留。

③视网膜水肿：视网膜局限性水肿常位于黄斑区，可因肝郁脾虚，水湿上泛或肝肾不足，目失所养而成；亦可因脉络瘀滞，血瘀水停而成。视网膜弥漫性水肿多为脾肾阳虚，水湿上泛。外伤后的视网膜水肿则为气滞血瘀。

④视网膜渗出：视网膜出现新鲜渗出物，多为肝胆湿热，或阴虚火旺。视网膜有陈旧性渗出物，则多为痰湿郁积，或肝肾不足兼有气滞血瘀。

⑤视网膜萎缩与机化：视网膜萎缩，多为肝肾不足，或气血虚弱，视衣失养；视网膜机化物，多因气血瘀滞兼夹痰湿而成。

⑥视网膜色素沉着：视网膜色素色黑，多属肾阴虚损或命门火衰；视网膜色素黄黑相兼，状如椒盐，则多属脾肾阳虚，痰湿上泛。

5. 辨视网膜血管改变

①血管扩张：视网膜血管粗大，扩张扭曲，或呈串珠状，常伴有渗出物，多为肝郁气滞，气血瘀阻；或心肝火盛，血分有热。微动脉瘤则色泽暗红，多为肝肾阴亏，虚火上炎；或为气血不足，无力疏通，血行瘀滞。

②血管细小：视网膜血管细小，伴有视盘颜色变淡等眼底退行性改变，多为气血不足，血行无力，气虚血瘀；视网膜动脉变细，甚至呈白线条状，多为肝郁气滞，气血瘀阻；视网膜血管痉挛，动脉变细，反光增强，或动、静脉交叉处有压迹，或黄斑区有螺旋状小血管，多为肝肾阴虚，肝阳上亢。

③血管阻塞：视网膜血管阻塞多为气滞血瘀，或气虚血瘀，或痰湿阻络；亦可因肝气上逆、气血郁闭，或肝火上炎、火灼脉道。

6. 辨黄斑区改变

①黄斑水肿与渗出：黄斑水肿渗出多为肝气犯脾，水湿停聚；水肿消退，遗留渗出物，多为气血瘀滞；若新旧渗出物混杂，多为阴虚火旺；若渗出物较为陈旧，多为肝肾不足；若黄斑水肿经久不消，多属脾肾阳虚，气化不利，水湿停滞。

②黄斑出血：多为思虑过度，劳伤心脾，脾不统血；或热郁脉络；或阴虚火旺；或为外伤引起。

③黄斑色素沉着或黄斑囊样变性：多为肝肾不足；或脾肾阳虚，痰湿上泛。

第二节　耳鼻咽喉常见症状与体征辨证

一、耳病常见症状与体征辨证

1. 耳部疼痛辨证

耳部疼痛既可以是耳部疾患所致，也可见于咽喉头颈病变累及耳部。其疼痛根据部位的不同可以分为外耳及内耳，外耳疼痛者可见于耳郭疼痛、耳屏疼痛、外耳道疼痛。根据疼痛性质不同，可有钝痛、跳痛（搏动性疼痛）、刺痛、烧灼样疼痛等。

耳郭出现胀痛不适，并伴有边缘的明显肿起，但皮色保持正常，触摸时感觉柔软，这往往是由于水液湿痰在耳郭处积聚形成的“耳郭痰包”。这种情况通常是由体内湿痰流注至耳部所致。

若耳郭或耳屏疼痛且拒按，同时耳郭及其周围区域出现红肿、青紫，或伤口出血不止，或有渗血现象，多由打斗、跌倒等外伤所致，直接损伤了耳郭及其周围组织。

当耳郭及周围或耳后缝隙出现痒痛不适，并伴有局部充血、潮红、湿烂以及黄水浸淫等症状时，这通常是由风火湿邪上攻耳部所致。然而，若耳郭及周围或耳后缝隙表现为干痒灼痛，并伴有局部的干燥、皲裂、脱屑，则是血虚生风化燥的表现。

当耳道内的疼痛难以忍受，且疼痛连及腮脑，牵引耳郭或压迫耳屏时疼痛加剧，这往往是由于火热邪气上攻耳道所致。

耳内出现胀塞微痛，同时听力减退、自声增强，局部检查可见耳膜内陷、颜色呈现粉红色，这多是由于风热之邪侵袭耳窍，脉络受阻，水湿停聚。

若耳深部疼痛剧烈，如同锥刺刀割，并伴有头痛，耳膜呈现红赤外凸，这通常是肝胆火热邪毒炽盛，循经上灼清窍的表现。耳内疼痛突然减轻，耳膜穿溃流脓是热毒外泄的征象。

若耳郭或耳部出现烧灼样疼痛，局部可见疱状皮损改变，则多为肝胆湿热或热毒邪气循经上犯所致。

当耳内疼痛剧烈，或有剧烈头痛，耳部症状骤然增加或减少，伴有壮热、呕吐，甚至神昏谵语，这标志着热邪已深入营血，侵犯心包，属于极为严重的病证。

2. 耳脓辨证

耳脓，即外耳道流出的异常分泌物。其辨证除要结合舌脉，还要结合局部体征及伴随症状，充分考虑脓液的量、色、质地、气味、诱发因素、病程长短等。

脓液清稀伴有耳郭牵拉疼痛或耳屏按压痛或外耳道肿胀明显者，多由掏耳或外力损伤皮肤后外邪侵袭，或污水入耳，水湿邪气入侵，筋脉皮肤受损所致。

脓液清稀或白黏伴有鼓膜穿孔或搏动性溢出，耳痛剧烈，病程较短者，多为风热或风寒邪气侵袭，常伴外感病史，鼻塞、流涕，舌红，苔白或黄，脉浮数。

脓液清稀而日久，反复发作，伴有听力下降或者耳鸣。其人面色少华，乏力，纳差，便溏，脉缓。此种属脾虚湿蕴或病程日久耗散正气，清阳不得上达耳窍所致。

脓液黄色黏稠，疼痛剧烈，伴口苦、咽干、胁肋疼痛，舌红，苔黄，脉数。多因肝胆湿热，循经上行，搏结于耳窍，燔灼肌肉筋膜。

3. 耳胀

耳胀者，患者自觉耳内胀闷不适，堵塞感明显，可伴有疼痛、耳鸣、听力下降、自听增强及其他全身表现。

以耳内胀闷、微痛不适为主要表现，伴有鼻塞、流涕、头痛、发热恶寒等症状。舌质淡红，苔白，脉浮。多因风寒或风热邪气侵袭。

耳内胀闷堵塞感明显，伴有耳内微痛、耳鸣如隆隆声、重听等症状，可伴有烦躁易怒、口苦口干、胸胁苦闷等症状，舌红、苔黄腻，脉弦数者则为肝胆湿热。

耳内胀闷堵塞感，听力渐降，伴有耳鸣嘈杂。可有胸闷、纳呆、腹胀便溏、肢倦乏力等症状。舌质淡红或舌体胖，边有齿痕，脉细滑或细缓。耳膜内陷粘连。多因素体虚弱或劳倦内伤、邪毒留滞，脾失健运，水湿停聚耳窍。

4. 耳鸣

耳鸣声音低沉，呈低调耳鸣。患者可能伴有流鼻涕、打喷嚏、咳嗽等上呼吸道感染的表现。耳内胀满感、堵塞感明显。多因风寒或风热外邪侵袭。

耳鸣声音大，呈高调耳鸣。耳鸣与患者情绪有密切关系，如焦虑、抑郁，或休息不好等。检查时可能发现舌头发红，患者易出现口苦、心烦、头昏、头疼等症状。多因肝火上扰。

耳鸣伴头疼、头闷、耳内胀满感等表现。舌苔比较厚，舌质比较胖。多因痰湿中阻，清阳不升。

耳鸣呈“蝉鸣音”。伴有腰膝酸软、眼花、眼干等表现。多因肝肾不足、髓海空虚。可见于年老体衰或房劳过度耗伤肾精者。

5. 耳聋

突然耳聋，近期内伴有鼻塞、流涕、咽痛等症状者，可因感受风寒或风热邪气。

口苦咽干，头痛面赤，心烦易怒，夜寝不安，则为肝火上扰。

伴见两耳蝉鸣，有时闭塞，胸闷痰多，耳鸣眩晕，时轻时重。烦闷不舒，二便不畅，舌红，苔黄腻，脉弦滑。则为痰热上扰。

突然听力下降，全身无其他症状，舌黯或有瘀点，脉细涩者，多因气滞血瘀，闭塞耳窍。

听力下降，伴耳鸣夜间明显，失眠，头晕眼花，腰膝酸软，遗精多带，夜尿频多，口渴多饮，则为肾精亏虚，髓海不足，耳窍失养。

听力下降时轻时重，尤其是遇到劳累后加重，多因气血亏虚。

6. 耳眩晕

当眩晕伴头痛、耳痛胀闷感、口苦咽干、心烦易怒者，多为肝阳上亢之证。此类患者肝气郁结或暴怒伤肝，导致肝胆之火上升，扰乱耳窍。

若眩晕伴头重、头胀、低音调耳鸣、胸闷、倦怠等症状，则多属痰湿壅阻。痰湿阻滞气血流通，导致头部气血不畅。

头晕头鸣反复发作，听力差，遇劳或体位改变时突发眩晕，或有心悸少气者，多为气血不足、脾气虚弱所致。患者体内气血亏虚，无法滋养头部和耳窍，导致眩晕和其他相关表现。

眩晕常发，眼前出现黑花，并伴有高音调耳鸣、听力下降、记忆力减退、腰酸膝软等症状者属于肾精亏损之证。肾精不足，无法滋养头部和耳窍，导致眩晕和其他相关症状的出现。

眩晕伴耳流脓，若是新发病症，多是肝胆火热蒸灼清窍所致；若是久病，则多为脾肾虚弱，湿邪内困之证。肝胆火热或脾肾虚弱导致耳部受到湿热或湿邪的侵袭，进而引发眩晕和耳流脓等症状。

7. 耳膜辨证

耳膜穿孔伴有搏动性脓液溢出且脓液清稀，病程较短者，多因外邪侵袭。

耳膜红肿膨隆者多因热邪侵袭或肝胆湿热。

耳膜粘连内陷者，多因久病或邪毒留滞，气血瘀阻。

二、鼻部常见症状与体征辨证

1. 鼻塞辨证

鼻塞突然发作，伴有鼻痒、频繁喷嚏，鼻涕清澈如水，鼻黏膜呈灰白色，鼻甲肿胀者，往往是风寒外邪侵袭，邪气阻滞于鼻窍所致。此外，若肺脏素来虚弱，突然感受风寒，或个体对花粉、皮毛、异气、异味等过敏，也可能引发此类症状。

鼻塞较重，鼻涕混浊，嗅觉出现障碍，伴有身体发热、怕风，鼻黏膜充血，鼻甲肿大，口苦心烦，舌红苔黄，脉滑者多由胆热上炎引起。

鼻塞反复发作，时轻时重，鼻涕色白，嗅觉障碍，遇寒则鼻塞加重，鼻黏膜色淡，鼻甲肿大，多是肺气虚寒，鼻窍失于温煦。

鼻塞日久，鼻涕色白且量多，鼻黏膜色淡白，伴有食欲不振、腹胀、便溏，舌淡脉弱，多是脾胃虚弱。

鼻塞日久，头昏头痛，鼻涕难以擤出，鼻黏膜暗红，鼻甲肥大且表面凹凸不平如桑椹状时，这往往是瘀血凝结所致。治疗需活血化瘀，通窍利鼻。

鼻塞持续不通，或进行性加重，鼻中道出现半透明赘生物者，多是湿热痰浊凝聚而成鼻痔。

鼻塞持续，鼻涕浓稠且带有腥臭味，或鼻涕带血，鼻腔内有赘生物者，多是血瘀痰凝的恶候。

鼻塞持续，鼻涕浓稠且臭，或伴有血丝，病程不长，则可能是鼻腔异物所致，需及时检查并取出异物。

2. 鼻涕辨证

涕黏稠者，多为实证、热证；涕清稀者，则多为虚证、寒证。

涕多清稀，病程短，伴见喷嚏连连，恶寒，脉浮者为外邪侵袭，肺失宣降，邪滞鼻窍，津液输布失常；病程长者，则与湿邪密切相关。

感冒反复发作者，是肺气虚寒，鼻窍失于温养，则水液上注鼻窍而涕多；纳呆，乏力、便溏者，则是脾失健运，水液停聚鼻窍，可致涕多；畏寒、夜尿频多，则是肾阳不足，蒸化失职，水湿上泛，停聚鼻窍。此外，骤感花粉、异气，或异物入鼻等可致鼻涕增多。

鼻涕色白黏稠，反复发作或病程日久者，多因脾胃虚弱，中气不足，邪气留恋。

涕黄黏稠，病程短，伴有鼻塞头昏者，多为风热外邪侵袭。

涕黄稠量多，反复发作，伴有口干口苦，鼻塞明显，鼻肌膜充血，鼻甲肿大者，多为胆腑郁热或脾胃湿热。

3. 鼻干辨证

鼻腔干燥，病程短，伴有咽干、咽痛者，因于风热邪气。

秋冬时节，鼻腔干燥疼痛、口咽干燥，或干咳者，多为燥邪伤肺。

鼻腔干燥，伴嗅觉减退、鼻塞，鼻腔痂壳明显，查体可见鼻甲萎缩，鼻腔宽大者，多因阴液不足、气血虚弱。

4. 鼻源性头痛辨证

头昏头痛初次出现，伴随鼻塞、鼻涕增多，以及全身不适、畏寒发热，舌苔白腻，脉浮时，多为外邪侵袭。

头痛主要集中在两侧太阳穴，伴有鼻塞、鼻涕浓稠，同时口苦咽干，舌红苔黄，脉弦数，则是胆热向上侵犯脑窍所致。

头额部位感到昏闷胀痛，鼻塞难以通气，鼻涕浓稠且量多，同时胸脘痞闷，腹胀纳呆，舌红苔腻，脉象滑利，多为脾胃湿热向上熏蒸。

头痛隐约持续，反复发作，伴随鼻塞、嗅觉障碍，鼻涕黏白，稍遇风寒则症状加剧，舌苔淡白，脉象虚弱时，多是脏腑虚寒，鼻窍失去温煦所致。

5. 鼻衄辨证

鼻衄，俗称鼻出血，是临床常见的症状之一，可能由鼻部疾病或全身性疾病引起。

鼻中出血，点滴而下，色鲜红，量不甚多，鼻腔干燥、灼热感，多伴有鼻塞涕黄，咳嗽痰少，口干；舌质红，苔薄白而干，脉数或浮数。为风热外邪侵袭。

鼻中出血，量多，色鲜红或深红，鼻黏膜色深红而干，多伴有口渴引饮，口臭，或齿龈红肿、糜烂出血，大便秘结，小便短赤；舌质红，苔黄厚而干，脉洪数或滑数。多为胃热炽盛，损伤血络。

鼻衄暴发，量多，血色深红，鼻黏膜色深红，常伴有头痛头晕，口苦咽干，胸胁苦满，面红目赤，烦躁易怒；舌质红，苔黄，脉弦数者，多为肝火上炎。

鼻血外涌，血色鲜红，鼻黏膜红赤伴有面赤，心烦失眠，身热口渴，口舌生疮，大便秘结，小便黄赤，甚则神昏谵语，舌尖红、苔黄，脉数者，为心火亢盛。

鼻衄色红，量不多，时作时止，鼻黏膜色淡红而干嫩，伴口干少津，头晕眼花，五心烦热，健忘失眠，腰膝酸软，或颧红盗汗，舌红、少苔，脉细数者，为阴虚火旺。

鼻衄常发，渗渗而出，色淡红，量或多或少，鼻黏膜色淡，面色无华，少气懒言，神疲倦怠，纳呆便溏，舌淡、苔白，脉缓弱者，为气不摄血。

6. 鼻窍肌膜及鼻甲辨证

鼻窍肌膜及鼻甲色红，多为热证、实证。色淡者多为寒证、虚证。色暗者，多为病程日久，气虚血瘀，瘀血阻络。

鼻甲肿大，鼻塞持续，涕清稀，多因脾虚湿困。

鼻甲肿大，色红，鼻塞持续，涕黄黏者，多因肝胆湿热或脾胃湿热。

三、咽喉常见症状与体征辨证

1. 咽喉疼痛辨证

咽喉疼痛病程短者，多为热证、实证，常见于外感六淫邪气或热毒炽盛，上犯咽喉。咽喉肌膜发红、肿胀，伴有灼热感；干咳，咽干，声音嘶哑，咳痰黄稠，伴有发热、微恶风、头痛等症状，多为风热袭肺。咽干、咽痛不甚，伴见咽痒、咳嗽，痰白或少痰，甚或伴有恶寒、体痛、鼻塞、流鼻涕等全身症状者，多因风寒。

病程长，午后明显，吭喀有声，伴咽干，咽部异物感者，多为阴虚夹杂痰湿、血瘀；伴有咽部不适、微痛、口鼻干燥，多因肺阴不足；咽部干涩而痛、吞咽不利，多表现为早晨比较轻，夜间加重，多因肾阴不足。

咽喉刺痛，咽部梗阻感，吞咽时明显，则应询问病史有无异物梗阻。

2. 声音嘶哑辨证

声音嘶哑根据其病因可分为“金实不鸣”和“金破不鸣”。金实不鸣者多因外感邪气或痰瘀困阻；金破不鸣则多因肺脾气虚或肺肾阴虚。

声音嘶哑时间短，伴见咽痛，咳嗽，声带充血肿胀，苔薄白，脉浮者，多为风寒或风热侵袭。

咽痛，喉中痰鸣，声音嘶哑，语言难出者，多因热毒炽盛。

声音嘶哑，病程长，咽喉干痛，肌膜红，干燥少津者，多为阴虚内热。

声音嘶哑，发声费力，声带水肿、肥厚，或有声带结节、息肉，舌淡暗，多为气滞血瘀痰凝。

声音嘶哑常伴情绪波动，如易怒、抑郁，多为肝郁气滞。

声嘶，语声低微，气短乏力，干咳，舌淡，苔白，脉弱者，多为肺脾气虚。

3. 咽喉异物感辨证

咽部异物感，伴咽干，吭喀有声，午后明显，病程迁延日久，多为阴虚夹痰夹瘀。

咽部异物感，伴嗳气，反酸，打嗝，多为饮食积滞；伴见纳呆，嗳气、反胃，多因脾胃虚弱、胃气上逆。

咽部异物感，吐之不出，咽之不下，并伴有胸闷气短、情绪低落等症状，多因肝郁气滞痰凝。

4. 咽喉红肿辨证

咽喉充血，红肿不甚，伴咽干、咳嗽、痰少或痰黄黏，吞咽时疼痛，脉浮者，多因风热外袭。

咽喉充血肿胀，疼痛较剧，吞咽困难，口渴饮冷，扁桃体表面散在脓点，舌红，苔黄或黄厚腻，脉数者，多属肺胃热甚。

咽喉红肿高凸，疼痛剧烈，吞咽困难，口气秽臭，悬雍垂偏向健侧，舌红、苔黄，脉数者，多为热毒炽盛。

5. 声带肌膜辨证

声带肌膜属肝，其疾病病理变化与肺、脾、肾三脏关系密切。病理因素有热、痰、瘀等。

声带肌膜充血，声带红肿明显，伴声音嘶哑、咽痛、脉浮者，多因风热邪气侵袭。

声带肌膜充血红肿，咽痛，或见咳嗽、痰黄，口渴饮冷，大便干结，舌红，苔黄，脉数者，多为热毒炽盛或痰热上扰。

声带肌膜色淡，见息肉、结节样改变，语声低微、气短乏力，舌淡，苔白者，多因肺脾气虚、痰湿停聚。

声带肌膜增厚、干燥乏津甚或萎缩者，多属肺肾阴虚，喉失滋养，津枯肌槁。

声带肥厚，广泛基底增生者，多为肝脾不调，痰瘀互结。

第三节　口腔常见症状与体征辨证

口腔疾病的辨证与其他临床各科一样，以四诊合参，八纲与脏腑辨证相结合。口腔颌面部的症状不是孤立存在的，而是整体改变的一部分，常与脏腑、经络、气血密切相关，很多情况下是全身疾病在局部的反映。因此，对于口腔颌面部的症状必须纵观整体，全面分析。

一、辨口腔常见症状

1. 辨疼痛

构成口腔器官的软硬组织都可出现疼痛，包括唇、颊、舌、颚、牙龈、口底、上下颌骨、牙齿及颞下颌关节等的各种痛证。疼痛除由局部因素引起外，还可为机体某系统性疾病的早期或主要表现。中医学认为，疼痛是由寒、热、虚、实、瘀、风、气、痰等多种因素所致。致病机制主要是经络阻滞，气机闭塞，运行不畅，“不通则痛”，此乃因实致痛；或因气血不足，或阴精亏损，使脏腑器官经络失养，“不荣则痛”，此属因虚致痛。进行辨证的时候须详细了解病史，疼痛的原因、部位、发作时间，疼痛的程度、性质与喜恶等，并结合其他临床表现做出诊断。疼痛的加重和减轻，又可作为病势进退和治疗效果的标志。

（1）辨疼痛时间

1）疼痛初起，多为外邪侵袭，伴红肿者为风热，肿轻不红者，为风寒。病久，朝轻暮重多属阴虚、血虚，朝重暮轻，多属阳虚、气虚。

2）疼痛夜间剧烈，多是急性牙髓病变症状。

3）疼痛较重且持续不断，为邪毒壅滞脉络、气血凝滞之实证，常见于口腔颌面部疖痈未溃之前。

4）疼痛时轻时重，或时痛时止为正虚邪滞，多见于阳虚或气虚者。

5）张口疼痛，可因智齿冠周炎或颞下颌关节疾病所致，伴红肿者，为实热壅盛；不伴红肿者，多为气血虚弱，寒邪留滞经脉，经络阻滞之证。

6）牙齿咬合痛、叩击痛或触压痛，痛剧者多为实热，痛轻者多为虚寒，常见于急、慢性根尖周炎。

（2）辨疼痛性质

1）胀痛：痛处拒按，多属气滞、实邪壅阻之证。

2）重痛：有沉重之感，活动不利，多属湿邪困阻气机、气血被遏所致。

3）刺痛：痛如针刺，痛有定处，多属瘀血阻滞或痰瘀阻络。

4）灼痛：皮色红赤，遇热加重，得凉则减，多为热邪壅结，属火热实证或阴虚阳亢。

5）冷痛：皮色不变，遇冷加重，得温则减，多为寒邪阻络，或阳气不足，气血失于温煦，属虚寒证。

6）掣痛：指抽掣牵涉而痛，由一处而连及他处，多为筋脉失养或阻滞不通所致，可见于三叉神经痛、颌面部良恶性肿瘤压迫神经等。由于肝主筋，所以掣痛多与肝有关。

7）跳痛：多属阳证化脓阶段，如颌面部疖、痈等。

8）钝痛：多在深部，如牙根、颌骨疾病。

9）隐痛：疼痛轻微或绵绵作痛，或表现为遇劳加重，或痛处喜按，按则痛减，多为脏腑虚损、气血不足之证。

10）裂痛：多见于唇及舌部干枯燥裂时，是气候干燥，阴精耗损或精血亏虚，唇舌失养所致。

（3）辨疼痛程度

1）痛剧或痛轻：疼痛剧烈多属实热证，如心脾积热，火热上蒸；疼痛轻微多属虚火上炎。

2）痛势缓和：持续较久，一般见于阴证初期，如骨槽风初期。

3）痛剧而肿轻：为火热上攻，火重于湿。

4）痛轻而肿甚：为实热熏蒸，湿重于热。

5）疼痛骤然发作：多为热毒壅盛，火热结聚，常见于急性痈证。

（4）辨疼痛原因

1）热：皮色焮红，灼热疼痛，遇冷则减。

2）寒：皮色不红、不热，酸痛，得热则缓解。

3）风：痛无定处，忽彼忽此，游走不定。

4）气：攻痛无常，时感抽掣走窜。

5）化脓：病势较急，痛无止时，如有鸡啄，按之中软应指。

6）瘀血：初起隐痛，微胀，微热，色暗，继而青紫而胀痛。

2. 辨红肿

口腔病症出现红肿实质上是局部血管扩张充血和组织水肿，可由多种因素引起，并常伴有疼痛。中医学认为此乃经络阻滞、气血凝聚而成。

（1）辨红肿外形

1）肿势：患处红肿高突，呈局限性，多为实证、热证。肿势平坦，散漫不聚，边界不清，焮红不著，多为虚证、阴证。前者气血未衰，预后良好；后者气血不充，故痊愈较难。

2）部位：凡红肿在黏膜、浅表皮肉之间，发病较快，易脓、易溃、易敛者，属阳证。凡红肿在颌面筋骨、肌肉之间，发病较缓，难脓、难溃、难愈者，为阴证。

3）风邪所致：漫肿宣浮，肿势迅速，不红不热或微红微热，痛轻痒重或麻木多为风邪所致。

（2）辨红肿色泽

1）鲜红红肿：肿而鲜红，属实热之证。颊肿兼有齿痛为上焦风热，风火郁闭；若上牙龈红肿为胃经火热；下牙龈红肿为大肠蕴热；舌红而肿大多为心火上炎或肝脾有热，血热上逆，瘀滞脉络所致；齿龈微红，牙齿浮动，咬物时痛，或午后痛剧，属虚火之证；只肿而不红，属风寒或寒湿之证；红肿均甚，属湿热证。

2）红色或紫色：肿胀明显，呈红色或紫色，破后流血，多为热盛或瘀血所致，如飞扬喉。

3）光亮不红：肿而光亮，不红，有时如水疱，破则流水或流黏液，多为痰湿，见于黏液腺囊肿和舌下腺囊肿（痰包）。

4）口腔黏膜红肿：口腔黏膜肿胀日久，色白质硬，为痰浊凝结；色暗红，质硬，多属阴毒积聚；肿胀不清，色转深红，为热毒壅盛，将化腐成脓。

3. 辨出血

对于出血的患者要仔细询问病史，是否有肝病、血友病、血小板减少性紫癜、再生障碍性贫血等凝血机制障碍性疾病，必要时做血液学检查，进行有针对性的处理。在口腔内见到出血还要认真分辨出血部位是在口腔，还是鼻腔出血倒吸入口腔，或是来自肺、气管、上消化道的出血等。中医辨证多从以下几个方面着手：出血量多，色鲜，属实热证，常为脾胃火热上蒸；出血量少，色淡，属虚寒证，常为气血不足或脾虚不能摄血；舌衄常为心、脾、肝经之火郁血热妄行，溢于脉外所致；口腔黏膜下出血，多因脾胃积热，火热上攻，热伤血络，或因进食粗糙坚硬食物，不慎擦伤所致；齿龈出血，其色鲜红，势如泉涌，伴口臭、龈肿、便秘，多为足阳明胃经实热；牙龈腐烂出血，其色暗淡，渗流不已，属胃经虚火；齿衄点涌而出，血色暗淡，牙微痛而浮动，为足少阴肾经虚火。

4. 辨皲裂

皲裂为黏膜或皮肤表面的线状裂口，皲裂可见于唇风（慢性唇炎/感染性唇炎）、沟裂舌、燕口疮等，多由血虚、气虚、血瘀、血热等因素引起，需结合全身症状辨别证型。唇风初起主要表现为唇部瘙痒、红肿，日久破裂渗水，疼痛如火燎，似肌肤无皮，类似唇部瞤动，此为外风。

5. 辨口臭

口臭可由局部或全身各种因素引起。引起口臭的口腔疾病主要有龋齿、口疮、口糜、牙周炎等。如闻腥臭味，口腔内多有化脓性病灶；气味腐臭难闻，多属气血虚弱，毒邪凝聚伤络败肉之见证，常见于口腔肿瘤溃后或走马牙疳；出气秽恶热臭，流涎臭，病程短者，多属实热火毒或肺胃积热上蒸；顽固性口臭，为久病中焦壅滞；口气酸臭，为中焦有宿食，食停不化而致；嗜烟者常有烟臭；饮酒者常有酒气之口臭；进食葱、韭菜、蒜等均可出现辛臭味；糖尿病酮症酸中毒患者口中可发出烂苹果味，尿毒症患者口中呼出气体有尿臭味。

二、辨口腔常见体征

1. 辨溃烂

溃烂黄浊，周围黏膜色红，多为心脾蕴热，火热上蒸；溃烂灰白或污浊，周围黏膜色淡，多为肾阴虚或心阴虚，属虚火上炎之证；腐烂底黄白，周围红肿，伴腹满、口秽、便秘、舌苔黄腻、脉沉实有力者，为胃腑积热上蒸所致；溃烂数目较多或溃点大者，属实热证；溃烂数目较少或溃点小者，属虚寒证；溃点多而分散者，黏膜色红，多为风热邪毒侵袭之证；溃烂成大片，表面覆有白色腐物，如糜粥样，伴口唇糜烂流水等，多由膀胱湿热，或脾不化湿，湿热上蒸所致；溃烂反复发作，疡面色红或污浊，深浅不一，伴牙龈萎缩，牙根宣露，多属阴虚火旺；溃烂久不愈合，色淡白，遇劳则甚，多属气血不足或脾肾阳虚。

2. 辨溢脓

脓多稠黄，有臭味，属实热证，多为脾胃火热蒸灼所致；脓稀，色淡，或乳白，臭味不明显，量少，淋沥不尽，属正虚不能胜邪，多属脾肾虚损、气血不足所致；脓液清稀如污水，腥秽恶臭，或夹有败絮样物，为气血衰竭，且有穿膜着骨之象，多为逆证，见于走马牙疳；脓色绿黑，质稀，色不鲜，多为蓄毒已久，有损伤筋骨之象，见于骨槽风；脓液易排出，疮面愈合快，是正气未衰之象；脓液难以清除，疮面愈合慢，为体弱正虚、气血亏损的表现。

3. 辨斑纹

口腔黏膜呈褐色、暗褐色的线状或斑块状改变，可见于黏膜内血瘀日久不退，血络阻滞之证。另外，其还可见于某些金属颗粒沉积，如银、铋、铅、汞等。吸烟过多者牙龈上可见褐色线条；红斑压之褪色者多属血分有热，压之不褪色者多为气滞或血瘀；红而带紫为热毒炽盛；斑纹颜色鲜红，伴轻微疼痛，为热毒炽盛；斑纹色白，略高出黏膜表面，为痰浊困着于口腔；斑纹暗灰色，扪及条索，质地坚韧，为瘀血阻络所致。

4. 辨角化

角化指口腔黏膜、皮肤在病理情况下，出现过度角化或角化不良。角化黏膜周围充血，红肿明显，多为热毒炽盛或阴虚内热，如慢性红斑狼疮的口腔黏膜病损；角化呈乳白或灰白色，表面粗糙，周围红肿不明显，多为气血两虚，见于口腔扁平苔藓。

5. 辨纤维化

常见于口腔黏膜下纤维化疾病中，主要由气滞血瘀或痰湿阻络引起。

第三章　五官科常用治疗技术

第一节　眼科常用治疗技术

一、泪道冲洗

1. 适应证

1）流泪、溢泪的患者。

2）怀疑泪道损伤的眼外伤患者。

2. 操作方法及程序

1）冲洗前准备：冲洗泪道前先挤压泪囊部，观察有无黏液或脓性分泌物排出，并尽量将分泌物排空。

2）麻醉操作：患者取仰卧位或坐位，用蘸有表面麻醉剂的消毒小棉签置于上、下泪小点之间，令患者闭目 2～3 min。

3）体位与泪小点暴露：以患者取坐位为例，嘱头部微后仰并固定，眼向上注视，将下睑近内眦部轻轻向下牵拉，暴露下泪小点。

4）泪小点扩张：如泪小点较小，先用泪小点扩张器垂直插进泪小点 1～2 mm，再向鼻侧转至水平方向，轻轻捻转，扩张泪小点。

5）冲洗：将大小合适的泪道冲洗针头垂直插进泪小点 1～2 mm 后向鼻侧转动，使针头呈水平位，继而顺沿下泪小管走行方向将针头推进 4～6 mm，注入生理盐水。此时应询问患者有无水液进入咽部，或嘱患者低头观察有无水液从鼻孔流出，并注意注水时有无阻力及泪小点有无水液反流。

6）冲洗后处理：冲洗完毕后，滴用抗生素滴眼液。

7）泪道冲洗结果分析：①泪道通畅：注入冲洗液时无阻力，泪道无液体反流，患者诉液体流入口咽部，或观察到液体从鼻孔流出。②泪道狭窄：下冲上返，但加压注入冲洗液后通畅。③泪小管阻塞：注入冲洗液时有阻力，冲洗液从原路返回，口咽部无液体流入。④泪总管阻塞：注入冲洗液时有阻力，从下泪小点冲洗时冲洗液自上泪小点反流，口咽部无液体流入。⑤鼻泪管阻塞：注入较多冲洗液后从上泪小点反流，并可带有黏脓性分泌物，表明鼻泪管阻塞合并慢性泪囊炎。

3. 注意事项

1）患者配合：告知患者操作程序，请患者积极配合。

2）动作轻柔：泪道冲洗时，动作要轻柔，以免造成泪道机械性损伤及假道。

3）异常情况处理：泪道冲洗：注入液体时，若出现下睑水肿，表明冲洗时形成假道，应即刻拔出冲洗针头，停止冲洗。必要时应用抗生素药物，预防发生感染。

二、结膜下注射

1. 适应证

1）需要结膜下给药时。

2）手术局部麻醉。

2. 操作方法及程序

1）嘱患者取仰卧位或坐位。

2）眼部滴用表面麻醉药。

3）以手指牵开眼睑。

4）常用注射部位为颞下方近穹窿部。

5）注射针头应与角膜缘平行刺入结膜下，缓缓注入药液。

6）拔出针头，滴入抗生素滴眼液或涂抹眼膏。

3. 注意事项

1）避免眼球壁损伤：结膜下注射时谨防针头穿通眼球壁。

2）注射部位选择：除颞下方结膜下为常用注射部位外，其他部位也可以作为注射部位。

3）交替注射部位：多次注射时，建议不断变换注射部位。

4）避免角膜损伤：注射时，针头不能朝向角膜或距离角膜缘太近，以免发生危险。

5）结膜下出血处理：结膜下注射可能会伤及结膜血管，引起结膜下出血。可对患者进行解释，不必惊恐，不会有严重后果，可予以热敷治疗。

三、结膜异物取出术

1. 适应证

结膜有异物存留者。

2. 操作方法及程序

1）患者取坐位或仰卧位，表面麻醉。

2）用蘸有生理盐水的棉签轻轻擦出异物。

3）嵌入结膜浅层的异物，若用棉签轻擦不出时，可用 7 号针头轻挑异物，然后再用蘸有生理盐水的棉签轻轻擦出。

4）取上睑睑板下沟的异物时，需翻转上睑，用蘸有生理盐水的棉签擦出异物。

5）术后需点抗生素滴眼液。

6）结膜深层异物取出后，结膜有损伤者，如伤口在 1 cm 以上需用 10-0 或者 11-0 手术缝线缝合，术后涂抗生素眼膏，包扎患眼，次日复查，7～10 d 后拆线。

3. 注意事项

1）上睑穹窿部结膜的异物，需翻转上睑才可查见。

2）用棉签或针头时均需避开角膜，以免造成角膜损伤。

四、角膜异物取出术

1. 适应证

角膜表面或浅层异物。

2. 操作方法及程序

1）结膜囊冲洗、表面麻醉。

2）角膜表面异物取出：患者坐于裂隙灯前，术者用手指分开眼睑，用蘸有生理盐水的棉签蘸取异物。

3）角膜浅层或深层异物取出：患者坐位同前，如果用蘸有盐水的棉签蘸不出时，在裂隙灯显微镜下可用 7 号针头轻挑异物，注意针头“马蹄口”向上，针尖朝角膜缘方向。然后再用含盐水的棉签轻擦出异物。如异物呈散在分布且位于角膜中层或深层基质，需在手术显微镜下剔除。

4）角膜异物取出后须滴抗生素滴眼液或涂眼膏，单眼包扎，次日复查。

3. 注意事项

1）金属异物取出后，角膜上如留有锈环，不能一次取出时，应待 24 小时后第 2 次取出。

2）严格无菌操作，术毕滴抗生素滴眼液或涂眼膏。

3）角膜多发异物时，由浅至深分期分批剔除。

4）如角膜异物未及时剔除，并发角膜深层炎症或虹膜炎症，按角膜炎或前葡萄膜炎处理。

五、眼睑结石取出术

1. 适应证

结石突出于结膜面，有异物感，甚至角膜擦伤糜烂。

2. 操作方法及程序

1）患者取坐位或仰卧位，表面麻醉。

2）操作者用左手翻转眼睑，充分暴露睑结膜。

3）用无菌针头依次剔出结石，使睑结膜表面平整。

4）术后结膜囊内滴抗生素滴眼液，并涂抗生素眼膏。

3. 注意事项

1）表面麻醉要充分。

2）照明要好，操作要准确，避免损伤周围健康的结膜，有条件者可在裂隙灯下操作。

3）对小儿或不配合的患者，可采取卧位，头部固定，避免意外损伤眼球。

4）深层未突出结膜表面的结石不宜过早剔除，否则损伤形成瘢痕，反而增加异物感。

六、睑腺炎切开引流

1. 适应证

睑腺炎已局限化，化脓软化，出现黄白色脓点时。

2. 操作方法及程序

1）一般无需麻醉，如患者不能耐受且不能配合切开术，可予以局部浸润麻醉，内睑腺炎时可用表面麻醉。

2）外睑腺炎的切口应在皮肤表面，与睑缘平行，内睑腺炎的切口应在睑结膜面，与睑缘垂直。

3）外睑腺炎脓肿较大时，可放置引流条。

4）内睑腺炎如有肉芽组织，应带蒂剪除。

5）术毕眼局部涂抗生素眼膏并盖眼垫。

6）术后第 2 天去除眼垫，眼局部换药。

3. 注意事项

1）睑腺炎未形成脓肿时不要切开，否则容易使炎症扩散。

2）如有全身症状或伴有其他部位感染，应全身使用抗生素。

3）睑腺炎切开时，应当做到动作轻、切口大，引流充分。

4）忌挤压病灶，以防炎症扩散。

5）外睑腺炎的切口与睑缘一致，可避免损伤眼轮匝肌，愈后无明显瘢痕。内睑腺炎的切口与睑缘垂直，可避免损伤邻近的睑板腺。

6）应避免在睫毛根部做切口，以防术后发生倒睫。

七、睑板腺囊肿刮除术

1. 适应证

1）睑板腺囊肿较大，眼睑皮肤明显隆起者。

2）睑板腺囊肿破溃，在睑结膜面形成肉芽肿组织时。

2. 操作方法及程序

1）手术眼常规消毒、铺无菌巾、表面麻醉及浸润麻醉。

2）检查囊肿的位置和数量，避免遗漏。

3）用睑板腺囊肿镊子夹住患处，翻转眼睑。

4）从睑结膜面以尖刀刺入并切开囊肿，切口与睑缘垂直。

5）以小刮匙伸入切口，彻底刮除囊肿内容物。

6）以有齿镊夹住囊壁，用尖头剪剪除囊壁，切除完毕可以放少量碘伏入囊腔，以烧灼镊子无法镊住的残留囊壁，以免复发。

7）如睑板腺囊肿的囊壁靠近皮肤面，皮肤很薄，术中有破溃危险时，可从睑皮肤面做平行于睑缘的切口，进入囊腔。根据皮肤切口大小选择是否缝合皮肤。

8）术毕结膜囊内涂抗生素眼膏，以眼垫遮盖。

3. 注意事项

1）术毕时可有少量出血，包扎后嘱患者用手掌压迫眼部 15 min，以防出血。

2）术后次日眼部换药，涂抗生素眼膏，以眼垫遮盖。皮肤有缝线者，术后 5 d 可拆除。

3）如睑板腺囊肿破溃后形成肉芽肿，应先剪除后再刮除囊肿内容物。

4）老年人睑板腺囊肿，特别是睑缘复发性囊肿，对刮除物应做病理检查。

5）靠近内眦部的囊肿切除时，可在泪小管内滞留泪道探针再手术，以免术中伤及泪小管。

八、翼状胬肉切除术

1. 适应证

1）进行性翼状胬肉，其头部已侵入角膜 2 mm 以上者。

2）静止性翼状胬肉部分或全部遮盖瞳孔，影响视力者。

3）翼状胬肉妨碍眼球运动者。

4）翼状胬肉妨碍角膜移植或白内障等内眼手术者。

2. 操作方法及程序

1）术前眼部滴抗生素滴眼液 1～3 d。

2）术眼常规消毒，铺无菌巾，表面麻醉及结膜下浸润麻醉。

3）根据胬肉情况选择手术类型：埋藏术、单纯切除术、联合手术等。

4）埋藏术将胬肉头颈分离，头部用 8-0 或 10-0 丝线做褥式缝合，并转移至上或下穹窿结膜下缝合固定。

5）单纯切除术将胬肉分离，剪除头颈部及体部结膜下增生组织。

6）联合手术是在胬肉分离的基础上联合结膜移植、黏膜移植、角膜干细胞移植、羊膜移植或角膜移植，以此处理术中暴露的巩膜或混浊的角膜，防止结膜再度增生。

7）手术最好在手术显微镜下进行。切除翼状胬肉的深度要适宜，清除病灶应彻底，切除胬肉的角膜表面尽量保持光滑，以便减少术后角膜散光及翼状胬肉复发。

8）术毕滴抗生素滴眼液，以无菌纱布遮盖。

3. 注意事项

1）术后第 2 天起每日换药。如有组织移植片，则隔日换药 1 次。眼部滴抗生素、糖皮质激素或非甾体类滴眼液。术后 7～10 d 拆除结膜缝线。

2）若条件允许，术中局部应用 0.2%～0.4%丝裂霉素 C，以降低术后翼状胬肉复发率。

3）翼状胬肉明显充血时，应暂缓手术，以防复发。

4）翼状胬肉合并活动性沙眼者，应充分治疗沙眼后再进行手术，以防复发。

5）若术后翼状胬肉复发，不宜在短期内施行第 2 次手术，以免加速胬肉发展。

九、清创缝合术（眼睑裂伤修复手术）

1. 适应证

1）非感染性眼睑皮肤、肌肉、睑板和睑缘组织失去解剖完整性的各种眼睑裂伤，包括眼睑割裂伤、穿孔伤和撕裂伤等。

2）伤后近期（2 周内）一期修复质量差的伤口。

2. 操作方法及程序

1）应尽早施行，争取伤口一期愈合。

2）清理创口、消毒、止血。

3）局部浸润麻醉，伤及结膜者加表面麻醉。

4）按眼睑裂伤部位和范围选用以下 4 种缝合方法：①部分厚度裂伤修复术：适用于与皮纹一致的眼睑部分厚度裂伤；②垂直性眼睑全层裂伤缝合术：适用于与睑缘垂直的眼睑全层裂伤；③伴有皮肤缺损的裂伤修复术：适用于眼睑全层组织缺损或仅皮肤缺损；④睑缘撕脱伤缝合术：适用于睑缘撕脱伤。

5）部分厚度裂伤修复术：①用 5-0 或 6-0 黑色丝线行间断缝合，从深层向浅层逐层缝合。深层组织也可用 8-0 可吸收线间断缝合或水平褥式缝合。尽量自然对合，整齐对位，深度适宜，以减少术后瘢痕。②结膜囊内涂抗生素眼膏，皮肤缝线处涂酒精，以绷带轻加压包扎。③倒睫、裂伤创缘不整齐或有破碎的组织条尽量不剪除，以防术后发生睑外翻。

6）垂直性眼睑全层裂伤缝合术：①与睑缘垂直的眼睑全层裂伤应分层缝合；②首先对合睑缘缝合；③睑板间断或连续缝合，不要穿过睑结膜；④8-0 可吸收缝线间断缝合眼轮匝肌；⑤5-0 尼龙线间断缝合皮肤；⑥术毕时，上睑裂伤缝合后轻加压包扎，下睑裂伤可行睑裂缝合，以免瘢痕收缩而形成睑外翻或眼睑闭合不全。

7）伴有皮肤缺损的裂伤修复术：①眼睑裂伤伴有较大皮肤缺损可行皮瓣移行、转位或带皮瓣等方法修复；②也可采用游离植皮，取大于缺损 1/3 的耳后或大腿内侧部的全厚皮瓣进行修补，以防皮瓣收缩。

8）睑缘撕脱伤缝合术：①分离撕脱的睑缘组织；②水平张力缝合，张力适宜；③缝合创缘；④轻加压包扎。

3. 注意事项

1）术后注射破伤风抗毒素，全身应用抗生素，术后 7 d 拆皮肤缝线，术后 10 d 拆张力缝线；行睑缘缝合者，术后 6～8 个月剪开睑缘间粘连。

2）眼睑血供丰富，损伤组织易存活，因此尽量保留眼睑组织。

3）须除外眼睑周围组织的损伤。

4）充分探查伤口的深部直到基底。

5）仔细查找组织内异物并彻底清除，特别是泥土、炸药和木质异物。

6）注意深部重要支持组织，如韧带、睑板、滑车和眶骨的损伤修复。

十、玻璃体腔注药术

1. 适应证

多种内眼疾病，如黄斑部脉络膜新生血管（Choroidal neovascularization，CNV）生成疾病、黄斑水肿、视网膜新生血管性疾病、新生血管性青光眼、感染性眼内炎、巨细胞病毒性角膜炎等。

2. 操作方法及程序

1）术前眼部滴抗生素滴眼液 1～3 d。注射当日，术前行视力及眼内压的检查。

2）术眼常规消毒，铺无菌巾，表面麻醉及结膜下浸润麻醉。

3）嘱患者朝远离注射部位的方向凝视，用镊子或眼球固定器来固定眼球。

4）用规尺标记注射部位，距角巩膜缘约 4 mm 左右，将装好药物的注射针于注射处眼球壁垂直缓慢刺入巩膜，针尖朝向眼球中心。

5）注射液针注入深度至少 6 mm。

6）缓慢而小心地注入已配置好的药物，缓慢抽出注射针。

7）针抽出后，使用无菌棉签按压注射部位，防止药物反流。

8）术毕滴抗生素滴眼液。

3. 注意事项

1）术后可连续 3 d 使用广谱抗生素眼药水。

2）在注射后的一周内对患者进行监测，一旦疑似眼内炎，应立即前往医院就诊。

3）与玻璃体内注射相关的潜在严重不良事件包括：眼内炎、眼内压升高、玻璃体出血、孔源性视网膜脱离、视网膜撕裂和医源性外伤性白内障、药物过敏反应等。

第二节　耳鼻咽喉科治疗技术

一、耳科常用治疗技术

（一）外耳道冲洗术

适用于外耳道深部不宜取出的碎软耵聍、微小异物或已软化的耵聍。

患者取侧坐位，患者手持弯盘紧贴患侧耳垂下方皮肤，准备接受冲洗时流出的冲洗液。操作者一手将耳郭轻轻牵引，尽量使外耳道拉直，一手持吸满冲洗液的注射器向外耳道后上壁方向冲洗。反复操作至异物或耵聍冲洗干净，最后用干棉签拭净外耳道，并检查外耳道皮肤有无损伤，视情况酌情涂敷消炎软膏。

注意冲洗液温度不能过冷过热，以接近体温为宜；冲洗方向不可直对鼓膜；鼓膜穿孔者忌用此法。

（二）外耳道异物取出术

适用于外耳道异物，包括非生物类，如石子、小玩具；植物类，如豆类、种子；动物类，如飞虫、蟑螂，根据异物性质、形状和位置不同，采取不同方法。

1）异物位置靠外，可用镊子或耵聍钩直接取出。

2）活动性昆虫类异物，先用乙醇或丁卡因滴入耳内杀死昆虫，再用镊子取出或冲洗排出。

3）如异物较大且与深部皮肤嵌顿较紧，则需在局麻或全麻下取异物，必要时行耳内切口扩开后取异物。

4）外耳道继发感染者，应先行抗感染治疗，待炎症消退后再取异物。取异物操作时动作宜轻柔，避免造成新的损伤，必要时改局麻或全麻下取异物。

（三）耵聍取出术

适用于耵聍栓塞、外耳道炎合并耵聍栓塞等外耳疾病。

患者端坐侧头位，不配合的儿童需由家长抱坐并固定好头位。施术者左手牵拉患者耳郭，右手持耵聍钩自耵聍与外耳道壁空隙越过后钩出，若耵聍质地干硬，取出困难，可予碳酸氢钠或酚甘油滴耳，待软化后用吸引法或外耳道冲洗法清理；对于外耳道深部或鼓膜表面耵聍，可用外耳道冲洗法。

操作动作宜轻柔，勿损伤外耳道皮肤，要防止患者头部摆动损伤鼓膜。

（四）鼓膜穿刺、注射术

适用于鼓室内积液、梅尼埃病、突发性聋的诊断与治疗。

成人可采用局部麻醉，小儿则须全麻下进行。先行外耳道及鼓膜消毒。以针尖斜面较短的长针头，在无菌操作下从鼓膜前下方（或后下、正下方）刺入鼓室，切勿过深，刺入后固定针头抽吸积液或积血，必要时可根据病情重复穿刺，抽液后也可向鼓室内注入药液（如糜蛋白酶或激素），促进疾病痊愈。亦可在耳内窥镜下进行穿刺，并借助吸引器将鼓室积液吸出。

术时注意消毒，以免感染；严格掌握进针位置，勿刺及鼓膜后上象限，以免损伤中耳结构，出现迷路刺激症状；鼓膜大疱行穿刺时，只需将大疱刺破，抽出液体即可；穿刺抽液完毕后，用消毒干棉球置于外耳道口；鼓膜穿刺后，可酌情使用抗生素预防感染。鼓膜穿刺后 1 周内，严禁污水入耳，以防感染。

（五）鼓膜切开术

适用于急性化脓性中耳炎，脓液已形成但鼓膜尚未穿孔，以致患者高热不退、耳内剧痛难忍者；或者鼓膜穿孔甚小，引流不畅，耳痛及发热不缓解者；亦可用于急性卡他性中耳炎、航空性中耳炎、分泌性中耳炎经鼓膜穿刺无效或鼓室积液黏稠穿刺不能抽出者。初患分泌性中耳炎、颈静脉球体瘤（鼓室型）、严重心脏病或血液病者禁用。

成人可采用局部麻醉，小儿则须全麻下进行。用鼓膜切开刀在鼓膜前下象限做放射状或弧形切口，可有效引流脓液，或便于排出鼓室内黏稠分泌物。

术中注意无菌操作，以免引起感染，操作时鼓膜切开刀必须锐利，可达到无痛程度，防止撕裂鼓膜，切口位置勿距鼓膜边缘太近，以免误将外耳道壁切开，同时注意勿伤及鼓室内壁。

术后在引流期内最好不用黏稠的滴耳液，可用过氧化氢或泰利必妥滴耳液，帮助黏性分泌物溶化，在引流期内禁用粉剂，以免阻碍引流；若鼻部有炎症，鼓膜切开后还可于鼻腔滴入收敛消炎药。急性化脓性中耳炎患者全身应用抗生素，若术后仍有发热，乳突部有压痛、肿胀、乳突X线片或颞骨CT有显著的骨质变化者，应考虑施行乳突手术。

（六）鼓膜置管术

适用于反复鼓膜穿刺和切开治疗无效者。

成人可采用局部麻醉，小儿则须全麻下进行。在鼓膜下方置入硅胶管，使鼓室与外界相通，以改善中耳负压、促进引流，亦便于进行鼓室冲洗和注药。术后应定期观察防止置管脱落。

（七）咽鼓管吹张术

适用于咽鼓管功能不良所致的疾病。

咽鼓管自行吹张法：即捏鼻闭口呼气法。以手指将鼻翼向内压紧、闭口，同时用力呼气。咽鼓管通畅者，此时呼出的气体经鼻咽部循两侧咽鼓管口冲入鼓室，检查者或可通过耳内镜看到鼓膜向外运动。

咽鼓管间接吹张法：即波利策法，适用于小儿，采用橡皮球吹张。嘱患者含一口水，将鼓气球前端的橄榄头塞于一侧前鼻孔并压紧对侧鼻翼。令患者吞咽水的瞬间迅速挤压橡皮球，将气流压入咽鼓管到达鼓室，以改善中耳负压状态。

咽鼓管直接吹张法：即导管吹张法。先收缩、麻醉鼻腔黏膜，将咽鼓管导管弯头朝下沿鼻底伸入至鼻咽部，当导管抵达鼻咽后壁时，将导管向内侧旋转90°，轻轻钩住鼻中隔后缘，再向下、向外旋转180°，进入咽鼓管咽口。然后一手固定导管，一手适当用力挤压橡皮球吹气，此时患者可感到有空气进入耳内。常用于治疗咽鼓管功能不良，注意避免吹张压力过大导致鼓膜破裂。

二、鼻科常用治疗技术

（一）鼻部滴药法

适用于鼻炎、鼻窦炎、鼻出血的治疗或鼻腔鼻窦手术后的处理。

患者仰卧，头伸出床沿后仰，使鼻孔朝上，可自行或别人帮助将滴鼻剂自前鼻孔滴入，滴入后头部可稍向患侧偏转。

（二）鼻腔异物取出术

适用于鼻腔异物。根据异物性质、形状和位置不同，采取不同的取出方法。

儿童鼻腔异物可用头端是钩状或环状的器械，从前鼻孔轻轻进入，绕至异物后方后再向前轻轻钩出，对于圆滑异物，切勿用镊子夹取，夹取有使异物滑脱后坠并误吸入咽喉气管的风险。动物性异物可先用1%丁卡因杀死或麻醉后再用鼻钳取出。注意动作宜轻柔，避免损伤鼻腔黏膜后出血影响视野，儿童患者如无法配合则需改为全麻手术。

（三）鼻骨骨折复位

适用于鼻骨骨折且断端有畸形移位者。

清理鼻腔后进行鼻腔表面麻醉，儿童可采用全身麻醉。将鼻骨骨折复位钳伸入鼻腔塌陷的鼻骨下方，将鼻骨向上、向外抬起。同时另一手拇指和示指在鼻外协助复位，使双侧鼻背对称。双侧鼻骨塌陷时，可用鼻骨复位器伸入双侧鼻腔进行复位。若合并有鼻中隔骨折、脱位或外伤性偏曲时，可用鼻骨复位钳，或手术将鼻中隔先行复位。如骨折超过 2 周，则因骨痂形成复位困难，有时需开放式复位。

操作时注意复位器械伸入鼻腔不宜超过两内眦连线。复位后，以凡士林纱条填塞双侧鼻腔，保留 24～48h。必要时外鼻需加固定。

（四）下鼻甲黏膜下注射术

适用于慢性肥厚性鼻炎下鼻甲黏膜肥厚患者。

先行下鼻甲黏膜表面麻醉，用长针从下鼻甲前端游离缘刺入，向后直达下鼻甲后端，勿刺破黏膜；然后边退针边注射，直至针头退出为止。每侧可注入 1～2 mL 药液，注射后在进针处以棉球压迫止血。

常用药物有 50%葡萄糖注射液、80%甘油、5%苯酚甘油。亦可选用川芎嗪、复方丹参注射液等活血化瘀中药。

（五）上颌窦穿刺冲洗术

适用于上颌窦炎，在全身症状消退和局部炎症基本控制后进行，用于诊断和治疗上颌窦积脓症。

以棉片浸麻醉药置于下鼻道的下鼻甲根部距下鼻甲前端 1～1.5 cm 处行穿刺点麻醉，鼻黏膜收缩麻醉充分后，将上颌窦穿刺针（带有针芯）尖端置于该点，针尖斜面朝向下鼻道外侧壁并固定。穿刺时，一手固定患者头部，一手以拇指、示指和中指持针，掌心顶住针尾，稍用力钻动即可穿透骨壁，进入窦腔有“落空”感，拔出针芯，接上注射器回抽检查有无空气或脓液，判断针头是否在窦腔内，确认针尖进入窦内后方可冲洗。上颌窦如有积脓，脓液即可经窦口自鼻腔冲出，反复冲洗至脓液彻底干净，亦可在脓液冲净后注入抗生素药液。冲洗结束退出穿刺针，一般情况穿刺部位出血极少，前鼻孔放置棉球避免血液流出即可。

冲洗完毕后应记录脓液性质（黏脓、脓性、蛋花样或米汤样）、颜色、气味和脓量。根据病情每周可冲洗 1～2 次。

并发症：①因进针部位偏前，针刺入面颊部软组织造成面颊部皮下气肿或感染。②因进针方向偏上或用力过猛，针头穿入眼眶内造成眶内气肿或感染。③针头穿通上颌窦后壁进入翼腭窝造成翼腭窝感染。④针头刺入较大血管并注入空气后造成气栓。

注意事项：①进针部位和方向要正确，用力适中，有“落空”感后即刻停止进针；②在未确定针头进入窦腔时切忌注入空气；③冲洗如遇阻力则说明针尖可能不在窦腔内，或在窦壁黏膜下，此时应调整针尖位置和深度然后再试冲，如仍有较大阻力应停止冲洗；窦口堵塞亦可产生冲洗阻力，此时如能判断针尖确在窦腔内，稍加用力即可冲出，如阻力仍大应停止冲洗；④冲洗时密切观察患者眼球及面颊部，患者如诉眶内胀痛或眼球有被挤压的感觉，或发现面颊部肿起时应停止冲洗；⑤穿刺过程中如患者出现晕针、虚脱等意外时，立即拔除穿刺针，使患者平卧，给予必要处理并密切观察；⑥拔针后如遇出血不止，可在进针部位压迫止血；⑦如疑有气栓形成，应急使患者左侧卧头低位，以免气栓进入颅内血管和冠状动脉，并给氧及采取其他急救措施。

（六）鼻腔填塞止血术

适用于鼻黏膜弥漫性渗血、出血不能自止，使用可吸收性材料如明胶止血海绵，亦可在吸收性明胶海绵上蘸云南白药或止血酶等外用止血药。填塞时仍须加一定压力，亦可用凡士林油纱条加压。

前鼻孔纱条填塞：可用凡士林油纱条、碘仿纱条、抗生素油膏纱条等。①将纱条一端双叠约10 cm，将其折叠端置于鼻腔后上部嵌紧，然后将双叠的纱条分开，短端贴鼻腔上部，长端平贴鼻腔底，形成一向外开放的“口袋”；②将长端纱条填入“口袋”深处，自上而下、从后向前进行填塞，使纱条紧紧填满鼻腔，剪去前鼻孔多余纱条；③凡士林油纱条填塞时间一般48～72 h，碘仿纱条填塞时间不超过1周，填塞期间应给予抗生素抗感染，否则可能引起局部压迫性坏死及鼻腔感染。

后鼻孔栓塞：①先用凡士林纱布制作成与后鼻孔直径相似的锥形纱球，尖端系7号粗丝线2根，底端系1根；②用导尿管伸入出血侧前鼻孔直至口咽部，以长弯血管钳将导尿管头端牵出口外，尾端仍留在前鼻孔外；③将连于纱球尖端的丝线缚牢于导尿管头端；④回抽导尿管尾端，将纱球引入口腔，用一手指或器械将纱球越过软腭顶入鼻咽部，同时另一手牵拉导尿管尾端将丝线引出，使纱球紧塞于后鼻孔，然后再进行前鼻孔填塞；⑤将拉出的两根丝线系于小纱布卷固定于前鼻孔，再将纱球底部丝线自口腔引出固定于口角旁；⑥填塞留置期间应给予抗生素，填塞时间一般不超过3 d，最多不超过6 d；⑦后鼻孔栓塞球取出应先撤除鼻腔内填塞物，然后牵引留置角旁的丝线，借助血管钳，将纱球迅速经口取出。

鼻腔或鼻咽气囊或水囊填塞：用橡胶套或气囊系在导管头端，置于鼻腔或鼻咽部，囊内充气或充水以达到压迫止血目的。近年国内已有生产与鼻腔结构相适应的止血气囊，此法较适合黏膜渗血。

三、咽喉科常用治疗技术

（一）喉腔表面麻醉术

适用于喉部检查、异物取出、肿块活检等。

患者取坐位，嘱先咳吐出咽喉分泌物，张嘴发“啊”，以喷雾器喷嘴对准口咽、舌根喷1%～2%丁卡因1次，4～5 min后，若患者无不适反应，可予干净纱布包住舌前部分轻向外牵拉，予弯头喷嘴伸入口咽腔，嘱患者发“啊”时向下喷雾，一般连续3次，每次间隔4～5 min，可获满意效果。

注意观察患者不适症状，防止过敏反应，同时严格控制麻醉剂总量，每次喷雾前嘱患者咳吐干净咽喉分泌物。

（二）咽部异物取出术

适用于口咽部、喉咽部异物，可根据异物所处不同位置采取不同取出方法。

口咽部异物多存留在双扁桃体窝及舌根，可在压舌板压舌暴露后用镊子取出，部分咽反射敏感患者需喷入1%丁卡因表面麻醉后取出。

若异物在下咽会厌谷、梨状窝等处，需在间接喉镜下取异物，先以黏膜麻醉剂喷入口咽及下咽部做充分麻醉。患者取坐位，自行以右手持纱布将舌体拉出口外，术者一手持间接喉镜，一手持异物钳，伸入下咽部异物处，张开钳嘴夹住异物，轻轻迅速取出。部分患者需在纤维喉镜下进行。

（三）扁桃体周围脓肿穿刺抽脓术及切开排脓术

适用于扁桃体周围脓肿形成，张口受限。

穿刺抽脓：表面麻醉后，穿刺针在脓肿最隆起处刺入，以判断脓肿是否形成及脓腔位置。穿刺时应注意进针不可过深，避免刺伤咽旁间隙大血管。

切开排脓：①前上型者，可在穿刺确认成脓后，选择最隆起和最软化处切开，也可按常规定位，以悬雍垂根部做一水平线，从腭舌弓游离缘下端做一垂直线，二线交点稍外为切口处。切开后用长弯钳向后外撑开软组织，进入脓腔，充分排脓。②后上型者，则在腭咽弓处切开。必要时可重复撑开排脓。

（四）咽后壁脓肿切开排脓术

适用于咽后壁脓肿形成，多见于3个月至3岁儿童。咽后脓肿经穿刺抽到脓液后，可行切开排脓术。

患儿多不需麻醉，成人采用黏膜表面麻醉。患者取仰卧垂头位，用直接喉镜将舌根压向口底，暴露咽后壁，在脓肿最隆起处和最低部位做一纵行切开，用血管钳扩大切口，彻底排出脓液并充分抽吸。若切开时脓液大量涌出吸引不及时，应将患者立即转身俯卧，便于吐出脓液，以免误吸。

第三节　口腔科治疗技术

一、牙体直接修复术

（一）适应证

适用于牙体硬组织缺损，不同的修复材料适用于不同类型的牙体缺损。

（二）操作步骤与方法

1. 窝洞预备

（1）窝洞预备的基本原则

1）除尽腐质：腐质或称为龋坏组织，是包括腐败崩解层和细菌侵入层在内的、感染坏死的牙齿组织。充填治疗时应该将其彻底除去，以消除细菌感染，终止龋蚀进展。

2）保护牙髓：窝洞预备过程中应注意保护牙髓，以免造成不可逆性牙髓损伤。

3）制备固位形和抗力形：固位形是能够产生固位力，使充填体在受到外力时不会朝一定方向移动或转动的窝洞形态。临床常见的固位形包括侧壁固位、倒凹固位、鸠尾固位等。抗力形是使充填体和牙齿组织均能获得足够抗力，以能承受正常咀嚼力的窝洞形态。盒状洞形是窝洞最基本的抗力形。

4）尽量保留健康牙体组织：保留健康的牙体组织不仅对修复材料的固位很重要，而且可使正常牙体组织有足够强度以承担咀嚼功能。洞形应做最小的扩展。

（2）窝洞预备的基本步骤

1）去除腐质：一般用挖匙除去洞内食物残渣和大部分腐质，用圆钻将洞缘周围及洞底腐质除尽。

2）制备洞形：按病变范围大小和各类窝洞的外形要求设计制备洞形。

3）窝洞的隔湿、消毒、干燥：临床上多采用简易的棉卷隔湿法，加吸唾器吸出口腔内的唾液，目前亦广泛使用橡皮障隔离法。选用适宜的药物进行窝洞消毒，常用药物有酒精、樟脑酚等。

2. 窝洞充填

（1）衬洞与垫底

1）衬洞：在洞底衬上一层既能隔绝化学刺激，又能阻断温度刺激，且有刺激修复性牙本质形成作用的衬洞剂称为衬洞。常用的衬洞剂包括氢氧化钙制剂、玻璃离子黏固剂和氧化锌丁香油黏固剂。

2）垫底：在洞底垫上一层材料，隔绝外界或来自充填材料的温度、化学及电流刺激，以保护牙髓。同时，垫底将洞底垫平，起到承受充填压力、增强充填体抗力的作用。常用的垫底材料有氧化锌丁香油黏固剂、磷酸锌黏固剂、聚羧酸锌黏固剂和玻璃离子黏固剂等。

（2）玻璃离子黏固剂充填

1）适应证：主要用作修复牙颈部楔状缺损、乳牙充填、隐裂牙充填；在特别情况下可作为垫底材料或黏固冠桥材料。

2）步骤：除净窝洞腐质，尽可能制备固位洞形，隔湿，保持牙面干净，将调好的玻璃离子黏固剂填入窝洞。材料从洞侧壁送入洞内，具有流动性时，应注意排出空气，避免形成空泡。2 min内修整外形，保持干燥 5～7 min。经橡皮杯抛光，最后表面涂防水材料（如凡士林），以防其吸水而增加溶解性。

（3）复合树脂充填

1）适应证：主要用于修复牙颈部楔状缺损，前牙切角缺损、前牙贴面，或用于𬌗面洞和邻面洞的充填。

2）步骤：除按常规要求制备洞形外，还需制备洞斜面，斜面面积相当于缺损面积；牙齿比色，选定材料颜色；隔湿，干燥牙面；近髓处使用氢氧化钙制剂衬洞；在洞斜面上涂布酸蚀剂，酸蚀 30 s（按不同产品说明书的具体要求操作）后，冲洗、干燥牙面；局部涂布黏结剂，吹薄，光照 10 s 固化；选择合适型号的树脂斜向分步填入窝洞，逐层光照 20 s 固化；最后修整外形，并用抛光器械抛光已硬固的树脂充填体。

二、根管治疗术

根管治疗术是治疗牙髓病及根尖周病的首选方法。

（一）适应证

1）各型牙髓炎、牙髓坏死及各型根尖周炎。

2）不适于保存活髓的患病前牙。

3）牙冠破坏大，需做桩核或烤瓷修复的后牙。

4）移植牙和再植牙。

（二）操作步骤与方法

1. 根管预备

1）开髓：前牙在舌面，后牙在𬌗面开髓，揭除髓室顶暴露髓腔，使根管器械沿直线方向进入根管。

2）清理根管：用拔髓针或根管锉去除坏死分解的牙髓组织，冲洗根管。

3）测量根管工作长度：根管工作长度是从牙齿切缘或牙尖到根尖部牙本质牙骨质界的距离，也是根管预备的止点，该处距解剖性根尖孔约 0.5～1.0 mm。测量根管工作长度的方法：根管器械探测法、X 线照片法、根管长度电测法，常联合应用。

4）根管扩大成形：目的是清除感染物质，便于根管充填。主要采用手用扩孔锉和扩孔钻，以及机动镍钛器械进行根管预备，去除根管壁上的感染物质，并扩大根管，使弯曲、狭窄的根管通畅。每换一个型号的器械，必须冲洗一次根管，以便随时溶解和去除感染物质。

2. 根管消毒

将药物放入根管内进行消毒，是临床上常用的消毒方法。目前，国内外广泛使用的根管消毒药物是氢氧化钙和氯己定。通常将消毒药物置入已预备完成的根管内，氧化锌丁香酚暂时封闭窝洞，观察 1 周后复诊无异常，则可行根管充填。

3. 根管充填

目的是封闭根管系统，防止细菌进入造成再感染。

（1）清理根管

根管预备和消毒后，若无自觉症状，无明显叩痛，无严重气味，无渗出液且无急性根尖周症状即可充填根管。

（2）根管充填

临床上常用根管充填剂为氧化锌丁香油糊剂和牙胶尖。

常用根管充填的方法如下：

1）侧压充填法：充填前首先进行试合主尖；用扩孔钻或螺旋形根管充填器将糊剂送入根管内；将已选好的主牙胶尖插入根管；充填副牙胶尖；充填窝洞。

2）垂直加压充填法：操作时先将一根合适的非标准型牙胶尖插入根管内；用携热器将根管内牙胶分段软化，垂直充填器加压充填，使根尖 1/3 根管完全密合；再加入牙胶段，继续加热充填，直至充满整个根管。

3）热塑牙胶注射充填法：包括高温牙胶热塑注射充填法和低温热塑注射法。该法能充填细小弯曲根管的不规则死角、根管内交通支和侧副根管，将整个根管系统彻底封闭，但不易控制用量，容易超填。建议结合其他充填方法，首先完成根尖孔封闭，然后再进行注射式充填。

三、龈上洁治术

（一）适应证

1）牙龈炎和牙周炎：洁治术是所有牙周治疗的第一步。通过洁治术，绝大多数的慢性龈缘炎可以治愈，而牙周炎是在洁治术的基础上再做龈下刮治术及其他治疗的，因而洁治术是各型牙周病最基本的治疗方法。

2）预防性治疗：对于已接受过牙周治疗的患者，在维护期内除了进行持之以恒的自我菌斑控制外，定期（一般为 0.5～1 年）做洁治除去新生的菌斑、牙石，是维持牙周健康、预防龈炎和牙周炎发生或复发的重要措施。

3）口腔内其他治疗前的准备：如修复缺失牙、肿瘤切除、颌骨切除术、正畸治疗前和期间等。

（二）操作步骤与方法

1. 手用器械洁治法

常规应用的手用龈上洁治器械分为镰形洁治器、锄形洁治器和磨光器等。以改良握笔法持洁治器，中指的指腹放于洁治器的颈部，同时以中指或中指加无名指放在被治牙附近的牙面作为支点，将洁治器的刃口放在牙石的下方，紧贴牙面，使刀刃与牙面呈 80°左右的角，再使用腕力，以有力的动作向𬌗面方向将牙石整块从牙面刮除。按序使用每根器械刮除相应部位的牙石，然后用橡皮杯轮或杯状刷磨光，使牙面光洁。

2. 超声洁治法

利用超声波洁牙机上工作头的高频振荡而去除牙石的方法。洁治时以握笔式将工作头的前端部分轻轻以与牙面平行或<15°角接触牙石的下方来回移动，利用超声振动击碎并振落牙石。工作尖只能振击在牙石或烟斑上，而不宜直接在釉质或牙骨质表面反复操作。

（三）注意事项

1）工作尖对牙面的角度和压力：使用超声洁牙机时，功率过大不仅会对牙面产生划痕或者凿痕等损伤，还与器械接触牙面的时间、工作尖的角度和设计、工作刃的锋利程度、工作尖对牙面的侧向压力密切相关，一般建议使用约 0.5 N 的侧向力，尽量选用中低档，工作尖尽量与牙面平行。

2）减少牙本质敏感：牙本质敏感是很多患者洁牙后的一个常见并发症。运用机械手段去除牙石等刺激因素，不可避免地导致部分牙骨质甚至牙本质的丢失。正确掌握超声洁牙机的使用可减少牙本质敏感症的发生，并在治疗后进行必要的脱敏处理。

3）特殊人群：超声波洁治禁用于置有旧式心脏起搏器的患者，以免因电磁辐射的干扰造成眩晕及心律失常等症状。新型起搏器具有屏障功能，不会受超声波洁治的干扰，戴用这类起搏器的患者不在禁用之列。对于患有肝炎、肺结核、艾滋病等传染性疾病者也不宜使用超声洁牙，以免血液和病原菌随喷雾而污染诊室环境。

4）金属超声器械工作头的使用限制：一般不用于钛种植体表面的洁治，因为金属头操作不当可能会损伤钛种植体表面结构，致使菌斑易于沉积；也慎用于瓷修复体或黏附修复体，因为有可能使瓷崩裂或黏附体松脱；可改用塑料工作头等非金属超声工作头，但工作效率会有所降低。

5）超声波洁治前的准备：必须让患者用抗菌液（如 3%过氧化氢液或 0.12%氯己定液）含漱 1 min，以减少喷雾中细菌的数量，并防止菌血症的发生。

6）医护人员的预防措施：在治疗时应采取防护措施，如戴口罩、帽子、防护眼罩、手套等，以减少接触血液和微生物。

7）超声波洁牙机的消毒要求：手柄及工作头的消毒极为重要，以免引起交叉感染。应做到每位患者的手柄及工作头均进行更换并高压消毒，治疗开始前先放空手柄后部管道中的存水，治疗过程中用强力吸引器吸走液体，均可减少诊室内带菌的气雾。此外，患者使用的痰盂和口腔科诊椅都需要及时消毒，诊室也要定期消毒，有条件的机构应配备空气过滤器，以防止交叉感染和院内感染。

四、龈下刮治术

（一）适应证

用于清除牙周袋内根面上的牙石和菌斑。注意事项同龈上洁治术。

（二）操作步骤与方法

1）术前检查：龈下刮治是在牙周袋内操作，肉眼无法直视，故术前应先探明牙周袋的形态和深度、龈下牙石的量和位置，查明情况后方能刮治。

2）操作技巧：以改良握笔式手持器械，选择稳妥的支点，刮的动作弧度要小，避免滑脱或损伤软组织。每刮一下应与前一下有所重叠，以免遗漏牙石。

3）刮治器的使用：将 Grecey 刮治器放入牙周袋时，应使工作端的平面与牙根面平行，到达袋底后，与根面间逐渐成 45°角，以探查根面牙石，探到牙石根方后，随即与牙面形成约 80°角进行刮治。

4）龈下刮治的分区操作：为避免遗漏所需刮治的牙位，应分区段按牙位逐个刮治，对于牙石量多或易出血者，可分次进行。

5）深牙周袋的刮治要点：在刮除深牙周袋中的龈下牙石时，应同时将牙周袋内壁的部分肉芽组织刮除。

6）刮治后的处理：刮治后应冲洗牙周袋，完毕后可轻压袋壁使之贴附牙根面。

五、拔牙术

拔牙术为口腔科最常用的治疗技术之一，也是一个最基本的手术。

（一）适应证

1）牙体病：无法修复的龋齿或牙根情况异常，不宜做覆盖义齿或桩冠。

2）牙周病：Ⅲ度以上松动的牙齿，牙周骨组织大部分已破坏，反复感染，治疗无效，严重影响咀嚼功能。

3）根尖周病：根尖破坏严重，无法用根管治疗或根尖切除等方法治愈的牙。

4）阻生牙：反复感染或引起邻牙牙根吸收、邻牙龋变。

5）滞留乳牙：影响恒牙正常萌出者。若同名恒牙先天缺失且乳牙功能良好可保留。

6）病灶牙：经常引起颌面部炎症，疑为与全身某些疾病有关的牙齿，如风湿病、肾炎及眼科疾病。

7）多生牙、错位牙：影响美观、咀嚼功能的牙，以及致软组织创伤、妨碍义齿修复的牙。

8）外伤牙：牙根折断者应拔除，骨折线上的牙拔除与否视具体情况而定，一般应尽量保留，但影响骨折愈合者，则应及早拔除。

9）治疗需要：因正畸治疗需减数的牙或因义齿修复需拔除的牙；恶性肿瘤患者进行放射治疗前，为预防严重并发症而需要拔除的牙。

（二）禁忌证

拔牙禁忌证不是绝对的，某些禁忌拔牙的疾病，经过积极治疗，在良好保护下仍可进行拔牙手术。

1）血液系统疾病：如血友病、血小板减少性紫癜、再生障碍性贫血、白血病等。给患有这些疾病的患者进行拔牙手术，可能引起严重的全身反应，甚至危及生命。条件不具备的单位一般不宜拔牙，如必须拔牙时应慎重对待，术前做好应急措施的准备，如输血、抗感染等。

2）心脏疾病：一般心脏病，若心代偿功能正常，术前给予镇静剂，可行拔牙术，用利多卡因局麻，禁加肾上腺素。若患者有发绀、颈静脉怒张、呼吸困难、心律不齐等心功能代偿不全症状，不宜行拔牙术。

3）高血压病：血压高于 24/13.3 kPa 不宜拔牙。如有高血压病史，但无症状，目前血压低于本人基础血压，可在拔牙前给予适量镇静剂，术中选用利多卡因作麻醉剂行拔牙术。

4）糖尿病：一般不行拔牙术，但血糖已控制，在抗生素保护下可行拔牙术。

5）孕妇：妊娠3个月内、6个月后不宜拔牙，前者拔牙易导致流产，后者易导致早产。经期不宜拔牙，否则易造成拔牙创口代偿性出血。

6）颌面部急性炎症：急性炎症期是否拔牙应根据具体情况而定。若急性颌骨骨髓炎患牙已松动，拔除患牙有助于建立引流，减少并发症，缩短疗程。复杂阻生牙的拔除，由于创伤大，有可能使炎症扩散，应先控制炎症。但容易拔除的阻生牙，拔除有利于冠周炎症的控制，可在抗生素控制下拔牙。

7）严重的慢性病：如肾功能衰竭、活动性肺结核、严重肝功能损害者不宜拔牙。

8）恶性肿瘤：恶性肿瘤波及牙时，不应单独拔牙，以免引起肿瘤扩散。此时牙的摘除应与肿瘤根治术一并进行。

9）甲状腺功能亢进症：未经治疗的甲亢患者禁忌拔牙手术。若必须拔牙，则应在治疗后，使脉搏不超过100次/min。注意局麻药中不加肾上腺素。

（三）步骤与方法

常规消毒，核对牙位后施行麻醉，应仔细观察患者反应，不可离开。麻醉显效后，按步骤拔除患牙。

1）分离牙龈：消毒牙龈缘，用牙龈分离器或探针，紧贴牙面插入龈沟内直达牙槽嵴，先分离唇颊和舌侧，然后再分离邻面，分离牙龈应彻底。

2）挺松牙齿：将牙挺的刃插入牙的近中根与牙槽嵴之间，挺刃内侧面紧贴牙根面，以牙槽嵴为支点，然后使用旋转、楔入、撬动的力量，逐步使牙松动移位。

3）安放牙钳：预选好牙钳，正确握持，钳喙的长轴与牙的长轴平行。安放时钳喙分别沿牙的唇（颊）侧及舌（腭）侧插入，直达牙颈部，使牙钳紧紧夹住患牙。

4）拔除患牙：安放好牙钳，夹紧患牙后，分别使用摇动、扭转和牵引力量，使牙齿松动，脱出牙槽窝。手术同时术者应运用左手保护，以免牙钳伤及患者对牙。

（四）术后处理

1）检查拔除的患牙是否完整，有无断根，如发现有断根应拔除。

2）刮净牙槽窝，清除碎牙片、骨片、炎性肉芽组织，然后覆盖纱布用拇指、示指挤压牙槽骨使其复位，并恢复至原来大小，减少术后出血，加速创口愈合。

3）如有过高的牙槽骨间隔或凸出的牙槽骨嵴，应用咬骨钳咬平修整，以利于创口的愈合和以后的义齿修复。

4）对切开、翻瓣拔牙或牙龈撕裂者均应进行牙龈对位缝合，防止出血。一般拔牙创面不需进行缝合。

5）在拔牙创面上放置消毒的纱布棉卷，嘱患者咬紧，半小时后吐出，可防止出血，加速血块凝结。

（五）注意事项

拔牙后当日不能漱口，术后1～2 h血凝块凝结完好，麻醉感消失可进软食，避免用患侧嚼食物。拔牙当天可能有少量渗血，属正常现象，嘱患者勿恐慌。若疼痛不止并加重应及时复诊。

拔牙后一般不给予抗生素药物治疗。如果是急性炎症期拔牙或阻生牙拔除，可在手术前、后给予抗生素预防感染。

六、牙种植术

（一）适应证

1）患者身体健康，缺失牙部位牙槽嵴有一定的高度和宽度者。
2）牙缺失后不习惯戴用可摘局部义齿，或不愿多切磨牙体组织做固定义齿者。
3）全口牙缺失，牙槽嵴吸收严重，传统全口义齿修复效果不佳者。

（二）禁忌证

1）有全身性疾病，如血液病、糖尿病、肾病、内分泌功能障碍（甲状腺功能减退或亢进）、精神病等。
2）颌骨有囊肿、骨髓炎、肿瘤等病变者。
3）有严重的错颌、夜磨牙症、紧咬等不良习惯者。
4）因严重牙周病致牙槽骨持续性吸收者。
5）缺失牙间隙过小者。
6）因年龄太大，骨代谢功能差，不宜接受人工牙种植者。

（三）步骤与方法

1. 术前准备

常规消毒，核对手术位后施行麻醉，切开，翻瓣。

2. 修整牙槽骨

1）用刮匙或球钻清除骨表面粘连的软组织及拔牙后可能残留的肉芽组织。若软组织未清除干净，可能导致种植体纤维性愈合。

2）种植区骨面的过锐骨尖将影响种植窝袖口形态和黏膜愈合，需采用球钻或咬骨钳修平。修整过程中尽量避免损伤乳头下骨组织，并保存骨皮质以利于保持种植体初期的稳定性。

3. 种植

1）定位：用直径 3 mm 左右的球钻在设计的种植体中心位置对应的骨面上钻磨，预备出浅凹，作为下几级钻继续预备的中心点。

2）导向：使用直径 2.2 mm 左右的先锋钻按预定方向制备种植窝，确定种植方向及深度。之后放入同样直径的指示杆测量深度，观察位置和方向。如存在误差可以进行调整，改变方向或增加深度，直至符合要求。

3）扩孔：依照直径逐级扩大的原则，采用直径由小到大的扩孔钻进行种植窝直径的扩大。预备时应采取提拉的方式扩大种植窝，有利于将骨屑带出种植窝，减少因此而产生的热量。软组织种植体颈部一般位于邻牙釉牙骨质界根方 2 mm，骨水平种植体颈部一般位于邻牙釉牙骨质界根方 3～4 mm。

4）颈部成形：颈部成形钻的颈部外形和种植体颈部的外形一致。颈部成形后允许种植体领口植入稍深，可以起到 2 个作用：①降低穿龈高度，增强美学效果；②使种植窝颈口接近于倒维形，与种植体领口密合，具有机械锁合力，可达到良好的稳定效果，为即刻负重创造条件。

5）螺纹成形：当种植区骨质密度较高时，可以采取攻丝钻在种植窝内壁形成螺纹形状，方便种植体顺利旋入。

6）冲洗和吸引：种植体植入前用冷藏后的 4 ℃生理盐水反复冲洗种植窝，降低局部温度。

7）植入种植体：种植体表面的螺纹具有一定的自攻能力，可以用机用或手用适配器顺时针旋入种植体。种植体植入后，机用或手用逆时针方向取下连接体。

8）放置覆盖螺丝或愈合帽：非埋入式种植体一般以穿龈方式愈合，需安放愈合基台。根据缝合后的软组织厚度选择不同高度和宽度的愈合基台。埋入式种植术应将黏骨膜瓣复位，软组织不足时进行移植或转瓣等处理，无张力严密缝合创口。

第四章　五官科研究常用动物疾病模型

第一节　常用实验动物的五官解剖

一、常用实验动物的眼部解剖

目前眼科研究除了临床研究之外，大多的科学研究都通过动物实验完成，然而不同种类的实验动物视觉器官解剖特点是不同的，在了解各种实验动物的视觉器官的基础上，按照实验需要选择最适合的动物，将为眼科实验研究的顺利进行提供有利的条件。动物实验研究不仅有利于研究某一生理过程或了解一个药理的作用和毒性，也是新药用于人体前的主要参考依据。视觉器官包括眼球、眼附属器、眼部血管及神经。以下各节分别介绍实验动物的视觉器官。

（一）眼球

1. 眼球的大小与形状

鼠眼球的大小与动物的体重无关，而与其年龄、脑重成比例生长。一般在400日龄时达到最大体积。它的形状近似球形。大鼠眼球水平直径约5.6 mm，小鼠眼球水平直径约3.3 mm。每个眼球的平均重量约为体重的0.12%。

兔眼球很大，几乎呈圆形，眼球体积约5～6 mm^3，重约3～4 g，位于头部两侧。兔的视觉基本上是单视，其单眼的视野角度可达190°，所以可环顾四周。

亚洲黑熊的眼球呈球形，眼轴直径约为（16.7±0.4）mm。最大横眼直径约为（17.13±0.09）mm，最小横眼直径约为（18.14±0.08）mm。

2. 眼球壁

（1）外层

外层包括角膜和巩膜。

1）角膜：许多小动物的角膜只有 4 层结构，分别是：角膜上皮、角膜固有层、后基膜和角膜内皮层。

大鼠角膜厚度约159 μm，小鼠角膜厚度约90 μm。鼠角膜无前基膜，上皮厚40 μm；后基膜厚约3.3 μm；角膜内皮层由交叉的指状细胞构成。在视轴为5.64 mm长的眼睛上，角膜的前表面弧度半径为2.8 mm，后表面弧度半径为2.7 mm。其水平直径略大于垂直直径。

兔的角膜几乎呈圆形，直径约15 mm。

猴与人类相似，黑猩猩的角膜上皮有许多黑色素。

黑熊的角膜轴向厚度约为（0.85±0.04）mm，角膜周边厚度约为（0.84±0.05）mm。角膜前上皮周边部为（52.6±1.4）μm，中轴部为（46.0±2.6）μm，角膜固有层厚度为（727.1±6.3）μm，后界膜厚度为（22.8±1.4）μm。

2）巩膜：巩膜位于眼球壁后方。占眼球表面的3/4，由致密结缔组织构成，呈乳白色，不透明，具有保护内层的作用。分为巩膜外层、巩膜固有层和暗层。靠近眼球后极的附近最厚；由此处向赤道渐渐变薄，接近和角膜的交界处再次增厚。在巩膜内表面有巩膜棕褐色层，为着色的结缔组织薄膜。大鼠的巩膜不具棕褐层。在接近眼球后极，巩膜层被视神经纤维和视网膜动脉所穿过。这部分巩膜称为巩膜筛区。

（2）中层

中层为血管膜，可分前、中、后三部，即前部的虹膜，中部的睫状体与后部的脉络膜。但白化兔缺色素细胞。

1）虹膜：虹膜位于晶状体的前方，瞳孔位于虹膜中央，虹膜内有色素细胞，眼睛的颜色就是由该色素细胞所决定的。白色家兔眼睛的虹膜完全缺乏色素，眼内由于血管内血色的透露，故看起来是红色的。

鼠瞳孔的直径约为0.5～1 mm。兔的瞳孔直径大致为6.0～7.0 mm。猫的瞳孔呈纵裂缝形，瞳孔完全放大时为圆形，光线较明亮时，它可以缩小为橄榄形，光很强时，可以缩为上下直立的一条线。

2）睫状体：睫状体呈环形，连接于脉络膜和虹膜周缘之间，睫状体包括睫状环和睫状突两部分，呈环带状围绕晶状体。睫状体的外围部分稍厚，称睫状环，睫状环的内面，与晶状体之间有120～130个嵴状放射形褶，称睫状突，与晶状体接触。鼠的睫状体只有0.04～0.08 mm宽。

3）脉络膜：脉络膜为暗褐色薄膜，其毛细血管板由浓密的毛细血管所构成，富有血管。其功能是供应眼球各部的营养和吸收进入眼内分散的光线。脉络膜的血液的供应，一部分来自2～6条睫后短动脉，另一部分来自2条睫长动脉。其血液循环至4条涡静脉，进入体循环。

在猫的脉络膜毛细血管层之外，具有高度折光性，可是投入眼内的光线不被脉络膜及其他组织吸收，再次反射到视网膜内，故在光线较暗的条件下，对视力有利。这种反射出来的光，如果在近点之外来看，则可见一种特别闪光，成为眼内闪光，此种闪光具有美丽的虹色光彩，故称为耀斑或亮毯，也有人称为反光色素层。

（3）内层

内层为视网膜层。视网膜分成视网膜视部和视网膜盲部，附着在脉络膜内表面的部分，为视网膜视部；附在睫状体与虹膜内面的部分，色素细胞明显，没有感光能力，为视网膜盲部。视网膜视部位于后室，向前远达睫状体边缘，形成视网膜锯齿缘。视网膜盲部包括视网膜的睫状体部和虹膜部。色素上皮从视网膜视部延续到睫状体上部和虹膜的后表面。

1）血液供应：视网膜由视网膜中央动脉及睫状动脉血液供给营养。

2）分层解剖：大鼠与兔的视网膜与人类的视网膜很相似，在光学显微镜下，层次排列同其他哺乳动物，由内向外也可分为10层结构：内界膜、视神经纤维层、节细胞层、内网层、内核层、外网层、外核层、外界膜、视锥视杆层及色素上皮层。各层的厚度由中心向边缘逐渐变薄。

视网膜主要由3组连续的神经元（感光细胞即视锥细胞和视杆细胞，双极神经元和神经节细胞）和色素上皮4层细胞组成。此外还有少量神经胶质细胞。第1组神经元是感光细胞，可分为视锥和视杆2种细胞。视锥细胞能感受强光，并能辨别颜色，视杆细胞只能感受弱光。第2组神经元是双极细胞，为连络感光细胞和神经节细胞的中间神经元。第3组神经元是多极的神经节细胞。神经节细胞的轴突在眼球的后端汇集，穿出眼球形成视神经。视神经离开眼球的地方，称视神经乳头，该处视网膜中没有神经细胞，无感光能力，又称盲点。视神经纤维穿过巩膜筛板形成视神经，在大脑的腹面形成视交叉。视盘呈淡粉色。在视盘上方视网膜的中心区，称为中央凹，为橙黄色，又称为黄斑，此处感光最为敏感。

鼠的感光细胞多数是在夜间或黑暗处起作用、只感受弱光、不感受强光和颜色的视杆细胞，对视锥细胞是否存在曾有过争议。Tilgner 于 1967 年证明鼠有少量视锥细胞存在，但对鼠的感光作用可能是无关紧要的。鼠没有明显的中心凹和黄斑。大鼠眼球和视交叉间的视神经长 11.7～12.3 mm，眶内部分占全长的 3/4。

家兔的眼底血管仅局限于有髓神经纤维分布的区域，称为限血管视网膜。

猫与人的不同，除了前边角膜所占的位置以外，都有视网膜。视盘呈灰色圆形，由血管从盘的边缘伸出，外观上类似青光眼杯。视神经从眼球后面进来的地方是一个小圆点，那里没有感光的细胞，所以叫作盲点。

3. 眼球内容物

（1）房水

房水由睫状体睫状突生成，是充满在后房和前房内的透明液体。猫的前房比人的大 2.5 倍。

（2）晶状体

晶状体是一个近似凸透镜的透明体。由晶状体囊、晶状体上皮和晶状体质组成。大多哺乳动物晶状体结构相似。

鼠晶状体前面的球面凸度半径为 2.5 mm，后面的球面凸度半径为 2.4 mm。幼年鼠的晶状体占眼球体积的 1/4。而成年鼠占 1/3。大鼠的晶体厚度约 3.3 mm，小鼠的晶体厚度约 1.56 mm。晶状体悬韧带不发达，这与鼠眼睛调节能力差是相一致的。

（3）玻璃体

玻璃体包括房水、晶状体及玻璃体，与前述的角膜形成了眼球的屈光系统。

鼠的玻璃体与人的相似，由凝胶状物质构成，大鼠的体积约 13.5μL，小鼠的体积约 5.3μL。在幼鼠中，通过检眼镜可以看出玻璃体动脉的残余，在 3 周龄小鼠中，该动脉内似含有一些血液。

鼠的眼球解剖图如图 4-1 所示。

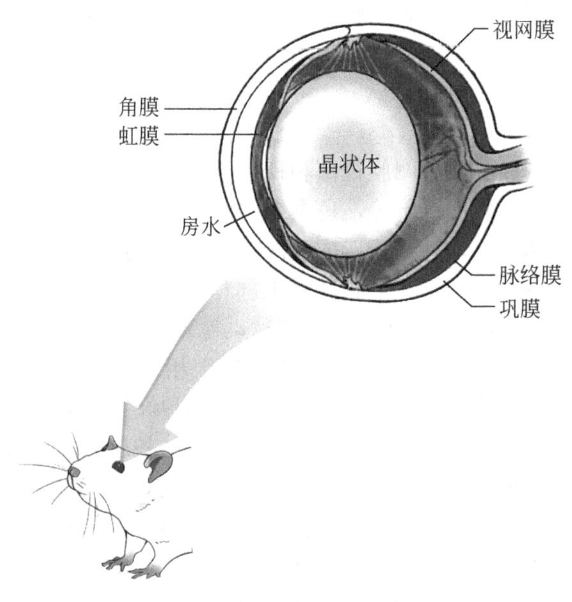

图 4-1　鼠眼球解剖图（见彩图）

（二）眼附属器

1. 眼眶

亚洲黑熊的眶周呈漏斗/圆锥形，眼窝为开放型。眶环充满眶韧带，连接额骨的非常高的额突，额骨的额突清晰可见。眶区包括的骨骼有：额骨的眼眶部分，泪骨的小而窄的面部和眼眶表面，腭骨的一个大的蝶骨突和基蝶骨的一个大的翼突。上颌骨体的眶面明显，与翼腭面接触，鼻内有一个大的上颌孔，穿过一个非常短的眶下管眶下孔位于第 3 齿颊高度，孔长约 1.3～1.4 cm，腭骨垂直板上有两个小孔：在鼻侧泪骨的面部表面上，有一个小的鼻侧泪突，在泪骨的眶缘上，有一个大米粒大小的尾部泪突。亚洲黑熊的眶上孔、滑车凹和腹斜肌相关结构均缺失，泪囊窝通过一个泪孔通向泪管，在泪骨的眶面，额骨的颞面有一个尖锐而清晰的眶颞嵴，在上面的正下方-上述嵴为筛神经的一个中型筛孔，距筛孔约 1.3～1.4 cm 为视神经的视神经管，位于蝶前骨翼内，距视神经管约 2.1～2.2 cm，翼嵴之上有一个大眶裂，眶裂和旋转孔形成了眼神经、动眼神经的通路。

2. 眼睑

鼠睑缘的前缘有睫毛，睑缘的后缘有睑板腺的开口。与睑板腺交错排列的是长而密集的睫毛毛囊，即开口于毛囊的皮脂腺。兔的上眼睑、下眼睑的游离缘生有睫毛。睫毛排列特点为：上眼睑睫毛集中靠近后眼角，下眼睑睫毛集中靠近前眼角，其结果是上下眼睑闭合时并未将眼球完全遮住。

猫无睫毛，眼睑里面有许多睑板腺，从眼睑外缘内排列成黄色的短行腺体，它们的分泌物可以使上下眼睑不致黏合起来。

犬类的眼睑包括上眼睑和下眼睑，上眼睑的眼轮匝肌更为发达，在纤毛根部可以发现 Zeis 腺和 Moll 腺，睑板腺是睑板远端最大的皮脂腺，开口于睑缘。与家犬相比，食蟹狐下眼睑的这种腺体更为发达，仅上眼睑存在睫毛。

3. 瞬膜

鼠和兔的瞬膜位于眼内角处，为一半月状膜褶，又称第三眼睑。它覆盖着角膜的一小部分，在其结缔组织的基质中有一块起支持作用的锚形透明软骨。有时多少带有色素，向外展开时可达眼球 1/3 处。在第三眼睑上面有一约 1 mm 厚的泪阜。

灵长类动物的瞬膜起自结膜，在泪孔后面，膜的大小从仅覆盖眼的 1/10（大猩猩）到完全覆盖着整个眼。在猕猴中，这个结构较人显著得多，为膜质皱襞，不含软骨。猕猴瞬膜表面积与眼球总面积之比为 1∶6。瞬膜的外表面（睑面）和内表面为复层鳞状上皮，此外还有柱状上皮所覆盖。猕猴瞬膜具有黏液腺，而不存在浆液腺。猕猴瞬膜具有弹性纤维而不存在肌纤维和软骨。据 Arao 等研究表明，在观察过的 22 种非人灵长类中，21 种具有很发达的瞬膜，仅在黑猩猩中是退化的。

4. 第三眼睑浅腺

第三眼睑的浅表腺相关描述仅见于成年土豚，其腺体呈椭圆形和浅粉色，位于眼睛的内眦部，在内直肌和腹直肌之间，部分被腹斜肌覆盖。第三眼睑的浅腺是黏液性质的多叶复合管状分支腺，被一个大的眶内脂肪体包围，内衬有较厚的结缔囊，窄而宽的叶间隔膜从结缔组织囊延伸出来，将腺体结构分为大叶和小叶，结缔组织囊由胶原蛋白和弹性纤维、动脉、静脉和神经组成，叶由黏液卷组成，其中包含一个小管腔和一个大管腔，并由高圆锥形细胞组成，幼年土豚的细胞质呈嗜酸性，成年土豚的细胞质呈嗜碱性。排泄管由单层鳞状上皮组成。

5. 结膜

显微镜检查印痕显示犬结膜中浅表、中间和基底上皮细胞呈片状排列，可观察到角质化的上皮细胞、杯状细胞和白细胞，以及细胞碎片和黏液。兔结膜可分成睑结膜、球结膜和穹窿结膜 3 部分，内侧结膜覆盖于瞬膜游离部。从角膜缘向周围测量结膜囊深度，上方 4～9 mm，平均 7.2 mm；下方 4～9 mm，平均 7.2 mm；前部瞬膜下变异较大为 4～8 mm，平均 5.3 mm；后方 4～6 mm，平均 4.6 mm。其中：

1）睑结膜：覆盖在眼睑下方，较厚，外观呈淡红色。

2）球结膜：覆盖在巩膜表面，较薄，透明，有血管，但在色素较重的动物中（如非人灵长类动物）可能含有一些色素。

3）穹窿结膜：睑结膜和球结膜的连接形成结膜囊。而结膜囊是这种排列所形成的间隙。

与非人灵长类相比，兔可观察到较多的结膜。犬类的结膜色素沉着呈浅褐色，仅球结膜颞缘外露，组织学观察为单层柱状上皮，固有层由光滑的结缔组织构成，沿着上皮细胞排列，有大量的黑色素颗粒沉积和淋巴细胞。结膜可观察范围的差异，可能影响供试品给药后的表面刺激性（结膜炎）评价的难易程度。

6. 泪器

（1）泪腺

鼠眶外泪阜呈扁平豆状，其背腹方向约 12 mm，宽约 9 mm，厚约 2 mm，其重量的 0.02%～0.04%。眶内泪腺呈三角形，其水平方向和垂直方向都约长 7.5 mm，厚 1 mm；相当于体重的 0.004%～0.009%。眼泪是由位于眼眶外的眶外泪腺和位于眼眶内的眶内泪腺分泌的。

土豚的泪腺呈三角形，颜色为浅粉色。泪腺位于眶周结构背外侧角背侧直肌和外侧直肌之间的眼外侧眦部。

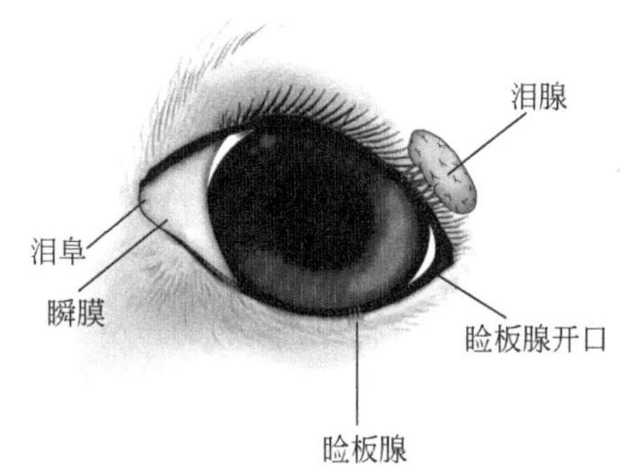

图 4-2 犬眼正面图（见彩图）

兔的泪腺有三部分：上泪腺、下泪腺、副泪腺。其中上泪腺位于眶背缘的腹侧，下泪腺位于眼球的腹侧和腹外侧，延伸至颧弓外侧，副泪腺位于颞孔外眦韧带的尾侧。

犬的泪腺呈多叶状、椭圆形、无包膜且扁平，位于外侧直肌和背直肌附着点之间、眶上韧带下方、眶缘上，在去除额肌附着点后被识别，周围被眼内脂肪包围。

犬眼正面图如图 4-2 所示。

灵长类泪腺很发达，呈扁圆形，量度约 17 mm×20 mm。此腺以一系列小管开口于上眼睑近外侧缘的内表面。泪小管起于上下睑内端的泪点。灵长类有多个泪腺小管，主要开口于上睑，一部分常开口于下睑皮肤面。

（2）哈氏腺

鼠和兔的哈氏腺与泪腺的主要不同在于，泪腺为浆液腺，哈氏腺为皮脂腺。哈氏腺围绕着眼球，呈锥体状，其尖端指向内侧，底部因受到眼球的挤压变得参差不齐，眼肌和视神经把该腺造成很深的缺口而使其呈小叶状。各小叶的分泌物汇集成单一的腺管，开口于半月褶的外面。

兔的哈氏腺很发达，长度可达 2 cm。腺体的小排出管有多条，最后合成一条总导管，开口在第三眼睑内侧面，寻找第三眼睑腺时不要和眶下腺（属于唾液腺）相混淆，眶下腺较小，位于眼窝底部前下角，颜色发黄。

（3）泪道

鼠有上、下泪小管，鼻泪管全长约 22 mm，起始处的宽度为 0.5 mm×0.2 mm，中部约 0.8 mm×0.6 mm。兔仅有单个泪道及 1 个下泪小管。

7. 眼外肌

鼠和兔的眼外肌包括 4 条直肌，2 条斜肌和 1 条眼球缩肌。4 条直肌分别是上直肌、下直肌、内直肌和外直肌，都起于眼眶深处视神经孔的腹侧，向前分别以短腱附着在眼球巩膜赤道的上、下、内、外侧方。下斜肌垂直于眼的纵轴，起于眶的内侧角，靠近泪骨的边缘，穿过哈氏腺的鼻腹侧边缘，止于眼球的腹外侧部的内侧部。上斜肌具有比较复杂的途径，起于眶的内侧部，沿着眶的鼻侧和背侧前行，在靠近泪骨颞缘以细腱穿过滑车，转向眼球的背外侧，止于巩膜上。眼球缩肌起于视神经孔周缘，分别以 4 个齿固着于巩膜周围，向后牵引眼球。

猫每只眼有 11 条眼外肌，其中 10 条都和眼球相连，只有 1 条上睑提肌是和上眼睑相连的。与眼球相连的 10 条肌肉有 8 条是直肌，另 2 条是斜肌。8 条直肌有 4 条比较大，根据其附着眼球的位置，分别叫作内直肌、外直肌、上直肌和下直肌。这 4 条直肌都起自视神经孔的骨壁，以扁平的小韧带附着在眼球的巩膜上。另 4 条小直肌是缩眼肌，也起自视神经孔，分为 4 个头，附着在前 4 条直肌下边的眼球上。上斜肌起自视神经孔前缘，向背前方成一小圆韧带，穿过一个纤维孔，转向外后方，经上直肌后边附着于眼球。下斜肌起自泪骨外侧的上颌骨，绕过眼球腹面，越过下直肌的韧带，到外直肌韧带腹缘附着于眼球。上睑提肌是一条薄肌肉，起自视神经孔壁，与上直肌很贴近，经过上直肌的外面，在泪腺下边形成一个小腱，附着在上眼睑的边缘上。

犬的眼外肌包括背直肌、腹直肌、内直肌、背斜肌和眼缩肌。在背斜肌上发现一个较薄的滑车。眼牵开肌可分为围绕视神经的 4 条肌束，插入腹直肌后部和深处。眼外肌、瞬膜腺和视神经被淡黄色脂肪组织覆盖，球后间隙被脂肪填充，眼外肌和脂肪上可见眶筋膜。

灵长类动物的每只眼有 8 条眼外肌，包括 1 条上睑提肌，2 条斜肌（上斜肌和下斜肌），4 条直肌（上直肌、下直肌、内直肌及外直肌）和 1 条副外直肌。其中，副外直肌又称眼球缩肌或后直肌，位于外直肌深面，起自外直肌起点之下，止于外直肌和上直肌之间的眼球上，但在这两条肌止点的稍后方。此肌约为外直肌大小的 1/4 到 1/3。

（三）眼部的血管和神经

1. 眼部的血管

（1）眼的动脉

1）鼠的动脉：鼠的眼部动脉有 6 支。位于眼眶前部的前 4 支和位于眼眶后部的第 6 支为眼外肌、眼眶内的腺体和上眼睑提供营养。第 5 支为睫状后动脉，沿视神经通到眼球，在视神经头区域发出 2 条睫状后长动脉和视网膜中央动脉。

2 条睫状后长动脉为脉络膜血管提供多条分支，最后供应虹膜和睫状体血管。与灵长类动物的眼不同，大鼠眼中的 2 条睫状后长动脉供应整个葡萄膜血管，而没有睫状后短动脉。大鼠睫状后动脉是眼球的末端动脉，视神经轴突切断术不可避免地会切断睫状后动脉，并导致整个眼部血管缺血。视神经的挤压（取决于挤压的力量）必然会导致睫状后动脉闭塞或狭窄。在灵长类动物的眼中，在视神经前部的适当位置进行轴突切断或压迫可能不会导致视网膜或脉络膜血管缺血，因为睫状体后动脉与视神经前部分离，视网膜中央动脉和静脉在眼球后 3～5 mm 处进入视神经。

鼠眼的视网膜中央动脉对视神经供血的贡献不仅体现在表面神经纤维层，还体现在层前、层间和层后区域。大鼠眼球中不存在 Zinn-Haller 圈（源自睫状体后短动脉），脉络膜周围脉络膜动脉的动脉分支与视网膜中央动脉的动脉分支一起供应着层前区、层区和层后区，只有 2 条动脉灌注大鼠视神经头毛细血管，这表明大鼠视神经头可能比人类视神经头更容易缺血。

2）猪的动脉：猪眼球的血液供应主要来自睫状后长动脉、睫状后短动脉和脉络膜视网膜动脉。猪的睫状突由起源于睫状后长动脉的虹膜睫状环动脉供血。睫状突中的微血管形成放射状排列的紧密堆积的血管板。睫状前动脉对其进行补充，其分支向瞳孔方向延伸，供应虹膜的放射状毛细血管网，呈锯齿状或螺旋状，形成了一个二维的血管网。第三眼睑及球结膜由睫状前动脉供血，部分由睫状后长动脉供血。

猪的眼部视网膜的血液供应来自脉络膜视网膜动脉，该动脉分为 4 或 5 条，在视网膜周围进入视网膜，在视网膜中，视网膜动脉呈波浪状走向睫状体底部。主要分支的管腔直径高达 60.5～65.6 μm，通过与载瘤动脉成直角的侧支分叉成较小的小动脉（直径 6.7～14.5 μm）。脉络膜动脉供应整个脉络膜。通向脉络膜毛细血管的所有脉络膜动脉相对平坦，并以平行阵列延伸，从而与引流该区域的脉络膜静脉相互交叉。

3）兔的动脉：兔眼球的大部分血液供应来自睫状后长动脉、睫状后短动脉、前睫状动脉和脉络膜视网膜动脉。

兔的眼部睫状突由虹膜睫状环动脉供血。该动脉起源于睫状后长动脉。环动脉大约位于虹膜和眼球外缘的中间，并产生睫状突的毛细血管网。虹膜的血液供应主要来自虹膜睫状环动脉，睫状环动脉的分支向瞳孔延伸，供应虹膜的放射状毛细血管网。它们的特点是呈波浪状，在虹膜内形成放射状的血管网。第三眼睑和球结膜由前睫状动脉供血，眼睑结膜由从颈外动脉分叉的眼睑动脉供血。

兔眼部视网膜的血液供应源自脉络膜视网膜动脉。该动脉在视盘前分成 2 条视网膜动脉，视网膜动脉在视盘两侧呈水平带状走行，呈波浪状延伸至睫状体底部，形成血管网状血管，其中视网膜血管部分延伸至视网膜。毛细血管前小动脉走行相对较长，然后扩展为毛细血管。脉络膜动脉走向前眼段并供应整个脉络膜。所有脉络膜动脉都相对平坦，平行排列，以便与引流该区域的脉络膜静脉交错。动脉分叉成 2～3 支毛细血管前小动脉。这些脉络膜毛细血管前小动脉的特点是到脉络膜毛细血管的距离非常短，这与视网膜小动脉的特点相反。

（2）眼的静脉

1）鼠的静脉：鼠的眼部静脉有 2 支，分别是眼静脉和面静脉，收集眼球及眼窝内各部的静脉血。小鼠的眼球后有个静脉窦，有数支静脉连通至此，小鼠采血时可在内眦处采到此静脉窦的血，但大鼠的眶静脉窦是不发达的。大鼠视网膜中央静脉收集视网膜、表面神经纤维层和视神经头层前区的静脉支流，然后排入毛细脉络膜周围边缘静脉吻合处和睫状体后静脉。大鼠的后睫状静脉和涡静脉为后脉络膜提供静脉引流。

此外，大鼠睫状体有一个周缘血管环，由单一动脉和静脉丛组成。睫状缘动脉与径向睫状前动脉以及由睫状后长动脉产生的穿孔小动脉相通。静脉丛通过许多跨巩膜的含水集水管道与 Schlemm 管相连，并排入位于上巩膜内的多条放射状静脉。大鼠和灵长类动物在前节供血和房水引流方面具有解剖学上的相似性。大鼠睫状缘动脉为前段提供来自前睫状肌系统和长后睫状肌系统的侧支灌注。可识别的含水外静脉、周向巩膜外静脉丛和内 Schlemm 管之间的直接沟通为利用逆行注射轻度硬化剂到房水流出通路在大鼠体内产生慢性眼内压升高，以及为整个小梁网和 Schlemm 管注射药物和其他药剂提供了解剖学基础。

2）猪的静脉：猪眼部的眼睑内毛细血管形成致密的发夹状毛细血管床，结膜内毛细血管形成一层较粗的毛细血管网，与上皮基底膜近乎平行，紧贴基底膜，引流眼睑和结膜毛细血管的微静脉位于基质深处，在毛细血管网下方形成发达的静脉丛，然后由涡静脉引流。猪眼睫状突中的微血管由边缘毛细血管、睫状突内毛细血管和集合小静脉组成。边缘毛细血管呈不规则孔径，交替扩张，直径 23.2～27.5 μm，直接连接睫状突小动脉和集合小静脉，形成“通道”。睫状突内毛细血管流入集合小静脉，直径 7.2～11.6 μm。睫状集合小静脉流入睫状体平坦小静脉，向后延伸，形成一个发育良好的静脉丛，与脉络膜静脉前缘的静脉丛自由吻合。睫状体平坦小静脉通过脉络膜静脉流入涡静脉。虹膜上皮下的毛细血管在瞳孔周围形成细网，并覆盖虹膜血管。

猪眼部的视网膜毛细血管非常细，直径 3.0～4.0 μm，在视网膜浅表区域（玻璃体侧）形成一层薄薄的毛细血管网。它们流入毛细血管后小静脉，小静脉延伸到视网膜毛细血管网正下方的静脉网。然后小静脉向上流入较大的静脉，这些静脉通过视盘附近的视网膜静脉汇入睫状后静脉。脉络膜的毛细血管扁平，呈正弦状，管腔直径为 8.9～13.9 μm，在脉络膜中形成非常密集、自由吻合的单层毛细血管网。随着脉络膜毛细血管网沿眼球内壁向前延伸，其密度逐渐减小，最终在锯齿缘处与睫状体血管汇合。脉络膜静脉向前走行，与动脉平行，并沿着脉络膜层中的眼球曲率，最终汇入涡静脉。

猪眼部静脉引流：整个脉络膜和眼球前段的静脉血均汇入涡静脉。涡静脉共有 4 条，涡静脉宽阔且明显扁平，顺着眶窝处的眼球曲率流入巩膜上静脉。猪的睫状后静脉是一条小静脉，与大鼠不同，只从视网膜引流血液。

3）兔的静脉：兔眼睑的毛细血管形成单层、相对粗糙的毛细血管网，靠近并近似平行于睑基底膜。睫状突中的微血管形成放射状排列、紧密堆积的血管板，由边缘毛细血管、突内毛细血管和集合小静脉组成。边缘毛细血管直径为 21.0～27.5 μm，呈不规则孔径，交替扩张。它们直接连接睫状突小动脉和集合小静脉，形成“通道”。睫状突内的毛细血管直径 10.0～11.8 μm，有些与相邻的睫状突相连。这些毛细血管流入集合小静脉，直径较小。睫状集合小静脉流入睫状体平坦部小静脉。然后睫状体平坦部小静脉流入前涡系统的大静脉。引流脉络膜静脉的前涡静脉和后涡静脉向巩膜角膜交界区流动，形成一个不完整的环，称为巩膜静脉丛。兔眼部虹膜静脉遵循起伏不平的走向，通过睫状体平坦部小静脉流入巩膜静脉丛（Hovius 静脉圈）。较小的分支也起源于动脉环，并向巩膜角膜交界处延伸。

兔眼部视网膜毛细血管直径为 8.0～8.9 μm，在视网膜浅表区域（玻璃体侧）形成薄的毛细血管网，这些血流进入毛细血管后小静脉，小静脉延伸至视网膜毛细血管网正下方的静脉网，小静脉随后向上流入较大的静脉，这些较大的静脉通过视神经乳头附近的视网膜静脉汇入睫状后静脉。兔眼部的脉络膜毛细血管呈正弦状，管腔直径为 16.1～23.6 μm。脉络膜毛细血管网在相对无血管区域周边密集排列，与相应的小动脉一样，从脉络膜毛细血管收集血液的小静脉也显示出非常短的距离。脉络膜静脉脉络膜层向前走行，与动脉平行，在巩膜角膜交界处汇合到后涡静脉。

兔眼部静脉引流：来自虹膜和睫状突的静脉经睫状体平坦部的小静脉流入巩膜和角膜交界处的巩膜上静脉丛，然后引流到涡静脉的前段。涡静脉有 4 条，涡静脉宽而平坦，在眶窝内沿眼球弯曲处汇入巩膜外静脉。

2. 眼部的神经

鼠与兔的滑车神经支配上斜肌，展神经支配外直肌和上直肌，动眼神经支配其余眼肌。这种神经分布情况是由于眼肌在胚胎发生时原本是由 3 个肌节演变而来。其中，第一肌节（动眼神经支配）分为上、内、下直肌和下斜肌，第二肌节（滑车神经支配）形成上斜肌，第三肌节（外展神经支配）形成外直肌和上直肌。此外，上睑提肌也是由第一肌节分出，故也由动眼神经支配。

猫的外展神经支配外直肌；动眼神经支配上、下、内直肌、下斜肌及上睑提肌；滑车神经支配上斜肌。

灵长类动物的滑车神经支配上斜肌；展神经支配外直肌和副外直肌；其余眼肌由动眼神经支配。

（四）特殊类动物的视觉器官

以眼与身体的比例来讲，禽类的眼球较大，眼球的形状较扁，其巩膜坚硬，在前部巩膜内有骨性的巩膜骨环，以抵抗眼内外的压力，并为睫状肌和瞳孔括约肌的功能提供基础，此二肌均为横纹肌。角膜较突出。禽类的视网膜较厚，其特点是后部独特的组织——眼梳，呈梭状，内含丰富的血管，伸入玻璃体内，与视网膜的营养代谢有关，也有学者认为眼梳是禽类用于采集光线的结构。

禽类的辅助器官包括下眼睑，下眼睑较大，特点是瞬膜（第三眼睑）明显，有瞬膜肌（两块小的横纹肌）控制其活动，运动灵活；泪腺较小，位于下眼睑后内侧，以导管开口于下眼睑内表面；瞬膜腺也称副泪腺或哈氏腺，在鸡呈棕黄色的椭圆形片状，内含较多的淋巴组织，其分泌物呈黏液状，有湿润和清洁作用。

二、常用实验动物的耳鼻咽喉部解剖

动物实验研究是耳鼻咽喉科学研究工作的主要手段之一。耳鼻咽喉的解剖学涉及感觉与运动功能，其中包括听觉、平衡感知及嗅觉等感觉功能，以及吞咽、呼吸、发声与语言等运动功能。具体而言，耳部不仅负责听觉接收，还参与维持身体平衡；鼻部则负责嗅觉功能。此外，鼻与咽喉紧密协作，共同支持着吞咽、呼吸、声音产生及语言表达等复杂生理活动。

通过对实验动物（如小鼠、兔子等）的详尽解剖研究，特别是聚焦于其耳部结构（外耳、中耳、内耳）、鼻部构造（鼻腔、鼻甲、鼻道等）以及咽喉部组织（包括咽喉、声带等），科研人员能够精确模拟并探讨人类耳鼻咽喉相关疾病的病理机制与状态。这一过程对于理解疾病过程、开发治疗策略（含中药研发）及评估疗效等具有不可估量的价值。

值得注意的是，鉴于不同实验动物种类间存在的解剖结构差异，研究人员在执行具体实验时，需细致考虑并灵活调整解剖细节，确保实验设计的科学性与准确性。这要求研究人员不仅要熟悉目标实验动物的解剖特点，还需根据实验的具体目的与需求，进行必要的补充研究或方法调整，以确保实验结果的可靠性与普适性。

1. 鼻的常用实验动物相关解剖

鼻由外鼻、鼻腔、鼻窦三部分组成，是呼吸和嗅觉的主要通道。小鼠、大鼠、新西兰兔等实验动物常用于鼻的研究。

（1）外鼻

外鼻是指从面部突出的部分，形如三棱锥体，突出于颜面中央。外鼻以骨和软骨为支架，外面覆以皮肤和少量皮下组织。外鼻上端较窄，最上部位于两眼之间，称为鼻根；下端高突的部分称为鼻尖；鼻尖两侧向外方膨隆的部分称为鼻翼。外鼻下方有一对鼻孔，是气体进入鼻腔的通道。常用动物包括兔、羊、犬等（图 4-3）。

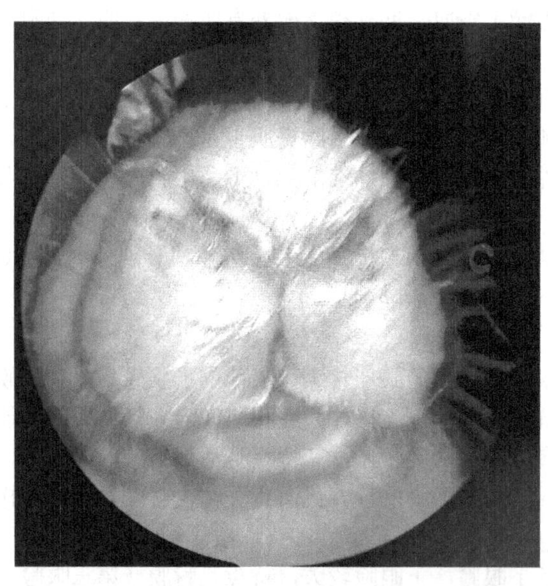

图 4-3　新西兰兔的外鼻（见彩图）

（2）鼻腔

鼻腔以骨性鼻腔和软骨为基础，表面衬以黏膜和皮肤。鼻腔是一个上窄下宽的不规则窄腔，前后径大于左右径，起于前鼻孔，止于后鼻孔，通鼻咽部。鼻腔由鼻中隔分为左右两部分，每侧鼻腔可分为鼻前庭和固有鼻腔两部分。常用研究动物有兔、羊、犬等（图 4-4）。

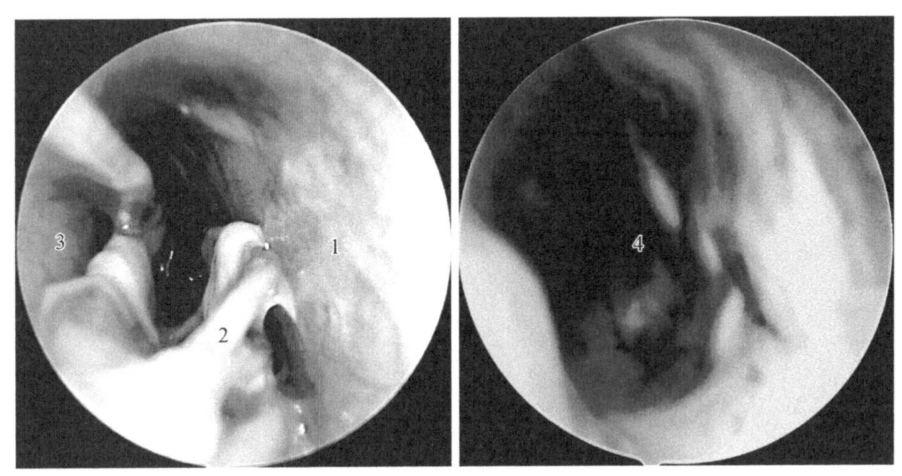

图 4-4　新西兰兔的鼻腔（见彩图）

注：1. 鼻中隔；2. 鼻甲；3. 鼻道；4. 后鼻孔

（3）鼻窦

鼻窦位于鼻腔周围的颅骨内，为含气的空腔，与鼻腔相通。参与湿润和加温吸入的空气，并对发音起共鸣作用。同时，鼻窦对面部形态、减轻头颅重量等方面也起到重要作用。常用研究动物有大鼠、小鼠、兔等。

2. 咽的常用实验动物相关解剖

咽部解剖分为鼻咽、口咽和喉咽三部分，是呼吸和消化的共同通道。鼻咽位于鼻腔后方，口咽连接口腔和喉部，喉咽则向下延续至喉部和食管入口。咽部除了具有呼吸和吞咽功能外，还参与构语和免疫等重要功能。咽的基础实验常用到小鼠、大鼠、新西兰兔等实验动物（图 4-5）。

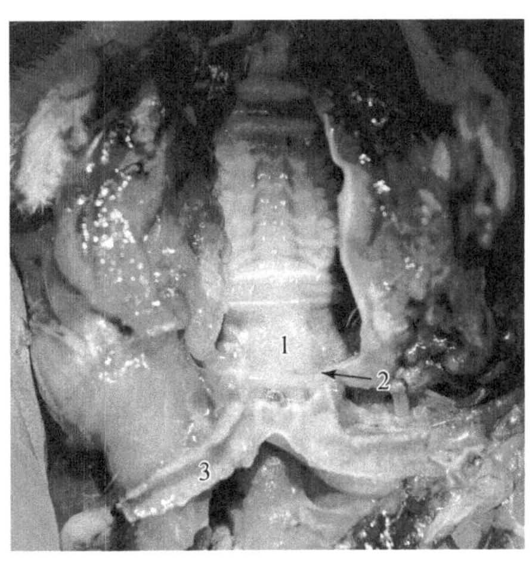

图 4-5　新西兰兔的咽喉部（见彩图）

注：1. 咽；2. 声带；3. 气管

3. 喉的常用实验动物相关解剖

喉部是呼吸道的一部分，位于气管上方，主要负责发声和保护下呼吸道。喉部由软骨作为支架，以关节、韧带和肌肉联结，内面衬以黏膜。咽的常用实验动物包括小鼠、大鼠、新西兰兔等（图 4-6）。

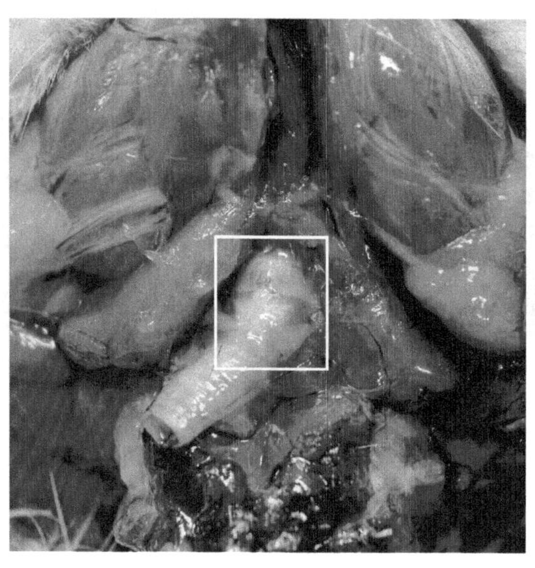

图 4-6 新西兰兔的喉体（见彩图）

（1）喉软骨

喉部的软骨包括甲状软骨、环状软骨和会厌软骨等。其中，甲状软骨是喉软骨中最大的一块，位于舌骨下方、环状软骨的上方，构成喉的前壁和侧壁的大部分。环状软骨是喉和气管中唯一完整的软骨环，对支撑呼吸道有重要作用。

（2）喉的肌肉与韧带

喉部的肌肉和韧带使喉部能够进行发声、吞咽和呼吸等多种功能。例如，环状软骨与甲状软骨之间通过环甲韧带相连，而两侧则由甲状软骨的下角与环状软骨侧面构成环甲关节。

（3）喉腔

声门上区：包括喉前庭、室带和喉室，位于声带以上。

声门区：是两侧声带之间的区域，包括两侧声带、前联合和后联合。声带是发音的主要结构，当气流通过声带时，声带振动产生声音。

声门下区：位于声带以下，其下界相当于环状软骨下缘和气管相连。

4. 耳的常用动物相关解剖

耳部解剖主要分为外耳、中耳和内耳三部分。外耳包括耳郭和外耳道，负责收集声音并传递至中耳。中耳是一个含气空腔，包含鼓室、鼓窦、咽鼓管等结构，具有导音作用。内耳则具有感音作用，负责声音的识别和处理。耳还具有平衡觉功能，通过内耳的前庭器和半规管来维持身体的平衡。耳的研究常用的实验动物包括：小鼠、大鼠、沙鼠、斑马鱼等。

（1）外耳（图 4-7，图 4-8）

耳郭：主要作用是收集声波。它由皮肤和软骨构成，含有结缔组织和脂肪。耳郭的常用研究动物有兔、犬等。

外耳道：是一条自外耳道口至鼓膜的弯曲管道。其皮肤由耳郭延续而来。

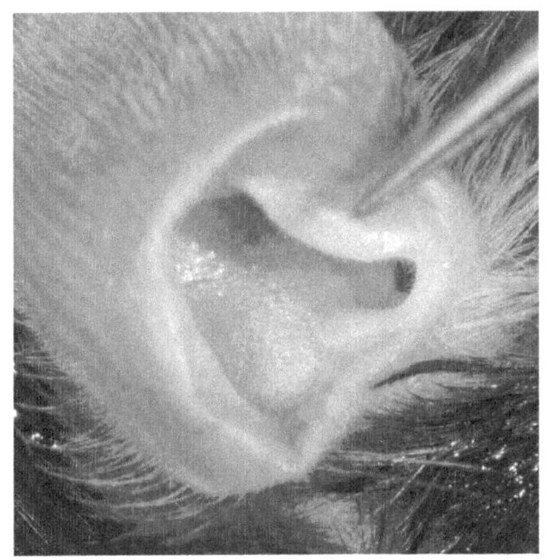

图 4-7　小鼠的耳郭（见彩图）

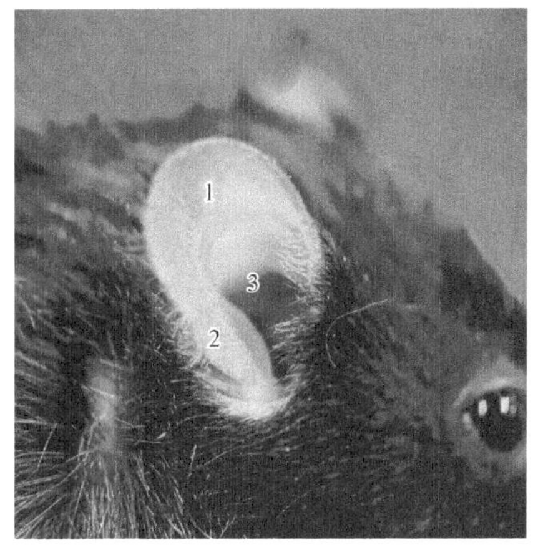

图 4-8　小鼠的外耳（见彩图）

注：1. 耳郭；2. 耳屏；3. 外耳道

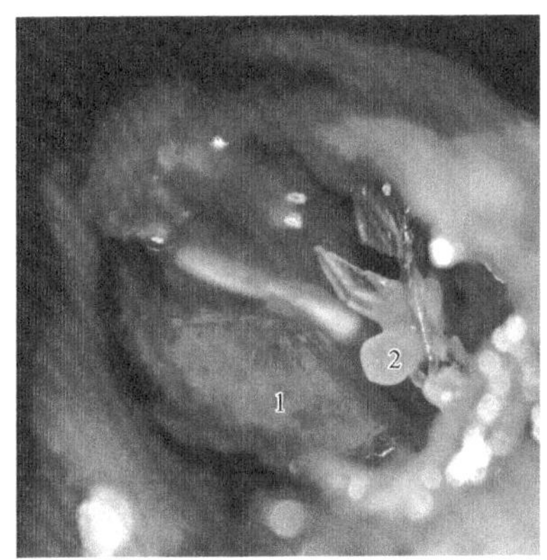

图 4-9　小鼠的中耳（见彩图）

注：1. 耳蜗；2. 锤骨

（2）中耳（图 4-9）

鼓膜为半透明的薄膜，呈浅漏斗状，凹面向外。它起到分隔外耳道与中耳的作用，声波通过它引起机械波动。

鼓室位于鼓膜和内耳之间，是一个含有气体的小腔。鼓室包含 3 块听小骨：锤骨、砧骨和镫骨，这些听小骨形成听骨链，将鼓膜的机械波动传递至内耳。

咽鼓管是连接鼻咽部与鼓室的通道，主要作用是调节鼓室内外的气压平衡。

（3）内耳（图 4-10，图 4-11）

内耳由骨迷路和膜迷路组成，结构复杂，主要作用是接受声波及位觉刺激。骨迷路包括耳蜗、前庭和骨半规管，三者沿颞骨岩部长轴从前内向后外依次排列，并相互连通。膜迷路是套在骨迷路内封闭的膜性管和囊，包括椭圆囊和球囊、膜半规

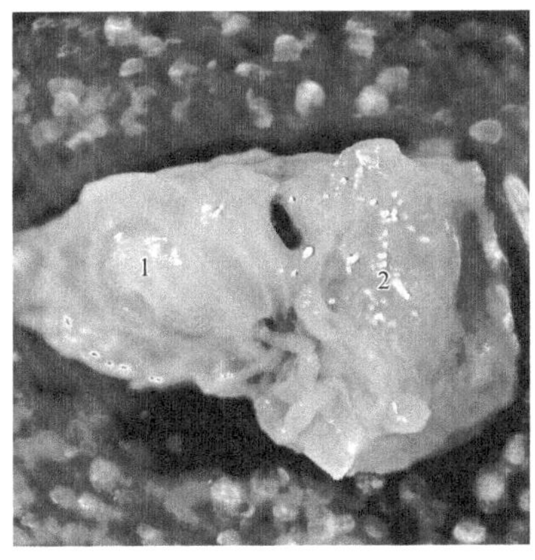

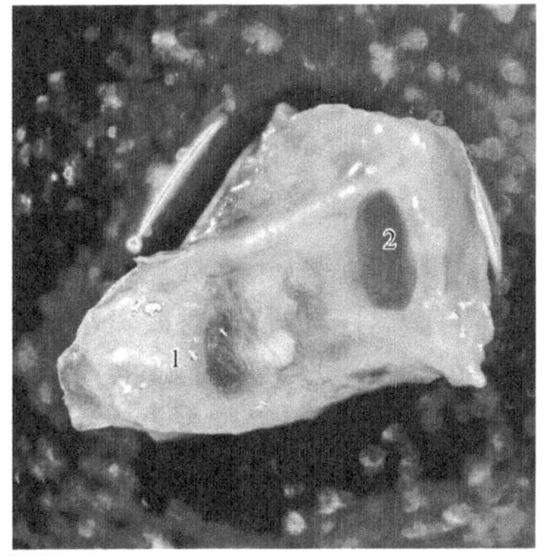

图 4-10　小鼠的内耳（见彩图）

注：1. 耳蜗；2. 前庭

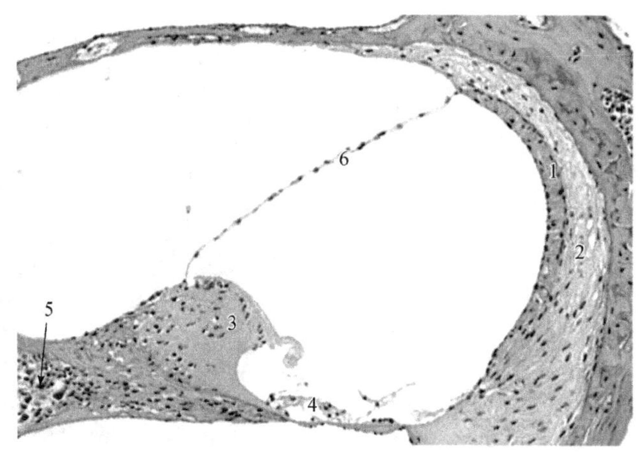

图 4-11 小鼠内耳 HE 染色切片（见彩图）

注：1. 血管纹；2. 螺旋韧带；3. 盖膜；4. 内外毛细胞；5. 螺旋神经节；6. 前庭膜

管、蜗管等部分，内充满内淋巴。耳蜗负责将声波转换为电信号，通过听神经传递给大脑皮层，形成听觉。前庭和半规管则负责维持人体的平衡。内耳的主要研究动物有小鼠、大鼠、猪等。

三、常用实验动物的口腔解剖

口腔为消化道起始部分，具有消化、发音、言语、感觉及呼吸等重要的生理功能。口腔科研究通常分为临床和基础两部分，大部分基础研究都要通过实验动物完成，然而不同种类的实验动物口腔解剖结构是不同的。按照实验需要选择合适的动物，将为口腔实验研究的顺利完成提供有利条件。常用口腔实验动物包括鼠、犬、兔、猫、猪、猕等。

（一）啮齿类的口腔解剖

所有啮齿动物都有 2 对不断生长的门牙，没有犬齿。啮齿动物也没有乳牙，只有恒齿。但是不同啮齿类动物的牙列各有不同。

1. 大鼠、小鼠

口腔长而窄，脸颊组织填充了门牙和臼齿之间的间隙。舌占据口腔大部，分舌尖、舌体和舌根 3 部分。有 2 种机械性乳头：丝状乳头与锥状乳头，锥状乳头位于舌隆起处。味觉乳头有菌状乳头、轮廓乳头和叶状乳头 3 种。口腔中除了舌外，还有位于咽壁、硬腭及会厌的味蕾。

壁内唾液腺有腭腺、舌腺、唇腺和颊腺等，位于黏膜内，直接开口于口腔。壁外唾液腺有腮腺、颌下腺和舌下腺 3 对，腮腺位于耳根后下方，腮腺管开口于咬肌前缘的颊黏膜；颌下腺管开口于舌下肉阜；单管舌下腺紧贴颌下腺的前上方，导管与颌下腺管伴行，共同开口于舌下肉阜，多管舌下腺是位于口腔底的扁平腺体，其导管开口于口腔底黏膜。

鼠上下齿弓各有 1 对门齿和 3 对臼齿，没有乳齿，不换齿。下颌门齿通常比上颌门齿长 3 倍；没有犬齿或前臼齿，臼齿具有真正的解剖根和短牙冠，称为短冠齿，位于口腔尾端部。门齿在 10～12 日龄萌出，随后不断生长，属长冠齿。3 对臼齿在 19、22 和 35～40 日龄长出，6 周长齐。

大鼠、小鼠的牙列：

$$2\times\left\{\mathrm{I}\frac{1}{2}\mathrm{C}\frac{0}{0}\mathrm{PM}\frac{0}{0}\mathrm{M}\frac{3}{3}\right\}=16$$

（I=门齿；C=犬齿；PM=前臼齿；M=臼齿。）

2. 豚鼠

豚鼠口腔小而窄，所有牙齿都有开放的根尖，使牙齿不断生长，并适应磨损，称为永生性牙列，常见于草食动物。门齿呈弓形，深入颌部，咀嚼面锐利，能终身生长。咬合不正时门齿和臼齿会过度生长。

豚鼠的口腔解剖和牙列：

$$2\times\left\{I\frac{1}{2}C\frac{0}{0}PM\frac{1}{1}M\frac{3}{3}\right\}=20$$

（I=门齿；C=犬齿；PM=前臼齿；M=臼齿。）

（二）犬的口腔解剖

犬有发达的唾液腺，包括腮腺、颌下腺、舌下腺 3 对，能分泌唾液，具有消化作用。犬的汗腺很不发达，天热时舌头伸出口外，并分泌大量唾液，加快呼吸频率。

犬牙齿的发育始于胎儿阶段，但是犬出生时没有明显的牙冠，在出生后数周内才开始萌牙。犬有双套齿列：乳牙和恒牙。一般来说，乳牙在恒牙开始萌发之前就会脱落。如果恒牙萌出前乳牙仍然存在于口腔中，则会被定义为乳牙永存。

1. 乳牙齿列

犬牙齿发育的最早胚胎学证据是在妊娠第 25 d。当牙根几乎发育完整时，乳牙会在大约 3 周龄时萌发。预估所有乳牙会在 40～50 d 完全萌发。乳牙牙冠矿化始于妊娠第 50 d 左右，并在出生后 10～20 d 完成，这表示矿化过程总共需要约 30 d 的时间。在动物出生时便可以用放射线影像观察所有乳牙的矿化程度。牙根的形成和矿化在出生后约 40～50 d 完成，并且在出生后 6～7 周完成根尖闭合。一般来说，乳牙脱落发生在 3.5～5 月龄。

犬的第一前臼齿和臼齿并没有乳牙，乳牙总数为 28 颗：

$$2\times\left\{I\frac{3}{3}C\frac{1}{1}PM\frac{3}{3}\right\}=28$$

（1=门齿；C=犬齿；PM=前臼齿；M=臼齿。）

2. 恒牙齿列

动物出生后数天可在放射线学影像中观察到下颚第一臼齿矿化。动物达到 3～4 月龄后其余所有恒牙矿化完成并可观察到完整的恒牙齿列。在动物出生后 120（第一前臼齿）～180 d（犬齿），牙根便可以生长到最终长度。在犬身上，平均来说根尖闭合发生在 7～10 月龄。

犬的恒牙齿列是每侧上颚 10 颗牙齿，以及每侧下颚 11 颗牙齿：

$$2\times\left\{I\frac{3}{3}C\frac{1}{1}PM\frac{4}{4}M\frac{2}{3}\right\}=42$$

（1=门齿；C=犬齿；PM=前臼齿；M=臼齿。）

（三）兔的口腔解剖

口腔由唇、颊、硬腭、软腭、舌、齿和唾液腺等构成。口腔长而窄，在门牙与颊齿之间有很大的牙间隙。软腭很长，每侧有一扁桃体窝，窝内有腭扁桃体。舌短而厚，丝状乳头数目最多，呈绒毛状密布于舌背面。菌状乳头数目较少，散在于丝状头之间，以舌尖分布较多。轮廓乳头仅

1 对，位于舌隆起后缘两侧。叶状乳头也只有 1 对，位于轮廓乳头的前外侧缘，较大，呈椭圆形（长 5～6 mm），表面有平行的皱褶。

唾液腺有 4 对，即腮腺、颌下腺、舌下腺和家兔所特有的眶下腺。腮腺位于耳郭基部的下面和前方皮下，开口于与上颌第 2 前臼齿相对的颊黏膜处。颌下腺位于下颌后部两侧，靠近咬肌后缘，腺管前行，在舌系带与门齿之间，以小孔开口于口腔。舌下腺位于舌下两侧，接近下颌骨联合处，有几条平行的导管开口于舌下部。眶下腺在人体中没有对应的结构，位于眶窝底部前下角，其导管穿过颊壁开口于与上颌第 3 臼齿相对的黏膜上。

乳兔属于兔形目，有发达的门齿，无犬齿，臼齿咀嚼面宽阔有横嵴。兔形目动物的所有牙齿都没有真正的解剖学牙根部并且不断生长，牙列均为永生齿。乳牙在 5 周龄时被恒牙取代。

恒牙齿列：

$$2\times\left\{I\frac{2}{1}C\frac{0}{0}PM\frac{3}{2}M\frac{3}{3}\right\}=28$$

（I=门齿；C=犬齿；PM=前臼齿；M=臼齿。）

（四）猫的口腔解剖

猫口腔较窄，颊部薄，颊前庭较小，颊黏膜有腮腺、臼齿腺和眶下腺导管的开口。舌薄而灵活，舌乳头有丝状乳头、菌状乳头、轮廓乳头 3 种。丝状乳头数目很多，舌尖中部最多，高度角质化，呈倒钩状。菌状乳头位于舌的两侧及后部，散在分布于丝状乳头之间，舌边缘有一行特别大的大头针帽状的菌状乳头。轮廓乳头粗短，不突出于黏膜表面，集中靠近舌根，呈 V 形排成两行，每行 2～3 个。

唾液腺有 5 对，即腮腺、颌下腺、舌下腺、臼齿腺和眶下腺。腮腺位于耳郭基部的腹前方皮下，腮腺管开口于与上颌第 3 前臼齿相对的颊黏膜处。颌下腺位于下颌骨角突后部，靠近咬肌后缘，腺管开口于舌下肉阜。舌下腺位于舌下两侧，接近下颌骨联合处，腺管开口于舌下肉阜。臼齿腺位于口轮匝肌与唇黏膜之间，有许多腺管直接开口于颊黏膜。眶下腺位于眶窝底部腹外侧，导管开口于臼齿后方的颊黏膜上。

猫的上下切齿各有 3 对，切齿较小，两侧切齿较中央的切齿稍大，下切齿比上切齿大。每个切齿有 1 个齿根，齿冠边缘尖锐，有缺口，形成 3 个片状齿尖。猫的上下犬齿各有 1 对，犬齿长而尖锐，犬齿有 1 个齿根和 1 个齿尖，当口关闭时，上犬齿位于下犬齿的后外侧。犬齿的后面有齿槽间隙，上颌有 3 对前臼齿，下颌有 2 对前臼齿。

1. 乳牙齿列

猫的乳牙萌发始于出生后 11～15 d，并且在 1～2 个月龄完全萌发。

$$2\times\left\{I\frac{3}{3}C\frac{1}{1}PM\frac{3}{2}\right\}=26$$

（I=门齿，C=犬齿，PM=前臼齿。）

2. 恒牙齿列

3 个月后换齿，6 个月左右时全部完成牙齿生长，恒牙大约在 6～7 个月龄时完全萌发。下颚第一臼齿、上颚犬齿和下颚前臼齿根尖的闭合时间分别在大约 7、8 和 10 个月龄。

$$2\times\left\{I\frac{3}{3}C\frac{1}{1}PM\frac{3}{2}M\frac{1}{1}\right\}=30$$

（I=门齿，C=犬齿，PM=前臼齿，M=臼齿。）

（五）猪的口腔解剖

口裂大，口角与第3～4前臼齿相对。舌背黏膜上分布有5种舌乳头，轮廓乳头2～3个，位于舌体与舌根交界处；菌状乳头小，以舌两侧较多；丝状乳头细而柔软；圆锥状乳头长，软而尖，位于舌根部；叶状乳头1对，卵圆形、由5～6个小叶组成。

腮腺管开口与第4或第5上颊齿相对。软腭口腔面两侧有腭帆扁桃体，黏膜表面有许多扁桃体隐窝。腮腺位于下颌支的后方，腮腺管开口于与第4 或第5上颊齿相对的颊黏膜腮腺乳头上。颌下腺管开口于舌下肉阜。多管舌下腺有8～10条导管，开口于舌体两侧的口腔底黏膜上；单管舌下腺管与颌下腺管共同开口于舌下肉阜。

猪齿除犬齿是长冠齿外，其余均为短冠齿。切齿为单形齿，上切齿较小，方向近垂直，排列较疏，门齿最大，边齿最小；下切齿较大，方向近水平，排列较密，中间齿最大，边齿最小。犬齿发达，下犬齿比上犬齿大。公猪的下犬齿长15～18 cm，呈弯曲、长而尖的三棱形，弯向后外方，突出于口裂之外。公猪上犬齿长6～10 cm，呈锥形，弯向后外方。母猪的犬齿不如公猪发达，乳犬齿小。臼齿为丘形齿，由前向后体积逐渐增大。第1前臼齿小而简单，又称为狼齿，无乳齿。臼齿齿冠有数个初级结节和许多小的次级结节。

恒牙齿式为：

$$2\times\left\{I\frac{3}{3}C\frac{1}{1}PM\frac{4}{4}M\frac{3}{3}\right\}=44$$

（I=门齿，C=犬齿，PM=前臼齿，M=臼齿。）

（六）猕猴的口腔解剖

口腔前庭口唇较厚，颊黏膜有颊囊和腮腺管的开口。舌狭长，舌体和舌根背侧之间以一舌盲孔为界。舌乳头包括菌状乳头、轮廓乳头（位于舌体后部背侧，每侧有2～3个）、丝状乳头和叶状乳头（在舌滤泡部的两侧缘）4种。

唾液腺主要包括腮腺、颌下腺和舌下腺3对。腮腺位于外耳的后腹侧，腮腺管约在与第1臼齿相对处开口于颊黏膜。颌下腺位于下颌角后内侧，腺管开口于舌下肉阜。舌下腺位于口腔底黏膜深面，分单管舌下腺和多管舌下腺，单管舌下腺开口于舌下肉阜，多管舌下腺开口于口腔底黏膜。

猕猴的牙分为门齿、犬齿、前臼齿和臼齿。猕猴犬齿较发达，尤其是雄性。犬齿和邻近齿之间形成齿隙，闭嘴时上下犬齿插入彼此空隙，使咀嚼时不能前后左右移动。臼齿呈四方形并有4个较低的锥状突起，适于咀嚼。

恒牙齿式为：

$$2\times\left\{I\frac{2}{2}C\frac{1}{1}PM\frac{2}{2}M\frac{3}{3}\right\}=32$$

（1=门齿；C=犬齿；PM=前臼齿；M=臼齿。）

参考文献

陈耀星. 2010. 畜禽解剖学［M］. 北京：中国农业大学出版社.

李凤鸣. 2005. 中华眼科学［M］. 北京：人民卫生出版社.

刘彭轩. 2021. Perry 小鼠实验小鼠实用解剖［M］. 北京：北京大学出版社.
鲁子惠. 1979. 猫的解剖［M］. 北京：科学出版社.
秦川，谭毅. 2020. 医学实验动物学［M］. 北京：人民卫生出版社.
吴开力，黄冰. 2021. 眼科学动物实验基础与技术［M］. 北京：人民卫生出版社.
杨安峰. 1979. 兔的解剖［M］. 北京：科学出版社.
杨安峰，程红，姚锦仙. 2024. 脊椎动物比较解剖学［M］. 北京：北京大学出版社.
杨安峰，王平. 1985. 大鼠的解剖和组织［M］. 北京：科学出版社.
叶智彰，彭燕章，张耀平. 1985. 猕猴解剖［M］. 北京：科学出版社.
张金龙，雷治海. 2020. 实验动物解剖学［M］. 北京：中国农业出版社.
郑江平，濮俊毅. 2023. 小动物牙科技术［M］. 上海：上海交通大学出版社.

第二节　眼部疾病研究动物模型

眼科研究的过程中，通过构建动物模型使得动物实验具有广泛的意义。理想的动物模型应该尽量符合以下条件：

1）通过比较解剖学能够证明该种动物的疾病组织结构与人类最接近；

2）动物种属接近人类，主要指标在进化过程中得以保留；

3）动物模型制作过程具有可操作性，尽量不能太复杂，最好能够适用于推广；

4）动物对造模方法应较敏感，造模后，动物模型能够及时并正确地反映病理过程，能与诊断标准相一致；

5）实验动物本身可以具有一定的个体差异，但成为模型之后，动物模型要求稳定，各项指标测量值波动性小，能够持续整个实验过程，且个体差异不能太大；

6）造模方法要求对动物损伤小，以免因为外伤因素影响实验结果；

7）动物对造模方法耐受性较好，造模后死亡率不能太高；

8）如果一次造模不满意，动物模型还能够提供进一步修正的机会；

9）实验动物有近交系与远交系的区别，能够反映一定的遗传差异；

10）复制率高，能够较容易地复制出多个模型；

11）动物背景资料完整，其生命周期能够满足实验需要。

如何通过动物实验对中医眼科的特色优势病种开展研究，构建适宜的实验动物模型就尤为重要，本章将简要介绍中医眼科主要病种的动物模型构建方法。

一、干眼动物模型

常用于制作干眼模型的动物主要有兔、狗及鼠等，此外也有猫、恒河猴、貂及马等制作干眼模型的报道。兔和狗为目前干眼症最常用的模型动物。动物模型有泪液缺乏型干眼模型、蒸发过强型干眼模型以及其他干眼模型。

（一）泪液缺乏型干眼模型

1. 手术摘除法

对于兔，以手术摘除泪腺、哈氏腺及第三眼睑制作泪液缺乏型干眼模型。

2. 改良手术法

Gibard 等对手术摘除造模方法做了一定的改进。不摘除泪腺，而是采用一种纤细的探针插入泪腺导管的开口对其进行灼烙，使得泪腺导管封闭，泪液不能排出。

3. 全身阿托品法

肌内注射阿托品，1.0 mg/kg，可以产生兔干眼模型。

4. 局部阿托品法

1%的阿托品滴眼液局部滴眼可以很快产生荧光素染色、虎红染色及 Schirmer 试验下降等干眼体征，但作者仅观察了 6 d。刘祖国等采用同样的方法对此干眼模型进行 35 d 的观察，发现用药后 1 周左右干眼体征最为明显。

5. 破坏泪液分泌反射法

利用射频探针插入兔三叉神经节，去除兔眼表的神经支配，发现泪液分泌量出现明显下降，泪液渗透压增高，杯状细胞密度下降，表现出明显的干眼改变。

6. 自身免疫法

将兔一眼的泪腺摘除，用其自身淋巴细胞液培养 5 d 后，将培养的泪腺淋巴混合细胞液注射至对侧泪腺，以诱导对侧泪腺组织产生自身免疫，从而产生类似干燥综合征（Sjögren syndrome）的干眼模型。

对于鼠来说，可以采用杂交技术得到的新西兰黑/白（NZB/NZW）Fl 杂交鼠，随着年龄的增长，其泪腺组织中可产生明显的自身免疫反应，表现出类似 Sjögren 综合征的改变。通过基因突变技术得到的 NFS/sld 突变鼠，出生后 3 d 摘除其胸腺，可得到原发性 Sjögren 综合征模型。Waterhouse 等将鼠一侧的泪腺摘除匀浆后，加入佐剂进行处理，然后回注入 Lewis 鼠的体内，可以诱导泪腺、唾液腺等自身免疫反应，产生类似 Sjögren 综合征的干眼模型。

（二）蒸发过强型干眼模型

1. 灼烙睑板腺开口法

用纤细的电刀插入兔睑板腺开口逐个进行灼烙，每个开口灼烙时间约 1 s，导致睑板腺开口阻塞，睑板腺脂质不能正常排出，引起泪膜脂质层异常，从而产生干眼。灼烙睑板腺开口改进法则不采用电刀，而使用手术用烧灼器直接烧灼睑板腺开口。

2. 肾上腺素法

兔眼滴用肾上腺素后，睑板腺导管可出现过度角化，造成导管开口狭窄或阻塞，睑板腺分泌物排出障碍及分泌成分异常，从而产生睑板腺功能障碍。

3. 暴露法

1 号黑丝线分别褥式缝合上、下眼睑并固定至眼周相应皮肤，使角膜充分暴露；或者用开睑器上提兔眼睑 1～3 h，均可造成干眼。

（三）其他干眼模型

1. 剥夺维生素 A 法

给予缺乏维生素 A 的饮食，饲养新西兰大白兔 4～6 个月，可以产生上皮性角膜结膜干燥模型。国内外均有报道证明了这一结论。

2. 去势（摘除性腺）法

1）摘除睾丸与附睾：动物取仰卧位，将其麻醉，阴囊区脱毛，常规消毒，铺无菌巾，切开皮肤，进入阴囊，切开筋膜，结扎精索及输精管，完全摘除睾丸与附睾，分层缝合，局部消毒；

同法摘除对侧睾丸与附睾，术后 6 d 拆线。

2）摘除卵巢：动物（鼠）腹卧位，将其麻醉，在腰背部术区脱毛，最末肋骨下 1～3 cm，沿脊柱旁切开皮肤，分离肌肉进入腹腔，在肾脏外下方完全摘除略小于黄豆的粉红色卵巢，分层缝合肌肉、皮肤，局部消毒；同法摘除对侧卵巢，术后 6 d 拆线。

二、结膜炎动物模型

结膜炎可分为感染性与非感染性结膜炎。非感染性结膜炎中的变应性结膜炎是眼科常见病，患者的症状主要是眼部瘙痒及烧灼感，常伴有结膜水肿、充血及眼睑水肿等体征。因此，如果需要评估新药的疗效及研究变应性结膜炎的病理生理，建立动物变应性结膜炎模型的意义就显得非常重要。

（一）感染性结膜炎模型

可参照感染性角膜炎模型建立方法，主要采用病原菌滴入法与注射法。

（二）变应性结膜炎模型

变态反应虽然有四大类变态反应，但眼部变态反应主要是肥大细胞介导的 I 型变态反应。枯草热性结膜炎，春季角膜结膜炎，特应性角膜结膜炎，巨乳头状角膜结膜炎均主要参与 I 型变态反应。用于诱发 I 型变态反应的方法较多，常用的动物有大鼠、豚鼠及小鼠。

1. 卵白蛋白诱发的主动变应法

给大鼠或豚鼠腹腔注射卵白蛋白磷酸缓冲液（Ovalbumin Phosphate Buffer Solution，OPBS）1 mL（含卵白蛋白 100 μg，硫酸铝钾 10～20 mg，pH 7.4）进行免疫。14 d 后，各眼滴入 1 mol/L 的 DL-二巯基苏糖醇（DTT）10～20 μL，以消除结膜黏液屏障，提高攻击效果。15 min 后，对于判断血管通透性变化的动物，静脉注入 0.125%伊文思蓝（1.25 mg/100 g）溶液 1 mL，并立即用 5% OPBS 液 10 μL 滴眼攻击；对于判断临床及组织学改变的动物，仅用 5% OPBS 液 10 μL 滴眼攻击，不注射伊文思蓝。

2. 卵白蛋白诱发的被动变应法

将 10 μL 由卵白蛋白致敏的豚鼠或大鼠的血清注射于正常豚鼠或大鼠结膜下使其被动结膜致敏，24 h 后进行抗原攻击。对于判断血管通透性变化的动物，静脉注射 1 mL 0.1%伊文思蓝溶液，内含卵白蛋白 100 μg；对于判断临床改变及组织学改变的动物，仅静脉注射 1% OPBS 液 10 μL 攻击，不注射伊文思蓝。

3. 组胺诱导法

对豚鼠静脉注射伊文思蓝溶液 1 mL（1 mg/mL），40 min 后对实验动物眼局部滴 20 μL 受试药物。局部用药后 30 min，麻醉豚鼠，用组胺 300 ng/10 μL 结膜下注射攻击，或组胺溶液 25 μL（7.5～10.0 mg/mL）滴眼攻击，对反应进行定量分析。

4. 5-羟色胺（5-HT）诱导法

对大鼠静脉注射伊文思蓝 1 mL（2.5 mg/mL）。20 min 后对实验动物眼局部滴受试药物 20 μL。30 min 后，麻醉动物，用 5-HT100 ng/10 μL 结膜下注射攻击治疗眼，对反应定量。

5. 由空气携带抗原诱发的变应性结膜炎

取雌性 Hartley 豚鼠或 SWR/J 雌性小鼠，用 10 μL 微量移液管，将豚草花粉（*Ambrosia artemisiaefolia*，RW）1.25mg 喷入动物鼻孔和结膜下弯隆部，每日 1 次，连续 5 d，豚鼠在第 8～

12 d 再加强 1 次。在第 15 天对豚鼠或第 8 天对小鼠进行抗原攻击，将豚草粉 1.25 mg 喷入结膜下弯窿部。

6. 48/80 所致变应性结膜炎

取健康 Wistar 大鼠静脉注射 0.125%伊文思蓝溶液 1 mL（1.25 mg/100 g）。15 min 后，用化合物 48/80 1 mg 溶于 10 μL PBS（pH7.4）中滴眼。20 min 后，处死动物，摘除眼睑和眼球。对于判断临床改变及组织学改变的动物，仅用 48/80 PBS 溶液 10 μL 滴眼攻击，不注射伊文思蓝。

7. β-乳清蛋白诱导

取雄性 Balb/c 小鼠腹腔注射 50 μg β-乳清蛋白（BLG），每天每眼给予 1 滴 BLG 滴眼。眼部攻击后，对所有动物进行临床评估、组织病理学分析（观察肥大细胞和嗜酸性粒细胞浸润）和免疫组化方面的 T 辅助 1 型（IFN-γ，TNF-α）和 T 辅助 2 型（IL-3，IL-4，IL-5，IL-10）特异性细胞因子。

8. 屋尘螨诱导型

取 C57BL/6 和 BALB/c 小鼠腹腔和后肢分别注射屋尘螨溶液（*D. pteronyssinus*）；每眼给予 4.18 μg/μL 滴眼刺激。眼部攻击后，临床检查小鼠以验证结膜炎的发生与否。

9. 实验性过敏性结膜炎

取野生型（WT）和幼稚型同源基因小鼠，将 RW 进行免疫致敏后，在第 0 天、第 2 天、第 4 天、第 6 天、第 8 天分别向小鼠腹腔内注射正常鼠抗体 IgG、抗 CD30 抗体和抗 CD30L 抗体，每只小鼠注射剂量均为 200 μg。在第 10 天对这些小鼠以 RW 与磷酸盐缓冲液（PBS）混合液滴眼处理，24 h 后取结膜、脾和血液进行相关分析。

10. 真菌性过敏性结膜炎

取雄性 BALB/c 小鼠腹腔注射 100 μL 过敏原（烟曲霉菌孢子和菌丝体混合过敏原）＋后肢足垫注射过敏原 50 μL；每眼给予 10 μL 过敏原滴眼；观察小鼠眼部临床症状，进行大体病理评分。

三、角膜炎动物模型

角膜病种类很多，主要有感染性与非感染性两大类。动物使用最多的是兔，最常用的有新西兰白兔和荷兰带纹兔。小鼠的近交系和远交系品系众多，常用的品系有 BALB/c 和 C57BL/6 小鼠。其他还有用豚鼠、猫等动物作为模型。

（一）细菌性角膜炎模型

1. 角膜层间接种法

将含活金黄色葡萄球菌的 20 μL 菌液以 22 号针头注入健康兔角膜实质层内，6 h 即出现早期角膜炎症状，24 h 出现典型症状。

2. 划痕法

1）动物检眼、称重及麻醉：1.5 mL 甲苯噻嗪（100 mg/mL）和 10 mL 的盐酸氯胺酮（100 mg/mL）混匀，再按 1∶4 比例用生理盐水稀释，按照 0.1 mg/20 g 皮下注射麻醉，约 3～5 min 眼局部出现轻度麻醉表现（眼睑反射消失、角膜反射微弱）。

2）划痕操作：在 40 倍立体显微镜下使用无菌的 25G-30G 注射针头在角膜表面划出 3～5 道长 1 mm 的平行口子（不要穿透基质到达前房），或使用角膜环钻固定于角膜表层的中心，轻轻下压顺时针旋转使之形成圆形伤痕再轻拉眼睑成杯形。

3）菌液接种：用 5 μL 的微量移液管吸取菌液接种于损伤的角膜表面。

4）菌液接触：用手轻按眼睑 10 s，使菌液和角膜充分接触，然后轻轻复原眼睑。

3. 注射法

取动物，将其麻醉，后用微量注射器定量将适量（一般为 5 μL）的菌液（菌种浓度：金黄色葡萄球菌一般为 10^5 CFU/mL，绿脓杆菌一般为 10^6 CFU/mL）自角膜近中央处注入角膜实质层内，穿入角膜下 1/3，造成约 5～6 mm 范围的白色菌斑。

4. 隐形接触镜配戴法

取动物，将其麻醉，待角膜反射消失后，在角膜表面用环钻标记适量直径的范围（根据实验动物角膜大小确定），然后用无菌抹刀清除上皮（实验动物为兔时接种前破坏瞬膜以增加感染）；配戴隐形角膜接触镜，在角膜与镜片间用微量注射器滴入适量菌液，或接触镜片在培养基上与适当浓度（多为 10^8 CFU/mL）菌液在 35 ℃条件下一同培养 24 h 后配戴于损伤角膜表面；暂行眼睑缝合，接种 48 h 后打开并用裂隙灯观察。

5. 准分子激光原位角膜磨镶术（LASIK）法

实验前 3 d，予以实验动物 0.3%妥布霉素眼液滴眼，每天 4 次。3 d 后将实验动物麻醉并予常规术前洗眼及皮肤消毒，铺巾，开睑器开睑，做角膜标记，以相应直径的负压吸引环，厚度根据实验动物角膜厚度设置的微型角膜板层刀，启动负压吸引装置检测眼压后启动角膜刀做角膜瓣并将蒂留于鼻侧；掀起角膜瓣用接种环挑取金黄色葡萄球菌菌落置于创面上，吸水海绵棒使角膜瓣平复，干燥 3 min。接种后分别在第 12 小时、1 天、3 天、5 天通过肉眼、裂隙灯及共焦显微镜等观察，一般接种 1 周左右处死动物对其感染角膜行病理检查。

（二）单纯疱疹病毒性角膜炎模型

1. 划痕法

将动物麻醉后在显微镜下用无菌手术刀片或 25～26G 针头交叉划伤或作“#”字划伤角膜上皮层，勿穿透基质层或到达前房，实验组动物用微量吸液管吸取相应浓度剂量的病毒培养液接种于结膜囊内，接种后轻抬眼睑闭眼按摩 10～30 s，对照组动物滴入相同剂量的磷酸盐缓冲液（PBS），各对照组和实验组分别隔离喂养。为防止实验动物有细菌感染，在术前 1 天或术后每天使用抗生素（如 2.5 g/L 氯霉素滴眼液，每天 2 次）滴眼。

2. 滴入法

将一定滴度的病毒悬液滴入结膜囊后，仅用眼睑摩擦角膜表面 30 s，亦可形成单纯疱疹病毒性角膜炎（HSK）。

3. 环钻法

动物麻醉后置于手术显微镜下使用环钻钻切角膜上皮，钻切深度以突破角膜上皮层为限，不宜过深。其后用微量吸液管吸取病毒培养液接种于结膜囊，浓度剂量与划痕法相当，接种后按摩眼部 10～30 s。为防止实验动物有细菌感染，在术前 1 天或术后每天使用抗生素（如 2.5g/L 氯霉素滴眼液，每天 2 次）滴眼。

4. 外植体培养模型

实验时将毕格犬进行检眼并安乐处死后，收集犬角膜 PBS 洗净，再放入培养液中接种病毒，观察其变化过程。

（三）真菌性角膜炎模型

1. 滴入法

将一定滴度的真菌悬液滴入结膜囊后，仅用眼睑摩擦角膜表面 30 s，可形成真菌性角膜炎。

2. 划痕法

用针头在兔角膜中央划痕，将一定滴度的真菌悬液滴入结膜囊，用眼睑摩擦角膜表面 30 秒，可形成真菌性角膜炎。

3. 注射法

用带 28 或 30 号针头的 0.5 mL 胰岛素注射器，将 0.05 mL 预制真菌菌液注入动物角膜中央基质层内，形成一定的容积，注射深度约角膜基质的 1/3 深度，形成真菌性角膜炎。

4. 去除角膜中央上皮法

在兔结膜下注射氟氢泼尼松龙，1 d 后去除角膜中央上皮，将标准菌株接种于角膜上皮缺损面，戴角膜接触镜，睑裂缝合 24 h 后取下接触镜，打开眼睑。

5. 角膜表面镜片术

刮除角膜中央部分上皮（约 6 mm）后，将预制的全厚异体角膜植片（甘油冷冻保存）缝合于角膜表面，随后在植片与角膜基层间注入定量的真菌菌液，接种后 24 h 移去角膜植片。

（四）棘阿米巴角膜炎模型

激素点眼或在兔结膜下注射后，将棘阿米巴原虫悬液注入兔角膜基质内，建立了棘阿米巴角膜炎模型，并诱发角膜炎症反应及角膜坏死。

（五）损伤型细菌性角膜炎动物模型

对家兔行表面麻醉，家兔眼局部轻度麻醉表现，用环钻压迫角膜无反应，先后用 7 mm 和 4 mm 直径角膜环钻轻轻按压角膜顺时针旋转，造成环形创伤。拉开眼睑成杯形，1 mL 注射器吸取 2×10^{9}CFU/mL 菌液滴于兔眼 0.1 mL/眼，感染单眼。

（六）角膜新生血管（CNV）模型

1. 烧烙法

用烙铁片直接作用于角膜而形成，这种造模方法破坏较大，易导致角膜穿孔。

2. 角膜缝线法

动物选择兔，冲洗结膜囊，眼表麻 3 次，开睑器开睑，采用三角针（3/8）穿 1-0 丝线，于上方角膜作 3 针缝线，缝线上端距角膜缘约 2.5 mm，缝线埋入角膜基质层的长度约 3.0 mm，在角膜表面留线头长约 1.0 mm。术后第 3 天可见新生血管生长，第 18 天新生血管生长旺盛。

3. 角膜碱烧伤法

实验动物选择兔，不宜选用过重白兔，因为体重超过 4.5 kg 不易诱生出角膜新生血管，全身麻醉后点眼局麻，用棉签拭去过多水分，直径 7 mm 滤纸片浸泡在浓度 1 mol/L 氢氧化钠溶液中 10～20 s，然后置于角膜中央共 2 min，第 1 分钟后，加用 4 mol/L 氢氧化钠溶液 25 μL 点在滤纸中央，再留置 1 min，然后用 15 mL 平衡盐液冲洗 60 s。无须静脉滴注抗生素。

四、葡萄膜炎动物模型

葡萄膜炎多见于中青年，种类繁多，病因复杂，常因严重并发症而致盲，目前尚无理想的预防及治疗措施。以视网膜 S 抗原作为致敏原复制抗原诱导性葡萄膜视网膜炎（AIU）模型，是研究人类葡萄膜炎的一种常用模型。另外，内毒素诱导的葡萄膜炎（EIU）动物模型与人类的某些葡萄膜炎的临床表现和病理改变相似，表现为前房炎症、蛋白渗出和细胞外基质重建，也是比较成熟的葡萄膜炎的动物模型。

（一）抗原诱导法

1. 视网膜抗原诱导法

提取和纯化牛视网膜S抗原。将牛视网膜S抗原（1 g/L）加等量福氏完全佐剂充分混合成乳剂，取0.2 mL（含S抗原100 μg）分别皮下注射于Wistar大鼠的后足底部致敏大鼠。14 d后，前房穿刺后用微量进样器在睫状体平坦部刺入玻璃体腔内注入含10 μg牛S抗原的PBS溶液10 μL。

2. 非视网膜抗原诱导法

提取和纯化牛视网膜色素上皮及脉络膜中的黑色素相关抗原。将牛视网膜黑色素相关抗原（1 g/L）加等量弗氏完全佐剂充分混合成乳剂，取0.2 mL（含黑色素相关抗原100 μg）分别皮下注射于Lewis大鼠的后足底部致敏大鼠。14 d后，前房穿刺后用微量进样器在睫状体平坦部刺入玻璃体腔内注入含10 μg牛黑色素相关抗原的PBS溶液10 μL。

（二）内毒素诱导法

1. 伤寒杆菌内毒素诱导法

将伤寒杆菌内毒素溶于无菌生理盐水中，使溶液浓度为1 g/L，以200 μL（内毒素200μg）注射于大鼠双后足垫（每足内毒素100 μg）。另有文献报道将伤寒杆菌内毒素溶于无菌生理盐水中，使溶液浓度为2 g/L，以50 μL（内毒素100 μg）注射于大鼠双后足垫（每足内毒素50 μg），建立EIU模型。

2. 霍乱弧菌内毒素诱导法

培养纯化霍乱弧菌种，待pH值稳定后，加甲醛灭活，离心收获细菌并保存。脂多糖（LPS）的分离纯化参照Westphal-Jann的酚水法提取细菌脂多糖步骤进行。选健康成年大鼠于1周前用200 g/kg液体石蜡按每只1 mL腹部皮下注射致敏。取无异常反应者用于LPS注射。用无菌生理盐水稀释LPS为16 g/L。可用两种配方进行注射，一组注射液配方为13 μL稀释液＋500 μL PBS＋500 μL完全弗氏佐剂，用于足垫部的注射，每只用药0.4 mL；一组为13 μL稀释液＋400 μL PBS＋5 μL百日咳，用于腹腔注射，用药每只0.15 mL。

3. 大肠杆菌内毒素诱导法

将LPS溶于无菌0.9%氯化钠溶液中配成1 mg/mL的溶液，注射到模型组和治疗组大鼠双后足垫，每只大鼠注射200 μg。注射LPS后4 h可见虹膜血管扩张充血，之后炎症反应逐渐加重，24 h可见前房大量点状渗出、瞳孔区纤维渗出及晶状体前囊膜渗出物沉着。

（三）联合性EIU＋EAU

将HS-AgP35冻干粉配制为4 mg/mL的抗原溶液，取HS-AgP35与等量完全弗氏佐剂（CFA）混合，充分乳化至膏状乳剂，水合氯醛腹腔注射麻醉大鼠，取0.1 mL HS-Ag乳化剂注射Lewis大鼠双后足垫、双后腿及背部皮下，同时腹腔注射百日咳-白喉-破伤风三联疫苗0.1 mL。1周后，同法2次免疫。于HS-Ag 2次免疫后次日，将450 μg/mL的伤寒杆菌内毒素0.5 μL于大鼠睫状体平坦部进针行玻璃体腔注射。

（四）基因工程

1. *HLA-B2704*转基因小鼠

应用显微注射将*HLA-B2704*基因注入C57BL/6鼠×昆明鼠和昆明鼠×昆明鼠F1代受精卵，

对出生子代及其后代进行 PCR 初筛。采用斑点杂交和 Southern 杂交对阳性标本作进一步鉴定和整合基因拷贝数测定，阳性者行免疫组化染色和流式细胞术检测 *HLA-B2704* 蛋白表达水平。

2. CCR_2 敲除小鼠

（1）诱发实验性自身免疫性葡萄膜视网膜炎（EAU）

使用人 IRBP 1-20 肽（H-Gly-Pro-Thr-His-Leu-Phe-Gln-Pro-Ser-Leu-Val-Leu-Asp-Met-Ala-Lys-Val-Leu-Leu-Asp-OH（10 mg/mL；英国 Insight Biotechnology）与等体积的补充 1.5 mg/mL 结核分枝杆菌 H37R（DIFCO）的完全弗氏佐剂制造乳液。将 50 μL 乳剂皮下注射到每个侧面中，每只小鼠 500 μg。免疫后腹腔注射 1.5 μg 的百日咳毒素。

（2）诱导内毒素性葡萄膜炎（EIU）

使用显微外科注射器和 38 号针头向每只眼睛玻璃体内注射 1 ng 脂多糖来诱导 EIU。

五、青光眼动物模型

青光眼的发病机制、视神经损伤及保护机制尚不完全清楚，因此制备能良好模拟人类青光眼的动物模型将有利于青光眼病理、治疗等方面的研究。普遍认为青光眼的始动因素是高眼压，之后由高眼压产生的最终结果是视网膜神经节细胞的死亡，从而导致视力不可逆性丧失。因此青光眼动物模型主要为高眼压动物模型，可分为 2 类：一类为急性高眼压动物模型，另一类为慢性高眼压动物模型。

（一）急性高眼压动物模型

1. 前房灌注法

1）常用动物可选择兔，用氯胺酮 15 mg/kg 静脉注射麻醉实验兔后，用 26 号针头（针尖堵死，旁开侧孔）贯穿入前房，外接生理盐水输液瓶，在输液器上加压，维持压力在 70 mmHg，经测眼压其压力较稳定，波动不超过 2 mmHg，持续 3 h。

2）常用动物可选择兔，用氯胺酮 15 mg/kg 静脉注射麻醉实验兔后，随机选择一侧眼，用 7 号静脉针穿刺入前房，生理盐水灌注，液平面高于兔眼所在平面 1.70 m，维持眼内压 125 mmHg，持续 2 h，以后逐渐降低液平，20 min 内缓慢降眼压后拔去穿刺针，涂抗生素眼膏。次日重复 1 次。

3）常用动物可选择兔，用氯胺酮 15 mg/kg 静脉注射麻醉实验兔后，前房穿刺接生理盐水后，以血压计加压，可获得眼压在 60 mmHg 以上的高眼压兔眼模型。

2. 水负荷法

给禁饮食 24 h 的家兔以 60～100 mL/kg 蒸馏水灌胃形成高眼压，升压过程约为 2 h，最高峰出现在 30～45 min，平均升高约 100 mmHg，4 h 后逐渐恢复正常。

3. 玻璃体腔灌注法

动物全麻后，用 Schiotz 眼压计，10 克砝码测眼压，再用 U 型水银压力计与 4 号针头相连的一端，距角膜缘 3～4 mm 直刺入玻璃体腔，压力计水银升高 1.1～1.3 kPa，再向玻璃体腔注入无菌空气，眼压升至 5.3 kPa（40 mmHg），并维持 6 h。

4. 静脉注射高渗溶液法

用 200 g/L NaCl 液经家兔耳静脉缓慢注入致高眼压，眼压高峰出现在注射后 10～20 min 内，1 h 后复原。或兔由耳缘静脉快速注入 50 g/L 葡萄糖液，注入后 5～10 min 眼压升到最高，以 15 mL/kg 注射升幅最大，达 12 mmHg。

5. 血压计法

动物全身麻醉。血压计气囊输出管置三通管分别通向血压计水银压力表、输液器。输液器注满复方氯化钠，远端接 4 号半针头，从动物角膜缘斜插入前房，绑缚固定血压计气囊，调整并维持血压计压力刻度在 7.98 kPa。

（二）慢性高眼压动物模型

1. 上巩膜静脉结扎法

将动物麻醉，沿角巩膜缘 360°剪开球结膜，向后钝性分离，断离上下直肌，充分暴露角巩膜缘巩膜组织/在角巩膜缘前界后 3～4 mm 处以 6-0 尼龙线 360°圈套式连续缝合巩膜组织，厚度为巩膜全层 1/2～2/3，针距 2～3 mm，缝线松紧以巩膜表面起小皱纹为度。结果造模后 1 天后平均眼压升高到 55mmHg 左右，并能维持 3 d 以上。

2. 激光光凝小梁网法

用激光光凝大鼠的小梁网建立慢性高眼压的大鼠模型，用印度蓝注入前房，碳离子堆积在前房角形成一黑色条带，不需要前房角镜，以黑色条带为标记激光光凝小梁网，将激光瞄准小梁网中间，每眼光凝约 200 个点，光斑直径为 50 μm，时间为 0.2～0.5 s，功率为 0.4～0.8 W，一般光凝 2 次。

3. 巩膜上静脉烧灼法

全麻后切开结膜，用小肌肉钩在眼球赤道部钩起上巩膜静脉，再用眼科烧灼器对静脉进行烧灼，使之闭塞。每只鼠的一只眼闭塞 3 根上巩膜静脉。用气压眼压计测量眼压。烧灼后 6 个月内，治疗眼的眼压约为 18 mmHg，对照眼约为 11.5 mmHg。

4. 激光光凝巩膜上静脉法

眼表面麻醉，在光学手术显微镜下，532-二极管激光行右眼角膜缘小梁网和角膜缘颞侧及颞上、颞下 3 条巩膜浅层静脉血管光凝，功率 0.45 W/0.7 s，光斑 60～80 个。

5. α-糜蛋白酶诱导法

用 150IU/0.5 mL 的α-糜蛋白酶 0.5 mL 作兔眼的后房注入。将获得眼压为 28～45 mmHg、并持续 6 个月以上。

6. 甲基纤维素诱导法

1）用 0.5%的甲基纤维素注入兔眼前房后再将其抽出，让剩余的甲基纤维素阻塞房角 5 min 后眼压升高，最高眼压达 50 mmHg，持续 16 d。

2）在家兔眼角巩膜行前房穿刺，抽取房水 0.25 mL 后再注入等量 20 g/L 甲基纤维素。术后眼压如发现有降低趋势则追加注射甲基纤维素 0.1 mL，以维持实验中眼压在 3.99～5.23 kPa，高眼压持续时间可在 2～3 周以上。

7. 皮质类固醇诱导法

用各种皮质类固醇给幼年动物滴眼，用后药的 19～24 d 内眼压开始上升，升值多在 28～35 mmHg，大多数保持 7～12 d 后眼压降到正常，其中滴 0.1%地塞米松的动物眼压高于 40 mmHg，8～10 d 时眼压开始升高，20 d 达高峰，且一直持续不降。

六、白内障动物模型

白内障目前已经建立的动物模型主要有先天性白内障动物模型、药物和中毒性白内障动物模型、辐射性白内障动物模型、外伤性白内障动物模型、后发性白内障动物模型，这些疾病恰恰是白内障研究防治的重点，有些还是空白。动物选择方面，狗、狼、虎、兔、大鼠、小鼠和豚鼠等许多动物均可发生白内障，多以小鼠、大鼠和豚鼠作为先天性白内障的研究对象。

（一）先天性白内障动物模型

1. 溴脱氧尿核苷诱导法

采用雌性 Wister 大鼠，每日均与同种雄鼠交配 2 次，用阴道涂片发现精子来判断妊娠开始时间，交配后第 16 天，用溴脱氧尿苷（BUdR）200 mg/kg 注射雌鼠腹腔，则新生鼠均发生双侧白内障，且多为核性。除此以外，别无异常。

2. Philly 小鼠

Philly 小鼠是由出生 5～6 周即肉眼可见白内障的 Swiss-Webster 小鼠近交繁殖子代。因在费城首先发现，故称 Philly 小鼠。经检查发现，子代出生后约 5～6 周，全部发生白内障，且从表面上看无其他异常。这种白内障的发生，是在出生后 15 d 由前囊处小的混浊开始，尔后逐渐出现前晶体缝、赤道部、后囊等不同程度的混浊，到出生后 45 d，则形成完全致密的核性混浊和严重的前囊混浊，后囊轻微混浊。

（二）药物和中毒性白内障动物模型

1. 半乳糖性白内障动物模型

（1）高半乳糖饮食

用 60%的半乳糖喂养断奶的 RW（Rochestercolony-Wistar）、H（Hohzman）和 CN（Carworth Farm Nelgon）等 3 种大鼠，均可诱发白内障。发生白内障的时间以 H 大鼠最短，RW 次之，CN 最长。用无维生素 C 的食物和含 10%半乳糖溶液的新鲜饮水，喂养重约 800 g 的 Hartley 豚鼠，9 d 内可诱发白内障。豚鼠和人均不能自身合成每日所需的维生素 C，而维生素 C 可推迟或阻止豚鼠半乳糖性白内障的发生。故用豚鼠代替大鼠来研究半乳糖性白内障，可以较为接近人类半乳糖血症性白内障的形成。

（2）高半乳糖腹腔注射

腹腔注射 50%的半乳糖溶液（总量 15～30 g/kg），3 d 后可见大鼠晶体赤道部散在的细小空泡，到 17 d 左右，晶体完全混浊。腹腔注射剂量大（30 g/kg）时，受试鼠均出现肉眼可见的晶体完全混浊的白内障，若剂量低（15 g/kg），病变虽同样出现，但发生时间晚且受试鼠晶体多数不能全混浊。

（3）高半乳糖球后注射

用 0.4%的半乳糖生理盐水 0.2 mL，每天或每周 2 次对豚鼠做固定单眼球后注射。10%的半乳糖生理盐水 0.3～0.6 mL，每日对 Wister 大鼠进行 1 次单眼球后和/或双侧球后注射。高半乳糖球后注射若要达到病型的某一期混浊，以每周注射 2 次为宜。若仅要求尽快达到晶体环形混浊，则每天球后注射 1 次为佳。

（4）高半乳糖皮下注射

取 3 周龄的 Wistar 大鼠于颈背部皮下注射 50% D-半乳糖［30 mL/（kg·d)］溶液，连续 5 天，第 7 天动物晶状体大部分均出现Ⅱ期改变，第 30 天晶状体完全混浊，建模成功。

2. 糖皮质激素性白内障动物模型

对出生 5 周的新西兰白兔，玻璃体内注射具有 C-20、21 羟基碳酰活性的糖皮质激素，如可的松、地塞米松和泼尼松龙，注射 48～72 h 后，治疗眼晶体后囊下可呈现白色的点状混浊。

3. 微量元素硒诱发的白内障动物模型

（1）皮下注射

1）小剂量多次注射：Sprague-Dawley（SD）大鼠颈背部皮下注射小剂量（3.46 mg/kg）亚硒

酸钠，隔日 1 次，连续 5 次，最后给药后第 3 天用裂隙灯显微镜观察晶状体变化，可见晶状体混浊，建模成功。

2）大剂量一次注射：对 10～14 d 龄的大鼠一次性皮下注射大剂量亚硒酸钠（20～30 mol/kg），24 h 后产生白内障。

（2）腹腔注射

11 日龄的大鼠腹腔给药（25 μmol/kg）5 d 后，肉眼观察即可发现实验动物均产生核性或针状白内障，建模成功率为 100%。

（3）口服

口服亚硒酸钠液也可使 6～10 d 的小鼠发生白内障，0.23 或 0.46 μmol，这些剂量可使受试动物发生双侧核性白内障。

4. 抗肿瘤药物诱发的白内障动物模型

（1）博来霉素

对 3～8 天的小鼠，腹腔注射 0.5 μg/kg 的博来霉素，可诱发双侧性白内障，其开始变化为核和核周的混浊，在生后第 5 天给药时，其白内障发生率最高，约 95%以上。

（2）平阳霉素

对出生 4 d 的大鼠，隔日皮下注射每 10 克体重 25 μg 的平阳霉素，可使 84.4%的大鼠晶体呈现完全混浊。每只大鼠所需注射的总剂量大约 300 pg。注射 10 d 左右，即可见晶体中心混浊，或全晶体云雾状混浊。给药的 30 d，晶体完全混浊。

（3）白消安

对出生 12 周的大鼠，先用含白消安的饮食喂养 21 周，再以无白消安的饮食喂养 18 周。在给药的 21 周内未发生白内障，而用无白消安饮食继续喂养 8～9 周后，则出现了白内障，表现为囊性混浊。

（4）萘

取大耳白家兔，按 2.65 mL/（kg・d）灌胃质量分数为 30%的萘混悬液，连续 8 d，可发现晶状体皮质出现云雾状、条状、薄片状混浊。

（三）辐射性白内障动物模型

1. X 射线诱导法

1）一次性照射：兔麻醉，在不加压力的情况下，拉开受试眼眼睑，使其眼球突出，并以铅板围绕遮盖照射眼，行单眼一次性照射，剂量为 2000rad（约 20 Gy）。照射后约 8～9 周，90%的动物都发生了成熟期白内障。在此之前，仅有后囊模糊。

2）连续照射：每日 100 rad，连续照射 10 d，使总剂量达 1000 rad。

2. γ射线诱导法

全身铅模防护仅裸露双眼的情况下，以 2.85 Gy/min 的剂量率和总剂量为 20 Gy 的钴射线，一次性照射出生 5～6 周白兔，结果显示，照射后 1 周，部分动物（6/28）晶体中轴后囊下皮质可见细点状混浊，3 周后，全部动物两眼均可见后囊下皮质细点状混弛，11 周，全部动物都出现成熟期白内障的典型改变。

3. 微波诱导法

以 2450 毫居里（mc）的频率，120 mW/cm^2 的剂量，对成熟兔连续单眼照射 15 d，每天 1 h，照射 7～10 d 后，75%受试动物出现晶体混浊，表现为后囊裂缝周围的小泡。随着照射的延续，混浊不断发展。

4. 重离子诱导法

近年来有人发现，Ar（氩）、Ne（氖）C（碳）等重离子可使实验动物发生白内障。从国外报道来看，重离子 Ar 致白内障的作用最强，Ne 次之，C 最弱。而在相同的照射剂量下，重离子致白内障的作用，比 X 线和 γ 射线都强。但由于使用这些重离子来源困难且对实验者的安全性无法保证，而应用很少。

（四）外伤性白内障动物模型

1. 钝挫性眼外伤白内障动物模型

实验兔麻醉后，用 20 g 铁球 20 cm 高度拍打眼球 100 次。拍打后裂隙灯下观察晶状体混浊情况。

2. 穿透性眼外伤白内障动物模型

实验动物选用大鼠，先用 0.5%阿托品滴眼液滴眼 2 次及复方托品酰胺滴眼液滴眼 3 次，30 min 后麻醉。并以 0.5%地卡因滴于结膜囊局部麻醉。在手术显微镜下用一次性 1 mL 注射器在角膜偏中央部位刺穿角膜，并用针头将晶状体前囊划开，约 1 mm×1.5 mm，再用针头深达晶状体中央沿前囊创口长轴方向划开数次。术毕结膜囊涂抗生素眼膏。

（五）后发性白内障动物模型

将小鼠全身麻醉，联合表麻。术前用散瞳 2 次。在 12 点位透明角膜做长约 2 mm 的切口，黏弹剂填充并维持前房，剪除直径约 2 mm 的前囊膜，用 Vannas 剪沿角膜缘将切口扩大至约 150°，囊袋内注入平衡盐溶液使晶状体皮质与囊膜完全分离并脱出眼外。冲洗囊袋及前房，观察无晶状体皮质残留。黏弹剂维持前房，10-0 尼龙线间断缝合角膜切口，平衡盐溶液置换出黏弹剂，消毒空气泡填充前房。术毕预防感染。

七、视网膜脱离动物模型

目前视网膜脱离的主要模型是孔源性网脱与牵拉性网脱的动物模型；牵拉性网脱的动物模型基本与增殖性玻璃体视网膜病变（PVR）动物模型一致。中医药治疗视网膜脱离的优势应该在围手术期的处理，因此，用能够自动复位的动物模型建立对中医药治疗的研究就显得特别有意义。

（一）孔源性网脱动物模型

1. 玻璃体切割＋视网膜裂孔＋视网膜下注射法

选用的动物是猴，行玻璃体切割术，包括切除可能覆盖视网膜裂孔的残留玻璃体皮质；切割视网膜形成一个 2～5 mm 的裂孔；将自体血清注入视网膜下。若未行玻璃体切割术，视网膜自动复位，病理学显示裂孔处有玻璃体覆盖；如果制成的裂孔太小，也发生自动复位，因为有残留的玻璃体可阻塞小裂孔，即使未阻塞，视网膜下液的吸收速度如果超过了液化玻璃体进入视网膜下的速度，视网膜自动复位同样可以发生。

2. 前房注射针视网膜下注射法

动物选用兔，术前扩瞳 2 次。麻醉后缝线固定上下直肌，沿角巩缘剪开下方球结膜，在前下方角巩缘后 2 mm 处，用 20 G 巩膜穿刺刀刺穿巩膜，显微镜下，伸入 27 G 前房注射针（Beaver，美国）。在赤道部视网膜上造孔，然后向后极部，以平行于视网膜方向，在视网膜下缓慢推注少量浓度为 0.1%的透明质酸钠，可见局部视网膜灰白色隆起，然后在视网膜层间向各个方向继续推注透明质酸钠 0.2～0.3 mL，显微镜下可见整个后极部视网膜灰白色隆起，直到赤道部前。用 8-0 可吸收缝线单针缝合巩膜切口。

3. 玻璃微管视网膜下注射法

动物选用兔，术前扩瞳2次。麻醉后沿角膜缘剪开结膜，分别于6:00、12:00距角膜缘3 mm处板层巩膜缝线牵拉，6:00距角膜缘后12 mm处定为裂孔部位。12:00牵引点旁开3 mm穿刺，于6:00定位裂孔处为顶压部位，以12号平口注射针自穿刺口进入，在间接检眼镜直视下，使针口接近视网膜，抽出0.5 mL玻璃体。50 nm玻璃微管从穿刺口进针，在间接检眼镜直视下，以玻璃微管针口顶住自外部顶起的视网膜最高点（定位裂孔处），由助手注入生理盐水0.5 mL，见视网膜球状隆起后，前后左右摆动玻璃微管，适度扩大裂孔直径约2 mm；缝线封闭穿刺口。

4. 透明质酸酶视网膜附近注射法

动物选用兔，术前扩瞳2次。麻醉后角巩膜缘后4 mm处剪开球结膜，做巩膜板层切口，用7号针头刺穿巩膜，在显微镜和角膜接触镜观察下将针头引向拟行视网膜脱离的部位。将针头尽量接近视网膜但不可触及，随后将注射器中的透明质酸酶0.2 mL（3000 U）注入视网膜表面，抽取局部玻璃体0.2 mL再缓慢注入，反复3～5次，最后抽取0.3 mL液体快速冲击视网膜，借助高速液流冲破视网膜形成视网膜裂孔，拔出针头，缝合巩膜及结膜切口。

5. Labrador Retrievers 模型

Labrador Retrievers犬是一种患遗传性疾病模型，其眼部特征是轴性近视、白内障、玻璃体异常和视网膜裂孔。有学者认为这种天然模型与人自发性的视网膜巨大裂孔相似。但国内暂未见针对这种模型的相关研究。

（二）牵拉性网脱动物模型

牵拉性网脱的动物模型基本与PVR动物模型一致。

（三）低眼压动物模型

1. 睫状体破坏法

1）睫状体冷凝术：对实验动物兔麻醉后行睫状体冷凝术（CCT）。冷凝头直径2.2 mm，前缘置于角巩膜缘，上半部180°范围平均冷凝6点（-80 ℃，60 s）。术后5 d时眼压最低，后渐回升。3周时白化兔的眼压较基础眼压下降。冷凝范围越大，降压作用越明显。

2）睫状体光凝术：根据激光到达睫状体的途径不同，分为经巩膜的睫状体光凝术（TSCPC）、经瞳孔的睫状体光凝术、经瞳孔窥视或经内镜窥视的眼内睫状体光凝术。目前使用最多的是TSCPC。具体方法是对实验动物兔麻醉后行接触式Nd：YAG激光TSCPC，光凝点位于角巩膜缘，360°范围平均30点，0.5 s。术后白化兔眼压无明显改变，色素兔3周时眼压下降，且接触式眼压下降明显大于非接触式。对猕猴行TSCPC发现当光凝位于角巩膜缘后1.0 mm（相当于睫状冠位置），眼压下降的原因是睫状体的破坏；而位于角巩膜缘后3.0 mm（相当于睫状体扁平部），眼压下降是葡萄膜巩膜外引流增加的缘故。半导体二极管激光为近红外光，波长780～850 nm，色素对其的吸收较Nd：YAG（波长1064 nm）更多。降压效果不逊于冷凝和Nd：YAG激光，且并发症少。对兔采用不同能量和不同点数二极管激光TSCPC发现600 μW，36点或更多点数可明显降低眼压且不产生严重并发症。

2. 建立瘘管法

1）外路巩膜造口术：实验兔全麻后，于术眼近角巩膜缘12点钟处球结膜下注射生理盐水0.1 mL，使球结膜局部隆起。开睑，用镊子夹持球结膜隆丘底部，向角膜方向牵拉，直到能透见角巩膜缘。术者持激光器输出端，将示焦杆对准角巩膜缘，以功率10 W、曝光0.8 s发射激光，切穿巩膜和球结膜。用钝头探针经球结膜巩膜切口伸入眼球内，确认切口开于前房或后房。完成巩膜造口术后，松开镊子，将球结膜复位，缝合结膜切口一针。术前眼压（18.32±2.55）mmHg，术后 5 d 眼压降至（3.95±2.09）mmHg，术后 21 d 眼压（6.75±0.46）mmHg。

2）内路巩膜造口术：实验兔全麻后，用高能氩蓝绿激光对 20 只色素兔行内路巩膜造口术，前房穿刺，探头置于房角处，形成从前房角到球结膜下的全厚巩膜造口。术后第 1 天眼压与对照眼相比，下降了 12 mmHg，可见功能性滤过泡。但第 4 天 83%眼压恢复到术前水平，滤过泡变平坦。

3）前房造瘘术：实验兔全麻后，用 90 号聚乙烯套管插入前房制成急性低眼压模型，套管与一水银测压计相连，用以测量眼压。眼压由 15 mmHg 可迅速下降到 0 mmHg。

（四）外伤性网脱动物模型

取新西兰白兔，体质量 2.0～2.5 kg，30%复方麻保靖，0.1 mg/kg 肌内注射。5%聚维酮碘（povidone-iodine）消毒剂点结膜囊，生理盐水冲洗。复方托吡卡胺散瞳，兔右眼后上方角膜缘后 2 mm 平行切开约 10 mm，造成眼球穿通伤，挤压出大部分玻璃体，钝性（硅胶管）微注射针头分离伤口后缘视网膜，并向视网膜下注入眼用平衡盐溶液（BSS），造成约 180°的视网膜脱离，8-0 可吸收缝线缝合伤口 3 针，结膜缝合 1 针，庆大霉素 2 万 IU 结膜下注射，1%阿托品眼膏涂结膜囊，术毕。回苏 3 号 0.1 mg/kg 肌内注射，动物苏醒。术后妥布霉素地塞米松眼液点术眼，每天 4 次。

八、视网膜静脉阻塞动物模型

视网膜静脉阻塞（retino vein occlusion，RVO）成为仅次于糖尿病视网膜病变的第二位致盲性视网膜血管病，建立 RVO 动物模型是研究其病理和治疗转归的基础。目前 RVO 动物模型基本属于诱发性疾病动物模型，如激光封闭静脉等，是研究人 RVO 的发生、发展规律和防治疾病的疗效机制等极为重要的手段和工具。

（一）光化学法模型

1. 孟加拉红静脉注射法

将孟加拉红用生理盐水稀释至 7.50 g/L，经 0.22 μm 无菌滤膜筛选。动物选用有色兔，麻醉动物后散瞳。固定兔头，耳缘静脉按 10 mg/kg 注射。注射后 1 min，待孟加拉红循环至静脉时，采用 550 nm 波长氙激光照射拟行阻塞的静脉主干，照射点距离视盘 1 个视盘直径（PD）。血栓形成后 1 h 和 1、3、7、14、21、28 d 进行眼底观察和荧光素血管造影检查（FFA），判断造模是否成功。

2. 国内改进法

将孟加拉玫红用生理盐水配制成 20 g/L 溶液，经 0.22 μm 滤过膜过滤后，于 4 ℃避光保存。动物选用小型猪，麻醉后散瞳，头架固定头颅。于鼻上方睫状体扁平部做巩膜穿刺，插入玻璃体切割机眼内照明的光导纤维（输出功率 10 mW）。耳缘静脉注射孟加拉玫红（20 mg/kg），1 min 后用光导纤维（由蛇行管将另一端固定于手术床上，以保持光导纤维稳定性）直接照射视盘上方 0.5～1 PD 的视网膜主干静脉，避开伴行动脉，照射 10～15 min，可见静脉局部白色血栓逐渐形成，血流被阻断，静脉远端纡曲。分别于血栓形成后的 1 h，3、7、14、21 及 28 d 行间接眼底镜检查和荧光素眼底血管造影，判断造模是否成功。

（二）视网膜静脉封闭模型

1. 激光光凝封闭视盘两侧静脉法

动物选兔、猴等，麻醉动物后，先拍摄眼底无赤光像，然后从耳缘静脉注入 3 mL 200 g/L 的荧光素钠，行荧光素眼底血管造影。放置三面镜，以氩离子激光封闭视盘两侧的视网膜静脉（光斑大小 200 μm，功率 700～1000 mW，时间 0.5 s）。封闭视网膜静脉后拍摄眼底无赤光像，并再行 FFA 以证实静脉是否完全被封闭。如视网膜静脉未被完全阻断，可再次补作数点激光光凝。光凝封闭的静脉段长度约 1 PD，直至被封闭的静脉段变细发白，血流停滞，其远端迂曲扩张。光凝时由远端向近端照射，以免光凝处静脉内压力过高而破裂，影响操作。

2. 经玻璃体眼内电凝视网膜静脉模型

动物选用健康成年有色家兔，麻醉后散瞳，于颞上角巩缘后 2 mm 用 20 g 巩膜穿刺刀做一巩膜切口。放置角膜接触镜，插入眼内电凝探针，根据手术前 FFA 结果和手术中压迫血管壁判定视网膜动静脉，电凝视盘两侧的视网膜静脉。电凝血管从视盘边缘开始约 2/3 PD 长度，输出能量为额定功率的 6%～8%，直至血流中断，血管壁完全消失呈灰白色。手术前及手术后各个观察时间点采用眼底镜、眼底照相、FFA 观察视网膜及其血管的变化。同样采用眼底表现、FFA，判断静脉是否完全被封闭。

（三）玻璃体注射药物诱导模型

1. 凝血酶静脉滴注法

实验动物选用兔，麻醉后散瞳。Goldmann-type 镜放置在角膜上，通过手术显微镜观察眼底，27 G 针经过平坦部插到玻璃体，在直视下，0.01 mL（5 IU）凝血酶滴在视网膜静脉上。凝血酶滴注 24 h 后，观察眼底，判断静脉阻塞的情况。

2. 玻璃体内注入内皮素-1（ET-1）法

高剂量的 ET-1（800～1000 pmol）被注射到兔眼中玻璃体的后部，发现 ET-1 诱发视网膜血管瞬时完全阻塞的现象。

（四）经视网膜中央静脉注入诱导模型

取猫头鹰猴，腹腔注射 10 mg 的戊巴比妥钠麻醉，切除外直肌、下直肌和下斜肌，暴露视网膜中央静脉和动脉。在静脉周围放置 8-0 丝线，在缝合中心处不完全切开视网膜中央静脉壁，在蜡烛火焰上加热 PE50 聚乙烯管，将纯氯丁橡胶 842-A 注入插管，用热钳封住大端，然后将插管插入视网膜中央静脉并用缝合线将其缠绕，用止血钳轻轻挤压插管末端，将氯丁橡胶引入视网膜中央静脉，取下聚乙烯管，缝合。

九、玻璃体积血动物模型

玻璃体积血是严重眼病的常见并发症，极易诱发增殖性玻璃体视网膜病变（PVR）。目前动物模型主要分为两大类，基于眼外伤和/或玻璃体注入血液成分的动物模型和基于玻璃体内注入细胞成分诱发的 PVR 动物模型。

（一）基于眼外伤和或玻璃体注入血液成分的动物模型

1. 利用眼球穿孔伤和玻璃体内注入自家血法

常规麻醉，大鼠取一眼，颞上方剪开角巩缘处球结膜，距角巩缘 3～4 mm 分离成 1/2 厚的巩膜瓣；于剥离的巩膜瓣下方距离角巩膜缘后 2 mm 处准确地向玻璃体腔中心部注入鼠自身抗凝血 20 μL；再于角巩膜缘后 2 mm 处，穿刺巩膜长 1.5 mm，刺入深度为 20 mm，结膜瓣覆盖。

2. 利用动物眼外伤和注入富含血小板血浆（PRP）法

PRP 制备以 5 mL 注射器抽取股动脉血 5 mL，1500 r/min 离心 5 min，制备富含血小板的血浆，血小板计数器测定血浆中血小板数量为 2.24×10^8～2.71×10^8/ mL。常规麻醉动物，在实验眼分离3-9点的球结膜和筋膜，在角膜缘后2 mm处用剃须刀刺向玻璃体中心部，向两侧扩大切口达8 mm，轻压眼球，将脱出的玻璃体剪除，用8-0尼龙线间断缝合切口，并检查眼底排除眼内出血及视网膜脱离。用1 mL注射器抽取0.4 mL PRP注入玻璃体内制备眼外伤模型。

3. 注入PRP外伤性PVR的改良法

PRP的制备同前，将动物麻醉后，玻璃体腔内注入0.1 mL，20 U/mL的透明质酸酶使玻璃体液化，并在间接检眼镜下用注射针头在颞下象限之视网膜划开一个2～3倍视盘直径的裂孔，随后玻璃体腔中央注入0.1 mL的PRP。

4. 眼内植入铁质异物法

兔常规麻醉，于术眼颞上方弧形剪开球结膜约5 mm，向后分离。将直径0.25 mm、长3 mm、重1.0 mg表面粗糙的消毒铁粒放入18号腰椎穿刺针管腔中。用巩膜刀在离角巩缘后2.5 mm睫状体平坦部作一长约2 mm的切口，腰椎穿刺在直接检影镜下由切口进入玻璃体腔，将铁粒推入玻璃体腔中央稍偏后处。术毕将结膜瓣复位遮盖伤口，结膜和伤口不缝合。术中注意避免损伤血管和晶体。

（二）基于玻璃体内注入细胞成分诱发的PVR动物模型

1. 注入成纤维细胞法

人结膜成纤维细胞悬液的制备，人结膜取材于水囊引产的月龄六个月的女性胎儿，按常规组织培养方法用含15%小牛血清的DMEM培养液培养，待传代培养5次以上后，即成为可供实验用的成纤维细胞系，当培养的细胞数量足够时，用胰蛋白酶消化，细胞脱壁后，用生理盐水配成细胞浓度为 3×10^6/mL的细胞悬液，4 ℃贮存备用。取实物兔，麻醉后扩瞳，用5号针头在角膜缘刺入前房放出少许房水，然后用带有5号针头的0.25 mL（含活细胞30万个），于上方角膜缘后4～5 mm处，与眼球壁呈45°角向后刺入眼球，在检眼镜观察下，进针5 mm到玻璃体中部，将细胞悬液慢慢注入，注毕稍停片刻，拔出针头。

2. 注入巨噬细胞法

首先进行同种异体活化巨噬细胞的采集与纯化，兔腹腔经注射3% Brdwer'sthioglycolate试剂30 mL后4 d时，用磷酸缓冲液（100 mL含肝素50U/mL）清洗腹腔，收集洗出液，经1500 r/min离心5 min，洗涤3次。用MEM's液（含5% FBS）制成细胞悬液，置培养皿中孵育30 min，用Hank液洗涤3次除去未附壁的细胞。用含0.1%利多卡因的Hank液孵育30 min解除附壁的巨噬细胞，洗涤3次后计数，最后用含5% FBS的MEM培养液制成 8×10^6/mL浓度的细胞悬液，立即使用。在玻璃体后部注入0.1 mL巨噬细胞悬液。视网膜脱离率77%。

十、黄斑变性动物模型

黄斑变性发病机制尚不清楚，动物模型的研究，一般通过光损伤动物模型和建立脉络膜新生血管（CNV）动物模型。

（一）光损伤模型

1. 白光照射法

光照箱的六个面分别安装4条15 W的白色荧光灯管（Philips），上方安装有排风孔，下方为密集的排气孔，箱内安放两个有机玻璃透明箱，体积为48 cm×24 cm×25 cm。光照箱中心向各方向平均照度为（1900±106.9）lx，相当于大鼠正常活动时眼球水平的各箱壁的照度为2000 lx，所有实验用大鼠均在12 h明（20～50 lx）以及12 h暗（0～12 lx）的循环光环境下适应10 d，逐只放入玻璃乙醚麻醉缸中约5 min吸入麻醉，缝线开睑，待大鼠清醒后逐只进入光照箱中，每箱5只，接受3 h持续光照射。光照后立即拆除开睑缝线，送回暗环境中。连续照射1～2周。

2. 改良照射法

采用2 mm厚无色透明有机玻璃制成20 cm×20 cm×20 cm的光照舱，各面舱壁均有直径为10 mm的圆孔以利通风。光照舱用细铁丝悬于光照架中，光照架的六面布置有绿色荧光灯，调节各荧光灯之间的距离，使在舱内于大鼠正常姿势的各舱壁处光照强度为2000 lx，同一平面的舱内中心各向照度为1800 lx，平均照度（1900±106.9）lx。实验用大鼠在标准化饲养房内以抗氧化剂颗粒饲料进行喂养（室温调节在21～24 ℃，空气流通，相对湿度55.7%），昼夜明暗交替光环境适应4周（连续给药4周后造模），光照前再暗适应24 h，然后逐只进入光照舱，接受24 h持续光照射。每组等量只数进行。大鼠未经散瞳及麻醉，可在光照舱内自由活动。光照后送回标准化饲养房中饲养。连续照射1周。

（二）CNV动物模型

见后“新生血管动物模型”。

十一、视网膜色素变性动物模型

遗传性视网膜变性是一组以感光细胞进行性选择性丧失为特点的致盲性眼病，人及哺乳动物均可累及。目前对该类疾病尤其是原发性视网膜色素变性（retinitis pigmentosa，RP）的病理过程及发病机制的探索仍主要依赖于动物模型。

（一）自然动物模型

1. rd小鼠

rd小鼠是常染色体隐性遗传视网膜色素变性（RP）动物模型，由于与原发性视网膜色素变性常染色体隐性遗传患者具有同样的基因突变及相似的基因表型，使其优于其他视网膜变性动物模型，成为探讨视网膜变性发病机制较为理想的研究对象。rd 小鼠（C3H/HeN）可以购自美国CharlesRiver实验室。rd小鼠是由于*Pde6b*基因的缺失所致，*Pde6b*基因产生无义突变，导致细胞内磷酸二酯酶β亚基的功能障碍，使得拥有纯合子 *Pde6b* 基因的小鼠出生早期即可出现严重的视网膜变性。

2. RCS大鼠

RCS大鼠是常染色体隐性RP动物模型，是首先用于研究RP的病因和治疗方法研究的一种相对成熟的视网膜退化的动物模型，作为研究多种类型视网膜变性的经典动物模型中，与人类RP有许多相似之处。该模型最早由Bourne等报道。RCS大鼠在出生后2周开始睁眼；出生后17 d视网膜感光细胞发育完成；在25 d时已经出现了光感受器变性的病理特征；出生后35 d，大量感光细胞出现凋亡；出生后8周，后极部视网膜色素上皮细胞开始丢失；出生后60 d，约99%的感光细胞发生变性；出生后70 d，在视网膜缺失的区域，毛细血管内皮窗孔消失，细胞增厚，这种多中心变性可出现在视网膜的不同部位；出生后约3个月，光感受细胞全部消失。发生退行性变光感受器细胞边缘的某些色素上皮细胞比同龄正常的同类细胞要多，且细胞质内线粒体增多，细胞基底面的褶皱也显著增多。

3. rds 小鼠

rds 小鼠为常染色体显性遗传 RP 动物模型，是研究 RP 的经典动物模型，该鼠因 *Peripherin/rds* 基因的外显子中插入了 9.2 kb 的基因组重复元件，而不能产生正常的蛋白。*Peripherin/rds* 基因表达产物是脊椎动物光感受器外节盘膜的结构蛋白，该蛋白有维持膜盘稳定性以及正常形态的重要功能。*Peripherin/rds* 基因发生纯合突变，可使正常的盘膜蛋白生成障碍从而进一步导致光感受器外节盘膜的正常形成也发生障碍，在人类可导致 RP 以及遗传性黄斑变性等多种视网膜病变。光感受器细胞外节在纯合子小鼠中不发育，外丛状层和外核层于出生后 2 周起逐渐变薄，视网膜感光细胞于出生后 12 个月左右消失殆尽，而视网膜内层基本不受影响。

4. 猫类动物

Abyssinian 猫是常染色体隐性遗传 RP 的动物模型，亦有学者称该动物模型具备显性遗传的模式，该动物模型早期表现为视杆细胞受影响，晚期出现视杆、视锥细胞均受损，但目前其基因型还未被证实。

5. 犬类动物

视网膜营养不良是纯种狗中常见的致盲疾病，而其中视网膜色素变性（RP）最为常见。大部分是常染色体隐性遗传，极少数为 X 连锁。其中爱尔兰长毛犬为 cGMP 磷酸二酯酶β亚基基因的缺陷，这与 rd 小鼠及一些人类隐性 RP 家族的病变相似。患有进行性视杆、视锥细胞变性的小型贵妇犬表现为二十二碳六烯酸浓度降低，与人类 Usher 综合征伴发的 RP 类似。瑞典比格犬中有一种先天性 RP。患此病的狗 *Rpe 65* 基因外显子 5 有一个 4 碱基对的缺失，导致了基因框移。T4R 视蛋白基因突变可以引起英国獒的常染色体显性遗传 RP。

（二）人工视网膜色素变性模型

1. *Rpe-65* 基因敲除小鼠

敲除 *Rpe-65* 基因可致小鼠视网膜色素上皮细胞功能障碍，使全反视黄醇过度积聚和 11-顺-视黄醛缺乏。*Rpe-65* 在循环中对 11-顺-视黄醇的再异构发挥重要作用。*Rpe-65* 基因敲除小鼠主要为常染色体隐性遗传。

2. *RHO* 基因敲除小鼠

RHO 基因被认为是与 RP 发病相关的基因，DRYJA 等在 1990 年第 1 次进行报道，现已发现了 100 多种 *RHO* 基因突变，其中错义突变占多数，由 Humphries 等培育的视紫红质基因敲除小鼠是一种常染色体显性遗传 RP 动物模型。

3. P23H 突变的转基因大鼠

Steinberg 等构建的转基因大鼠携带 *RHO* 基因中的 23 位脯氨酸被组氨酸代替，导致异常基因产物的合成及感光细胞的凋亡。为常染色体显性遗传 RP。

4. 其他小鼠转基因动物模型

Naash 等将一个突变的 *OPNISW* 基因转入小鼠体内。最近，Hong 等建立了 X 连锁 RP 动物模型，与人类 RP3 相似。C214S 小鼠 *P/rds* 基因中的 p.Cys214Ser（c.641G>C）错义突变可引起一种迟发的常染色体显性遗传 RP。S334ter-line-5 大鼠是一种慢性光感受器变性的转基因动物模型，而 S334ter-line-3 大鼠光感受器变性发生得较早。

5. P237L 转基因猪

P237L 突变是一种常见的引起常染色体显性遗传 RP 的突变。2003 年，Petters 等建立了一个 RHOp.Pro347Leu 转基因猪的动物模型。

（三）化学造模

1. $NaIO_3$ RP 模型

$NaIO_3$ 可以选择性地作用于色素上皮，继而引起视网膜其他的结构如光感受器、脉络膜等的病变。对绵羊 $NaIO_3$ 静脉注入的研究发现，在药物注入早期（大约 2 h），RPE 细胞结构遭到了显著的破坏。视杆和视锥细胞的外节相对正常。3 d 后，外节出现了不同大小的空泡，盘膜结构变形。Müller 细胞远端出现了明显的水肿，失去了细胞质的结构。外丛状层的树突、内核层的胞体、内丛状层的突起以及许多节细胞中的线粒体膨胀，嵴消失。节细胞轴突没有明显改变。在靠近 RPE 坏死或缺失的地方，脉络膜毛细血管的内皮增厚，血管管腔变细，毛细血管丛密度减少。而在相对正常的 RPE 处，可见到小片的正常的毛细血管被萎缩的毛细血管丛所包围。

2. 单色光照射的视网膜损害

不同波长的单色光照射后主要引起两种病理改变，320～440 nm 波长的光主要引起光感受器的损伤，而 470～550 nm 波长的光则对 RPE 的影响最大。对于老鼠的视网膜，两种波长引起病理改变的阈值分别为：380 nm：0.61 J/cm^2，6～8 min；470 nm：513 J/cm^2，60～90 min。兔子光照实验表明，破坏血-视网膜屏障所需的蓝光阈值为 50 J/cm^2，而黄光阈值为 1 600 J/cm^2。通过对基因缺陷的大鼠 Rho-/-的研究发现，380 nm 波长光照射后引起的急性期改变可能与视紫红质的漂白有关。而 470 nm 波长光照射后线粒体酶如细胞色素 C 氧化酶可能介导了 RPE 损伤，继发了大量的光感受器的退化损伤。

3. N-乙基-N-亚硝基脲（ENU）诱导模型

ENU 可以诱导 *Pde6b* 基因的突变，是建立 RP 动物模型的一种新的方法。Hart 等将 ENU 用于小鼠发现了 7 个新的 *Pde6b* 的点突变。ENU 诱导 RP 模型可重复性较好，全身用药 7 d 后（成年小鼠 60 mg/kg，大鼠 60～75 mg/kg，仓鼠 90 mg/kg，猴子 40 mg/kg），就可以出现光感受器的丧失。

十二、糖尿病视网膜病变动物模型

糖尿病视网膜病变（diabetic retinopathy，DR）是糖尿病的重要微血管并发症。糖尿病动物模型主要是围绕胰岛素的相对或绝对不足展开，可分为两类：一类为人工糖尿病模型，另一类为自发性遗传性糖尿病模型。

（一）人工糖尿病模型

1. 胰腺全切法

选择 2～3 岁成年健康狗，术前禁食 12 h，禁水 6 h，以 3%戊巴比妥钠 0.8 mL/kg、安定 10 mg 肌肉注射麻醉后，行气管插管建立人工呼吸，由小动物呼吸机控制呼吸。经后腿浅静脉建立静脉通道，术中给予生理盐水及林格液。根据视麻醉深度，间断静脉给予氯胺酮、万可松、戊巴比妥钠维持麻醉。采用腹正中切口，从剑突至外阴上缘。进腹后上翻大网膜，先游离并切除脾脏。打开大网膜进入小网膜腔，显露胰腺上段及下段。用硬膜外管测量胰腺长度，仔细游离胰腺，避免挤压胰腺。由十二指肠上动脉进入胰腺处至胰腺角部胰管开口间保留胰头部组织约 10%（术中根据胰腺全长估算），所属部分主胰管保留。切除胰腺后检查腹腔，确认无活动性出血后缝合后腹膜，固定十二指肠，逐层关腹。术后伤口予敷料及腹带包扎。术后喂食量及喂食结构与术前大致相同。

2. 链脲佐菌素（STZ）诱发 1 型糖尿病法

动物可选用 SD 雄性大鼠，实验前测每只大鼠的血糖值范围在 3.0～5.0 mmol/L，为正常血糖值，所有大鼠实验前后均在相同环境下饲养。临用前将 STZ 溶解于 4 ℃冰箱预冷的 0.1 mol/L 枸橼酸三钠-枸橼酸缓冲液中（pH 4.2），制成浓度为 20 mg/ mL 的 STZ 液。注射前，大鼠先禁食 12 h，先给予 STZ 60 mg/kg 腹腔注射，之后可使用 STZ 50 mg/kg 鼠尾静脉注射或腹腔注射。

3. 链脲佐菌素（STZ）＋高脂饮食＋弗氏完全佐剂（CFA）诱发 2 型糖尿病法

动物可选用 SD 大鼠，体重达 170～190 g 开始实验。STZ 临用前溶解在 0.1 mol/L 柠檬酸缓冲液中（pH4.5）。

脂肪乳剂的制备：花生油 220 g 于一容器加热到 80 ℃时加入 184 g 吐温 80 搅匀制成油相。同时另一容器中加入水 140 g、蔗糖 100 g、全脂奶粉 60 g，食盐 4 g 和丙二醇 18.4 g，搅拌加热至 60 ℃，加入 4 g 脱氧胆酸钠，充分搅拌加热直至完全溶解制成水相。将水相倒入油相中充分混匀。冷却后加入复合维生素 0.8 g，复合微量元素 0.4 g 充分搅匀，即制成脂肪乳剂（脂肪占总热量的 75%，碳水化合物占 15%，蛋白质占 10%）。制成的乳剂于 4 ℃储藏，每天经 40 ℃水浴，充分搅拌后使用。

大鼠予高脂肪乳剂灌胃 10 mL/kg，自由进食标准颗粒饲料，每周称量体重（BW），连续 5 个月。之后，空腹 6 h 后腹腔注射 STZ 12 mg/kg，次日腹腔注射 CFA 0.5 mL/kg，7 d 后尾静脉采血用血糖仪测定随机血糖，以随机血糖＞11.1 mol/L 为成模标准，血糖不达标的重复上述步骤，3 次仍不达标者，退出该实验。

4. 催肥法

常用方法 1（破坏饱食中枢）：选择性破坏下丘脑腹内侧核的饱食中枢，使动物食量增加，体型肥胖，产生近似人类 2 型糖尿病，出现高血糖，高胰岛素和胰岛素抵抗。

常用方法 2（高脂高糖饮食）：用含 37%蔗糖＋10%猪油的饲料喂养贵州小香猪 3 个月，可使其产生严重的高血糖症，空腹血糖均值为（7.45±3.10）mmol/L。

（二）自发性遗传性糖尿病模型

包括 BB（Bio Breeding）鼠、db（diabetes）鼠和 NOD（Non-Obesiw Diabetes）鼠等常用的 1 型 DM 自发性动物模型，以 BB 鼠尤为理想。常用的 2 型 DM 自发性动物模型有中国地鼠（Chinese Hamster）、GK（Coto-Kakisaki Wistar）大鼠和 NSY 鼠（Nagoya-Shibata-Yasuda）。而肥胖 Zucker 大鼠（Obese Zucker Rat）则是研究 2 型 DM 伴高血压的理想的动物模型，嗜沙肥鼠（Psammomys obesus）、PO 则适用于隐发 1 型糖尿病（LADA）的研究。SHHF 肥胖大鼠有较强胰岛素抗性，可能是胰岛素分泌过多导致更多的有赖于脂肪和性别的危险效应。OLETF（Otsuka Long-Evans-Tokushima Fatty）大鼠是 1984 年由日本制药公司开发的自发性 2 型糖尿病鼠种，该鼠胆囊收缩素（CCK）-A 受体 mRNA 的表达完全缺失，其携带的 ODB_1 和 ODB_2 基因与糖尿病的发病机制有关。

十三、视神经病变动物模型

常见的视神经病变主要有视神经炎、机械性视神经损伤以及缺血性视神经损害，这 3 类疾病发病机制相去甚远，每类动物模型的制作方法也不一样。

（一）视神经炎动物模型

1. 实验性自身免疫性脑脊髓炎（experimental autoi mmune encephalomyelitis，EAE）模型

1935 年，Rivers 等首次提出向猴子大脑注入兔脑提取物，发现其表现出的神经损害与脑脊髓炎的组织学损害相似，其中包括血管周围炎性改变以及脱髓鞘，后亦称为EAE，是建立的第一个EAE模型。目前已经通过多种方法诱导易感实验动物进行免疫，包括用纯化的蛋白质或衍生肽，如髓鞘少突胶质细胞糖蛋白（myelin oligodendrocyte glycoprotein，MOG）、髓磷脂碱性蛋白（myelin basic protein，MBP）、髓鞘蛋白脂质蛋白质（myelin proteolipid protein，MPLP）或其他髓磷脂蛋白质建立主动EAE模型。疾病诱导通常需要免疫佐剂，例如补充有热灭活结核分枝杆菌的完全弗氏佐剂（complete Freund's adjuvant，CFA）以充当抗原贮库。大多数EAE诱导方案需要使用百日咳毒素（pertussis toxin，PT），尽管百日咳毒素在EAE中的确切作用尚不清楚，但认为其在免疫细胞进入中枢神经系统的过程中起到一定作用，促进T细胞的增殖和细胞因子的产生，以及破坏T细胞的耐受。

EAE模型诱导方案取决于动物的易感性、年龄和性别。其中，大鼠对EAE敏感性高，是国外早期研究报道中常见的品系。而根据近年来研究报道，EAE啮齿动物模型在中枢神经系统自身免疫性炎症研究中占主导地位，目前常见EAE模型见表4-1。

表 4-1 常见的几种 EAE 模型比较

品系	诱导蛋白	疾病形式	模型特征	发表年份
C57BL/6 小鼠	MOG	慢性	中枢系统（包括视神经）的单核炎性浸润和脱髓鞘	2015，2018
SJL/J 小鼠	MPLP	复发缓解	血管周围淋巴细胞和嗜中性粒细胞浸润，随后发生中枢神经系统（包括视神经）脱髓鞘和胶质增生	2018
Brown Norway（BN）大鼠	MOG	慢性	脊髓中大量炎症和脱髓鞘，以及视神经的广泛脱髓鞘	1999，2012
Dark Agouti（DA）大鼠	MBP	急性单相	视神经脱髓鞘	1998

2. 病毒或毒素诱导模型

病毒诱导模型和毒素诱导模型泰勒氏病毒、犬瘟热病毒和小鼠肝炎病毒等病毒可诱导脱髓鞘动物模型。其中常见的是泰勒氏小鼠脑脊髓炎病毒（Theiler's murine encephalomyelitis virus，TMEV）诱导的慢性脱髓鞘模型，和溴化乙锭注射到蛛网膜下腔后诱导视神经炎。

（二）机械性视神经损伤的动物模型

1. 横断伤

将视神经自视交叉前任一部位切断，造成所有视网膜节细胞（RGC）轴突完全断离，有报道将SD大鼠的视神经于视盘水平切断并移植自体外周神经，观察RGC的存活和再生。

2. 钳夹伤

麻醉满意后，手术显微镜下环形剪开右眼球结膜，断内、上直肌，钝性向后分离暴露视神经，用头部宽1 mm的特制镊子在球后2～3 mm处夹持视神经6 s，造成视神经夹伤，观察眼底无视网膜中央动脉缺血者为成功模型。后有人采用无创血管夹（直径2 cm，宽度2 mm）夹闭视神经20 s，制成视神经钳夹伤模型。

3. 球砸伤

动物用兔，致伤设备有致伤管（长2 m、内径25 mm）、45 g的致伤球、致伤卡头三部分，致伤强度为球的重量乘管的长度。打击分2种，闭合式：选取致伤眼眶上缘切迹内、后各0.5 cm为打击点，龙胆紫标记，以标记点为中心用相配的聚乙烯板（35 mm×25 mm×2 mm）保护，兔头置于工作台圆孔窗下，打击中心点用1.3 kg/m致伤冲量。开放式：动物麻醉后，手术显露两侧眶上缘切迹和眶壁，经眶上缘切迹处向视神经管方向咬除两侧部分眶壁骨板（深7～8 mm、宽6 mm），保持硬脑膜、眶骨膜和视神经管的完整性。兔头放在致伤管下，将致伤卡头卡在一侧视神经孔上方的眶板上，调整角度，使卡头和致伤管成一线，球从管上端自由落下击于卡头，致伤强度为0.09 kg/m。

4. 牵拉伤

麻醉后，剪开外眦，牵引眼睑，沿角巩缘 360°环形剪开球结膜，断眼外肌，向颞侧牵拉眼球，钝性向后分离，暴露视神经，将中间剪开 5 mm 长纵形裂口的无菌吊带放于眼球后极部，压紧使视神经从裂口中穿出，固定头部，用自制的生物系统快速牵拉（可以不同重量的砝码、秤锤进行定量），模拟人脑的弥漫性轴索损伤，可用于中枢神经系统轴索损伤的形态、代谢等的研究。

5. 挤压伤

1）动物用家猫，麻醉后，显微开颅后于视交叉前方，脑组织下方放置球囊（直径为 3 mm 的球囊硅橡胶导尿管），于球囊内注入核磁共振（MRI）造影剂 0.5 mmol/L 的钆造影剂（OM NISCAN），取 1 mL OM NISCAN 加生理盐水至 1.5 mL，使球囊直径至 5～7 mm，用丝线结扎球囊两端，球囊的长度 13～15 mm。

2）动物用豚鼠（250～350 g），麻醉后手术暴露视神经孔，塞入一细端 2 mm 直径的圆锥软硅胶，阻塞视神经孔。

（三）缺血性视神经损害的动物模型

1. 单侧颈总动脉狭窄并结扎颈外动脉法

动物充分麻醉后，将颈总动脉和一个已知外径（其大小与希望减少到的血管内径相当）的银管一起用丝线结扎，移走银管，则颈总动脉变狭窄，一般需减少 84%的内径才会引起脑血流量的血流动力学改变，然后完全结扎颈外动脉。这样，与颈总动脉狭窄相当的颈内动脉狭窄的模型建立了。实验发现视乳头旁脉络膜、筛板后视神经、睫状体中胚叶血流均有不同程度下降，但仅视神经的血流下降有统计学意义。

2. 结扎视网膜中央动脉法

在视网膜中央动脉穿进视神经硬脑膜的部位夹持 116 min 造成视网膜中央动脉的暂时性缺血。夹持时行眼底荧光血管造影检查判断是否成功。

3. 内皮素-1 法

用微型泵将内皮素-1（endothelin-1，ET-1）运送到兔视神经周围，速率为 0.5 μL/h，剂量采用 0.1 μg/d，共 14 d。

十四、眼部新生血管动物模型

眼科主要存在的新生血管按照部位的不同，有角膜新生血管（CNV）、虹膜新生血管、脉络膜新生血管、视网膜新生血管，与其对应的动物模型对角膜炎、新生血管性青光眼、黄斑变性、早产儿视网膜病变的研究都具有重要意义。

（一）虹膜新生血管（NVI）模型

1. 视网膜静脉阻塞法

造模过程基本同视网膜静脉阻塞的造模过程，至少封闭 4 条分支静脉中的 3 条，但是模型选用的动物目前只见猴造模成功的报道。

2. 与糖尿病相关的虹膜新生血管模型

动物选用猴，全身给予结晶牛胰岛素诱导糖尿病模型 3 周后，玻璃体内注射不同剂量的结晶牛胰岛素，1～2 周后出现裂隙灯下可见、虹膜荧光素血管造影（IFA）和组织学证实的NVI。并发现 NVI 不仅出现于虹膜表面，基质层中也有分布且基质层中的新生血管相对不容易消退。

3. 前节缺血致 NVI 模型

家兔为该类模型制作最常选用的实验动物，电凝术闭塞家兔双侧睫状后长动脉，后 9 d 组织学证实虹膜表面和小梁组织新生血管形成，14 d 时可见增生血管膜阻塞房角。

4. 晶状体玻璃体切除联合人工视网膜脱离法

在猫眼上施行玻璃体联合晶状体切除加视网膜下注液造成视网膜脱离手术，术后裂隙灯下观察 1～2 个月后均出现虹膜表面新生血管，光镜证实 NVI 存在，部分眼可见房角纤维血管膜形成和虹膜色素层外翻。

（二）脉络膜新生血管（CNV）模型

1. 激光诱导法

围绕视盘进行视网膜光凝，每眼约 8 点，激光功率为 200 mW，光斑直径 50 μm，曝光时间 0.05 s；以光凝后有气泡产生为度。激光器可选用二极管激光、氩激光、氪激光、染料激光和倍频 Nd：YAG 激光等。

2. 生长因子诱导法

1）血管内皮生长因子：将人源重组 VEGF 凝胶微粒注射至猴视网膜下，产生累及黄斑的局限性视网膜脱离，诱发 CNV，也有采用玻璃体内注射和球旁注射的。

2）碱性成纤维细胞生长因子：视网膜下注射 bFGF 凝胶微粒诱导兔 CNV 模型。该模型第 2～8 周就可观察到 CNV。

（三）视网膜新生血管模型

1. 定量氧诱发法

混合气体（80%医用氧气与 20%医用氮气的混合气体），可由高压氧舱设备提供。市售 60 cm×40 cm×25 cm 半透明无毒硬塑料整理箱，弃除上方盖板。箱的上方边沿涂以真空硅脂，加盖略大于箱口的玻璃板。容器的两端侧壁对角线位置分别打孔，一端接进气管，连于混合气瓶；另一端接出气管，连于测氧仪。各管道连接口及盖板涂以真空硅脂，确保密闭。容器底铺钠石灰颗粒，保持容器内干燥。容器内置入双侧加透气孔的普通小鼠鼠笼。将实验组出生后第 7 天的小鼠及其哺乳母鼠置入密闭的氧箱内，接 80%混合氧，调节气体流量，每天 2 次用测氧仪监测出气管中的氧浓度，使其保持在（75±2）%；室温保持（23±2）℃；每天 1 次更换箱内垫料、水及饲料，开箱约 1 h。在此环境中饲养 5 d 后，从氧箱中取出，在正常环境中饲养。

2. 视网膜静脉阻塞致视网膜、视盘及虹膜新生血管的动物模型

见“视网膜静脉阻塞动物模型”。

3. 转基因小鼠的眼内新生血管模型

将具有明显促血管生长的 VEGF cDNA 与具有组织特异性的牛视紫红质启动子相连导入小鼠受精卵细胞，经筛选获得转基因小鼠。

十五、眼外伤动物模型

眼外伤分为机械性、非机械性眼外伤，有一些研究较多的眼外伤模型在此作一介绍。

（一）角膜外伤动物模型

1. 碱烧伤法

以直径 5 mm 环钻在定性滤纸上打孔，用电子天平称量，取干重 15 mg 的滤纸片，放在培养皿内用塑料袋密封，环氧乙烷消毒备用。Wistar 大鼠，体重 200～250 g，雌雄不限，裂隙灯显微镜下检查双眼附属器和眼球前段排除眼部病变，实验前 3 d 双眼滴 0.3%妥布霉素滴眼液。全身麻醉后表面麻醉，用小棉棒吸去表面泪液。用镊子夹住已制备好的滤纸片，微量加样器吸取 15 μL 的 NaOH 溶液滴于其上，将直径 5 mm 的圆形滤纸贴于角膜中央，烧灼 30 s，移去滤纸后，立即用生理盐水 60 mL 冲洗结膜囊，以 0.5%新霉素眼液滴眼。

2. 液态芥子气损伤法

全身麻醉动物并行眼表表面麻醉眼表，将一内径 8 mm、长 20 mm 的玻璃管（两端开口）垂直置于兔眼角膜（水平位）中央，稍加压，然后将 0.2 mL 99.6%液态芥子气或同体积的生理盐水分别注入左右眼玻璃管内，使液体浸没角膜前极 1 mm 以上，开始计时，3 min 后将管内溶液吸尽，并立即用生理盐水连续冲洗 5 min。

（二）眼球挫伤动物模型

敲击法致前房出血模型

实验动物选用大鼠，腹腔注射麻醉后，用玻璃药杵敲击其双眼造成双眼前房积血。玻璃药杵长约 10 cm，重 30 g，用药杵粗圆一端距大鼠眼睛 15 cm 内连续敲击 8～10 次，造成前房积血。

（三）眼眶外伤模型

手术法制作眼球内陷模型

猫经肌肉注射麻醉，眶内侧壁缺损组选择内眦皮肤切口，骨膜下分离暴露眶内侧壁，用血管钳轻压穿破筛骨薄板，咬骨钳咬出宽和高均为 1.0～1.5 cm 的骨壁缺损。钝性分离破坏骨膜和眶隔，使眶内容物嵌顿疝出到筛窦内。下睑缘皮肤切口，暴露眶下缘。猫的眶下缘完整，前部眶底为骨壁，距眶下缘约 1.0～1.5 cm 处，中外 2/3 眶底无骨壁，仅有咬肌封闭眶底，未见上颌窦结构。前部眶底缺损组切除部分骨性眶底和咬肌，使缺损的宽和高均为 1.0～1.5 cm，钝性分离并破坏骨膜和眶膈，使眶内软组织疝出到皮下。后部眶底缺损组切除后部咬肌，造成宽和高均为 1.0～1.5 cm 大小的缺损。

（四）眼球穿通伤动物模型

1. 气枪射击法

兔全身麻醉后，用自制气枪自兔耳根后缘与眼球正中连线的角膜缘内 1 mm 处沿角膜平面射击，气枪子弹从面鼻根部射出，形成前段眼球破裂伤模型。

2. 手术法制作穿通伤合并玻璃体积血模型

常用动物选兔，术前予以洛美沙星眼液滴眼 3 d，术日散瞳后于肌肉内注射氯胺酮（35 mg/kg）＋氯丙嗪（5 mg/kg）麻醉，麻醉后于兔眼上方 9～3 点角巩膜缘分离球结膜，在角膜缘后 2 mm 处用矛形穿刺刀刺向玻璃体中心部，剪刀平行角膜缘向两侧扩大切口至 8 mm，压迫眼球致玻璃体脱出，将其剪切，用 10-0 尼龙线间断缝合切口，玻璃体腔内注入 3 mL 兔耳动脉全血。

3. 手术法制作穿通伤性视网膜脱离模型

实验动物选兔，5%聚维酮碘（Povidone-lodine）消毒剂点结膜囊，生理盐水冲洗。复方托吡卡胺散瞳，于兔眼后上方角膜缘后 2 mm 平行切开约 10 mm，造成眼球穿通伤，挤压出大部分玻璃体，钝性（硅胶管）微注射针头分离伤口后缘视网膜，并向视网膜下注入眼用 BSS，造成约 180°的视网膜脱离，8-0 可吸收缝线缝合伤口 3 针，结膜缝合 1 针，庆大霉素 2 万 IU 结膜下注射，1%阿托品眼膏涂结膜囊，手术结束。

参考文献

彭清华. 2010. 中西医结合眼科学［M］. 北京：中国中医药出版社.

彭清华. 2023. 中医眼科临床研究［M］. 长沙：湖南科学技术出版社.

彭晓芳，彭清华，彭俊，等. 2020. 密蒙花滴眼液对去势雄兔干眼结膜炎性因子 IL-1β和黏蛋白 5AC 及 P38MAPK 表达的影响［J］. 国际眼科杂志，20（3）：426-431.

邹昊宇，胡鸿运，刘嫡，等. 2019. 千里光通过 NLRP3 / Caspase-1 / IL-1β通路对过敏性结膜炎大鼠角结膜炎症的影响［J］. 中药新药与临床药理，30（11）：1346-1351.

第三节　耳鼻咽喉疾病研究动物模型

一、鼻科疾病与动物模型

（一）变应性鼻炎动物模型

在构建变应性鼻炎动物模型时，研究者们采用了多种方法，这些方法大致可分为两大类别：西医病理模型与中医病症结合模型。中医病症结合模型最早见于 2003 年由邱宝珊等提出的脾虚型变应性鼻炎。2020 年田理等进行了气虚血瘀证变应性鼻炎大鼠模型相关研究。在探究变应性鼻炎的过程中，常用的实验动物包括小鼠、大鼠、豚鼠以及新西兰兔等。然而，在真实实验场景中，出于饲养成本、造模操作的简便性等因素的综合考量，小鼠、大鼠和豚鼠成为了更受青睐的选择。这些动物不仅来源广泛、价格相对亲民，而且饲养和繁殖也相对容易。

对于变应原的选用，研究者们常常采用卵清白蛋白、2，4-甲苯二异氰酸酯以及豚草花粉等。其中，卵清白蛋白因其诱导产生的抗体具有出色的持久性，从而在变应性鼻炎动物模型的研究中得到了广泛的应用。

豚鼠在变应性鼻炎的研究模型构建中率先被采用，其显著优势在于能够通过吸入性过敏原和呼吸道刺激轻易致敏，从而更易于在造模过程中产生鼻或气管的过敏反应。此外，豚鼠的免疫反应与人类 IgE 介导的鼻黏膜免疫反应高度相似，这一特点使豚鼠模型在变应性鼻炎研究中具有极其重要的参考价值。然而，豚鼠作为实验动物也存在一些局限性。首先，豚鼠天性胆小、易受惊吓且体质相对较弱，这些特性可能会对造模结果的稳定性和可靠性产生一定影响。其次，豚鼠的补体系统在致敏后容易激活，释放过敏毒素，这可能导致支气管平滑肌痉挛等不良反应，进而影响实验建模的成功率。这些局限性在一定程度上限制了豚鼠在免疫机制和基因水平研究的适用性。因此，尽管豚鼠在变应性鼻炎模型构建中展现出独特价值，但在涉及免疫机制和基因水平的研究时，研究者可能需要考虑采用其他更合适的实验动物。

小鼠在构建变应性鼻炎模型研究中广受欢迎，其优势显著：品系种类丰富、淋巴系统发达、能迅速产生变应原反应，且成本较低、易于饲养。然而，小鼠模型也面临一些挑战，如敲基因小鼠模型的成功率波动，以及鼻黏膜剥离操作的复杂性。因此，在研究中，我们需要充分考虑这些挑战，并灵活调整策略，以确保研究的顺利进行和结果的准确性。

近年来，大鼠在实验研究中的应用频率明显上升。它集合了豚鼠和小鼠模型的优点，特别是在免疫学研究中，能够模拟人类 IgE 介导的鼻黏膜免疫反应，为变应性鼻炎等疾病的研究提供了强有力的支持。其较大的体型使得手术操作更为直观和准确，为研究者提供了更多的实验可能性和便利性。但值得注意的是，大鼠的致敏方式以腹腔致敏为主，并常需借助诱导剂来增强致敏效果，这与大鼠的生理特点密切相关，有助于更准确地模拟人类疾病的发生和发展过程。因此，在使用大鼠进行实验研究时，研究者应深入了解其致敏方式和特点，以确保实验结果的准确性和可靠性。

变应性鼻炎动物模型具有显著特点：首先，其临床表现与人类疾病高度相似，如鼻痒、鼻塞、流清涕、打喷嚏等症状，使得模型更贴近人类疾病状态，有利于深入研究。其次，模型在造模过程中会出现典型的病理生理变化，如鼻黏膜 SP 神经和肥大细胞的相互作用导致黏膜上皮细胞离子分泌特性的改变等，这些变化与人类变应性鼻炎的病理生理过程相似，为疾病机制的研究提供了有力支持。最后，变应性鼻炎动物模型的造模方法相对简单、易于操作，且可通过行为学评分或症状评分等方法对模型进行评价，这些评价方法简单、方便、易于操作，能够在一定程度上反映模型的疾病状态和治疗效果。

变应性鼻炎动物模型的造模方法多种多样，但最常用的方法之一是腹腔注射＋鼻腔激发法。该方法的基本步骤包括：基础致敏阶段：将一定剂量的变应原（如卵清白蛋白）与免疫佐剂（如氢氧化铝）混合后，通过腹腔注射的方式给予动物。在多个时间点（如第 1、7、14、21 天）进行重复注射，以诱导动物产生变应性鼻炎的症状。激发阶段：在基础致敏阶段结束后，通过鼻腔滴加或喷雾的方式给予动物相同或更高剂量的变应原，以激发动物的变应性鼻炎症状。模型的观察指标包括一般情况（体型、精神状态、毛发色泽、活动情况、体重变化、粪便以及饮食量、饮水量等）；行为学评分（观察小鼠 30 min 内喷嚏、抓鼻及流涕等症状，最终计算各组鼻炎症状得分）。

（二）急性鼻窦炎动物模型

目前，常用的急性鼻窦炎动物模型主要包括小鼠、大鼠和新西兰兔等实验动物。这些模型在模拟人类鼻窦炎的病理生理特征方面展现出一定的相似性，但每种模型都拥有其独特的特点。

小鼠鼻窦炎动物模型：为了构建这一模型，研究人员首先选用 3 型荚膜型肺炎链球菌，并通过小鼠活体接种传代两次以增强其毒力。接着，将细菌用灭菌生理盐水调至浓度为 1.2×10^9 CFU/mL 的菌液，每只小鼠每侧鼻孔滴入 4 滴。接种细菌后，小鼠可表现出急性鼻窦炎的典型症状，如鼻腔和鼻窦的出血性炎症。炎症过程通常在接种后的第 2 天开始，第 11 天达到高峰，随后逐渐减轻，直至第 28 天基本消失。

大鼠鼻窦炎模型可细分为非鼻源性感染和鼻源性感染两种。非鼻源性感染模型可通过直接向窦腔注入细菌或手术干预法来构建。直接向窦腔注入细菌法利用注射器将特定数量的细菌注入大鼠窦腔。手术干预法通过无菌外科手术打开鼻窦腔并堵塞窦口，同时接种细菌。鼻源性感染模型则通过堵塞大鼠鼻腔内的消毒棉绒，并注入肺炎 3 型链球菌来诱导鼻窦炎。这些模型中，炎症主要局限于上颌窦，呈现出坏死性感染的病理特点。手术干预法虽模型成功率较高，但可能破坏鼻窦腔的完整性；而鼻源性感染模型则制作简便，避免了手术对黏膜的损伤。

兔急性鼻窦炎动物模型选用体重在 2.0～2.5kg 的新西兰兔。在麻醉后，沿鼻中线切开皮肤以暴露双上颌窦前壁。接着，使用显微电钻在上颌窦前壁钻一小孔，通过此孔将消毒棉绒塞入窦腔，并缓慢注入金黄色葡萄球菌悬液。之后，将骨膜和皮肤逐层缝合。此模型动物会表现出与人类急性鼻窦炎相似的症状，如脓涕和喷嚏等。病理组织学观察显示窦壁黏膜出血、水肿等炎症表现。这一模型制作方法简便，成模时间短，且模型成功率高。

以上这些急性鼻窦炎动物模型在药物筛选、发病机制研究等方面具有显著的应用价值。小鼠模型因制备简便、成本低廉而广泛应用于药物筛选实验；大鼠模型更适合深入研究鼻窦炎的病理生理变化；而兔模型则因其与人类鼻窦炎的高度相似性而备受关注。然而，这些模型在模拟人类鼻窦炎的特定方面仍存在局限性，如解剖结构差异和免疫系统差异等。因此，在实际应用中，需要根据实验目的和需求综合考虑选择合适的模型。

（三）慢性鼻窦炎动物模型

目前主流的慢性鼻窦炎动物模型的动物种类包括兔、鼠和羊等，主要造模方法包括滴鼻、雾化、手术干预。随着转基因技术和基因敲除技术的发展，C57BL/6J、BALB/C 等小鼠已成为研究鼻窦炎病理生理的主要动物模型。尽管鼠的体型较小，这在一定程度上限制了某些复杂实验操作，但基因敲除鼠的成功培育为鼻窦炎发病的遗传易感因素和炎症机制的研究带来了显著的便利。由于基因敲除鼠易于进行大样本研究，这使得它们在揭示鼻窦炎发病的遗传基础和炎症过程方面展现出广阔的应用前景。这些模型为研究人员提供了强有力的工具，有助于深入地理解鼻窦炎的发病机制，并为开发新的治疗方法提供实验基础。

人类慢性鼻窦炎发病具有多种病因，因此，建立有效的、特定的慢性鼻窦炎模型可以为深入研究慢性鼻窦炎的发病机制提供有利的条件。

大鼠和小鼠慢性鼻窦炎动物模型：大鼠的造模方法包括剃去鼻背部长毛，沿鼻中隔切开，在无菌条件下分离鼻中隔至目内眦处骨膜，用牙科钻在特定位置钻孔，并塞入明胶海绵和滴入金黄色葡萄球菌，最后缝合骨膜及皮肤。小鼠接种细菌后可表现出急性鼻窦炎的症状，例如在第 2 日时，鼻腔、鼻窦均可发生出血性炎症；第 8 日时，动物鼻腔、鼻窦可出现中性粒细胞浸润；至第 11 日时，炎症可达到高峰，第 21 日时，炎症反应逐渐减轻，直至接种感染 28 日时，炎症则基本消失。由于小鼠鼻腔鼻窦的解剖结构与人类之间有差异，因此此模型较适合于作鼻腔鼻窦炎药物筛选方面的实验研究。

兔慢性鼻窦炎动物模型：用体重约为 2.5 kg 的新西兰兔，经肌肉注射麻醉后，沿动物鼻背正中线作一纵长切口，随机选取一侧上颌窦前壁，分离皮下组织及骨膜，用显微电钻在上颌窦前壁钻一小孔，用生理盐水冲洗窦腔，将冲洗液作细菌培养。取少量棉絮通过已钻小孔，将其置于窦口及窦腔里，不必完全堵塞窦口，将骨膜和皮肤逐层缝合。

兔的解剖位置与人相似，上颌窦作为最大、最重要的鼻窦，适合手术。模型动物在手术后第 5 日时，开始出现脓涕、喷嚏、眼结膜充血、水肿等临床表现；造模后第 12 日，窦腔内可见大量黏稠脓液。兔的慢性鼻窦炎模型与人的慢性鼻窦炎发病更加类似，对于研究慢性鼻窦炎的病因、病理过程更具意义。同时，由于手术损伤小、制作方法简单、造模时间短且成功率高，是评价功能性鼻内镜鼻窦手术后鼻黏膜纤毛形态与功能转归影响的理想动物模型。

羊慢性鼻窦炎动物模型：羊的大体解剖结构和组织特征与人的鼻窦相类似，方便手术干预，并且羊本身天然感染了一种名为羊狂蝇的体外寄生虫导致羊潜在的嗜酸性慢性鼻窦炎。羊的慢性鼻窦炎模型手术操作方便，研究方向多倾向于黏膜组织损伤后的修复与重构、慢性鼻窦炎发病过程中细菌或真菌生物膜形成以及针对生物膜的治疗措施的有效性。然而，该模型构建成本较高且样本量有限，不便于进行大样本研究。

二、耳科疾病与动物模型

（一）急性中耳炎动物模型

急性中耳炎动物模型是生物医学研究中用于模拟人类急性中耳炎发病过程的重要工具。这些模型通常使用大鼠、小鼠、龙猫等动物，通过特定的实验手段诱发中耳炎，从而观察和研究其病理生理过程、遗传易感因素以及药物疗效等。肺炎链球菌是常用的造模菌株。

使用急性中耳炎动物模型具有多重优势。首先，这些动物模型在组织和病理学上与人类急性中耳炎存在许多相似性，这使得实验结果更具参考价值。其次，从这些模型中获得的发现可以推广到其他转基因和遗传模型，为深入探索急性中耳炎的发病机制提供重要线索。此外，这些动物模型通常体型较小，便于在实验室环境中进行操作和观察。实验室中常用的动物通常具有可预测的生理、药动学和药效学特性，这些特性已经经过充分研究，为药物研发和疗效评估提供了可靠基础。

然而，使用急性中耳炎（acute otitis media，AOM）动物模型也存在一些劣势。首先，创建与人类发病过程相似的多因素致病环境较为困难，这可能会影响实验的准确性。其次，在处理动物和较小组织时可能会遇到操作上的困难。此外，在某些情况下，这些动物模型可能容易发展为败血症，增加了实验的复杂性和风险。因此，在使用 AOM 动物模型时，需要综合考虑其优缺点，并根据具体的研究目的和条件做出选择。

直接的细菌接种可以通过鼓室注射的方法进行。大鼠作为急性中耳炎的首选模型，其独特优势在于组织学特征与人类婴儿和儿童具有极高相似性。此外，大鼠的急性中耳炎过程与人类极其相似，特别是其相对较大的鼓膜易于细菌接种，且感染后的发展过程类似于人类的自限性感染（持续 10～12 d），同时保持听骨链的完整性。值得一提的是，大鼠模型在研究中具有实质性益处，即不易发展为全身败血症，且能够产生持续 16 周以上的中耳积液，为长期研究提供了可能。

龙猫作为另一种备受关注的急性中耳炎研究模型，其作为大型啮齿动物的特性以及几乎与人类等大的鼓膜使得病原体接种和后续研究更为便捷。此外，龙猫对诱导中耳炎的细菌和病毒病原体展现出与人类相似的敏感性，无须进行动物适应。疾病过程的自然史和时间进展也高度模拟人类患病情况。然而，龙猫的地理分布限制（主要在北美和南美广泛使用）、多室大疱导致的纤维化风险、对痛苦的敏感反应以及高内耳并发症和败血症风险（特别是年轻个体），都是其作为研究模型的潜在缺点。

相比之下，小鼠模型虽然不常用，但因其小巧的体积、低廉的购买和饲养成本以及易于操作的特点受到青睐。小鼠与人类在生理、生化和发育过程上的诸多相似性，且同源基因高达 99%，为研究人员提供了在 DNA 结构水平上研究人类急性中耳炎遗传易感性的独特机会。小鼠模型与先进的分子试剂、转基因和基因缺失菌株以及多种遗传模型（如颅面和免疫系统变体）的结合，进一步扩展了其研究潜力。尽管小鼠鼓膜的尺寸相对较小，但使用适当的器械和耳镜仍可进行手术操作。然而，小鼠在手术出血和全身麻醉的耐受性上较弱，且其免疫系统与人类存在显著差异，这些因素在研究中需加以考虑。

（二）慢性内淋巴积液动物模型

经典的膜迷路积水动物模型制作方法包括手术法、内分泌调节法、免疫法等，都能够成功诱导膜迷路积水，在梅尼埃病的研究中占据重要地位。虽然这些造模方法稳定可靠地诱导膜迷路积水，但并不能完全复制出梅尼埃病的所有临床表现（例如没有一种模型具有波动性听力下降表现，部分模型动物并未出现前庭症状等）。有文献建议实验者应根据不同的实验目的、结合造模所需时间以及成功率等因素选择不同的造模方法。最近几年发展起来的 Phex 小鼠膜迷路积水模型是较为理想的梅尼埃病研究动物模型，但是由于这种模型本身具有基因缺失突变，在研究膜迷路积水时还需要考虑基因缺失对模型本身代谢发育等方面的影响。

通常采用豚鼠（因其听觉灵敏且其颞骨结构与人类颞骨相似，是耳科研究的常用动物），但也有小鼠膜迷路积水模型的相关报道（采用非手术法造模）。对膜迷路积水模型的最客观评估仍有赖于动物处死后组织切片观察膜迷路积水程度，采用 Sperling 标准（前庭膜与骨壁有无接触及前庭膜与螺旋板之间的角度）或蜗管面积比（正常蜗管面积约为耳蜗纵切面总面积的 1/3。膜迷路积水时，前庭膜向前庭阶方向膨隆，蜗管的横截面积增加。在光学显微镜下，将膜迷路积水的程度分为轻、中、重三度。轻度：蜗管面积占总面积的 1/3～1/2；中度：蜗管面积占总面积的 1/2～2/3；重度：蜗管面积占总面积 2/3 以上）。

在模型评估方面，有行为学方法、听性脑干反应阈值检测、耳蜗电图、前庭诱发肌源性电位等非创伤性的评估方法，可作为参考。Melki 等研究发现，耳蜗电图 SP/AP 比值升高可作为膜迷路积水的可靠诊断指标，但不能用于评估积水程度；而 ABR 检测的听力损伤程度则可用于预判膜迷路积水程度。

手术法：在膜迷路积水模型建立方面，手术法是最早用于建立膜迷路积水模型的方法，主要采用豚鼠，包括后颅窝硬膜外进路法堵塞内淋巴管并局部破坏内淋巴囊，完全分离内淋巴囊和乙状窦等。手术法制作膜迷路积水模型成功率高，但操作技术要求严格、动物易感染致死。

内分泌调节法：通过腹腔注射血管加压素、醋酸去氨加压素或醛固酮建立膜迷路积水模型，此法操作简单、损伤小，但是制作模型的周期长。且对造模的基本时长没有定论。有研究报道，醛固酮腹腔注射 5 d 即可成功，有的研究却观察到需要在给药之后 1 个月才发展至中度膜迷路积水。血管加压素皮下隔日注射，持续 2 个月。另有文献报道，皮下血管加压素微泵置入法，造模仅用 2 周，成功率高，但仅用于豚鼠，未见小鼠相关报道。

免疫法：全身应用匙孔血蓝蛋白（KLH）致敏的基础上，将 KLH 注入内淋巴囊进行局部免疫。此法虽然成功率较高，但是造模后模型不稳定，且观察时间长，实验研究中较少用。

噪声法：噪声暴露法能快速建立有效的膜迷路积水动物模型，但该方法诱导产生的积水并不稳定。

两期法：结合手术法和腹腔注射醛固酮，在减少内淋巴液回流的同时增加内淋巴液产生，但时间较长，且仍具有手术创伤。

综合法：鼓室内注射脂多糖，同时腹腔注射醛固酮，连续 5 d，成功建立小鼠膜迷路积水模型，但是缺乏前庭症状表现。且单独鼓室内注射脂多糖与脂多糖＋醛固酮相比较，膜迷路积水程度并无显著差异，但脂多糖＋醛固酮组内淋巴囊膨胀更显著。

上述造模方法，根据造模类型（急性膜迷路积水和慢性膜迷路积水），又有不同。急性膜迷路积水主要采用机械损伤法，如人工淋巴液注射法、低频噪声刺激法和透明质酸凝胶蜗顶注射法；慢性膜迷路积水模型主要采用手术破坏内淋巴囊并阻塞内淋巴管、部分破坏内淋巴囊结合醛固酮腹腔注射、血管加压素皮下注射等。

先天性膜迷路积水动物模型：Phexyp-Duk 等位基因是 X-连锁磷酸盐调节基因 Phex 突变的等位基因。携带 Phexyp-Duk 等位基因的雄性 BALB 小鼠由 BALB/cUrd＋/PhexH-D 雌性小鼠与 BALB/cUrd 野生型（＋/Y）小鼠繁育而来。用野生型雄鼠（＋/Y）做对照。在出生后第 15 d 开始出现听力下降和膜迷路积水表现，包括盘旋、头晃动、步态不稳等前庭功能损害表现，通常在产后 15 d 即开始出现，检查可发现听力下降、前庭中阶肿大，膜迷路积水程度随着年龄增长而逐渐加重。该模型研究发现，膜迷路积水进行性恶化的机制可能与内耳螺旋神经元细胞凋亡有关、螺旋神经元的凋亡早于内耳毛细胞损伤。

（三）噪声性聋动物模型

噪声性耳聋是由听觉系统在噪声环境中暴露导致的一种以高频听阈升高为主要临床表现的感音性神经性听力损失。噪声性耳聋动物模型的建立利用了多样化的动物种类，包括非哺乳类动物（如斑马鱼）、小型哺乳类动物（如小鼠、栗鼠、大鼠和豚鼠）以及大型哺乳类动物（如恒河猴和小型猪）等。每种动物在构建噪声性耳聋模型时都展现出其独特的优势。

豚鼠因其较大的耳蜗、显著的听觉耳动反射以及与人类相似的内耳解剖结构，加之其温顺的性格，成为研究噪声性耳聋的理想实验动物。然而，豚鼠天生胆小敏感，容易受到运输、饲料更换、环境变化以及麻醉药物等因素的影响，这导致其死亡率相对较高。

大鼠以其强大的环境适应能力、高繁殖率和存活率，以及较大的体积而著称，这些特点使得大鼠在耳蜗手术操作方面更具优势。但值得注意的是，大鼠，尤其是哺乳期的雌鼠，易怒且容易咬人，这为研究人员在捕捉过程中带来了一定风险。

相较于豚鼠和大鼠，小鼠生命力旺盛、性情温和、易于饲养、繁殖成本低廉，且体型小巧便于大规模实验。此外，小鼠基因组与人类存在高度同源性——人类蛋白质编码基因约有99%可在小鼠体内找到同源基因，因此小鼠常被选为实验的首选对象。然而，由于小鼠体积较小，进行手术和组织处理等操作时难度相对较大。

研究表明，噪声的特性（如类型、强度、作用时间及频率等）对内耳耳蜗的影响各不相同。研究中多采用白噪声、宽频带噪声作为噪声源。白噪声由于其接近日常生活、工作学习及娱乐体育活动中产生的环境噪声，因此备受关注。大部分的生活噪声和生产性噪声均为白噪声。通常，噪声的声音强度越大，持续时间越长，对耳蜗的损害就越严重。同时，不同声音频率对听力的影响程度也有所差异。在噪声性耳聋的研究中，学者们通过调整噪声的各种参数（如强度、频率和暴露时间等）成功构建了满足各自研究需求的噪声性耳聋动物模型。

模拟播放法：将仪器产生或录制的白噪声、工业噪声或环境噪声通过功率放大器进行放大后，由高音扬声器播放在一个特定的空间（密闭或隔声），将实验动物放置其中。用声级计测量动物活动区的噪声强度，确保动物接收到基本相同强度的噪声。

自然接受法：将实验动物放置在工厂车间、工业噪声产生的设备周围、火器周围或潜艇舱内等自然环境中，使其接受噪声暴露。

噪声暴露后需进行听功能检查，常用的检查方法是听性脑干反应。

（四）分泌性中耳炎动物模型

分泌性中耳炎（otitis media with effusion，OME）是一种中耳非化脓性炎症性疾病，其主要特征包括中耳积液以及听力下降，是耳科的常见病。常用的动物模型包括豚鼠、小鼠、大鼠、新西兰兔、栗鼠、猫、犬和猕猴等。其中，豚鼠因其与人类中耳结构相似，且对中耳炎的敏感性较高，常被选为造模动物。此外，栗鼠、猫、犬、猕猴价格相对昂贵，并不常用于 OME 研究。小鼠价格便宜、品系多，但是中耳腔体积小，取材困难，对实验取材技术要求更高。

传统造模方法的技术关键是改变咽鼓管结构和功能，进而建立 OME 动物模型。传统方法造模成功率高，并且与临床发病原因相似，但是对实验技术的要求较高。传统造模方法主要是机械阻塞咽鼓管，具体方法包括木塞阻塞、膨胀海绵阻塞、烧灼咽鼓管咽喉等。细菌及其产物也可用于分泌性中耳炎动物模型的建立。常用的试剂有灭活的细菌悬液、脂多糖等。新型建模方法主要是从基因水平建立模型，常见的方式有 Sh3pxd2b 突变、22q11.2 缺失、Oxgr1 敲除、Phex 突变等。

多种建模方法既有其优势也存在局限性。研究者可根据其研究的具体需求和切入点，灵活选择并优化合适的建模策略。例如，堵塞咽鼓管或破坏其功能的方法虽有助于聚焦当前中耳炎研究的热点——咽鼓管，但因其涉及外科手术，往往影响动物模型的存活率，且术后易产生出血、进食障碍、切口感染等多种并发症。

另一方面，使用细菌或其产物进行建模，对于研究 OME 的感染与免疫机制具有显著价值，但剂量的控制至关重要。剂量过大可能诱发脑膜炎、败血症等严重反应，剂量过小则可能导致建模失败。此外，变应反应建模虽操作相对简便且成功率高，但经鼓膜注射的方式易破坏鼓膜完整性，引起局部强烈反应和感染风险。

鉴于分泌性中耳炎病因的复杂性，有学者建议采用联合两种或更多建模方法的方式，旨在提高造模成功率、延长病程，并模拟多因素导致的 OME 发病路径。这不仅是对传统建模方法的一种创新，也为研究者提供了新的建模思路。

随着基因工程技术的飞速发展，转基因技术为新型建模方法提供了可能。利用基因工程技术建立的动物模型能显著减少传统建模过程中的手术创伤和局部反应，同时提高实验的可重复性、可靠性和可控性。通过基因易感性建立模型，为选择建模方法提供了新视角。尽管目前关于分泌性中耳炎相关的基因研究尚处于初级阶段，但随着新技术的发展和基因研究的深入，基于基因工程技术的动物建模方法将日臻成熟。

豚鼠 OME 模型选择体重为 300～420 g 的健康豚鼠，经耳镜检查，排除外耳及中耳疾患。麻醉后取侧卧位，清理、消毒豚鼠侧外耳道。将灭活的肺炎链球菌悬液 0.1 mL 经鼓膜前下方注入动物鼓室。注入前需确保菌悬液在琼脂培养基上培养且没有活的菌株生长，以防引起急性感染。

三、咽喉疾病与动物模型

阻塞性睡眠呼吸暂停动物模型

阻塞性睡眠呼吸暂停动物模型是指通过使用动物作为研究对象，模拟人类阻塞性睡眠呼吸暂停的病理生理过程（包括上气道塌陷、间歇缺氧等），以探索其发病机制、病理生理变化，并为预防和治疗提供理论依据。阻塞性睡眠呼吸暂停动物模型可分为多种类型，包括自然阻塞性睡眠呼吸暂停动物模型、直接阻塞性睡眠呼吸暂停动物模型、间接阻塞性睡眠呼吸暂停动物模型和其他类型动物模型。

自然阻塞性睡眠呼吸暂停动物模型包括多种动物，如肥胖迷你猪、英国斗牛犬、新西兰肥胖小鼠等。这种模型依托于动物本身所具备的生理和解剖特点（如肥胖、上呼吸道解剖结构异常等），无须额外干预即可自然地模拟出人类阻塞性睡眠呼吸暂停的病理特征。这使得该模型在模拟胸腔内压变化、代谢紊乱等临床实际情况方面具有显著优势，因而能够更真实地反映阻塞性睡眠呼吸暂停的病理状态。正因如此，它非常适合用于深入研究阻塞性睡眠呼吸暂停对生理、遗传、代谢的影响，以及慢性阻塞性睡眠呼吸暂停的长期后果，从而更深入地揭示阻塞性睡眠呼吸暂停的分子机制及其对机体的全面影响。但是，该模型也存在一些局限性。首先，该模型难以完全控制变量和研究条件。其次，可能无法完全涵盖人类阻塞性睡眠呼吸暂停的全部特征，尤其是人类特有的生活方式和环境因素。

直接阻塞性睡眠呼吸暂停动物模型通过精确的人工植入物、气囊充气等手段，直接模拟人类阻塞性睡眠呼吸暂停的典型特征，即上气道的狭窄或阻塞。直接阻塞性睡眠呼吸暂停动物模型包括置气管套管的阻塞性模型、负压诱发气道塌陷模型、填充物注入模型和化学诱导模型等。这种方法能够全面再现阻塞性睡眠呼吸暂停的多个关键方面，包括间歇性低氧、睡眠片段化、睡眠剥夺、胸膜腔内压的剧烈波动以及交感神经过度兴奋等病理生理状态。这种模型可用于深入探索阻塞性睡眠呼吸暂停的发病机制、生理变化和潜在治疗方法。

间接阻塞性睡眠呼吸暂停动物模型区别于直接阻塞性睡眠呼吸暂停动物模型上气道的狭窄或阻塞，它仅模拟特定的病理生理过程（如间歇性低氧、睡眠片段化和睡眠剥夺等）来探究其对机体的影响。间接阻塞性睡眠呼吸暂停动物模型主要有间歇性缺氧模型和睡眠剥夺模型。间歇性缺氧模型是目前应用较多的动物模型，该模型无须麻醉且无创，建模过程安全可重复，适用于生物、药理学研究。但这种模型无法模拟上气道狭窄及塌陷，因此不适用于神经肌肉兴奋性和睡眠结构的研究。

尽管自然阻塞性睡眠呼吸暂停动物模型在模拟病理生理特征方面表现出显著优势，但受限于物种差异和个体间的变异性，其在实际应用中仍面临一定挑战。相比之下，间接动物模型凭借其操作简便和高度可控性，已成为当前阻塞性睡眠呼吸暂停研究的主流选择。

目前对阻塞性睡眠呼吸暂停的研究往往侧重于单一因素，如间歇性低氧。然而，一个理想的阻塞性睡眠呼吸暂停动物模型应能够全面涵盖呼吸暂停、间歇性低氧、进行性高碳酸血症、微觉醒、睡眠剥夺以及胸腔内负压增加等多重病理机制，以揭示阻塞性睡眠呼吸暂停完整的病理生理学过程。未来，阻塞性睡眠呼吸暂停动物模型的研究应当努力整合间歇性低氧、睡眠剥夺、胸腔内压力变化以及交感神经兴奋性变化等多个方面的优势，构建稳定可靠的自发性上气道狭窄模型与多平台睡眠剥夺模型相结合的综合模型，以更精准地模拟阻塞性睡眠呼吸暂停的复杂特征。

间歇性低氧动物模型：利用氧浓度控制系统调节舱内氧浓度，每 90 s 循环使用 21%的氧气和 5%的氧气。每一个循环缺氧箱内的最低氧浓度能达到 7%～8%，持续约 5～7 s，然后逐渐恢复到 20%～21%左右，持续约 5～7 s。间歇低氧刺激总时间 8 h/d，每周 7 d，持续 12 周。

参考文献

沈煜斌，欧茜文，刘松. 2024. 阻塞性睡眠呼吸暂停的动物模型研究进展［J］. 上海交通大学学报（医学版），44（4）：501-508.

孙绮悦，郭姗姗，赵荣华，等. 2024. 变应性鼻炎相关动物模型研究进展［J］. 中国药物警戒，21（3）：241-245，252.

第四节　口腔疾病动物模型

口腔疾病动物模型是指用于开展口腔科学研究的动物实验对象。通过建立动物实验模型，对各类口腔疾病的发生、发展、病因、机制、治疗方法、预后、转化等方面进行研究。随着口腔医学研究的进步，除了常规诱发性动物模型以外，以转基因、基因敲除等生物技术建立的口腔疾病动物模型逐步得到应用，为研究基因功能和口腔疾病的发生机制奠定了基础。以下对几种常见的口腔疾病动物模型作分别介绍。

一、口腔溃疡动物模型

复发性口腔溃疡组织病理学表现为非特异性炎症，早期呈急性炎症，上皮层细胞水肿变性，继之局限性坏死，并有纤维素渗出、炎症浸润等表现。发病可能与遗传因素、细菌和病毒感染、免疫功能失调及微循环障碍等多种因素密切相关。目前建立复发性口腔溃疡模型的制备方法主要有免疫诱导法、化学灼烧法、电灼烧法、机械损伤法、氧自由基损伤法、免疫化学联合法、细菌感染诱导法以及放射法等，其中与疾病西医吻合度较高的造模方法有化学烧灼法和免疫诱导法，与中西医吻合度均较高的为免疫化学联合法和病证结合法。从口腔溃疡疾病发病机制、致病因素和模型复制的可操作性、便捷性、经济性和临床吻合度等多方面分析，免疫化学联合法为复发性口腔溃疡疾病较为理想的选择，病证结合模型的最佳选择为相应的证候造模＋免疫化学联合法。

（一）免疫诱导法

造模动物常选用新西兰兔（体重 2 kg 左右）、SD 大鼠，但也可以选用豚鼠、小鼠、金黄地鼠等。采用免疫学方法复制的动物模型，其疾病发作特点、口腔黏膜病理损伤与临床上人类复发性口腔溃疡极其相似，镜下均表现为非特异性炎症。本方法建立的免疫性复发性口腔溃疡模型，其制作机制可能是特异性蛋白作为抗原进入机体后，产生了特异性抗体而诱发动物口腔黏膜免疫反应的结果。此模型适用于复发性口腔溃疡的病因及治疗研究、提高免疫功能的抗口腔溃疡药物研究以及防治化疗过程中口腔溃疡药物的研究等。

造模方法：①免疫抗原乳化剂制备；②动物口腔黏膜组织匀浆与完全弗氏佐剂 1∶1 振荡混匀；③免疫抗原乳化剂注射：动物口腔黏膜脊柱两侧选取两点皮内注射，每点 0.1 mL。

（二）化学灼烧法

常用的动物模型包括新西兰兔、大鼠、豚鼠、小鼠等，其中选择 SD 大鼠、Wistar 大鼠、新西兰兔作为模型动物较多。同时可以根据需要选择唇、颊、舌黏膜等不同部位。

常用的药品有 90%或 95%苯酚溶液、NaOH 晶体、50%醋酸、40%或 50%冰醋酸、90%苯酚、1%盐酸，将药品烧灼或浸渍于一侧或双侧颊黏膜/下唇靠口角黏膜处，大多 24 h 后便可出现溃疡。模型操作简单易行，适合大规模的动物实验，可以作为某些促进口腔黏膜愈合的药物及抗炎的药物筛选模型，是药理研究的一种简便、实用的方法。因造模方法的机制原因，不适合作为复发性口腔溃疡的动物实验研究。

（三）机械损伤法

应用具有局限性，仅适用于创伤性溃疡的研究。

方法 1：镊子或手术器械划伤雄性 Wistar 大鼠舌背/一侧或双侧颊黏膜。

方法 2：5 mm 金属棒加热后烧灼金黄地鼠/SD 大鼠一侧或双侧颊黏膜。

（四）氧自由基损伤法

5 mmol/L 甲基紫精（PQ）溶液扇形散点注射于雄性金黄地鼠/SD 大鼠颊囊黏膜固有层。

（五）细菌感染法

白色葡萄球菌液（1×10^{9} CFU/ mL）0.07 mL 注射于雄性 Wistar 大鼠或日本大耳白兔唇黏膜形成脓疱。

（六）放射法

正电压 X 射线照射雄性 BALB/c 小鼠/雄性 Wistar 大鼠/CH3 小鼠头部（中耳冠状平面直到锥体下方的鼻尖区域，其余身体在辐射场之外），辐照后小鼠放置加热垫上恢复。

（七）化疗法

方法 1：雄性 SD 大鼠口腔黏膜内局部注射相应浓度的化疗药物如 5 mg/L 顺铂（1.25 mg/kg）、6 mg/L 紫杉醇（1.5 mg/kg）等。

方法 2：雄性 Wistar 大鼠/雄性金黄地鼠以 60mg/kg 的剂量腹腔注射 5-氟尿嘧啶（50 mg/mL）。

（八）免疫化学联合法

免疫法：雄性 SD 大鼠脊柱两侧选取两点皮内注射免疫抗原乳化剂（口腔免疫化学联黏膜组织匀浆与完全弗氏佐剂 1∶1），每点 0.1 mL。

化学法：50%浓度冰醋酸浸渍动物下唇黏膜。

（九）病症结合法

1）阴虚火旺型口腔溃疡：雄性 SD 大鼠采用黏膜皮下注射三碘甲状腺原氨酸或灌胃干姜附子肉桂水煎液构建阴虚火旺证，化学烧灼法如氢氧化钠晶体灼烧诱导口腔溃疡模型。

2）胃火炽盛型口腔溃疡：党参黄芪水煎液雌性 Wistar 大鼠灌胃构建胃火炽盛证，化学烧灼法如氢氧化钠晶体灼烧颊黏膜诱导口腔溃疡模型。

3）脾胃湿寒型口腔溃疡：采用大量破气耗气的寒凉药物如大承气汤雄性 KM 小鼠灌胃构建脾胃阳虚证候，化学烧灼法如苯酚浸渍颊黏膜诱导口腔溃疡模型。

二、牙周病动物模型

研究表明牙周炎是由局部因素和全身因素共同作用引起的牙周组织慢性破坏性疾病。从局部来看，细菌及菌斑是引起牙周病的始动因子；同时全身因素如内分泌失调、免疫缺陷或者功能改变等又可降低宿主的防御和修复能力，从而促进牙周炎的发生或发展。建立实验性牙周炎动物模型，了解其病变出现的具体时间、病损的发展及转归，对于缩短牙周炎实验研究周期，进一步了解疾病形成机制并采取相应的干预措施有着重大意义。

目前，用于建立牙周炎的动物有多种，如：大鼠、豚鼠、金黄地鼠、田鼠、猫、犬、家养雪貂、兔、羊、小型猪和各种灵长类。其中灵长类、犬、兔、大鼠较常用于牙周炎模型的研究。灵长类除牙列大小差异外，每一型牙的数目、存在的前牙间隙以及牙和牙周的解剖均与人类极为相似，其自发性和实验性牙周炎的临床、组织、病理、微生物以及免疫学特性和人类很相似，但由于建模成本高、不易把控、不易购买、不宜多样本复制，难以进行大规模的实验研究。大鼠是啮齿动物，其磨牙区的牙龈龈沟和牙槽嵴的形态与人比较相似，因其价格低、操作简单、饲养方便、成活率高等而被优先选择。

动物模型建立的方法包括单因素构建牙周炎动物模型（如丝线结扎、高糖黏性食料喂养、注射脂多糖、化学物诱导、灌注凝胶、植入牙结石、接种特异菌等）和多因素构建牙周炎动物模型（如丝线结扎加高糖饲料、丝线结扎加细菌植入、丝线结扎加注射激素、丝线结扎加细胞因子、丝线结扎加机械损伤、注射脂多糖与蛋白酶等），可根据不同的需要选择不同的方法。

（一）单因素构建牙周炎动物模型

1. 物理机械刺激制模

即局部结扎实验动物的磨牙或前磨牙。常用的结扎材料是丝线，也有用棉线、弹性橡皮圈、正畸用钢丝作为结扎材料的。结扎钢丝放于龈下，除了起到“菌斑滞留器”的作用之外，还可造成牙龈区的机械损伤，牙周组织的完整性遭到破坏，宿主与菌斑之间的交互作用增强，有利于缩短病变模型形成的时间。

SD 大鼠在口腔生理、病理结构等方面与人类有很多相似之处。除了切牙终身不断生长，其磨牙的牙周组织结构与人类十分相似（牙周组织包括牙龈上皮、结合上皮、牙周膜纤维以及牙槽骨、牙骨质等结构）外，大鼠口腔菌斑的形成、牙周炎时牙周组织的病理学变化也和人类的牙周炎病损相似。

大鼠丝线或正畸钢丝结扎法：使用尖头探针分离 SD 雄性大鼠双侧上颌第二磨牙牙龈，将 4# 缝线（直径 0.040 mm）或 2-0 正畸钢丝线放入龈沟内并结扎固定 2 周。

2. 饲给高糖黏性食料

利用高糖黏性软食易黏附牙面，从而促使动物口腔中自然菌群的黏附滋生。以达到菌斑堆积的目的。

3. 单纯局部接种致病菌

通常选择人口腔中与牙周病致病相关的细菌，如伴放线聚集杆菌和牙龈卟啉单胞菌等，可以接种单种细菌或是混合菌。通常在接种致病菌前，给实验动物使用抗生素，抑制杂菌滋生，然后用单一菌株或是复合菌株，通过在食物中添加细菌、牙龈局部反复涂抹或在龈沟局部直接注入接种细菌。每天接种 1 次，连续 3～7 d，致使细菌在局部滞留和堆积。也可采用以细菌菌液浸湿的棉线结扎于前磨牙或磨牙颈部，每天更换 1 次。还可采用细菌龈沟接种加局部剥离的方法，将新鲜培养的细菌直接接种于磨牙龈沟内，接种后 6 周至 4 个月左右，同时剥离接种区牙龈。

4. 植入牙石形成牙周炎

方法 1：分离兔上下前牙唇侧的牙龈形成 1 cm 左右的牙周袋，然后植入备用的牙结石。

方法 2：去除猴牙槽骨形成骨缺损，然后植入人的牙石以诱导牙周炎。

5. 注射脂多糖

在鼠牙龈内注射从伴放线聚集杆菌中获得的脂多糖成功建立牙周病模型。

6. 注射细胞因子

在实验动物磨牙颈部结扎钢丝，牙周组织注射白细胞介素-1β和肿瘤坏死因子。

（二）多因素构建牙周炎动物模型

1. 注射激素

对大鼠左上颌第 1 磨牙进行钢丝结扎，并进行肌肉注射激素处理。

2. 犬正畸钢丝结扎加机械损伤法

通过机械去骨模拟牙周炎过程中的牙槽骨缺损，主要用于牙槽骨缺损治疗的研究。在结扎的基础上进行定量机械去骨，可以大幅缩短建模时间，缩短实验周期。此外，由于去骨的量一致，模型标准具有较强的统一性，但在理论上不如自然发生状态牙周病模型更接近于人体。

翻开实验犬上、下颌骨颊侧磨牙区黏骨膜瓣，去除颊侧自釉牙骨质界至根方的骨及牙骨质并正畸结扎丝环绕牙颈部结扎。

3. 龈下灌注凝胶

采用牙龈剥离＋糖饲料＋凝胶培养基方法造模，可能引发胃火上行，且培养基经动物慢慢吞食后，对胃有一定刺激，同时引起菌群失调，进一步导致胃火型牙周炎。

4. 接种齿龈阿米巴原虫以及共生菌

在大鼠龈袋内接种齿龈阿米巴原虫以及共生菌。

三、慢性根尖周炎动物模型

慢性根尖周炎是指根管内存在病原菌感染或理化刺激引发的根尖周牙槽骨吸收和肉芽组织增生的一类慢性炎症反应。目前，根管治疗术是治疗根尖周炎的常用手段，但由于根管系统和根管内病原的复杂性，以及口腔医生操作方面的差异，仍有一些根管治疗后的根尖周炎难以愈合。

常用于建立慢性根尖周炎模型的动物有猴、犬、鼠、羊及小型猪等。猴在遗传物质方面与人类有很高的同源性，在医学研究中有很高的价值，由于伦理及经济的限制，应用相对较少。犬、羊及小型猪因攻击性强、难于饲养、价格等问题应用较少。SD 大鼠具有生长速度快、易培养、适应性强、价格低廉、易饲养等优势，而且其磨牙形态、口腔菌群与人类相似，所以常用于慢性根尖周炎的相关研究。目前，建立根尖周炎动物模型的方法主要有髓腔开放法和优势细菌导入法，也可以同时采用髓腔开放和导入优势菌两种方法成功诱导根尖周炎的形成。在根管内封入不同浓度的混合菌液（例如厌氧菌、需氧及兼性厌氧菌）是一种高效的造模方法，一段时间后根尖区会出现低密度阴影，且细菌浓度越高，出现病损的时间越短。对于某些需要特殊建立的慢性根尖周炎模型如难治性或复发性慢性根尖周炎则可以将其优势菌种粪肠球菌直接导入根管内并封闭根管口。

（一）髓腔开放法

由于大鼠磨牙髓腔小，操作中极易造成髓底穿通，故造模开髓时仅需磨去牙冠表面暴露牙髓即可。采用髓腔暴露法制备小鼠根尖周炎模型，造模后 7～10d 即出现根尖牙槽骨缺损，应用广泛，模型表型稳定，但是由于口腔内微生物种类众多，将髓腔直接暴露于口腔无法排除各种混杂因素的干扰，并且个体差异较大，因而不能用于研究某些特定因素在疾病发展中的作用。

（二）优势菌导入法

对 BALB/c 小鼠进行抗菌、洗脱后，打开双侧下颌第一磨牙髓腔，用 6 号 K 锉探查并疏通根管，暴露根管口后，使用微量注射器导入 10μL 具核梭杆菌菌液，用暂封膏封闭牙冠部。

（三）脂多糖诱导法

革兰阴性厌氧菌作为未经治疗的根尖周炎根管内的优势菌，根尖周组织常因其细胞壁成分脂多糖及多种水解酶而受损害，因此，可在根管内导入脂多糖来制备慢性根尖周炎动物模型。尽管在大鼠髓腔内导入内毒素脂多糖可以探究其在根尖周炎中的作用及信号传导途径，可以观察到根尖周的破坏，然而由于缺少细菌及其他毒性产物的作用，单纯导入内毒素脂多糖难以真实地观察到根尖周炎的进展过程。

方法 1：髓腔开放

大鼠上下第一磨牙开髓后，置入蘸满内毒素脂多糖的棉球，并保持髓腔开放。

方法 2：髓腔封闭 SD 大鼠上颌第一磨牙牙合面开髓，腔内封入 5 g/L 的内毒素脂多糖小棉球，玻璃离子暂封。

参考文献

刘恩岐. 2014. 人类疾病动物模型［M］. 2 版. 北京：人民卫生出版社.

王佳佳，刘杰，王敏. 2022. 构建具核梭杆菌诱导的实验性根尖周炎小鼠模型［J］. 中国组织工程研究，26（2）：176-181.

祝红，黄胜楠，苗明三. 2023. 口腔溃疡动物模型造模方法及临床吻合度分析［J］. 世界科学技术–中医药现代化，25（5）：1750-1756.

第五章　五官科研究常用实验技术

科学研究方法和先进可靠的实验技术是进行研究工作的基础。通过科学的研究方法和可靠的实验技术，研究者能够获得准确的研究结果，推动科学知识的发现和发展。而研究者通常需要根据实验目的和研究对象的不同，综合实验条件，选择合适的实验技术和方法，甚至还需要对实验技术和方法进行改进和创新，以提高实验效率和结果的可靠性。本章主要介绍五官科研究常用实验技术和方法，包括实验动物操作技术、影像学技术、功能学研究技术、病理形态学研究技术、细胞生物学技术以及分子生物学技术。

第一节　实验动物操作技术

采用实验动物构建各种模型，有意识地改变那些在自然条件下不能或不易排除的因素，准确地观察模型的实验结果并与人类疾病进行比较研究，有助于更方便、有效地认识人类疾病的发生发展规律，研究防治措施。本节介绍五官科实验动物操作常用技术，包括眼科专用的玻璃体腔注射、脉络膜上腔注射、视网膜下注射、内窥镜下睫状体光凝术、视网膜激光光凝法，耳鼻咽喉专用的听泡注射、咽鼓管填充、半规管开窗技术、圆窗滴注、鼓膜注射、内淋巴囊注射、鼻腔干预、上颌窦注射、咽喉注射/涂抹、扁桃体注射等。

一、玻璃体腔注射

玻璃体位于眼球的中后部，为眼内屈光介质的一部分。解剖上玻璃体与视网膜内表面相接触，治疗视网膜疾病的药物可以通过玻璃体来输送，玻璃体腔注射药物可避开血-视网膜屏障，使视网膜药物浓度更高，治疗时间维持更长。自 Robert 首次提出以玻璃体腔注射曲安奈德（Intravitreal Triamci-nolone Acetonide，IVTA）治疗玻璃体视网膜疾病后，IVTA 在眼科的应用越来越广泛。动物实验方面，玻璃体腔注药在小鼠、大鼠、兔均有应用。玻璃体腔注射如图 5-1 所示。

二、脉络膜上腔注射

脉络膜上腔是巩膜与脉络膜之间的潜在腔隙，深层的脉络膜血管丰富，是房水的引流途径之一；在脉络膜上腔内给药，吸收较快，作用时间长，单一剂量即可达到较高浓度，并且该处组织对药物的耐受性也强于视网膜。目前在眼球穿通伤及眼内炎症使用脉络膜上腔植入式给药已经有许多研究报道。脉络膜上腔注射如图 5-2 所示。

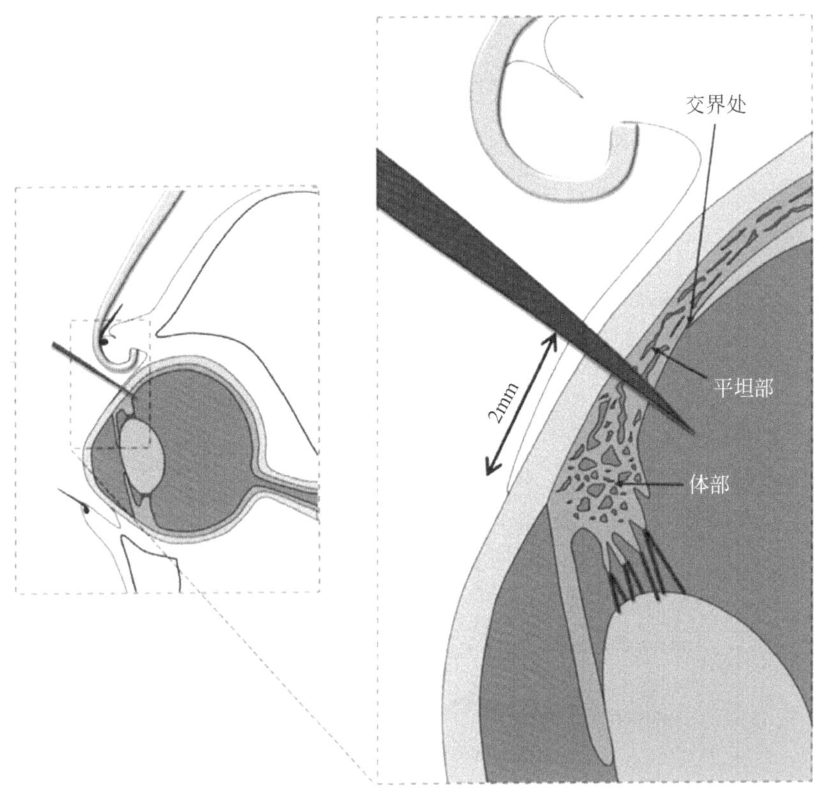

图 5-1　玻璃体腔注射术

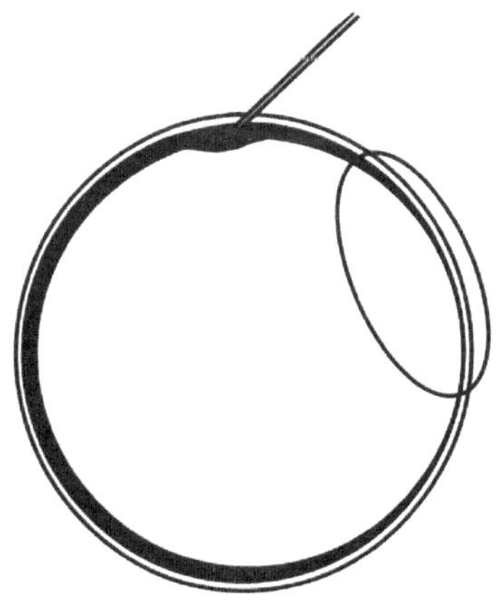

图 5-2　脉络膜上腔注射术

三、视网膜下注射

视网膜下注射是眼底遗传性疾病基础研究中常用的实验技术。视网膜下注射的常用方法有 3 种：①经由角膜穿过瞳孔，再经过晶状体、玻璃体和视网膜；②经由巩膜的平坦部或角膜边缘区，穿过玻璃体和视网膜的另一侧进入视网膜下腔；③通过脉络膜和 Bruch 膜（布鲁赫膜）的跨巩膜途径，而不穿透视网膜。不管选择哪种途径，以上 3 种方法都可有效递送病毒颗粒，脂质体，质粒，药物和制剂等，同时也可用于收集视网膜下区域空间的内容物。视网膜下注射的 3 种方法如

图 5-3 所示。

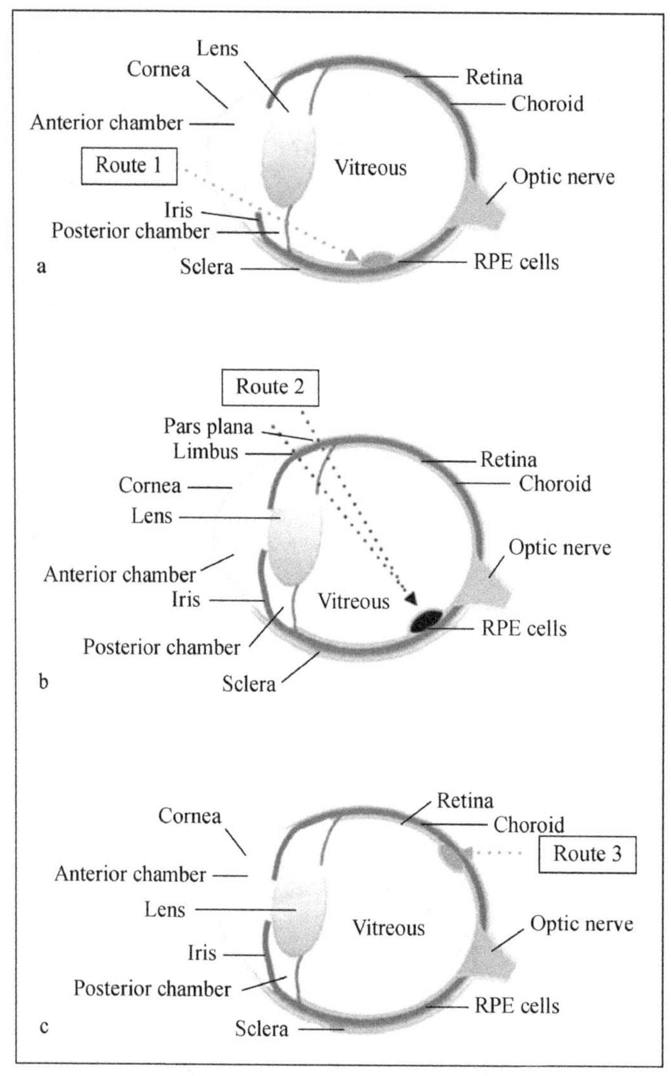

图 5-3 视网膜下注射示意图

Lens 晶状体；Cornea 角膜；Anterior chamber 前房；Iris 虹膜；Retina 视网膜；Choroid 脉络膜；Optic nerve 视神经；RPE cells 视网膜色素上皮；Vitreous 玻璃体；Pars plana 睫状冠；Limbus 角膜缘；Posterior chamber 后房

以上 3 种方法可总结为经角膜途径和经巩膜途径。经角膜途径的视网膜下腔注射主要用于啮齿类动物。经巩膜途径注射一般用于眼球较大但晶状体体积相对较小的实验动物和睑裂及眼球还没发育完成的新生小鼠。如采用视网膜下注射腺相关病毒介导先天性黑矇病动物模型、年龄相关性黄斑病变老鼠模型等的基因治疗。

四、内窥镜下睫状体光凝术

内窥镜下睫状体光凝术（Endoscopic ciliary photocoagulation，ECP）是一种能在直视睫状突情况下局限性光凝破坏睫状体上皮组织、减少房水生成而降低眼压的一种术式。它具有定位准确、可控性好、疗效高、并发症少的特点。ECP 可应用于各种难治性青光眼造模，并评估其是否对晶体悬韧带有损伤，或用于其他青光眼相关研究的动物实验造模。通常采取新西兰兔进行 ECP 造模。内窥镜下睫状体光凝术操作方法见图 5-4。

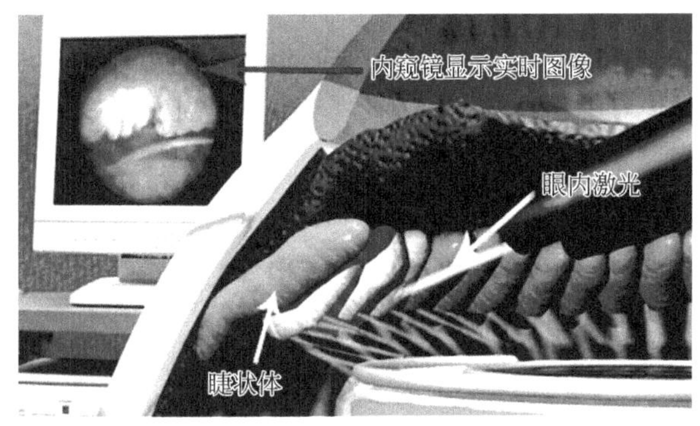

图 5-4　内窥镜下睫状体光凝示意图（见彩图）

五、视网膜激光光凝法

视网膜激光光凝法就是通过特定波长的激光光凝所选视网膜静脉的位置(通常距离视盘 0.5～3.0 DD 避免损伤视网膜动脉)，利用光热效应损伤血管结构，从而促使血管栓塞。激光光凝法常用来诱导构建视网膜静脉阻塞（retinal vein occlusion，RVO）模型。依据阻塞位置，RVO 可分为视网膜分支静脉阻塞和视网膜中央静脉阻塞。

目前，应用于人类 RVO 基础研究的动物种类包括鼠、兔、猪和猴等。不同种属动物的体型和解剖结构存在差异。当考虑眼球解剖结构相似度时，非人类灵长类动物是 RVO 实验的理想选择。由于激光光凝法制备 RVO 模型尚缺乏标准的激光参数设置，在实际应用过程中，通常取决于激光类型、动物种属、是否应用光敏剂。近年国内外研究团队普遍利用单纯激光光凝法或激光光凝法联合光敏剂制备 RVO 模型，进行 RVO 的病因学、病理学和药物干预等研究。

六、听泡注射

大鼠听泡位于颞骨内，骨性外耳道方向斜向后上并向外倾斜，外耳道外侧骨壁向下延续至听泡外侧面中间。听泡后壁有垂直向下的骨性突起，与人体颞骨茎突相似，称作茎突样结构，其上附着来自颈部的肌肉，茎突样结构上端根部有面神经出骨孔，水平向前延伸，支配面部肌肉。从听泡茎突样结构下方的听泡后壁钻孔可以很好地进入听泡，观察听泡内部结构，包括听小骨及耳蜗、前庭窗、前庭等结构。

听泡注射是耳鼻咽喉疾病动物实验特有的操作技术，可用于分泌性中耳炎、内耳给药、蜗神经核标记等基础研究。

七、咽鼓管填充

咽鼓管系沟通鼓室与鼻咽的管道（图 5-5）。咽鼓管有维持鼓室腔与外界的气压平衡及排出中耳分泌物的作用。因此，临床上采用咽鼓管球囊扩张或咽鼓管递药治疗分泌性中耳炎等疾病。在动物实验研究方面，可采用咽鼓管填充法构建分泌性中耳炎动物模型。

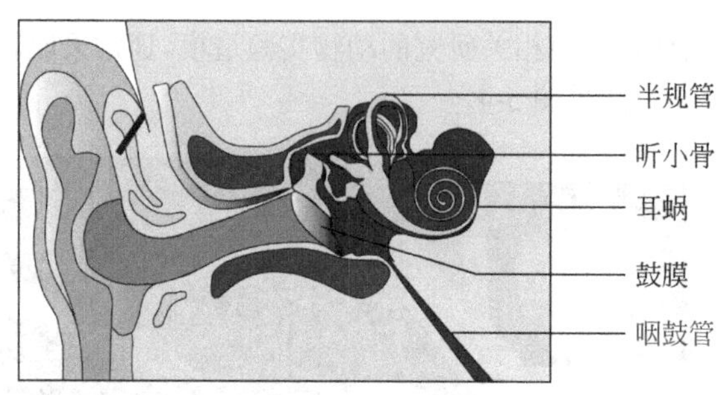

图 5-5 咽鼓管（见彩图）

八、半规管开窗技术

半规管是维持姿势和平衡有关的内耳感受装置，由上、后和外三个相互垂直的环状管，即前半规管、后半规管和外侧半规管组成，连结内耳与前庭。

半规管开窗技术是对半规管骨壁进行钻孔并去除的一项耳外科手术技术。临床上常利用此技术进行开窗后半规管阻塞、开窗后给药、开窗后冷冻、开窗后化学迷路切除等手术，治疗前庭周围性眩晕、先天性传导聋、耳硬化症的听力重建、顽固性眩晕等疾病。在基础实验研究方面，半规管开窗技术可用于半规管阻塞、内耳给药等研究。

九、圆窗滴注

圆窗又称第二鼓膜，是位于中耳鼓室内壁鼓岬后下方的一封闭膜，连通耳蜗与鼓室。由于内耳解剖位置相对封闭、与全身血液循环之间存在血-迷路屏障，经全身给药途径进入内耳的药物剂量通常较低。因此，经圆窗给药治疗内耳相关疾病成为近年来的研究方向。在动物实验研究方面，圆窗滴药可用于药物内耳药代动力学研究、感音神经性耳聋动物模型的制备等。

十、鼓膜注射

鼓膜为椭圆形半透明薄膜，介于鼓室与外耳道之间。在锤骨短突前、后皱襞以上的部分为鼓膜松弛部，前、后皱襞以下为鼓膜紧张部。

治疗中耳疾病的药物可通过鼓膜来运输，如鼓膜注射地塞米松治疗分泌性中耳炎、感音神经性耳聋等（其中，注射部位一般是鼓膜前下部）。在动物实验方面，鼓膜注射法可用于药物内耳分布研究、中耳相关疾病研究等。分泌性中耳炎动物模型构建最常选用鼓膜注射法，实验动物包括小鼠、大鼠、兔、豚鼠等。常用注射制剂包括灭活细菌、脂多糖、卵清蛋白（OVA）、血小板活化因子、组胺、血管内皮生长因子、肿瘤坏死因子、白三烯 D4、人工胃液等。

十一、内淋巴囊注射

内淋巴管和内淋巴囊系统是单一管性结构。内淋巴囊位于骨迷路后外侧的后颅窝硬脑膜内，对调节迷路压力起重要作用，因此，临床上常采用内淋巴囊减压术治疗梅尼埃尔综合征，有研究采用内淋巴囊注射钥孔戚血蓝蛋白（KLH）构建膜迷路积液动物模型。

十二、鼻腔干预

鼻腔由鼻中隔分为左、右两腔。前方为前鼻孔与鼻前庭，后方为后鼻孔，与鼻咽部相通。鼻腔干预法是指通过鼻腔注射、涂抹（或喷雾）、填充等方式在鼻腔应用生物制剂或化学制剂的技术。在临床中，可通过鼻腔给药治疗鼻相关疾病，如鼻甲注射硬化剂治疗肥厚性鼻炎、鼻腔喷雾曲安奈德治疗过敏性鼻炎，鼻腔填充止血棉防治鼻出血等。在动物实验研究中，可通过鼻腔致敏构建鼻窦炎、变应性鼻炎等动物模型。

十三、上颌窦注射

上颌窦位于上颌骨内，是上颌骨体内的锥形空腔，窦腔平均容积约 13 mL。上颌窦有前壁、后外壁、内侧壁、上壁、底壁 5 个壁。其中，下鼻道外侧壁前段近下鼻甲附着处为上颌窦内侧壁的一部分，骨质较薄，是上颌窦穿刺冲洗的最佳进针位置。

在临床中，上颌窦穿刺冲洗是诊断、治疗上颌窦炎的重要方法。在动物实验研究中，上颌窦注射可用于构建上颌窦炎动物模型。在操作中，可根据实验需要进行上颌窦造口多次注射或上颌窦单次注射联合窦口阻塞。

十四、咽喉注射/涂抹

咽为一肌性管道，自上而下可分为鼻咽、口咽、喉咽三部分。喉为一锥形管腔状器官，位于颈前部中央，上通喉咽，下接气管。在临床上，咽喉部喷药或含药法简便易行、疗效确切，是治疗咽喉炎的重要方法。在动物实验研究中，可通过咽喉部注射、涂抹生物制剂或化学制剂构建咽炎、喉炎、腺样体肥大、急性支气管炎等疾病动物模型。

十五、扁桃体注射

扁桃体（腭扁桃体）位于口咽部两腭弓之间的扁桃体窝内，是咽部最大的淋巴组织团。除下极 1/5 区域外，扁桃体表面都有被膜包裹，其上有 6～20 个伸入扁桃体的凹陷，称扁桃体隐窝，隐窝呈分支状盲管，深浅不一，易存留细菌、病毒并滋生繁殖，因此容易发生炎症。扁桃体注射在临床及动物实验研究中的应用较少，有学者报道通过局部注射麻醉药物改善扁桃体切除术后疼痛，通过扁桃体注射细菌悬液制备急性扁桃体炎动物模型。

十六、皮下注射

皮下注射是将药液注入皮下组织的操作方法。其操作简便、易于标准化，接种部位广泛（包括腋下、腹股沟、背部、臀部、足垫等），在耳鼻咽喉疾病中广泛应用。例如：在临床中，可通过皮下注射标准化尘螨治疗过敏性鼻炎；在动物实验研究中，可通过皮下注射二亚硝基哌嗪诱导鼻咽癌模型、腋窝皮下注射癌细胞构建裸鼠皮下移植瘤模型、足跖皮下注射癌细胞构建裸鼠淋巴结转移模型等。

十七、尾静脉注射

尾静脉注射是指将药物、细胞悬液注射到动物尾部静脉的操作技术，该方法可用于递送药物、构建癌症肺转移模型等。注射对象通常为大鼠、裸鼠、小鼠等，图 5-6 为大鼠尾部解剖示意图。一般左侧静脉较右侧静脉稍粗，其距离尾尖 1/3 至 1/2 处皮质薄、容易进针、血管位置表浅，是最佳注射部位，其次为右侧静脉、背侧静脉。

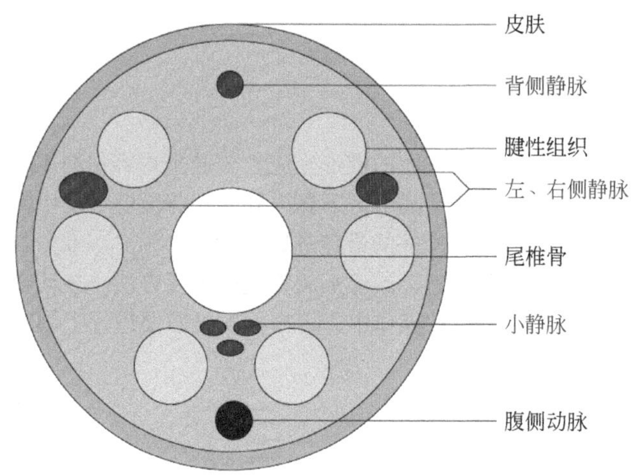

图 5-6 大鼠尾部解剖示意图（见彩图）

十八、肝包膜下注射

肝包膜是指肝脏表面与周围组织之间的薄膜结构，主要作用是保护肝脏。肝脏是鼻咽癌转移的靶器官，因此有学者利用肝脏血流丰富、肿瘤细胞易通过血液途径转移的特点，采用肝包膜下注射鼻咽癌细胞悬液构建肝异位移植瘤伴肺转移动物模型，观察基因治疗对鼻咽癌生长和转移的作用。

第二节 影像学研究技术

影像学技术是通过 X 线、超声诊断仪、磁共振成像等影像设备的检查，直观地了解研究对象的内部生理结构，为疾病研究提供依据。本节介绍五官科研究中用到的影像学技术，如超声诊断仪、X 线、计算机断层扫描、光学相干成像、核磁共振成像、眼底荧光造影、正电子发射计算机断层显像、数字血管造影等，这些技术提供了深入了解五官解剖结构和功能的途径，在五官科相关疾病的实验研究和临床中发挥着重要作用。

一、超声诊断仪（ultrasound equipment）

1. 眼科 A 超

眼科 A 超是采用超声测距原理，通过测量眼球不同组织的界面反射波的时间间隔，计算其距离。眼科 A 超应用于白内障等研究。

2. B 超

眼部 B 超临床应用于辨别屈光介质混浊，视网膜脱离和脉络膜脱离的诊断，探查眼内肿物及眼内异物，玻璃体切割术前常规检查以确定病变的范围和程度。

B 超在耳鼻咽喉领域主要应用于颈部肿块、颈部淋巴结检查、颈部血管检查、耳鼻咽喉结构检查以及声带检查等方面。

3. 彩色多普勒血流成像（color Doppler flow imaging，CDFI）

又称二维多普勒，它把所得的血流信息经相位检测、自相关处理、彩色灰阶编码，把平均血流速度资料以彩色显示，并将其组合，叠加显示在 B 型灰阶图像上。它较直观地显示血流，对血流的性质和流速在心脏、血管内的分布较脉冲多普勒更快、更直观地显示。CDFI 可应用于五官血管性疾病的诊断，如视网膜中央动脉阻塞、视网膜中央静脉阻塞、缺血性视神经病变等；也可应用于肿瘤病变的评估，如眼内肿瘤（视网膜母细胞瘤、视网膜血管瘤等）、眶内肿瘤（海绵状血管瘤、淋巴管瘤、视神经胶质瘤）等。

二、X 线检查

X 线检查是传统的检查方法，五官实验研究中，可以用于白内障、口腔黏膜炎、牙周炎实验研究。X 线平片在眼科的临床应用包括眼眶肿瘤、眼部外伤、眼内及眼眶金属异物等的诊断与鉴别诊断，尤其是用于眼内金属异物及其他高密度异物的定位。X 线检查在耳鼻咽喉科用于耳部听力恢复评估、鼻骨骨折诊断、儿童腺样体肥大早期诊断、预防和治疗等。但 X 线因其定位繁琐且准确性不高，被计算机断层扫描（CT）和核磁共振成像（MRI）取代。

三、计算机断层扫描（computed tomography，CT）

CT 广泛用于五官科疾病的诊断、治疗规划及疾病机制研究。如运用 CT 扫描观察裸鼠 FaDu 喉咽癌原位种植瘤模型肿瘤大小及侵犯部位，能为实验可行性提供有力依据。CT 临床应用：①观察骨骼异常；②定位眶内或眼内金属异物；③软组织窗可观察某些病理情况，如眶蜂窝织炎、脓肿、炎症和肿瘤等病理变化。④可作为大多数甲状腺眼病的影像学检查方法。

四、正电子发射计算机断层显像（PET-CT）检查

PET-CT 是一种结合了正电子发射断层扫描（PET）的代谢信息和 CT 的解剖信息的医学成像技术。PET-CT 在耳鼻咽喉科疾病中的应用十分广泛，如诊断、疗效评估、治疗计划制定的指导以及疾病机制等方面。在耳鼻咽喉相关科研中，PET-CT 技术可以用于实验动物模型中的肿瘤研究。通过评估动物模型中肿瘤的代谢活性和生长情况，研究人员可以深入了解肿瘤的发病机制、生长模式以及对不同治疗方法的反应情况。运用 PET-CT 评估放疗前后裸鼠鼻咽癌移植瘤代谢活性，从而评估治疗疗效。

五、核磁共振成像（magnetic resonance imaging，MRI）

MRI 是通过磁场和射频脉冲探测病变的检查方法，具有非侵入性、多平面成像和高对比度等优势，广泛用于五官科，用于眼内、眶内、耳部、鼻部、咽部、喉部及颅内等疾病的评估。如用

于五官肿瘤、脓液、出血等，内耳、蜗神经畸形及发育的状况的判断和评估，感染性耳前瘘管患者术前检查，喉部、颈部淋巴结及肿瘤的研究。

六、数字减影血管造影（digital subtraction angiography，DSA）

DSA 利用 X 射线和造影剂相互作用的原理，通过连续的 X 射线透视成像和数字化处理，实时显示血管结构的影像。DSA 能够准确地突出血管对比度，清晰显示血管解剖结构，提供血流动力学和异常情况的评估，从而在血管介入治疗和血管疾病诊断中发挥重要作用。

DSA 是耳鼻咽喉疾病的重要影像学技术，主要用于评估血管源性疾病、血管相关性肿瘤以及了解颅内动脉供血的能力。此外，DSA 还可以进行血管内介入治疗，即在 DSA 导向下，经血管内导管将栓塞物注入肿瘤血管内以阻断肿瘤的血供，达到减少术中出血或治疗肿瘤的目的。

七、磁共振血管成像（MR angiography，MRA）

MRA 是一种新的无创血管成像技术，利用血管中流动血流出现的流空现象成像。流动快的血液呈低信号，因此在流动的血液和相邻组织之间呈现显著的对比。MRA 不需穿刺血管和注入造影剂，不仅可以反映血管腔的解剖结构，而且可以反映血流方向及速度等特征。可运用于多种缺血性视神经病变和颈动脉狭窄、Willis 环观察、颅内动脉瘤等疾病的辨别。

八、光学相干成像（optical coherence tomography，OCT）及光学相干断层扫描血管成像（OCTA）

OCT 是一种利用弱相干光干涉原理，实现对有机材料或人体组织器官的内部结构进行测量的方法。是近几年发展起来的一种新兴的非接触式、非侵入性影像诊断技术。OCT 在视网膜疾病、黄斑疾病、视神经疾病、青光眼、鼻咽癌等研究方面已显示出重要的价值。OCTA 是一种不需要静脉注射造影剂，能在数秒内得到视网膜血管和脉络膜血管详细图像的影像检查技术。OCTA 用于检查眼前节部位，包括了房角和眼外伤、眼前节肿瘤、晶状体疾病等。

九、眼底血管造影术

眼底血管造影术是眼底病检查诊断的重要手段之一，可在活体眼上动态观察眼底血管结构及血流动力学改变，以查看在一般检眼镜下所不能发现的微循环病变。它可分为荧光素眼底血管造影（Fundus Fluorescein Angiography，FFA）及吲哚菁绿血管造影（indocyanine green angiography，ICGA）两种。FFA 是将荧光素钠造影剂静脉注射经血液循环进入眼循环系统，在蓝紫色光激发下，产生黄绿色荧光，通过眼底造影仪记录下来。眼底荧光造影可动态地观察眼底视网膜血流的变化、视网膜色素上皮细胞（Retinal Pigment Epithelium，RPE）的功能和脉络膜情况，是眼底病诊疗及疗效评估的重要手段之一。

十、裂隙灯显微镜检查

主要用于检查眼前节及晶状体、玻璃体前部；附加前置镜、接触镜、前房角镜、三面镜，可用于检查前房角、玻璃体和眼底；配备前房深度计、压平眼压计、照相机、激光机等，其用途更为广泛。已经广泛用于眼科实验研究中。

十一、眼表综合分析仪

眼表综合分析仪是一种高科技产品，利用显微镜检查仪对眼睛进行检测，而且高清影像，能够对干眼症进行评估，也可用于检测视力，检查眼睛的度数，还能够检测眼球和视网膜，评估是否存在近视眼、散光和屈光不正。

第三节　功能学研究技术

功能研究是指对生物结构或系统的功能进行深入的调查和分析，以揭示其内在的运作机理和特性。功能研究能更好地了解事物的功能特性，为疾病研究提供依据。本节主要介绍在五官科功能研究中应用的技术，如视觉行为学方法、电生理技术、声导抗测试法、计算机断层扫描、光学相干断层成像、声导抗测试法、光学相干断层成像、耳声发射检测法、听性脑干反应等。

一、视觉行为学方法

视觉行为学方法可以在一定程度上反映动物的视觉功能状况，常用的方法包括视觉跟踪、眼动反射、视动性眼震、视觉学习与记忆等。瞳孔对光反射与视网膜光感受器和视网膜神经节细胞均有关，视网膜光感受器丧失的小鼠仍然可以保留有瞳孔对光反射。因此瞳孔对光反射仅能部分反映动物视觉功能。

二、电生理技术

电生理技术是经典的观察神经系统功能的工具。依据记录技术和方法的不同，它可以进行体内观察，涵盖从器官（视杯等）、组织（视网膜铺片或切片）到细胞等各层面的神经系统观察。这项技术在五官科应用广泛，并产生了多种功能研究技术。

（一）视觉电生理检查技术

视觉电生理检查技术为一种在体的、无创性检查技术，包括自发电位（静息电位）检查技术和诱发电位检查技术。视觉电生理检查包括眼电图（EOG）、视网膜电图（ERG）及视觉诱发电位（VEP）三大部分。分别主要反映视网膜色素上皮-光感受器复合体的功能、视网膜感光细胞到双极细胞及无长突细胞的功能和视网膜神经节细胞至视觉中枢的传导功能。

目前该技术被广泛用于眼科实验研究，如视觉生理现象的研究或将其作为观察动物视觉功能客观变化的重要指标，各种因子（物理的、化学的、生物的）对视觉功能影响、疗效观察、药物开发等相关研究，以及视网膜或视觉系统功能的研究。

（二）前庭肌源诱发电位（vestibular evoked myogenic potential，VEMP）

VEMP是一种用于评估前庭系统功能的神经电生理检查方法。VEMP包括颈性前庭肌源诱发电位（cervical vestibular evoked myogenic potential，cVEMP）及眼性前庭肌源诱发电位（ocular vestibular evoked myogenic potential，oVEMP）。cVEMP可用于人工耳蜗植入手术的评估，上半规管裂综合征、梅尼埃病、前庭神经炎、良性阵发性位置性眩晕以及听神经瘤等的辅助诊断。oVEMP在临床上可用于单侧梅尼埃病与前庭性偏头痛的鉴别诊断，也可用于评估眼球运动功能、诊断眩晕症状、跟踪治疗效果和研究前庭功能，为相关疾病的诊断和治疗提供有益的支持。

通过建立声诱发短潜伏期负电位豚鼠模型（重度感音性聋但球囊功能正常的豚鼠），发现声诱发短潜伏期负电位与反映球囊功能的VEMP具有一致性。

（三）听性脑干反应（auditory brainstem response，ABR）

ABR是一种很成熟的基于电生理的无创听力诊断测试技术。ABR测试在临床上具有广泛的用途，包括婴幼儿听力筛查、诊断听力损伤、评估听力助听器或人工耳蜗效果等方面。它也用于评估特定听觉神经病变，如听神经瘤。

在相关实验中，通过对听力相关基因敲除小鼠行ABR检测，比较其阈值差异，从而判断小鼠听力下降的程度，为实验提供了较为准确的客观指标。通过观察豚鼠在不同发育时期噪声间隙听性脑干反应变化特点，发现2周龄豚鼠的听觉系统尚未完全发育，这表明2周龄及以下的豚鼠可以作为探究听觉中枢发育影响的动物模型。

（四）嗅觉诱发电位

嗅觉诱发电位（olfactory evoked potentials，OEP）又称嗅觉相关电位（olfactory event-related potentionals，OERP），是对嗅觉的电生理检查，是一种重要的客观检查技术，该检查临床用于嗅觉障碍的诊断、嗅觉水平的检测和评估、手术检测、治疗效果评估，某些伴有嗅觉水平下降疾病（如嗅神经母细胞瘤、阿尔茨海默病等）的辅助诊断，帮助监测手术中可能出现的并发症。

通过对缺血后大鼠电刺激嗅觉诱发电位检测，缺血后电刺激OEP变化显著在电生理水平验证了缺血后的嗅觉传导通路功能的变化，推测缺血导致神经损伤，影响其传导功能，这可能是造成和加重嗅觉障碍的原因之一。通过切断嗅神经构建大鼠外伤性嗅觉障碍模型，然后用气味剂刺激大鼠并记录相关嗅觉电位的变化，发现嗅神经切断后大鼠会发生嗅觉障碍，为嗅觉障碍模型的建立提供了思路。

（五）表面肌电图检查（surface electromyography，SEMG）

SEMG是一种通过电生理技术来检测肌肉电活动的非侵入性检查方法。SEMG通过监测吞咽相关肌肉的生物电活动，用于识别吞咽功能障碍的迹象，尤其在脑卒中患者中具有潜在应用。SEMG可以帮助鉴别肌源性和神经源性的损害，这对于诊断各种吞咽功能障碍非常重要，从而指导后续的治疗方案。

通过损伤大鼠吞咽相关的某一块重要肌肉，然后记录其他相关吞咽肌肉的肌电图，发现大鼠肌电图的振幅会明显下降。通过麻醉大鼠舌头，然后记录舌上肌的肌电图，从而判断吞咽功能是否障碍。SEMG能够检测到吞咽肌肉的电活动，并通过分析波形的振幅和时域特征，可以识别吞咽功能异常。

三、计算机断层扫描（CT）

CT也能用于五官科功能研究，如可用来检测咽鼓管狭窄、阻塞或其他病变等异常。但CT不能直接评估咽鼓管功能，而是通过间接显示咽鼓管及其周围结构的方式来推测功能状态。另外，咽鼓管CT扫描可能无法准确显示细小的结构变化或局部病变，因此在某些情况下可能需要结合其他影像学检查或临床症状来进行综合分析。

四、光学相干断层成像（optical coherence tomography，OCT）

OCT 是一种先进的医学成像技术，可用于观察和评估咽鼓管的结构和功能。OCT 能够清晰展现咽鼓管的微观结构，包括黏膜、肌肉和软骨等组织。即时观察咽鼓管的状态变化（包括开放和闭合的动态过程），还可以进行定量分析（如测量黏膜厚度、咽鼓管开放程度等参数），更加准确的评估咽鼓管功能。

通过对微型猪进行体内和体外的光学相干断层扫描和组织学图像的比较，发现 OCT 图像与组织学图像密切匹配，揭示了软骨、黏膜下腺体和黏膜的细节，更好地评估了咽鼓管功能。将猪咽鼓管的 OCT 图像与组织解剖学进行比较，证明了 OCT 图像对咽鼓管结构的准确成像，对评估咽鼓管的管腔形状和结构具有诊断价值。OCT 以一种非侵入性检查方式对咽鼓管进行准确的功能评估，无须注射造影剂或进行手术，减少了患者的不适感和手术风险。

五、咽鼓管造影术

咽鼓管造影术是将造影剂注入咽鼓管中，然后再使用 X 射线、CT 扫描或其他成像技术来观察造影剂在咽鼓管和中耳区域的分布情况。可用于评估咽鼓管的解剖结构和功能。这种检查方法可以帮助医生诊断咽鼓管功能异常、咽鼓管狭窄、中耳炎等问题。

通过大鼠两侧咽鼓管造影术，能够清晰显示其解剖和组织学特征，有助于进一步了解咽鼓管的功能障碍。但是，咽鼓管造影术只是一种结构性检查方法，无法提供关于咽鼓管功能状态的直接信息，而且对于一些功能性问题可能无法提供准确的诊断，咽鼓管造影术需要将造影剂注入咽鼓管，可能会给患者带来不适和轻微的风险。

六、冷热试验

冷热试验法是一种常用的前庭功能评估方法，通过向患者的外耳道注入冷水或热水，或者使用专用设备喷射冷空气或热空气，来刺激前庭系统，从而激活前庭神经，引发眼球运动和平衡反应。

将冰水注入豚鼠双侧外耳道，通过对眼震的持续时间及眼震的慢相速度来评价一侧半规管麻痹和优势偏向。冷热试验在诊断前庭周围炎、梅尼埃病等前庭功能障碍性疾病中具有重要的临床应用价值。

七、声导抗测试法

声导抗测试法是临床上常用的客观听力测试方法之一，也可用于检测咽鼓管部分功能。声导抗仪主要通过测量鼓膜和听骨链的劲度以反映整个中耳传音系统的声导抗状态。声导抗测试法用于检测咽鼓管功能，虽不是一种常见的方法，但能客观、快速、简易、敏感、无创地进行咽鼓管部分功能的检查。

在中耳炎大鼠模型中，采用自制硅胶耳塞，使之与大鼠外耳道紧密嵌合，确保声漏较小，可以较好的反映大鼠中耳传声系统的功能。对急性分泌性中耳炎豚鼠动物模型（听力下降、中耳积液）行声导抗检查，通过分析声导抗鼓室图判断豚鼠咽鼓管功能是否正常。通过测试不同性别豚鼠鼓室导抗图，确定豚鼠鼓室声导抗测试中各项指标的正常范围，为该测试在豚鼠中的应用提供标准参考值。同时由于等效外耳道容积在性别间存在差异，因此对于不同性别的豚鼠应参照不同的正常参考值标准。

八、耳声发射检测法

耳声发射检测法是通过测量内耳产生的声学信号，评估听觉系统的功能状态，包括耳蜗和听神经的健康程度。

在动物实验中，通过观察豚鼠在麻醉和清醒状态的畸变产物耳声发射，发现清醒状态下的豚鼠较麻醉状态下的豚鼠耳声发射检测更加符合正常生理状态。通过对 C57 和 BALB/c 近交系小鼠不同日龄时畸变产物耳声发射检测，发现小鼠存在年龄相关性听力损失，可以为进一步研究年龄相关性耳聋提供很好的动物模型。

九、鼻声反射测量法

鼻声反射测量法是评估鼻腔通气功能的方法之一。鼻声反射测量可用于正常鼻气道及病变鼻腔的评价以及结合鼻内镜进行手术前后的比较，检查阻塞性睡眠呼吸暂停低通气综合征（obstructive sleep apnea hypopnea syndrome，OSAHS）患者鼻腔通气功能，评估患者的鼻腔结构是否存在异常，如鼻中隔偏曲、鼻窦炎等。

用鼻声反射测量法测量豚鼠和大鼠的鼻通道尺寸能精确的测量部分鼻腔平均体积，为试验的进一步研究提供重要的帮助。

十、鼻腔黏液纤毛清除功能测定（nasal mucous ciliary clearance test，NMCC）

NMCC 是一种用于评估鼻腔内黏液纤毛系统功能状态的测试方法。NMCC 主要原理是通过在患者鼻腔内喷洒可追踪的可溶性微粒（如糖精）、不可溶性微粒（如活性炭）或放射性核素来测定，然后观察被喷洒的物质在鼻腔内的运动和清除情况来评估黏液纤毛系统的清除效率。目前糖精试验是应用最广泛的体内 NMCC 方法。

十一、牙髓活力测试

牙髓活力测试是利用温度和电流刺激检查牙髓神经是否出现异常情况，包括温度测试和电流测试。也可以使用激光多普勒血流仪测量正常牙及不同病患牙的牙髓血流量，可以准确评估牙髓活力。在实验研究中，还可从牙龈中分离出细胞进行活力测试。

第四节　病理形态研究技术

病理形态学研究的内容主要是对病变组织进行形态学观察和分析。形态学方法包括大体形态学和显微形态学。大体形态学研究肉眼可见的病变，如肿瘤的大小、颜色、质地等；显微形态学研究细胞和组织的显微结构变化，如细胞坏死、细胞凋亡、细胞增生等。这个过程通常在显微镜下进行，以观察细胞的大小、类型（是否为单一或多种类型）、核浆比、核分裂象数量、核的形态是否正常等。本节介绍五官科常用病理形态研究技术，包括活体组织检查、显微镜技术、免疫组织化学技术、定量细胞化学技术。

一、活体组织检查

活体组织检查需要从机体的病变部位取出小块组织，根据不同情况可采用钳取、切除、穿刺吸取等方法，或手术切除标本制成病理切片，观察细胞和组织的形态和结构变化以确定病变的性质，做出病理诊断。这是诊断肿瘤常用且较为准确的方法。

（一）常用的取材方法

1. 肿物活体检查

肿物活体检查又称诊断性活检，系指从肿瘤所在部位直接切取小块组织送病理检查，以达到明确病理诊断之目的。术中取材部位要准确，不能过于表浅或组织量不足。对于术中获取的组织病理标本，应及时放入容器中予以固定。

2. 切除性活检（根治性肿物切除病理检查）

切除性活检是临床上最为常用的手术方法，是将肿瘤全部切除，既达到活检目的，又是一种治疗手段。这种方法适用于眼睑、结膜和眶内大部分肿物以及耳鼻咽喉和口腔肿瘤。

3. 针吸穿刺活检

利用细针穿刺吸取活检的方法称为针吸活检，是近年来发展起来的一种比较新型的诊断技术。如在眼科临床上，用于对某些眼内或眶内深部肿物的术前组织病理学诊断。

（二）病理切片的制作及染色

获取标本后，先大体观察，然后对标本进行固定。根据检查目的不同，所用固定液、染色方法等均有不同要求。

1. 大体观察

对标本的外形、大小和一些特点进行观察、记录。大的标本须按一定方位切成一定大小的组织块，观察切面上的改变；小的标本不再切开，全部包埋切片观察。

2. 制片和染色

制片过程包括固定、冲洗标本、脱水、浸透（透明）、包埋、切片和染色。染色至少用两种染料，一种染细胞核，另一种染细胞质和细胞外组织。染色后，在显微镜下阅片，可以看到组织和构成细胞的特征和彼此关系。

二、显微镜技术

制成病理切片后，需要用显微镜进一步检查病变，所以显微镜技术是观察细胞形态结构的基本工具。

显微镜技术包括光学显微镜和电子显微镜两类，扫描探针显微镜属特殊显微技术。在光学显微镜（包括普通光学显微镜和荧光显微镜等）下看到的细胞结构称为细胞显微结构。电子显微镜下则可以观察到光学显微镜下看不到的结构，如生物膜、细胞骨架和一些细胞器，称为细胞超微结构。随着电子显微镜分辨率的不断提高，再结合一些其他技术如扫描探针显微镜和 X 光衍射等，已使人们对细胞结构的认识达到分子水平，一般把细胞从亚显微水平到分子水平的结构统称为细胞超微结构。

三、免疫组织化学技术

免疫组织化学技术是利用特异的抗原抗体反应，研究组织或细胞的抗原物质或抗体的定位的方法，是形态、功能和代谢的结合点。免疫组织化学是一项强大的实验室技术，通常用作常规组织学的辅助手段，以诊断和分类肿瘤。免疫组织化学染色除用于诊断外，还越来越多地应用于预后标志物的检测和治疗指导。

四、定量细胞化学技术（quantitative cytochemisty）

定量细胞化学技术是用数字语言描述细胞内某种化学物质或某些产物的方法。DNA 定量病理检查是利用定量细胞化学技术，对病理组织结构或细胞内 DNA 含量进行计量分析，是定量病理学的一个重要内容。目前能对组织、细胞内化学物质或反应产物的量进行检测的技术主要有细胞图像光度术和非成像细胞测量术两大类。

（一）细胞图像光度术（image cytophtometry or image cytometry，ICM）

ICM 是以显微成像设备为基础，光学原理为依据，测定载玻片上细胞学、组织学样品中单个细胞或细胞切面所成图像的光度，以评估单个细胞及其群体的化学物质含量。ICM 的最大优点是能在显微镜下较好地保持待测组织、细胞的形态特征、空间邻接关系，为准确选择组织原位待检测细胞和不同类别的细胞提供直观的条件，并可分析极小体积和极小比例待检测细胞的组织。广泛用于组织和细胞化学物质含量的定量分析。ICM 的缺点是检测速度较慢。目前，应用 ICM 的主要仪器有显微分光光度计、显微图像分析仪和共聚焦扫描显微镜。

（二）非成像细胞测量术（non image cytometry，n-ICM）

n-ICM 是以悬液或不透明固相物为组织细胞的载体，使用不同的仪器检测悬液或固相物内非成像的单个细胞或细胞群体的某种化学物质的光度或放射线强度，以表述单个细胞或细胞群体内的某化学物质的含量。n-ICM 的最大优点是能快速地对单个细胞或细胞群体的化学物质的含量进行检测，获得大量有统计学意义的检测数据。其局限性是不能区分悬液或不透明固相物中不同形态特征的细胞种类。目前，可用于悬液或固相物内细胞的某种化学物质含量测定和分析的仪器主要有流式细胞仪、酶标仪、液闪计数仪等。

五、病理形态研究技术在五官科中的应用

病理形态研究技术在五官科研究中被广泛应用，为五官科发展提供了有力工具。Gao 等采用透射电子显微镜发现 miR-1179 水平下调能诱导口腔癌细胞自噬进而抑制口腔癌细胞的增殖，表明 miR-1179 在口腔癌症治疗中的潜力。

第五节　细胞生物学技术

细胞生物学是从显微、亚显微与分子等三个层次，以动态的观点，研究细胞和细胞器的结构

与功能，细胞的生活史和各种生命活动规律的学科，包括细胞增殖、分化、代谢、运动、衰老、死亡，以及细胞信号转导，细胞基因表达与调控，细胞起源与进化等重大生命过程。细胞生物学研究借助于显微镜技术、细胞培养技术、细胞化学技术、细胞组分分析技术、细胞成像技术、流式细胞术等，这些技术的结合使用，使得细胞生物学成为一个能够深入探索生命活动基本过程的前沿领域。细胞生物学技术广泛用于五官科疾病诊断、治疗和预后的临床研究和基础研究。本节主要介绍细胞培养技术、细胞化学技术、细胞组分分析技术、活细胞成像技术。

一、细胞培养技术

细胞培养是指将活细胞尤其是分散的细胞在体外进行培养的方法。目前常用的有二维细胞培养技术和三维细胞培养技术。

（一）二维细胞培养技术

二维细胞培养技术即传统的细胞培养方法，指的是将细胞悬浮在平坦的培养皿（如细胞培养板或培养皿）上，使细胞附着在平面表面上生长。这种方法广泛应用于细胞学研究、药物筛选、细胞生物学等领域。

二维细胞培养技术优势：①易于操作。二维细胞培养方法操作简便，培养设备相对简单，适用于大规模培养。②经济高效。相比于三维细胞培养，二维培养所需的培养基和材料成本较低。③高通量筛选，二维细胞培养适用于高通量药物筛选和功能研究。

不足：①失去生理环境。二维培养中细胞生长在平坦的硬表面上，无法真正体现组织中的细胞外基质。而且，细胞从分裂、增殖、迁徙到凋亡，整个过程被精确调控，有赖于其内部固有的立体空间及时间上的组织原则。即无法模拟细胞在体内三维环境中的生长状态，可能导致细胞行为与体内差异较大。②细胞形态变化。二维培养中，细胞形态通常呈现扁平形状，不利于模拟细胞在体内组织中的真实形态。

（二）三维细胞培养技术

由于二维细胞培养技术存在一些不足，随着对生物学理解的不断深入和科技的发展，三维细胞培养方法逐渐成为研究热点。

三维细胞培养技术又称为3D细胞培养技术，是一种利用支架材料将体外细胞进行三维空间培养的技术，具有体内微环境模拟度高于二维平面细胞培养模式，可控性强于动物实验等优点。

三维细胞培养技术的优势：①最大程度模拟并简化了复杂的体内细胞生长微环境，建立了易于重复研究的体外细胞模拟培养环境。②使得细胞间在结构上易于建立紧密的缝隙连接和桥粒连接。③增加了细胞外基质的产量，易于观察微环境对细胞生物特性的影响。④可进行大规模的基因操作研究，并能有效分离目标细胞。与动物实验相比，三维细胞培养技术中实验条件的可控性更好、更精确。因此，学术界普遍认为三维细胞培养技术是二维细胞培养模式和动物实验之间连接的桥梁。目前三维细胞培养技术在皮肤成纤维细胞、骨髓间充质干细胞以及多种类型的肿瘤细胞的生物学研究等方面得到了广泛应用。

随着该技术的发展，其在五官科的基础研究和临床疾病治疗方面也展现了广阔的应用前景。在眼科方面，三维细胞培养技术已应用于角膜、视网膜、视觉系统发育及多种眼肿瘤以及口腔癌和鼻咽癌等肿瘤方面的研究。

二、细胞化学技术

细胞化学技术是用于研究细胞内的化学反应和成分的技术，包括酶细胞化学技术、免疫细胞化学技术等。

（一）酶细胞化学技术

酶细胞化学技术是通过酶的特异细胞化学反应来显示酶在细胞内的分布及酶活性强弱的一种技术。早期的酶细胞化学工作是在光学显微镜下进行的，称为组织化学，随着电镜技术的发展开始用电镜观察酶的分布，称为电镜酶细胞化学技术。酶细胞化学技术对研究细胞器的结构与功能、细胞的生理与病理过程以及细胞器的相互关系发挥了重要作用。

（二）免疫细胞化学技术

免疫细胞化学技术是根据免疫学原理，利用抗原抗体特异结合的特性定位组织和细胞中特异大分子的一类技术。包括光镜水平（简称免疫组化）和电镜水平（简称免疫电镜）。应用免疫细胞化学技术可在原位检测细胞的各种大分子，如蛋白质、多肽、核酸、多糖和磷脂等。

三、细胞组分分析技术

细胞组分分析技术涉及细胞内不同组分的分离和分析，如离心分离技术、生物大分子定位技术等。

离心技术是利用物体高速旋转时产生强大的离心力，使置于旋转体中的悬浮颗粒发生沉降或漂浮，从而使某些颗粒达到浓缩或与其他颗粒分离之目的。这里的悬浮颗粒往往是指制成悬浮状态的细胞、细胞器、病毒和生物大分子等。常用的离心技术包括：沉淀离心、差速离心、密度梯度离心、分析超速离心、离心淘洗、区带离心及连续流离心等技术，其中沉淀离心、差速离心和密度梯度离心是实验室中常用的离心技术。

生物大分子定位技术是一种综合利用傅里叶变换红外显微镜（FTIR）、荧光显微镜、扫描电子显微镜（SEM）、扫描探针显微镜（SPM）、原子力显微镜（AFM）等多种生物技术，在分子的多维空间上给出其完整的三维立体结构。这种技术能够提供大分子的定位，并且能够精准地识别其细胞内或细胞外的各种不同形式的分子结构，包括蛋白质、核酸、细胞膜和其他分子的结构。它有助于研究细胞的增殖、分泌行为、信号传递、细胞活力以及细胞功能、细胞老化等方面的分子机制。

四、活细胞成像技术

活细胞成像技术可研究活细胞的动态过程，可提供单个细胞、细胞网络（原位）甚至整个生物体（体内）中动态事件的空间和时间信息。这些特点让活细胞成像成为解决细胞生物学、癌症研究、发育生物学和神经科学问题的必要技术。活细胞成像技术包括离子成像、荧光共振能量转移（FRET）、光漂白后荧光恢复（FRAP）、全内反射显微镜（TIRFM）、光活化、多光子激发、受激发射损耗显微镜（STED）、荧光寿命成像（FLIM）、相干反斯托克斯拉曼散射（CARS）显微镜和受激拉曼散射（SRS）显微镜等。

新的活细胞成像技术在空间和时间上都朝着分辨率更高的方向发展。目前的技术发展主要是在纳米范围内对单个分子和短至几皮秒的分子反应进行定量研究。

五、细胞生物学技术在五官科研究中的应用

细胞生物学技术是五官科研究的常用技术。细胞培养技术能获取大量纯净的特种细胞供研究使用，是生物医学研究和药物开发的重要工具，已经广泛应用于科学研究、药物筛选、组织工程等领域。

如利用细胞培养技术进行药物筛选、基因治疗、细胞移植等。例如接种于羊膜的角膜缘干细胞移植治疗角膜缘干细胞缺失症等；结合组织工程可制造出有生命的人工组织和人工器官。如用培养的角膜上皮细胞、内皮细胞及基质细胞重建透明的人造角膜等。Ding 等对 3 对鼻咽癌和正常鼻咽组织进行 RNA-seq 分析，用免疫组织化学方法检测 DNTTIP1 在鼻咽癌组织中的表达，使用体外和体内测定来研究 DNTTIP1 的功能，使用 RT-qPCR、蛋白质印迹、RNA-seq、萤光素酶报告基因测定、ChIP 测定和 co-IP 测定来确定分子机制，发现 DNTTIP1 不仅调节鼻咽癌的转移，而且能独立预测鼻咽癌预后。此外，西达本胺靶向 DNTTIP1/HDAC1 可能有益于鼻咽癌转移患者。

第六节　分子生物学技术

随着分子生物学的快速发展，越来越多的技术应用于中医五官科研究及临床，同时也促进了精准医学及转化医学在五官科的蓬勃发展。五官科开展分子生物学诊断和治疗，显示了较为理想的效果，如玻璃体腔内注射贝伐单抗、雷珠单抗等治疗糖尿病视网膜病变和老年黄斑变性等。本章介绍中医五官科研中用到的分子生物学技术，包括聚合酶链反应、分子杂交与印迹技术、生物芯片技术、生物大分子相互作用研究技术、测序技术、基因克隆与重组技术、病毒载体、基因敲除技术、基因敲入技术、基因编辑技术、组学技术等。

一、聚合酶链式反应（polymerase chain reaction，PCR）

PCR 是一种用于大量扩增特定的 DNA 片段的分子生物学技术。该技术具有高敏感度、高特异性、高产率、可重复以及快速简便等优点，使其迅速成为分子生物学研究中应用最为广泛的方法，解决了以往许多分子生物学研究无法解决的难题。PCR 技术可用于目的基因的克隆、基因突变分析、基因的体外突变改造、DNA 和 RNA 的微量分析、DNA 序列测定等。

（一）PCR 衍生技术

PCR 技术自身的发展及其与已有分子生物学技术的结合形成了多种 PCR 衍生技术，提高了 PCR 反应的特异性和应用的广泛性，如逆转录 PCR、原位 PCR、多重 PCR、实时荧光定量 PCR、巢式 PCR，反向 PCR 和锚定 PCR 等。逆转录 PCR（RT-PCR）是目前从组织或细胞中获得目的基因以及对已知序列的 RNA 进行定性和半定量分析的最有效方法。原位 PCR 方法弥补了 PCR 技术和原位杂交技术的不足，是将目的基因的扩增与定位相结合的一种最佳方法。原位杂交技术虽有良好的定位效果，但检测的灵敏度不高。实时荧光定量 PCR 技术可对 mRNA 和 miRNA 进行快速、准确的定量检测，已经在基因诊断方面得到临床应用。多重 PCR 主要用于多种病原微生物的同时

检测或鉴定某些病原微生物、某些遗传病及癌基因的分型鉴定。

（二）PCR 技术在五官科研究中的应用

如采用多重 PCR 对葡萄膜炎伴坏死性视网膜炎的眼内液进行检测，检测到了腺病毒，证明了腺病毒相关性葡萄膜炎/视网膜坏死，多重 PCR 的临床应用不仅有助于葡萄膜炎的诊断，还有助于角膜移植后感染的检测。实时荧光定量 PCR 检测显示口腔溃疡患者口腔菌群的改变，如链球菌、韦荣球菌和奈瑟菌数量降低，提示菌群失调可能参与发病机制。

二、分子杂交与印迹技术

分子杂交技术是一类分析核酸或蛋白质等生物分子的技术，是分子生物学最基本的实验技术之一。核酸（分子）杂交技术是以核酸（DNA 或 RNA）为检测对象的分子杂交技术。印迹杂交技术是将电泳分离的样品从凝胶转移到固相膜上，然后与标记探针进行杂交，并对杂交体做进一步分析。分子杂交与印迹技术广泛应用于克隆筛选、核酸分析、蛋白质分析和基因诊断等。

（一）印迹杂交技术的种类及应用范围

DNA 印迹法（Southern blot）：可用于分析 DNA 长度、DNA 克隆、DNA 多态性、限制性酶切图谱、基因拷贝数、基因突变和基因扩增等，从而应用于基础研究和基因诊断。

RNA 印迹法（Northern blot）：用于定性或定量分析组织细胞中的总 RNA 或某一特定 RNA，特别是结合探针杂交定性或半定量测定 mRNA 的表达水平，从而研究基因结构（插入缺失等突变信息）和基因表达。

蛋白质印迹法（Western blot）：用于定性和半定量分析样品蛋白，可分析抗原的相对丰度、抗原与其他已知抗原的关系、蛋白质翻译后修饰、蛋白质相互作用。

核酸原位杂交（in situ hybridization，ISH）包括染色体原位杂交、RNA 原位杂交及其衍生技术荧光原位杂交（FISH），用于分析目的 DNA（或 RNA）的染色体、细胞器、细胞、组织甚至整体定位，还可用于分析病原体定位和存在形式。

斑点杂交法（dot blot）和狭缝杂交法（slot blot）：用于定性和半定量分析 DNA、RNA 或蛋白质，如用于检测 DNA 的相似性、靶序列的拷贝数和基因表达水平。

等位基因特异性寡核苷酸杂交法：检测已知点突变的方法，可用于遗传病基因诊断、病原体分型、癌基因点突变检测等。

DNA-蛋白质印迹法（Southwestern blot）：用于研究 DNA-蛋白质相互作用。

RNA-蛋白质印迹法（Northwestern blot）：用于研究 RNA-蛋白质相互作用。

Far-Western blot：用于检测蛋白质之间的相互作用。

（二）印迹杂交技术在五官科研究中的应用

印迹技术应用非常广泛，在基因、基因组、基因工程、基因诊断和一些生物制品的研究中有独特优势。如采用 EB 病毒编码小 RNA（EBER）探针原位杂交技术，能确定鼻咽癌患者是否感染 EB 病毒，且临床诊断灵敏度较高，并能反映患者病情严重程度，可指导临床治疗。临床医生和研究人员从患者口腔提取样本后，采用荧光原位杂交（FISH）检测微生物，分析口腔微生物群的类型、比例和结构，用于制定更准确的治疗计划。

三、生物芯片

生物芯片技术是在分子杂交技术的基础上，20 世纪 90 年代初发展起来的一项新的规模化生物分子分析技术。广义生物芯片是指采用生物技术制备或应用于生物技术的一切微型分析系统，包括新一代测序芯片、用于研制生物计算机的生物芯片、将健康细胞与集成电路相结合的仿生芯片、芯片实验室，还包括可利用生物分子相互作用的特异性处理生物信号的基因芯片、蛋白芯片、细胞芯片和组织芯片等。根据作用途径，生物芯片分为功能芯片和信息芯片。功能芯片又称主动式芯片，例如微流控芯片（microfluidic chip）和芯片实验室（lab-on-a-chip）。信息芯片又称被动式芯片，例如基因芯片、蛋白芯片、组织芯片、细胞芯片等。

生物芯片具有高通量、集成化、标准化、微量化、微型化、并行化、自动化的特点。生物芯片用途广泛，可用于分析基因表达检测、基因突变检测、基因诊断、功能基因组研究、基因组作图和新基因发现等多个方面。

（一）基因芯片（DNA 微阵列）

基因芯片是指将许多特定的 DNA 片段有规律地紧密排列固定于单位面积的支持物上，然后与待测的荧光标记样品进行杂交，杂交后用荧光检测系统等对芯片进行扫描，通过计算机系统对每一位点的荧光信号进行检测、比较和分析，从而迅速得出定性和定量的结果，该技术又称 DNA 芯片（DNA chip），DNA 微阵列（DNA microarray），寡核苷酸微阵列（oligonucleotide array）。

基因芯片技术在生物学和医学领域广泛应用于基因组研究（包括基因表达谱分析、基因鉴定、多态性分析、点突变检测、基因组作图等）、机制研究（包括病理生理机制、药物作用机制等）、基因诊断、个体化治疗、药物开发、卫生监督、法医学鉴定和环境监测等。

（二）蛋白芯片（protein chip）

蛋白芯片是将高度密集排列的蛋白质分子作为探针点阵固定在固相支持物上，当与待测蛋白样品反应时，可捕获样品中的靶蛋白，再经检测系统对靶蛋白进行定性和定量分析的一种技术，又称蛋白质微阵列（protein microarray）。

蛋白质芯片技术具有快速和高通量等特点，它可以对整个基因组水平的上千种蛋白质同时进行分析，是蛋白质组学研究的重要手段之一，已广泛应用于蛋白质功能研究、蛋白组学研究、蛋白质间相互作用研究、基因表达谱分析、疾病发病机制研究、临床诊断、靶点确证及药物开发、中药鉴定等领域。

（三）组织芯片（tissue chip）

组织芯片又称组织微阵列（tissue microarray），是以形态学为基础的生物芯片，即在基片（通常是玻片）表面有序固定几十到上千种微小组织切片，可以高通量地进行常规病理学、免疫组化及分子检测。

组织芯片最初主要应用于肿瘤研究，包括标志物分析、病因和诊断、治疗和预后等，目前已扩展到包括人类基因和蛋白质研究、医学研究、分子诊断、药物开发等领域。

（四）生物芯片在五官科研究中的应用

生物芯片已广泛应用于五官科研究，如为了帮助寻找眼科靶向和有效抗血管治疗的药物，使用 GeneChip Rat 230 2.0 微阵列进行全局基因表达分析，比较地塞米松和抗 VEGFA 治疗炎症导致大鼠角膜血管生成的基因表达变化，以确定潜在的替代治疗靶点。

通过将 microRNA 荧光原位杂交（miR-FISH）和 CDK2AP1 免疫组化（IHC）结合在包含舌部鳞状癌的组织微阵列上验证了 miR-21-5p 与患者来源的肿瘤切片中 CDK2AP1 表达之间的抗相关性和空间分离。基于 TMA 的 ISH/IF 多重方法允许在组织结构的背景下关联 miRNA 的表达水平及其靶蛋白。未来，这种方法与空间转录组学的整合将更多地阐明 miR-21-5p 和其他 miRNA 在口腔癌进展、局部播散和远处转移中发挥作用的细胞和分子机制。

四、测序技术

DNA 是遗传物质，其核苷酸序列包含遗传信息，要想解读遗传信息就要进行 DNA 测序。而转录组是研究细胞表型和功能的重要手段，转录组测序是深入研究转录组复杂性的强大工具。

（一）DNA 测序技术

DNA 测序技术包括第一代 DNA 测序技术、第二代 DNA 测序技术和第三代 DNA 测序技术。第二代测序技术又称桥式扩增、循环测序，代表性技术主要有 Roche/454 焦磷酸测序系统、Illu mina/Solexa 边合成边测序的 GA 测序仪和 SOLiD 测序系统。第三代测序技术又称单分子测序技术，第二代、第三代测序技术统称深度测序技术，又称下一代测序、高通量测序、大规模平行测序，共同特点是用样量少、高度平行、分辨率高、计算能力突破、分析快速、成本低廉。

（二）转录组测序（RNA sequencing，RNA-Seq）

RNA-Seq 又称为转录组高通量测序或全转录组鸟枪法测序，是指利用第二代高通量测序技术对 mRNA 反转录 cDNA 进行测序分析，全面快速地获取某一物种特定器官或组织在某一状态下的几乎所有转录本。相对于传统的基因芯片技术而言，转录组测序无须预先设计探针，即可对任意物种的任意细胞类型的转录组进行检测；能够提供更精确的数字化信号，更高的检测通量以及更广泛的检测范围，是目前深入研究转录组复杂性的强大工具，目前已广泛应用于各物种的基础研究、临床诊断和药物研发等领域。

（三）单细胞转录组测序技术（single-cell RNA-sequencing，sc RNA-seq）

sc RNA-seq 是从单个细胞水平分析细胞转录组的表达谱，用于鉴定细胞特异性标记物，发现罕见细胞类型、细胞亚型，揭示细胞之间的差异表达，成为研究复杂生物体系细胞异质性的有效方法，已广泛应用于干细胞、器官发育、神经系统、肿瘤、免疫、微生物等多个研究领域。

（四）测序技术在五官科研究中的应用

随着现代分子生物学与生物信息学的进展，高通量、低成本、高效的商业化测序平台不断涌现。近年来，测序技术在五官科疾病研究领域的应用也日渐增多。

采用单细胞测序技术研究成人视网膜的转录组特征，识别所有主要人类视网膜细胞类型（包括视杆细胞、视锥细胞、穆勒胶质细胞、视网膜星形胶质细胞、小胶质细胞、双极细胞、神经节细胞、无长突细胞和水平细胞），构建了成人视网膜单细胞图谱，为深入了解人类视网膜细胞的转录景观提供了参考，对了解视网膜相关疾病具有启发意义。

五、重组 DNA 技术

重组 DNA 技术是指将一种生物体（供体）的基因与载体在体外进行重组连接，然后导入另一种生物体（受体）内，使之按照人们的意愿稳定遗传并表达出新产物或新性状的 DNA 体外操作程序，又称分子克隆（molecular cloning）或 DNA 克隆（DNA cloning）或基因工程（genetic engineering）技术。

（一）重组 DNA 技术的步骤

重组 DNA 技术的主要过程包括五大步骤：目的 DNA 的分离获取（分）、载体的选择与构建（选）、目的 DNA 与载体连接（接）、重组 DNA 转入受体细胞（转）以及重组体的筛选与鉴定（筛）。

通过转基因（外源基因导入）和基因打靶（敲除/敲入基因），可构建疾病动物模型，探讨疾病的发生机制，也广泛用于生物制药、基因诊断与基因治疗等诸多方面。

（二）重组 DNA 技术在五官科研究中的应用

自 1972 年成功构建第一个重组 DNA 分子以来，重组 DNA 技术得到了迅速发展，使人们几乎可以随心所欲地分离、分析及操作基因。

通过分子生物学技术获得重组人源性 VEGF 单克隆抗体，然后向年龄相关性黄斑变性患者眼内注射 VEGF 抗体，可实现拮抗 VEGF 的促新生血管增生及渗漏作用，使患者重新获得视力，该研究成果也被 *Science* 杂志评为 2006 年度十大科学进展之一。

六、病毒载体

病毒载体技术可将遗传物质带入细胞，原理是利用病毒具有递送其基因组进入宿主细胞并进行感染的特性。该过程可发生于完整活体（in vivo）或体外培养细胞（in vitro）。

病毒载体因其独特的基因传递特征和靶向特异性，常被用来作为基因递送载体或疾病研究的工具，可应用于基础研究，向各种实验系统（如细胞系、原代细胞、组织脏器甚至动物等）递送核酸，对基因进行敲除、敲入或编辑，用于研究基因的功能和生物学过程，制备疾病模型，还被用于治疗遗传性疾病和生产疫苗等。

（一）常用病毒载体

腺相关病毒（*Adeno-associated virus*，AAV）载体、慢病毒（*Lentivirus*）载体和腺病毒载体（*Adenovirus*）是最常用的病毒载体。

腺病毒载体在减轻角膜移植免疫反应等领域发挥重要作用。慢病毒载体为青光眼治疗提供了新的给药方案。腺相关病毒载体为眼科遗传疾病的精准治疗提供了新的思路。

（二）病毒载体在五官科研究中的应用

病毒载体的出现大大提高了基因治疗的应用潜力，具有传统疗法不可比拟的优势。病毒载体已经广泛用于五官科研究。

2008 年 Ellouze 等应用重组的腺病毒载体将 RPE65 基因转染至患者视网膜下，成功开展了对遗传性视网膜变性——Leber 先天性黑矇的基因治疗，这标志着遗传性视网膜变性基因治疗时代的开始，该研究为广大视网膜变性患者带来了复明的希望。腺相关病毒（AAV）通过 AAV 在不同视网膜细胞中高效选择性地表达微生物视蛋白已成为一种更精确的基因治疗策略。通过使用 AAV2.7m8 载体，Gauvain 及其同事在 RGC 中更有效地表达微生物视蛋白 ChrimsonR，并在非人灵长类动物中恢复了视力。靶向 Cdc6 的慢病毒载体 RNA 干扰 Cdc6 的表达，能有效抑制舌癌 CAL-27 细胞的 DNA 复制，阻止舌癌细胞的增殖。

七、RNA 干扰（RNA interference，RNAi）

RNAi 又称转录后基因沉默（post-transcriptional gene silencing，PTGS），是指将特异性同源双链 RNA（dsRNA）导入到细胞内，使目的基因不表达或表达水平下降。RNAi 是研究细胞基因表达及调控的新手段，也是过去 20 年来分子生物学领域研究中的重大发现。

（一）作用原理

RNAi的基本原理是用小干扰RNA（Small interfering RNA，siRNA）有时称为短干扰RNA（short interfering RNA）或沉默 RNA（silencing RNA）与细胞内多种核酸酶结合形成 RNA 诱导的沉默复合物 RISC，RISC 再特异性与 mRNA 同源区结合，激活 RNase，使 mRNA 特异性降解，阻断 mRNA 的翻译，从而引起基因表达特异性沉默。

（二）RNAi 技术在五官科研究中的应用

RNA 干扰技术可以用于研究基因功能、信号传导通路等，亦可用于基因治疗，目前广泛用于五官科研究。

如用结缔组织生长因子（CTGF）siRNA 处理视网膜色素上皮 RPE 细胞，结果显示干扰结缔组织生长因子能抑制 RPE 细胞迁移，由此说明结缔组织生长因子的功能与 RPE 细胞迁移有关，这比基因敲除技术更容易获得结果，所以 RNAi 技术的应用将会明显促进基因功能的深入研究。作为新的基因治疗手段，RNAi 可特异性抑制基因的表达而达到治疗疾病的目的。通过玻璃体注射血管内皮生长因子 siRNA，结果显示其可有效防止激光光凝固诱导的实验动物脉络膜新生血管的产生，而且一次注射就能产生有效的治疗作用，术后未发生严重并发症。这些结果有力地证明 RNAi 技术在眼科的应用前景。由于其具有用量少、效率高、特异性强等优点，也适合于眼底病的治疗研究。

八、CRISPR/Cas 技术

CRISPR（Clustered regularly interspaced short palindromic repeats）/Cas 系统是一种由 RNA 指导 Cas 核酸酶对靶向基因进行特定 DNA 修饰的技术，是一种革命性的基因编辑工具。由 E.Charpentier（与 J.Doudna 共获 2020 年诺贝尔化学奖）于 2011 年报告。

（一）CRISPR/Cas 系统工作原理

crRNA（CRISPR-derived RNA）通过碱基配对与 tracrRNA（trans-activating RNA）结合形成 tracrRNA/crRNA 复合物，此复合物引导核酸酶 Cas 蛋白在与 crRNA 配对的序列对靶位点处剪切双链 DNA，从而实现对基因组 DNA 序列进行编辑；而通过人工设计这两种 RNA，可以改造形成具有引导作用的短引导 RNA（sgRNA），足以引导 Cas 对 DNA 的定点切割。

作为一种 RNA 导向的 dsDNA 结合蛋白，*Cas9* 效应物核酸酶是已知的第一个统一因子（unifying factor），它能够共定位 RNA、DNA 和蛋白，从而拥有巨大的改造潜力。CRISPR/Cas9 系统是研究最深入、应用最成熟的一种高效的基因编辑工具，主要由核酸酶 Cas9 和由 tracrRNA 和 crRNA 形成的 sgRNA 组成。

特点：①可实现对靶基因多个位点或多个基因同时敲除；②可对基因进行定点修饰（点突变、条件性敲除），效率高；③实验周期短，价格低；④可应用于大、小鼠等，无物种限制。

（二）CRISPR/Cas 系统在五官科研究中的应用

CRISPR/Cas9 技术的应用发展迅速，特别是在基础研究和医学研究领域。CRISPR 还应用于治疗遗传性疾病（遗传性视网膜营养不良性失明、Duchenne 肌营养不良、β地中海贫血等）。采用 CRISPR/Cas 进行基因治疗时要考虑脱靶（切割非点序列）等不利因素。

原发性开角型青光眼（primary open-angle glaucoma，POAG）是全球不可逆转的视力丧失的首要原因，肌纤蛋白（Myocilin，MYOC）突变可见于 4%的 POAG 患者。研究表明，MYOC 突变导致蛋白质错误折叠，使小梁中的内质网应激，从而导致眼压升高，引起 POAG。Jain 等应用 CRISPR/Cas9 系统编辑小鼠小梁网细胞并构建了小鼠 MYOC 突变株，进而选择性地将 MYOC 突变删除。通过这项基因编辑技术可以降低眼压，证明了这项基因编辑技术在眼科疾病中应用的可行性。

CRISPR/Cas9 技术联合其他技术可获得更多信息。例如先灭活一特定基因，再通过 RNASeq 分析转录组变化，可在组织、细胞群、单细胞水平分析该基因与其他基因表达的关系。

九、基因敲除技术（gene knock-out，KO）

基因敲除是指使生物体基因组中的特定基因失活或失效的过程。通常是通过在靶基因中引入突变来实现的，使其失去功能。

（一）基因敲除方法

基因敲除的方法包括同源重组和 CRISPR/Cas 系统。同源重组即通过引入修饰的 DNA 片段，用无功能或被破坏的版本替换靶基因；RNAi 利用小 RNA 分子来沉默或降解靶基因的信使 RNA（mRNA），阻止其翻译为蛋白质；CRISPR/Cas9 使用短引导 RNA（short guide RNA，sgRNA）和 Cas 酶在基因组的特定位置引入靶向 DNA 断裂，导致基因破坏。

（二）基因敲除技术在五官科研究中的应用

基因敲除技术可以从体外和在体两个层面研究基因的功能和调控机制。近年来通过基因敲除技术建立相关动物模型，促进五官科基础研究迅速发展。

先天性青光眼是指由于胚胎发育异常，房角结构先天变异而致房水排出障碍，导致眼内压升高所引起的视神经损害和视野缺损。VAV2/VAV3 基因敲除小鼠模型不仅可以作为先天性青光眼的实验动物模型，同时也可为研究房水外流变化的影响因素及后期的高眼压型青光眼的发病机理提供可行性平台。使用腺相关病毒 8 型（AAV8）载体在囊泡谷氨酸转运蛋白 3（Vglut3）基因敲除小鼠耳蜗中重新表达 Vglut3，发现 AAV8-Vglut3 可以介导 Vglut3 在所有内毛细胞（IHCs）中表达，且听觉功能成功恢复，抢救后听力阈值保持稳定至少 12 周。

虽然基因敲除动物模型的构建帮助各个学科领域的研究达到了过去无法企及的高度，但因为基因突变体在机体所有组织发育的过程中都有可能丢失，所以，我们不能排除其他器官缺陷参与表型改变的可能性。

十、基因敲入技术（gene knock-in，KI）

基因敲入是指将外源基因或 DNA 序列插入到基因组中的一个特定位置，使其在细胞内稳定表达的一种基因编辑技术。基因敲入有 2 种：一种是原位敲入，即在原基因敲除的位点插入新基因，它是基因敲除的逆过程；另一种是定点敲入，即无论敲除基因的位点在哪里，敲入的基因是在特定启动子下，以转移载体的形式转座进去，所以插入的位点是一定的。

（一）基因敲入方法

可以通过同源重组、病毒载体或 CRISPR/Cas 系统来实现基因敲入。同源重组介导的基因敲入需要将一个包含所需基因序列的修饰 DNA 片段引入到目标位点。病毒载体或 CRISPR/Cas9 详见前文。

（二）基因敲入在五官科研究中的应用

基因敲入可以用于基因功能研究、基因治疗等。研究发现基因突变后导致牙龈原代成纤维细胞中相应蛋白表达增高，细胞增殖和迁移能力明显增强；基因敲入小鼠模型进一步证实，仅 Zfp513（p.R250W）或 Kif3c（p.R412H）的杂合或纯合突变不会导致明显的牙龈增生表型，而双基因突变会导致牙龈一定程度增生。

十一、基因组编辑技术（genome editing）

基因组编辑是采用序列特异性核酸酶切割基因组编辑位点形成双链断裂，进而实现基因敲除、敲入、置换等操作的技术方法。

（一）基因编辑方法

基因组编辑技术包括基因靶向（基因打靶）、巨型核酸酶、锌指核酸酶、转录激活因子样效应物核酸酶、CRISPR/Cas 系统。

（二）基因组编辑技术在五官科研究中的应用

基因编辑技术可以用来改造基因、改造载体，研究基因的功能，用于基因治疗等，已经应用于五官科研究。如通过 CRISPR/Cas9 介导的基因组编辑靶向灭活 Nrl 或 Nr2e3 可以将视杆细胞重新编程为视锥细胞样感光器，挽救视网膜视杆细胞和视锥细胞变性，并在两种不同的小鼠 RP 模型中恢复视觉功能。

十二、生物大分子相互作用研究技术

生物大分子之间可相互作用并形成各种复合物，所有的重要生命活动，包括 DNA 的复制、转录、蛋白质的合成与分泌、信号转导和代谢等，都是由这些复合物所完成。研究细胞内各种生物大分子的相互作用方式，分析各种蛋白质、蛋白质-DNA、蛋白质-RNA 复合物的组成和作用方式是理解生命活动基本机制的基础，也是疾病病理基础。

（一）蛋白质-蛋白质相互作用研究技术

目前常用的研究蛋白质相互作用的技术包括酵母双杂交、各种亲和分离分析（亲和色谱、免疫共沉淀、标签蛋白沉淀等）、FRET 效应分析、噬菌体显示系统筛选等。本部分简要介绍最常用的方法，标签蛋白沉淀、免疫沉淀、免疫共沉淀和酵母双杂交技术。

（二）DNA-蛋白质相互作用分析技术

蛋白质与 DNA 相互作用是基因表达及其调控的基本机制。分析各种转录因子所结合的特定 DNA 序列及基因的调控序列所结合的蛋白质是阐明基因表达调控机制的主要研究内容。DNA-蛋白质相互作用分析技术包括电泳迁移率变动分析（electrophoretic mobility shift assay，EMSA）、染色质免疫沉淀技术（chromatin i mmunoprecipitation，ChIP）、DNase 足迹试验、DNA 互补性杂交实验、活性酶杂交技术等。

近年来，人们将 ChIP 和芯片技术结合在一起，建立了 ChIP 芯片（ChIP-chip）技术。该方法是在全基因组范围筛选与特定蛋白相结合的 DNA 序列，即鉴定特定核蛋白的 DNA 结合靶点的一项新技术。

（三）RNA-蛋白质相互作用分析技术

RNA 与蛋白质相互作用的研究方法主要包括以下几种：电泳迁移率变动分析、RNA Pull-down、RNA 免疫共沉淀（RIP）技术、Crosslinking and immunoprecipitation（CLIP）技术、Click-chemistry-assisted RNA interactome capture（CARIC）技术、免疫荧光原位杂交技术（RNA-protein FISH）等。EMSA 也被用于研究 RNA 结合蛋白和特定 RNA 序列间的相互作用。

（四）生物大分子相互作用研究技术在五官科研究中的应用

生物大分子相互作用技术广泛用于生命活动基本机制和疾病病理基础的深入研究，也用于五官科研究。如 Li 等采用免疫共沉淀检测 *LRP6* 和 Norrin 之间的相互作用，与野生型 *LRP6* 相比，p.V743A 或 p.R1026H 突变体与 Norrin 的结合能力降低，*LRP6* 杂合变异通过介导β-catenin 信号通路的异常失活或过度激活引起了家族性表盖视网膜病变（FEVR），导致渗出性玻璃体视网膜病变。

十三、组学技术

组学（-omics）是一种基于组群或集合的方法论，这种认识论注重事物之间的相互联系，即事物的整体性。按照遗传信息传递的方向性和生物信息学的分类，有基因组学、转录组学、蛋白质组学、代谢组学等不同层次。

（一）组学技术的分类

1. 基因组学

基因组学（genomics）是阐明整个基因组的结构、结构与功能关系以及基因之间相互作用的科学。基因组学主要研究内容包括结构基因组学（structural genomics）、功能基因组学（functional genomics）和比较基因组学（comparative genomics）。

结构基因组学的研究内容是通过人类基因组作图（遗传图谱、物理图谱、序列图谱以及转录图谱）和大规模 DNA 测序等，揭示人类基因组的全部 DNA 序列。比较基因组学通过模式生物基因组之间或模式生物基因组与人类基因组之间的比较与鉴定，为研究生物进化和预测新基因的功能提供依据。功能基因组学利用结构基因组所提供的信息，分析和鉴定基因组中所有基因的功能，基因的活动规律，包括基因组的表达、基因组功能注释、基因组表达调控网络及机制的研究等。功能基因组学是后基因组时代生命科学发展的主流方向，需借助转录组学和蛋白质组学相关技术与方法。

高通量测序技术是基因组学常用研究技术，在功能基因组学研究中，验证基因的功能时，常用转基因（transgene）、基因过表达（over expression）、基因敲除（knock-out）、基因敲减（knock-down）或基因沉默（gene silencing）等方法。

2. 转录组学（transcriptomics）

转录组（transcriptome）指生命单元（通常为细胞）可转录出来的可直接翻译的蛋白质 mRNA 总和，而其他所有非编码 RNA 均可归为 RNA 组（RNome）。与基因组相比，转录组最大的特点是受到内外多种因素的调节，因而是动态可变的。这同时也决定了它最大的魅力在于揭示不同物种、不同个体、不同细胞、不同发育阶段及不同生理病理状态下的基因差异表达信息。

转录组学是在整体水平上研究细胞编码基因转录情况及转录调控规律的科学。RNA 组学是研究细胞内 mRNA 之外的其他种类的小分子 RNA 的种类、时空表达情况及其生物学意义。这些小分子 RNA 包括 snRNA、snoRNA、scRNA、催化性小 RNA、siRNA、miRNA 等。

转录组学研究侧重于基因转录的区域、转录因子结合位点、染色质修饰点、DNA 甲基化位点等。RNA 的生物学功能远远超出了遗传信息传递中介的范畴。调控型小分子非编码 RNA 在基因的转录和翻译、细胞分化和个体发育、遗传和表观遗传等生命活动中发挥重要的组织和调控作用，形成了细胞中高度复杂的 RNA 网络。RNA 组的研究是功能基因组学的重要组成部分，将在全面破解生命奥秘过程中发挥重要作用。

转录组学研究的重要技术包括微阵列、基因表达序列分析，以及大规模平行信号测序系统。

3. 蛋白质组学（proteomics）

蛋白质组学是以细胞、组织或机体在特定时间和空间上表达的所有蛋白质即蛋白质组（proteome）为研究对象，分析细胞内动态变化的蛋白质组成、表达水平与修饰状态，了解蛋白质之间的相互作用与联系，并在整体水平上研究蛋白质调控的活动规律。因此，又称为全景式蛋白质表达谱分析。开展蛋白质组学研究对全面深入地理解生命的复杂活动、疾病诊断、新药研制等具有重大意义。

蛋白质组学的研究主要涉及两方面：一是蛋白质组表达模式的研究，即结构蛋白质组学，利用一维电泳和二维电泳并结合生物质谱、蛋白质印迹、蛋白质芯片等技术，对蛋白质进行全面的鉴定研究，这是蛋白质组学的基本任务之一。二是蛋白质组功能模式的研究，即功能蛋白质组学。蛋白质功能研究是蛋白质组学的根本目的，包括蛋白质定位、蛋白质活性和蛋白质相互作用等。另外，分析酶活性、确定酶底物，细胞因子的生物分析，配基–受体结合分析等也属蛋白质功能研究的范畴。

二维凝胶电泳技术、质谱技术以及大规模数据处理仍然是蛋白质组学的三大基本支撑技术。

4. 代谢组学（metabonomics）

细胞内的生命活动大多发生于代谢层面，因此代谢物的变化更直接地反映了细胞所处的环境，如营养状态、药物作用和环境影响等。代谢组学就是测定一个生物/细胞中所有的小分子（Mr≤1000）组成，描绘其动态变化规律，建立系统代谢图谱，并确定这些变化与生物过程的联系。

代谢组学是分析生物/细胞代谢产物的全貌。代谢组学分为 4 个层次：①代谢物靶标分析：对某个或某几个特定组分的分析；②代谢谱分析：对一系列预先设定的目标代谢物进行定量分析。如某一类结构、性质相关的化合物或某一代谢途径中所有代谢物或一组由多条代谢途径共享的代谢物进行定量分析；③代谢组学：对某一生物或细胞所有代谢物进行定性和定量分析；④代谢指纹分析：不分离鉴定具体单一组分，而是对代谢物整体进行高通量的定性分析。

由于代谢物的多样性，常需采用多种分离和分析手段，其中核磁共振波谱、色谱及质谱等技术是最主要的分析工具。核磁共振技术是当前代谢组学研究中的主要技术。

5. 其他组学

糖组学（glycomics）是研究生命体聚糖多样性及其生物学功能。它是基因组学和蛋白质组学等的后续和延伸。因此，要深入了解生命的复杂规律，就必须有“基因组-蛋白质组-糖组”的整体观念，这样才能揭示生物体全部基因功能，为重大疾病发生和发展机制的进一步阐明和有效控制，以及为疾病预测、新的诊断标记物的筛选及药物靶标的发现提供依据。

脂组学（lipidomics）是对生物样本中脂质进行全面系统地分析的技术，从而揭示其在生命活动和疾病中发挥的作用。脂代谢紊乱与多种疾病的发生、发展密切相关，如糖尿病、肥胖病、癌症等。因此，脂质的分析量化对研究疾病发生机制、诊断治疗以及医药研发具有非常重要的生物学意义。

药物基因组学（pharmacogenomics）是揭示遗传变异对药物效能和毒性的影响，是功能基因组学与分子药理学的有机结合。药物基因组学区别于一般意义上的基因组学，它不以发现人体基因组基因为主要目的，而是运用已知的基因组学知识改善患者的治疗。

（二）组学在五官科研究中的应用

1. 表观基因组学在五官科研究中的应用

采用表观基因组学研究 IL17RC 启动子在年龄相关性黄斑变性（AMD）患者中的甲基化状态，发现 IL17RC 启动子的低甲基化可导致外周血以及受累视网膜和脉络膜中 IL17RC 蛋白和信使 RNA 浓度升高。这表明 IL17RC 的 DNA 甲基化模式和血清浓度可被视为诊断 AMD 的候选生物标志物。

2. 转录组学和蛋白组学在五官科研究中的应用

通过使用单细胞 RNA 测序、转录组学、表面蛋白质组学以及 T 细胞和 B 细胞受体测序，发现与健康对照的鼻黏膜相比，鼻息肉中的主要细胞类型从上皮细胞和间充质细胞转移到炎症细胞。CD4 效应记忆性 T 细胞、CD4 组织驻留型记忆 T 细胞、CD8 效应记忆性 T 细胞和鼻息肉组织中所有 B 细胞亚型的广泛扩增。T 细胞和 B 细胞受体库在不受控制的严重慢性鼻窦炎伴鼻息肉（CRSwNP）中呈克隆偏倚，这些结果有助于确定 CRSwNP 患者未来潜在的治疗靶点。

通过对公开可用的蛋白质组学数据进行数据挖掘，并进一步对慢性烟草处理的口腔角质形成细胞的细胞蛋白质组和分泌组的高分辨率质谱（MS）衍生数据集的多种翻译后修饰（PTM）分析，鉴定出差异 PTM 位点，对磷酸位点表达改变的蛋白质和这些磷酸位点的已知激酶的富集分析发现某些生物过程（如剪接和半桥粒组装）的过度表达。这些发现有助于更深入地了解慢性烟草暴露诱导的口腔角质形成细胞的组学水平变化，可能为揭示口腔癌的病理生理学提供线索。

3. 代谢组学、脂质组学在五官科研究中的应用

采用代谢组学鉴定出过敏性鼻炎（AR）患者血清 10 种代谢物发生了显著变化，进一步分析发现代谢物的这些变化主要涉及 3 条途径，即卟啉和叶绿素代谢、花生四烯酸代谢和嘌呤代谢。研究结果可能有助于了解 AR 潜在的发病机制，并为 AR 的深入研究提供代谢证据。

采用气相色谱-飞行时间质谱（GC-TOFMS）和液相色谱-患联质谱（LC-MS/MS）开展非靶

向代谢组学与脂质组学分析，鉴定了老年性黄斑变性（AMD）、息肉样脉络膜血管病变（PCV）和病理性近视（PM）各个疾病亚型的血清标记物群，发现 AMD、PCV、PM 不同疾病亚型富集得到的异常代谢通路不同，体现出个体化医学的特征。

4. 药物基因组学

对患者进行药物基因组学研究，可以为制定高效治疗方案提供理论依据，促进精准治疗。比如，通过头颈部鳞状细胞癌细胞模型库对 2248 种化合物进行三轮高通量药物筛选，进一步整合基因组数据、转录组数据、药效数据和临床信息，构建了首个涵盖多维度异质性的肿瘤全息大数据及药物基因组学图谱，最终明确了涵盖 129 个可扩大适应证快速进入临床应用的“老药新用”药物以及其对应药效标志物。

十四、转基因动物技术

转基因动物技术（transgenesis）是把一种生物的特定基因作为外源基因随机整合至动物（生殖细胞）的基因组中，使其获得新的性状并稳定地遗传给子代的基因 cDNA 操作技术。转基因技术所转的外源基因称为转基因（transgene）。

转基因动物技术为多种五官疾病的研究提供了理想的模型。如采用基因敲除技术建立了光感受器慢性和快速退变的 IRBP-/-和 PDE6r-/-大鼠模型；Rpe65-/-小鼠视网膜视杆细胞无功能，是作为研究视锥细胞的理想模型；CNG3 鼠则全部视锥细胞无功能，是研究色盲的理想模型。采用基因定点突变技术增强 Pax-6 基因、Vimentin 基因的表达可导致白内障的发生。

十五、分子影像学（molecular imaging）技术

分子影像学是运用影像学手段显示组织水平、细胞和亚细胞水平的特定分子，反映活体状态下分子水平变化，对其生物学行为在影像方面进行定性和定量研究的科学。经典的影像诊断（X 线、CT、MRI、超声等）主要显示的是一些分子改变的终效应，具有解剖学改变的疾病；而分子影像学通过发展新的工具、试剂及方法，探查疾病过程中细胞和分子水平的异常，在尚无解剖改变的疾病前检出异常，在探索疾病的发生、发展和转归，评价药物的疗效中，起到连接分子生物学与临床医学之间的桥梁作用。分子影像学是将分子生物学技术和现代医学影像学相结合的产物。

参 考 文 献

彭清华. 2019. 中医眼科学［M］. 上海：上海科学技术出版社.

唐炳华，郑晓珂. 2023. 分子生物学（第 4 版）［M］. 北京：中国中医药出版社.

周春燕，药立波. 2018. 生物化学与分子生物学（第 9 版）［M］. 北京：人民卫生出版社.

Nika Bagheri，William B. Trattler. 2018. 眼科手册（第 7 版）［M］. 济南：山东科学技术出版社.

第六章　五官科临床研究方法

临床研究是以疾病的诊断、治疗、预后、病因和预防为主要研究内容，以患者为主要研究对象，以医疗服务机构为主要研究基地，由多学科人员共同参与组织实施的科学研究活动。目前，根据不同临床研究方法的特点，主要将临床研究方法分为循证研究方法、临床疗效评价方法、临床研究方案设计方法、真实世界临床研究方法。

循证研究方法包括 Meta 分析、系统评价和指南制定。循证研究方法虽然分为以上 3 类，但均能帮助医务人员根据现有临床资料分析出最有临床效用的治疗方案。临床疗效评价的主要方法是中医证候积分法，这是临床应用最广泛的评价方法。但患者个体差异性较大，存在证候不一的情况，因此，研发符合中医药本体特点的临床疗效评价创新方法与技术是提高中医药核心竞争力和促进中医药传承创新发展的关键，其中疗效评价指标的遴选是核心环节之一。中医药临床试验核心指标集规范中医药临床试验结局指标，是解决中医药临床研究中指标问题的关键。临床研究方案设计方法包括随机对照试验、单盲和双盲法、前瞻性研究和回顾性研究、交叉和平行设计、整群随机化设计。中医临床研究已有悠久历史，但现有的中医临床资料大多是个案报道，如果要合理评价中医药临床疗效，需要综合评估每种临床研究方案设计方法的特点与优点，以最大化地揭示中医药治疗疾病的优势与疗效。真实世界临床研究方法在中医五官疾病研究中已有广泛应用，同时真实世界的中医药发展模式能保障中医辨证论治个体化治疗模式和整体调节诊疗模式得以实行，促进中医学形成了独特、系统的治病防病体系。

第一节　五官疾病循证研究方法

一、Meta 分析

Meta 分析（meta-analysis）是用于比较和综合针对同一科学问题研究结果的统计学方法，其结论是否有意义取决于纳入研究的质量，常用于系统综述中的定量合并分析。与单个研究相比，通过整合所有相关研究，可更精准地估计医疗卫生保健的效果，并有利于探索各研究证据的一致性及研究间的差异性。而当多个研究结果不一致或都无统计学意义时，采用 Meta 分析可得到接近真实情况的统计分析结果。Meta 分析对多个随机对照试验的综合结论相较于单个的随机对照试验具有更强的说服力，将其应用至五官疾病的循证研究中具备一定价值。Meta 分析在临床科研中的应用最为广泛，特别是在五官疾病的病理机制、危险因素、药物防治、流行病学等研究方面应用较多。如原发性开角型青光眼患者身体质量指数（BMI）较正常人低，低雌激素、微循环异常可能增加其发病风险等，应用中医药联合西药治疗原发性开角型青光眼的疗效更佳。在近视的危险因素中，女性、经常躺着看书、长时间用眼、睡眠时间过少、遗传因素等均导致了近视的发病。目前 Meta 分析方法几乎应用于包括五官科在内的所有临床医学学科的研究，应用 Meta 分析方法来汇总分析同类研究的不同研究结果，有利于更好地研究相关疾病。

针对 Meta 分析，其常见的分析步骤如下：①数据整理按 SPSS 软件规范格式整理好数据。②异质性分析：首先分析是否存在异质性问题，可以通过异质性检验、森林图等多种方式进行判断，如果有异质性问题则 Meta 模型应该使用随机效应模型。③异质性探索：如果存在严重的异质性，深入探究异质性问题；可通过森林图，累积 Meta，敏感性检验等分析异质性问题；可通过亚组分析，Meta 回归等分析手段探索深层次的异质性问题。④发表偏倚：分析是否存在发表偏倚问题：可通过漏斗图直观查看（较常见方式），还可通过 Begg 检验和 Egger 检验进行分析；可进一步使用 Trim 剪补法进行发表偏倚分析，并且校正合并效应值。⑤Meta 模型稳健性：通常通过敏感性检验进行 Meta 模型的稳健性情况分析，并可使用森林图可视化敏感性检验结果；也可查阅累积 Meta 效应，了解模型稳健性情况等。⑥科学结论最终确认科学的 Meta 分析结论，确保异质性分析及探索等，确保发表偏倚问题的处理，并且模型需要具有稳健性。

二、系统评价

系统评价（systematic reviews）是对新开发或改建的系统，根据预定的系统目标，用系统分析的方法，从技术、经济、社会、生态等方面对系统设计的各种方案进行评审和选择，以确定最优或次优或满意的系统方案。由于各个国家社会制度、资源条件、经济发展状况、教育水平和民族传统等各不相同，所以没有统一的系统评价模式。评价项目、评价标准和评价方法也不尽相同。系统评价针对某一具体的临床问题，系统、全面地收集全世界所有已发表或未发表的相关的临床研究，用统一、科学的评价标准筛选出合格的研究，进行质量评价，用统计学方法进行定量的综合或用描述性方法进行定性的综合，得出可靠的结论，并随着新的临床研究结果的出现及时做出更新。随着信息化时代的来临，五官科疾病的新发现和治疗新技术呈指数级增长，系统评价为我们提供了解决海量有效信息的有效方法，它能够通过对现有的所有相关研究结果进行合成、二次分析，得出综合性结论。如通过系统评价手段发现针灸治疗干眼的疗效优于人工泪液治疗。系统评价可避免医务人员耗费大量时间搜索和分析评价复杂繁多的原始研究信息，显著提升效率。同时，其对五官科疾病中医药指南的质量评价能够为今后指南的制订提供参考依据，使临床效果得到有效发挥。但系统评价完成后，还需要在实际工作中不断完善，包括：①接受临床实践的检验和临床医师的评价；②接受成本-效益评价；③关注新出现的临床研究，要及时对系统评价进行重新评价。

系统评价包括以下 7 个基本步骤：

1）提出问题并制定系统评价方案

提出循证问题时应注意问题的结构，问题中应包括 4 个要素，即 PICO：①研究对象的类型；②研究的干预措施；③进行对照或比较的措施；④主要的研究结局。明确循证问题后，系统评价计划书。计划书包括以下内容：①系统评价的题目；②背景和意义；③系统评价的目的；④检索文献的方法和策略；⑤筛选合格文献的标准；⑥评价文献质量的方法；⑦提取和分析数据的方法；⑧相关参考文献。

2）检索并选择研究

围绕要解决的问题，按计划书中制订的策略，采用多种渠道系统、全面地收集所有相关的文献。这里可应用的工具包括期刊、电子光盘数据库在线数据库、学术论文等。文献收集必须全面，以避免遗漏对结果产生重要影响的文章。在这方面，可以上网应用电子数据库或用电子邮件与有关作者联系，得到发表和未发表有关研究的资料。

3）对纳入的研究质量进行评价

对纳入的研究质量进行严格评价是循证实践的关键环节，也是进行系统评价的核心环节。评价一个量性研究证据的质量应从以下几个方面进行：①研究设计是否严谨。是否采用随机方法分组。真实程度最强的设计是随机对照试验。因随机对照试验受偏倚因素影响最小，其研究结果因而最可靠。另外，前瞻性的队列研究的真实程度也较强。②研究对象是否具有代表性。应设置合适的纳入标准和排除标准，以保证研究对象的代表性。还应注意研究对象的样本量是否合适？另外，研究对象的选择要排除研究因素外可能影响研究结果的其他因素，即混杂因素，以保证证据的真实程度。③观察结果是否真实。对测试指标应注意测试结果的精确性和可重复性，以及测试指标对观测结果的敏感性和特异性。另外，应注意用盲法测量研究结果，这是避免测量性偏倚的重要措施。④资料的收集和整理是否客观。凡有主观愿望取舍或人为编造出来的数据均会极大地破坏证据的真实性；对资料真实性的判断应注意与组间基线状况相比较，了解其组间数据的差异情况同时观察研究对象对研究措施的依从性是否达到80%，否则会影响结论的真实性。⑤统计分析方法是否正确。以上5个方面是对一项研究结果所提供的证据进行评价的内容，按其评价后所获得的结论称为证据的内在真实度。证据的内在真实度越高其证据就越有价值。真实程度高的证据是循证护理实践的最佳证据，能够应用于护理实践解决患者的实际问题。

4）提取资料

对每篇进入分析的论文的主要内容进行描述，包括一般资料（包括题目、作者、文献编号和来源）、研究特征（干预方法的可比性、患者特点、疾病严重程度、研究地点、设计方案和质量）、结局变量的测量结果等。

5）分析资料并形成结果

①描述性分析：采用描述的方法，将研究的特征按对象、措施、结果、质量和设计方法等进行总结并列表说明。

②定量分析：可对具有同质性的多项研究进行统计学的综合。Meta分析通过综合多个目的相同的研究，提供量化的结果来回答根据临床情况提出的研究问题。由于Meta分析是将多个研究合并起来计算其总体效应，因此在进行统计与合并之前，必须先对不同来源的研究进行同质性检验，根据研究对象资料的齐性决定使用固定效应模型或随机效应模型。

6）解释系统评价的结果（讨论和结论）

包括系统评价的论证强度，如对纳入文章的方法学质量及不足之处进行讨论，对未被纳入评价的证据进行讨论，如经济学影响等；分析推广应用性；对干预措施的利弊和费用进行卫生经济分析；分析对医疗、护理研究的意义。

7）对系统评价的改进和更新

系统评价形成后一般5年左右应更新一次，补充新的文献，修正过时的内容。综上所述，开展系统评价是一项复杂而系统的工作，在评价过程中需要许多判断与决策，系统评价可以看作对证据的观察性研究，因此需要首先撰写系统评价的计划书，然后开始正式系统评价。

三、指南的制定方法

在临床实践中，中医临床医生经常面临如何规范化应用个人经验和如何规范化地传授经验、提出建议的问题。中医临床科研中也经常遇到专家个体主观经验和群体专家共识意见的研讨。这些经验、建议和意见的价值因实际应用而存在不确定性。如何将这些主观性的经验、建议和意见进行规范化研究并充分利用其价值是目前中医学研究所面临的一个难题。临床指南（clinical guidelines）是医学实践中的重要工具，是依据现有的研究证据、特定的方法制定出的一个基于系统评价且对各种备选干预方式进行利弊评估后提出的最优指导意见，其具有循证医学证据或丰富的临床实践经验，疗效确切，并能够充分体现中医的“简、便、验、廉”，旨在帮助临床医生针对特定的临床情况进行恰当的医疗决策，有助于提高医疗质量并降低医疗费用。如干眼的国际中医临床实践指南具有可操作性强、指导性、可参照性等优势，为中医五官科医师研究和治疗干眼提供了坚实可靠的治疗方案。共识法正被越来越多地应用于医疗卫生科研领域。在制定临床实践指南时，Ⅳ、Ⅴ级证据因为存在疗效的不确定性，无法作为推荐依据，但是可以作为进一步研究的依据或假说，为未来的研究提供线索。制定指南可以针对具有中医特色的相关技术、临床疗效、经济学特性和社会适应性等进行研究，为各层次的决策者提供合理的科学信息和决策依据，从而合理配置中医卫生资源，提高中医药科研的质量和效率。

现阶段，制定高质量临床实践指南（clinical practice guideline，CPG）是国内外实施规范化医疗、提高医疗质量和降低医疗成本十分有效的方法。CPG 一般分为专家共识指南和循证实践指南两大类。

1. 专家共识指南制定法（consensus guideline development）

专家共识指南制定法又分为非正式和正式的专家共识制定法。非正式专家共识指南制定法较为简单，指南制定者组织一组专家就相关临床问题进行一次或多次开会讨论，经过会议讨论后将达成的共识形成推荐意见作为 CPG，由专业学会或政府机构进行发布。这种指南的制定缺乏相关的证据基础，推荐意见易受参会专家各方面因素的影响，专家推荐的干预方式在实际的临床应用中并不能确保真正对患者有利。因此，这种指南的质量一般较差，不具备真正意义的可靠性。正式的专家共识法是针对某一干预方式进行相关研究证据的回顾并列出可能的适应证，然后提供给指南制定的专家成员，专家成员在第一次开会之前，各自对每个适应证进行打分，评价其是否适用。量表为 9 分制，完全适用评 9 分，完全不适用评 1 分，其余情况在 2～8 分进行权衡。开会时，各个专家将自己的评分与专家组集体的评分进行比对，找出评分差异的原因，然后以会议讨论为基础，对先前自己的评分进行修改。以此方式，专家小组成员得出一致性程度较高的推荐意见。正式的专家共识指南制定法虽然回顾了相关的研究证据，但在制定推荐意见时没有评价相关证据的质量，专家的主观意见仍占主导地位。

2. 循证实践指南制定法（evidence-based guideline development）

近年来，CPG 制定程序不断规范，越来越多的 CPG 都是在系统综述相关证据并对这些证据进行评价之后制定出来的，循证 CPG 现已成为制定指南的趋势。循证 CPG 是基于相关证据制定的，并且严格评价了相关证据的质量。与以往的指南不同，循证 CPG 的制定流程包括组成指南制定专家小组，提出指南拟解决的临床问题，系统全面检索文献，使用科学的方法对证据进行评价，综合考虑证据的级别、证据的强度和专家组成员的实践经验之后提出推荐意见。此外，为使 CPG 能与时俱进，指南推出后还应对该指南进行系统评估、推广普及和修订更新。下面将重点介绍循证 CPG 的制定方法。

截至 2014 年 7 月 29 日，SIGN 共制定、发布了 140 项循证 CPG。SIGN 推荐的循证指南制定较具有代表性，SIGN 制定指南的主要步骤如下：

1）组建指南制定专家小组：由来自不同地区的多学科专业人员组成，一般 15～20 人。制定指南需要有 4 个核心技能：临床专业技能；卫生保健的实践经验；专业知识；严格的评估技能。

2）文献检索：指南制定小组确定指南拟解决的主要问题后，由专业的文献检索专家进行系统的文献检索，在 Cochrane Library、Medline、Embase、重要的专业学会、协会和指南出版机构的网站，以及正在进行的试验注册资料库和其他相关的数据库反复进行检索。首先检索已有的指南及系统评价，其次检索随机对照试验，最后根据提出的问题和获得证据的数量再检索其他类型的临床试验。

3）评价证据：指南制定小组明确规定文献的纳入标准和排除标准，并严格采用循证医学的评价标准对相关文献进行科学评价。对证据质量的评价要点包括：①不同的研究提供的证据是否一致；研究对象的基线特征是否一致；研究内容是否一致。②研究结果是否与实际临床运用时的结果一致。③证据是否直接针对指南的目标人群。④研究的样本量大小是否符合统计学要求。

对证据的解释包括：①权衡利弊，并说明患者的结局指标是否最大程度地改善；②是否与现有的医疗实践有较大的差距；③是否会导致大规模的资源重新分配，卫生系统是否支持改进的措施。根据证据的质量对证据进行分级。每一篇文献至少应由两名指南制定小组成员进行评价，如果存在分歧，则应交于第三方进行仲裁。

4）根据对证据的客观评价结果提出推荐意见，制定出指南初稿，经过严格的证据评价后达成共识并参照证据水平和推荐意见强度对照表对推荐意见强度进行标注。有充分证据时，根据证据提出推荐意见；没有证据或证据很弱时，根据讨论达成的共识性意见提出推荐意见。

5）咨询和同行评价：召开会议，向 CPG 制定小组提出疑问及对指南初稿做出评价。CPG 制定小组根据建议进一步对 CPG 进行修订。然后送同行专家进行专业的评价。最后，SIGN 编辑组对指南进行审查并作出评价。

6）评估：CPG 发布 2 年后再进行评估。根据该领域进展现状决定是否对现有 CPG 进行更新。

7）患者参与：CPG 的制定不仅要有临床医师的参与，也要有患者的参与，从临床医生、护理、患者等多个视角制定 CPG。

8）文件存档：在 CPG 制定过程中，需要重点保存以下文件：制定 CPG 的原始提议，制定 CPG 的理由和 CPG 涉及的范围，确定 CPG 的关键问题，检索策略、数据库和文献检索的时间范围，文献评价的纳入和排除标准，对支持建议的文献所用的方法学清单，回答所有关键问题的证据总结表，谨慎判断的表格，列表说明 CPG 小组对整体证据的质量和相关建议分级的结论，总结性大会和同行评议的评论及回复记录。

9）CPG 的执行：医务人员应根据自己所属的医疗环境以及病人的实际情况执行 CPG。

10）资料来源和其他因素：制定 CPG 会耗费大量的金钱和时间，因此，为取得预期效果，项目必须由遵循方法学的专家管理，在规定的时间内完成。

参考文献

陈可冀，蒋跃绒. 2009. 中医和中西医结合临床指南制定的现状与问题［J］. 中西医结合学报，7（4）：301-305.
彭清华，谢立科，王育良，等. 2022. 国际中医临床实践指南干眼（2021-12-14）［J］. 世界中医药，17（16）：2235-2239，2244.

第二节　五官疾病临床疗效评价的主要方法

一、中医疗效评价

中医学重视个人临床实践，大多数的研究以个人经验总结为主。因此，报告的典型病例和经验总结其疗效的可重复性差，加之其理论体系是在中国特定历史、哲学影响下形成和发展起来的，其理论、诊断、治疗和语言自成一体，很难与西方现代医学交流与沟通，在中医向世界各国传播的过程中受到阻碍。中医学除了临床研究的方法学存在不足以外，中医药临床研究的质量也亟待提高。比如，临床研究中的随机对照试验数量和质量均较低，且中医药系统临床科研队伍的素质普遍较低。这些因素都明显制约着中医现代化发展的速度。而引入循证医学必将使中医药在 21

世纪得到更快、更大的发展。

近年来，国内期刊文献中发表的中医药临床试验学术论文数量逐渐增多，但按照循证医学和临床流行病学方法的评价发现，中医临床研究中仍存在不少问题。如研究设计的质量不高，随机对照试验缺乏足够的样本数量和计算依据，疗效结局和观察指标的测量不明确；无论是证候或是疗效指标都难以达到规范化和量化，这些问题使得报告的疗效可重复性差，而且所采用的疗效指标多为临床症状指标，缺乏长期随访的终点指标，如病死率、致残率等，这些问题影响了研究结果的可靠性，使试验结果的科学价值难以得到医学界认可。因此，如何提高中医药临床研究的质量、获得国际认可的疗效证据成为中医疗效评价研究的重点。

证候是中医理论体系的基石，是中医辨证论治和临床诊疗的核心。疗效是中医药发展的根本。中医证候疗效在中医药临床疗效评价中的地位举足轻重，证候疗效的科学内涵及评价方法是中医药疗效评价的关键环节，更是中医药领域关键的科学问题和中医药现代化进程的重要环节。中医证候积分法是临床应用最广泛的证候疗效评价方法。

罗辉等基于 240 项随机对照试验（randomized controlled trial，RCT）研究了中医证候积分法的应用，研究发现约 27%的 RCTs 使用了证候积分法评价中医证候疗效，但证候积分制定依据多达 17 种，只有 2.5%的 RCTs 将证候积分作为主要或次要结局指标。可见使用中医证候积分法评价中医药疗效，存在应用不普遍、缺乏统一标准等问题。在罗辉纳入的 RCTs 中，制定证候积分的依据包括中药新药临床研究指导原则、中医病证诊断疗效标准、22 个专业 95 个病种中医诊疗方案以及各种文献报告的标准，此外还有部分自拟的证候积分标准，分类众多。而且，目前运用最为广泛的中药新药临床研究指导原则，各 RCTs 的积分评分有 0～1、0～2、0～3、0～6 分等多种计分方法，还有采用证候积分减少的百分比间接评价效果，各 RCTs 对分值区间的界定也不一致。因此在这种评价标准不一致的情况下，以中医证候积分作为结局指标，不便于同类 RCTs 研究之间的疗效比较，对 RCTs 的系统评价也无法进行定量的 Meta 分析。

关于中医证候诊断与证候疗效评价的关系，从采用证候积分的依据来源最多的《中药新药临床研究指导原则》来看，该原则对所有疾病都确定了疾病的中医证候诊断和证候疗效标准，突出了“证”在中医临床研究中的作用和地位。本研究结果也证实了证候诊断与证候疗效评价的密切相关性。纳入病例中，有中医辨证的 RCTs 采用中医证候积分评价疗效的比例明显高于无中医辨证的 RCTs。然而，证作为疗效评价指标，亦有其自身的缺陷，并非所有的疾病都适合用证候进行疗效评价，比如免疫疾病相关性干眼、屈光不正等。再者，作为一种疗效评价的指标，如果其是科学的，就应该具有通用性，无论现代医学或中医的干预措施，都可以用其来评价疗效。因此，在倡导建立具有中医特色的疗效评价体系的同时，更重要的是需要注重其普适性。

综上，中医证候积分在中医疗效评价中的应用，目前还缺乏统一、通用的评价标准。作为国内专用于评价中医临床疗效的特殊结局指标，其在国内中医临床研究中的应用尚未普遍，同时在国外学术界的认可程度不高。借鉴现代医学疗效评价结局指标的研究方法和成果，制定科学、规范的中医证候积分量表，使之成为能够客观评价包括中医、西医及其他医学体系干预措施临床疗效的工具，将为中医疗效评价探索新的途径。

二、临床疗效的核心指标

在临床试验设计的四大要素中，结局指标尤为关键。因为结局指标是否科学合理，直接影响研究结果的价值和实用性。

中医药具有独特的理论体系和疗效优势，也需要科学严谨的临床研究提供高质量的证据。随着循证医学、临床流行病学的推广应用，中医药临床研究的质量得到了大幅度提高，但目前仍存在研究过程质量控制不严造成的数据可靠性不足和方案设计不科学造成的数据实用性受限问题。其中结局指标的不规范、不适用、不公认是关键问题，因为临床研究结局指标的选择不仅是研究目的的直接反映，也影响了样本量、研究周期、研究费用、研究难度，同时还影响到研究结果的实用价值和数据的再利用。

研发符合中医药本体特点的临床疗效评价创新方法与技术是当前中医药发展面临的重大工程技术难题，也是提高中医药核心竞争力和促进中医药传承创新发展的关键，其中疗效评价指标的遴选是核心环节之一。中医药临床试验核心指标集（Core Outcome set of Traditional Chinese Medicine，COS-TCM），规范中医药临床试验结局指标，是解决中医药临床研究中指标问题的关键。中医证候量表已成为证候疗效相关目标症状和（或）体征指标评价客观化、规范化、标准化研究的方向，无论是普适性证候疗效评价量表，还是病证结合的疾病特异性证候疗效评价量表，国内研究者已经开展了广泛的实践，并且总结出构建理论框架、条目池构建、条目筛选、条目赋权、验证的策略与流程。

2018 年，天津中医药大学循证医学中心主办的“中医药核心指标集（COS-TCM）工作组成立暨稳定型心绞痛 COS 共识会”在天津召开。此次会议成立了中医药临床核心指标集研究工作组，并完成第一个核心指标集（稳定型心绞痛临床研究核心指标集）的专家共识。

参考文献

程海波，张磊，付勇，等. 2023.2023 年度中医药重大科学问题、工程技术难题和产业技术问题［J］. 中医杂志，64（14）：1405-1421.

王建新，任毅铭，丰雪，等. 2024. 中医证候疗效评价方法的研究进展［J］. 中国中药杂志，49（6）：1467-1473.

张明妍，张俊华，张伯礼，等. 2021. 中医药临床试验核心指标集研制技术规范［J］. 中华中医药杂志，36（2）：924-928.

第三节　五官疾病常用临床研究方案设计方法

一、随机对照试验

为了使对干预措施的临床评价获得真实、客观的结论，十分强调临床试验必须遵循对照、随机、重复（受试样本代表性）及无偏倚观察与判断诸原则。建立在这些原则和相应方法之上的随机对照试验（randomized controlled trial，RCT）被认为是在人体身上所进行的真正试验，是医学界公认的用以检验干预措施有效性假说以获得最有支持力的研究方法。中医“辨证论治”和“临证察机”的治疗原则比西医分型分类更加复杂，其临床研究因而有不同于西医的特点。但无论多么复杂，随机对照试验仍是目前公认的中医药防治性研究偏倚可能性最小的设计方案。

医疗干预措施的 RCT 通常包括两大类：解释性 RCT 和实用性 RCT。解释性 RCT 一般用来评价干预措施的疗效（efficacy），即特异性疗效，是指干预措施在严格控制的理想条件下，对经过严格标准筛选后的受试者产生的治疗性作用。目前进行的有严格纳入与排除标准、有标准化干预措施、采用盲法和安慰剂对照的 RCT 大多属于此类。实用性 RCT 目的在于测量干预措施的实际效果（effectiveness）——干预措施在接近于临床实践的条件下能够取得的治疗性作用。这两种试验方法在回答问题、设计和实施过程等方面都存在一定的差别。

事实证明，已经完成的许多中医药解释性 RCT 在设计和实施中遇到了诸多障碍，比如安慰剂对照和双盲法的实施等问题。其中一个主要原因在于中医药对许多疾病缺乏公认的辨证分型标准及标准化的治疗，中医药治疗是一种基于医生个人技能和经验的干预措施，所以，在很大程度上，由医生本人的知识和经验构成的诊疗模式（风格）在临床辨证施治过程中占据了主导的地位。另一个主要原因在于中医药临床疗效并不仅仅来自药物或针灸等治疗手段本身的特异性功效，中医诊断和治疗的过程中其他一些已知和未知的干预因素也同时在起作用。有经验的中医师可以通过望闻问切中的语言、动作、表情等营造一种治疗氛围，创造良好的医患关系，树立患者治病的信心，提高患者对治疗的依从性，因而产生的总体效果远远大于单纯药物治疗的特异性效应。

相比之下，实用性 RCT 设计可以从方法学上缓解此类问题所带来的矛盾。首先，通过允许医生适度地调整治疗方案以降低医生的风险，尊重患者的选择和价值观念，增加长期治疗的依从性，这符合中医药临床治疗手段复合干预的特点；其次，通过采用当前最佳治疗作为对照而不用安慰剂可以避免因安慰剂无效治疗所带来的风险，减轻知情同意的压力，也可以扩大结果的可推广性；再次，医生与患者的沟通与交流对于中医诊治过程十分重要，实用性 RCT 不要求盲法可以保持中医临床诊疗过程的人性化特点，并体现良好的医患关系，形成医患之间的诊治同盟，使试验结果更能体现出临床的实际效果。

由此可见，中医药临床疗效评价采用实用性 RCT 较之解释性 RCT 更加符合中医临床的实际和诊疗特点。但是，由于对试验干预措施控制不够严格，所以实用性 RCT 不能用来解释复杂干预各构成要素对整体疗效的贡献度。

二、单盲和双盲实验

盲法是控制 RCT 中实施偏倚和检测偏倚的重要措施之一。RCT 中不使用盲法，研究者或受试者就有可能因为知道具体分组情况而产生各种影响结局测量的偏倚。肠易激综合征和失眠的 RCT 多采用主观结局指标进行疗效评价，而主观指标（如腹痛分数）很容易受到主观因素的影响，因此在这两个疾病的 RCT 中使用盲法可以有效避免偏倚的发生。即使无法对患者和干预实施者设盲，也要考虑对结局评价者或统计分析人员设盲。

单盲临床试验指药物疗效评定时的一种试验方法，为排除试验执行者与受试者主观偏差对试验结果的影响，在采用随机对照试验时，受试者不知道自己接受的是试验药还是对照药。单盲法有利于保证患者在临床试验过程中的安全性，但不能避免研究者在实施治疗方案和评定疗效时所导致的偏倚，现已少用。目前一般采取双盲法试验。在进行双盲试验时，试验药与对照药除了编号不同外，两者在外观、色泽、口味等方面均相似。双盲法可防止试验者在观察病情、询问病情时的主观色彩，有利于客观评价药物效用，现已在临床广泛使用。

目前我国中医药 RCT 盲法的使用存在诸多问题，包括：盲法的应用率低、盲法的报告不规范、不完整、盲法的设计难以判断、不重视评估盲法的实施等问题。考虑到中药和针刺干预的特殊性，我们可以根据干预措施和研究目的进行相应盲法的设计：①针刺与药物的研究可以采用双模拟（针刺＋药物模拟剂，假针刺＋药物）对患者实施盲法；②中药汤剂和其他药物的研究可以采用双盲双模拟（中药汤剂＋其他药物模拟剂 VS 中药汤剂模拟剂＋其他药物）对患者和医生实施盲法；③对于一些复杂的无法重现的干预措施，或者涉及伦理学问题时，例如抗青光眼手术和中药龙胆泻肝汤，可以考虑对结局评价者和统计分析人员设盲。另一方面，我们应该提高研究者对于盲法设计的重视程度，在实际研究过程中可以邀请方法学和统计学专家进行指导，并对相关研究人员进行专业知识的培训，包括临床流行病学、医学统计学和循证医学的知识和技能，以提高其科研能力和素质，使其能够科学规范地进行临床研究，提高盲法实施的质量并进行规范报告，以提高中医药临床试验的质量。

三、前瞻性研究和回顾性研究

（一）前瞻性研究

前瞻性研究是指把研究对象、研究方案提前设计好，把相关影响因素纳入统计范围内，根据事先设计的方案做持续的追踪研究和分析，最终做出综合评估，把符合原来设计方案的所有病例列入统计，进而呈现出最终实验结果。最后，将最终实验结果通过统计学分析，将最有效的因素构成重点目标，继而对这些因素进行深入分析。前瞻性研究是一种现在为起点追踪到将来的研究方法，可弥补回顾性研究的缺陷。

前瞻性队列研究是在慢性疾病发病机制不断深入的研究过程中而逐渐兴起的现代病因学研究项目，即是将其经典的观察性研究应用于病因学的研究中，近年来干预措施被当作暴露因素，所以也可以应用于临床研究中。近年来，前瞻性队列研究在中医药的某些领域中应用逐渐增多，它在一定程度上克服了随机对照试验（RCT）难以体现中医辨证论治、半随机临床试验（CCT）的论据等级不足等情况。在目前评价中医药疗效的 RCT 方案中，多数为中医药或中药加西医与西药标准治疗对照，而患者选择或不选择中药治疗往往具有鲜明的态度，而采用随机分配的方式确定患者分组，在不符合患者意愿的情况下难以进行研究。一些研究方案能充分尊重患者的意愿，不受医学伦理学的限制，研究的可行性较高，如非同期 RCT、回顾性队列研究、系列病例分析、专家经验和病例报告等，但这些研究方案证据等级低，难以得到科学、真实的结论。

应用前瞻性队列研究可以呈现出最为客观的中医药临床疗效，并总结出中医药的临床特效药、配伍等用药特点，为评价中医疗效提供依据。传统的病因学研究认为：前瞻性队列研究是将一个范围明确的、被观察的人群按其自身是否暴露于可能的致病因素或危险因素自然形成暴露组与非暴露组，研究者对观察人群的暴露因素既不能随机分配，也不能加以控制，随访一段时间或数年后，分别确定 2 个群体中目标疾病的病例或某种不良反应的例数，并对其差别进行比较。暴露是前瞻性队列研究分组的唯一依据，而前瞻性队列研究方法应用于评价临床疗效的一个重要特点是将干预措施当作暴露因素对待，此时的结局是对治疗效果的评价。前瞻性队列研究是一项纵向研究，可以追踪疾病发生前的潜在危险因素，也可得到疾病发生、发展、预后各个阶段的症候、证型、干预措施干预后的转归等。近年来，我国中医药领域开展的前瞻性队列研究取得了一定的成果，如在近视中医综合疗法前瞻性研究中，耳穴压豆、梅花针叩刺、脉冲、中药外敷等中医综合疗法干预能够在一定程度上改善调节功能、控制近视进展速度，对青少年近视防控有积极作用，值得在临床上推广应用。

近年来，前瞻性队列研究在中医领域内的作用得到业内人士的重视，取得了一定的成就，研究方案日渐成熟，且设计严谨，证据充足。不足的是：研究过程中运用前瞻性队列研究的总比例仍较小，缺少多中心、大样本的研究，随访观察时间达不到理想的暴露长度，随访中的失访率高等。

（二）回顾性研究

回顾性研究是以现在为结果回溯过去的研究方法。回顾性研究的对象是根据其在过去某时点的特征或暴露情况而入选并分组的，然后从已有的记录中追溯从那时开始到其后某一时点或直到研究当时为止这一期间内每一样本的情况。这一工作，性质上相当于从过去某时点开始的前瞻性研究的随访，但实际做的是在现在调查过去的既成事实，这时暴露与疾病或死亡均已成事实，是一种由“果”至“因”的研究方法。尽管回顾性研究也应用了“回溯”这样一个词，但实际上还是一个简单的回顾过程。如在目前的临床医学方面，对医生过去大量原始病历的记载进行数据挖掘和研究，以探索某种临床疾病形成的病因、治疗的结果或者对治疗的过程进行分析，均运用这种方法。这一研究方法无须收集额外数据，相对来说成本较低，并且可以在短时间内完成，具有一定优点，但其缺陷是受试者当前的身心状态可能影响原始研究数据的真实性。目前回顾性研究在五官科疾病的中医药治疗中已有大量应用，如运用回顾性队列研究的方法，对比分析高度近视合并糖尿病视网膜病变眼底改变程度、视力、屈光度、视网膜是否脱离及糖尿病控制情况等资料。结果表明：①高度近视眼底病变对糖尿病视网膜病变程度会造成影响，可阻碍糖尿病视网膜病变向更严重的阶段发展；②高度近视眼底病变对糖尿病视网膜病变的发展速度无影响；③高度近视对是否发生视网膜脱离无影响。

四、交叉设计和平行设计

（一）交叉设计

交叉设计是一种特殊的自身配对设计，它按事先设计好的试验次序，将研究对象先后实施各种处理。这种设计方法的特点是两种处理（A、B）在全部试验过程中是交叉进行的，因而得名。具体而言，是将特点相似的试验对象随机分为两组，分别接受不同的处理方式，然后在不同阶段试验对象交换处理措施，使得每一个试验对象均接受两种不同的处理方式。此种设计方式能比较两组间的差异，同时控制个体差异和时间对处理因素的影响，因而能更好地评估试验方案和实际效果。

交叉设计在中医药临床研究中应用较少，但国内研究数量略高于国外。国内中医药交叉试验主要是比较两种疗法的疗效，受试者以患病人群为主（15/20），且病种多样，涉及呼吸系统、心血管、消化系统、神经系统和肾病等多个领域，只有两项针刺研究讨论健康人是否可以判断出所接受的干预措施是针刺或安慰针刺。①样本量：国外的试验设计一般样本量较小，样本范围 10～50 例，平均样本量为 24 例。国内试验样本量范围为 10～234 例，平均样本量为 52 例。②洗脱期：由于国外试验的受试人群和干预措施特征，洗脱期范围从 30 min 至 2 周不等。国内的临床试验洗脱期较长，最少为 10d，最多为 15 周。③研究结果：国外中医药交叉试验中有 18.75%（3/16）研究结果为两种干预措施的结果差异无统计学意义。国内有 35.00%（7/20）研究报告两种干预措施差异无统计学意义。④脱落率：可获得数据的文献追踪，国外中医药交叉试验报告脱落数据的文献有 37.50%（6/16），国内有 60.00%（12/20）。国外文献报道脱落率为 9.7%，国内试验为 7.6%。

（二）平行设计

平行设计是最常用的临床试验设计方案，是指试验对象按照要求随机分配至试验组和对照组，分别接受相应处理方式，并采集其有效性和安全性信息，通过比较差异说明试验结果。平行设计基于随机处理原则进行分组，有效地避免选择偏倚，增加了各组间的可比性。由于其设置了对照组，有效地控制了干扰因素的影响，因而有利于揭示和比较各组间的差异性。平行组设计的优点有：基于随机原则进行分组，能有效避免选择偏倚，增加了各处理组的均衡可比性；由于设立了对照组，且各处理组同期、平行进行，有效控制了非处理因素的影响，有利于揭示和比较总体参数间存在的真实差异；既可以用于一个试验组与多个对照组（如安慰剂和/或阳性对照）的比较，也可以用于试验药物多个剂量组间的比较。中医药在治疗各科疾病中具有显著疗效，但个体差异性大，并且缺乏相关数据支持，应用平行试验设计能一定程度上评价中医药的有效性和安全性。

五、整群随机化设计

整群随机化设计是指研究对象以群为单位进行随机分配的一种试验设计，适合评估具体治疗方案的有效性。此方法将受试者按照随机分配的原则分组，一个分组内的受试者要么接受干预，要么成为对照。整群随机化设计被用于减少治疗中的混杂因素或避免因素，让对照组试验者不必受客观因素的影响而误用实验组的方法。整体随机化设计的干预措施更贴近人们的自然生活状况，易被受试者接受，更具可推广性。

根据随机化的方式，整群随机试验可分为完全随机化（completely randomization）和限制性随机化（restricted randomization）。试验中使用哪种随机化方案主要取决于：可用于随机化的整群数量、整群之间的异质性程度及实现匹配的难度等。一般而言，整群数量越小，整群之间的变异度越大，实现匹配的难度越小，越适合使用限制性随机化。

完全随机化（简单随机化）：整群按照简单随机方法分配到不同处理组。完全随机化特别适合于整群数量较大的情况。如果整群数量较少，完全随机化会导致基线特征资料的不均衡，从而影响最终结果。

限制性随机化：按照一定的基线特征（如社会经济地位、地理位置、自然环境特征等）将整群进行分层或配对，然后在分层或配对基础上随机分配整群。限制性随机化的主要目的是均衡各组的基线资料，特别是整群的样本量大小不等时，分层或配对可确保各组的平衡，提高统计功效，更加容易得到有统计学差异的结论。限制性随机化最常见的方式包括分层随机化（stratified）和匹配随机化（matched）。分层随机化要求每层包括 2 个以上的整群；在每一层，按照简单随机化或区组随机化的方法分配整群。分层随机化可直接估计整群间的变异，计算组内相关系数（intra-class correlation coefficient，ICC），分离出整群效应、干预效应和层效应。

参考文献

滕月. 2020. 中医药干预近视发生发展诊疗模式的研究［D］. 北京：中国中医科学院.
Zabor EC，Kaizer AM，Hobbs BP. 2020. Randomized Controlled Trials［J］. Chest. 158（1S）：S79-S87.

第四节　真实世界五官疾病临床研究方法

一、真实世界数据（real-world data，RWD）

研究人员通过真实世界研究（real-world study，RWS）获得的数据称为真实世界数据。真实世界数据不同于临床试验数据，它是指从传统临床试验以外获得的数据，包括大规模简单临床数据、实际医疗中的临床试验、前瞻性研究或注册型研究、回顾性数据分析、病例报告、体检报告等。RCT 关注效果研究，即药物与干预措施能否在理想、严格控制的环境下产生预期的效果，着重于内部有效性，不易普遍化；选择人群观察时间短，人群样本小，测量手段主要有中间终点如糖化血红蛋白、肺功能-第一秒用力呼气量、血压等，当然如果随访时间较长也有硬终点如病死率等。RWS 关注效果研究，即评价药物在真实临床环境下的治疗效果，重在外部有效性；缺乏控制，存在选择性偏倚、观察性偏倚等混杂因素，需要有不同于 RCT 的统计方法进行校正，测量手段有死亡率、无症状时间、患者生存质量等。总之，真实世界数据以观察性、多样化和大规模为特征，能节省成本和时间，提高医疗和健康相关研究和策略的效率。

二、真实世界研究在国内外的现状

真实世界研究起源于实用性临床试验，是指在较大的样本量（覆盖具有代表性的更大受试人群）基础上，根据患者的实际病情和意愿非随机选择治疗措施，开展长期评价，并注重有意义的结局治疗，以进一步评价干预措施的外部有效性和安全性，1993 年首次在论文中使用。其涵盖的范围较随机对照试验更宽，除治疗性研究外，还可用于诊断、预后、病因等方面的研究。

将真实世界研究应用于中医领域具有一定价值。中医学是一门注重以人为本和临床实践的学科，真实世界的中医药发展模式能保障中医辨证论治个体化治疗、整体调节诊疗模式得以实行，也促进中医学形成了独特的、系统的治病防病体系。赵雪基于真实世界临床数据，采集视神经萎缩患者的中药处方信息，在中医辨证论治体系指导下，结合数据挖掘方法分析了视神经萎缩的中药用药规律，促进了真实世界研究在中医眼科领域的进一步发展。Lara 等人基于真实世界研究分析了白内障 ICHOM 术后患者的临床疗效、生活质量以及 ICHOM 术后患者的手术费用，成功制定了 ICHOM 手术的实施标准，并证实该手术能改善患者视力，并发症少。

三、临床问题的确定和研究设计常见类型

（一）临床问题的确定

真实世界研究往往需要较大的样本量，覆盖较全面的人群；旨在通过使用宽泛的纳入标准和较少的排除标准，获得一组无选择偏倚或较少选择偏倚的受试者；真实世界研究所需样本量的大小主要取决于研究的具体目的和试验条件，不同的研究者可以根据自己具体的研究目的来确定样本量的大小，而且需要充分考虑试验实施中的一些客观条件，比如临床试验单位的医疗水平；在真实世界研究中，研究人员倾向于长期评价结局指标，这些指标具有广泛的临床意义，而不是以一个特定症状或特征为评价目标。在适当时点，不良事件的客观评估对于评价任何治疗的风险与收益平衡至关重要。真实世界研究注重与临床实际密切相关结局的测量，这也是它实用性的体现之一；为探索干预措施的外部有效性和安全性，在真实世界研究中，研究者倾向于在大样本量和广泛受试人群的基础上，根据患者实际的病情和意愿选用药物或其他治疗措施开展长期评价，而不是采用随机的方法来安排对受试者的干预和用药，并注重有临床意义的结局指标。这是真实世界研究和随机对照试验在设计理念上最基本的区别。

（二）研究设计常见类型

1. 观察性研究设计

观察性研究可分为队列研究、病例对照研究和横断面研究等。以因果推断为目的的观察性研究通常采用队列研究设计。根据研究方案中定义的真实世界研究起始时间和结局发生的时间，队列研究可分为回顾性、前瞻性和回顾前瞻性队列研究。回顾性队列研究收集的是历史数据，即研究开始前生成的数据；前瞻性队列研究收集的是研究开始后的数据；回顾前瞻性队列研究既收集已有的历史数据，也收集研究开始后的数据。队列研究设计主要考虑目标人群队列、因果推断和质量控制三个方面。

（1）目标人群队列

目标人群队列根据临床所关心的问题而定，具体以数据体现，即目标人群从研究的治疗开始到观察期结束所形成的纵向观测数据。目标人群队列的具体定义应基于研究目的、入排标准包括

初治者（实操上定义为：纳入研究队列之前在充分的洗脱期内未使用研究用治疗的病例）及非初治者、数据来源和数据治理/管理计划综合考虑。鉴于数据来源的多样性，需充分评估研究人群的代表性及研究结论的外推性。

目标人群所收集的重要变量包括治疗（含研究队列和对照队列）、基线、协变量（如基线协变量、时依协变量）和结局变量等。观察性研究的样本量应在充分考虑混杂因素、缺失数据等因素的基础上满足统计假设的要求，通常不设上限，特别是回顾性研究。队列起始时间、观察期/随访期的长短和观测时间点/访视点的确定应符合所研究疾病的特征、临床实践和临床评价要求。

（2）因果推断

观察性研究中，变量间因果关系的不确定性和复杂性使因果推断面临挑战。不同分析模型的选择往往会导致分析结果不同，因此，为了避免结果驱动的偏倚，需要在设计阶段明确主分析将要采用的分析数据集、分析模型及其相对应的统计假设。为使研究结果更为准确和稳健，应考虑混杂偏倚、选择偏倚、信息偏倚等重要偏倚识别及控制方法，以及缺失数据的处理策略及其基于的假设；还应针对可能影响研究结果的各种因素，如模型假设背离或各类潜在偏倚来源，充分考虑敏感性分析及定量偏倚分析计划和策略。

（3）质量控制

质量控制的主要目的是保证获得高质量的分析数据。一方面，需要事先制定数据治理计划（针对历史数据）或数据管理计划（针对前瞻性收集数据），保证所产生的数据能够满足适用性要求（参见《用于产生真实世界证据的真实世界数据指导原则（试行）》）；另一方面，应制定具体措施保障观测变量值的准确性，例如在保障测量工具、度量单位和评价方法的一致性方面的具体措施。

2. 实用临床试验设计

实用临床试验又称实操临床试验或实效临床试验，是指尽可能接近真实世界临床实践的临床试验，是介于传统的随机对照试验和观察性研究之间的一种研究类型，属于干预性研究。与RCT不同的是：实用临床试验的干预既可以是标准的，也可以是非标准的；既可以采用随机分组方式，也可以自然选择入组；受试病例的入选标准可以相对较宽泛；对干预结局的评价不局限于临床有效性和安全性；实用临床试验更多地使用临床终点，而很少使用传统RCT中可能使用的替代终点；可以同时考虑多个治疗组，以反映临床实践中不同的标准治疗，或设置多个剂量组达到剂量探索目的；一般不设安慰剂对照；如果因难以实施而不采用盲法，应考虑如何估计和控制由此产生的偏倚。数据的收集通常依赖于患者日常诊疗记录，但也可以设置固定的随访时间点，其时间窗通常较RCT更宽。

与观察性研究不同的是，实用临床试验是干预性研究，尽管其干预的设计具有相当的灵活性。实用临床试验设计应重点考虑以下因素：①收集到的数据是否适用于支持产生真实世界证据；②治疗领域和干预措施等是否符合各种形式的常规临床实践；③是否具有足够的可以用于评价的病例数（特别是临床结局罕见的情况）；④参与实用临床试验的各试验中心甚至不同的数据库之间对终点的评价和报告方法是否一致；⑤是否采用随机化方法控制偏倚；⑥当盲法不可行时，应考虑非盲对结局变量，特别是患者报告的结局，可能产生的影响，可使用不受治疗分组影响的客观终点（如卒中、死亡等），以减少非盲可能带来的偏倚；⑦分析方法的考虑可参照观察性研究的分析方法。

对于实用随机临床试验，还需要特别阐明治疗策略的选择（如单次治疗策略或持续治疗策略）和有效性的主分析所基于的数据集。由于实用性随机临床试验在随机化之后出现的治疗策略更改、剂量改变、停药、转组、数据缺失等情况较RCT更为普遍，因此，相较于RCT通常基于意向性治疗分配（ITT）/调整ITT（mITT）进行主分析，实用性随机临床试验则需要考虑基于符合方案数据集是否更为合理的问题，或者考虑更加合适的数据集定义，并在样本量计算时予以充分考虑。

3. 单臂研究设计

采用单臂研究首先要考虑的问题是其前提条件是否充分，例如，采用 RCT 难以实施或具有重大伦理风险，属于危及生命、复发难治、无药可治或甚为罕见的疾病。单臂研究组如果是干预性的，为单臂试验；如果是非干预性的，为单臂观察性研究。无论是干预或非干预的，单臂研究设计通常应设置外部对照，外部对照采用的形式有基于疾病自然史队列数据或其他外部数据的历史对照或平行对照，或者目标值对照。为了减少偏倚，采用外部对照需考虑其目标人群特征（人口学、基线水平和临床特征等）、诊断和治疗标准、伴随治疗、结局的测量和评价标准等对结局（预后）有潜在影响的各种因素与研究组是否足够相似，以保证与研究组有较好的可比性。

（1）研究组设置

研究组的设置主要分干预性和非干预性，前者更为常用。对于干预性设计，研究组需要定义标准干预，且在研究实施过程中严格执行所规定的干预措施；对于非干预性设计，研究的治疗通常没有统一标准，且在治疗过程中患者可能会同时接受其他治疗，使得治疗模式较为复杂多样，对此可通过设置合理的入选和排除标准来定义较明确的目标治疗。

（2）对照设置

1）历史对照：以既往获得的疾病自然史队列或其他外部真实世界数据作为对照，应考虑人群异质性及不同历史时期对疾病的定义、诊断、分类、自然史和可用的治疗手段等对疗效可比性和一致性的影响。

2）平行外部对照：收集与研究组同期的疾病自然史队列或其他外部真实世界数据作为对照。

3）目标值对照：目标值的确定应有充分依据，优先依次考虑国家标准、行业标准和专家共识；否则，需要根据已有的相关信息，包括但不限于公开发表的文献、研究报告、相关研究的原始数据等，通过综合分析确定目标值。

4）混合对照：将既往数据与同期获得的外部数据形成对照。这些外部数据可以是日常的病历记录，也可以是过去开展不同的临床研究（观察性或干预性的）所获得的数据。研究开始前需评估外部数据的适用性、代表性和预先设定不同部分数据合成时的权重系数，建议预先设置敏感性分析评估混杂因素、不同权重系数等对研究结论的影响。

（3）其他考虑

采用外部对照的单臂研究由于混杂因素、人群异质性和各种可能偏倚的影响，因果推断结论具有较大的不确定性。为克服或减少这些局限，除上述考虑外，还应注意：主要终点采用客观指标，如肿瘤临床研究的客观缓解；明确并严格把握入组人群的入排标准及筛选过程；要确保所采集的数据符合真实世界数据的适用性要求；较之于历史对照，更鼓励采用平行外部对照；事先恰当地定义主分析的统计分析方法，如合理利用多因素模型、倾向评分方法，虚拟对照方法、工具变量方法等；若对照组选择或主分析模型采用基于匹配的方法，应在方案中事先明确匹配标准；要充分使用敏感性分析和偏倚的定量分析来考察未知或未测量的混杂因素、效应异质性、模型假设不成立以及其他各种可能偏倚对分析结果的影响。

四、真实世界证据的应用举隅

万文萃通过回顾性临床队列研究方法分析了白内障手术前后玻璃体内注射抗血管内皮生长因子（VEGF）药物的效果，这是将真实世界研究应用于五官科疾病的一个典型例子。该研究纳入了 2018 年 1 月至 2021 年 5 月在郑州大学第一附属医院眼二科接受白内障超声乳化手术和玻璃体内注射抗 VEGF 药物的糖尿病黄斑水肿患者，88 例（88 眼）患者糖尿病黄斑水肿被纳入本研究，其中女性36例（40.9%），男性52例（59.1%）。所有患眼白内障手术后1个月、6个月最佳矫正视力均较术前提高，且差异有统计学意义。40例（40眼）患者在白内障手术后出现新的或增加的视网膜内液或视网膜下液，但有新增积液的糖尿病黄斑水肿患者黄斑CST手术前后无明显差异。白内障术后1个月，在规律的抗VEGF药物治疗过程中，有黄斑新增积液的患眼与没有新增积液的患眼相比，黄斑中央凹厚度有显著的差异。在真实世界的临床研究发现，在积极接受围手术期玻璃体内注射抗VEGF药物治疗的DME合并白内障的患者中，虽然大量患者的患眼术后出现了新的或增多的积液，但最终视力仍有显著改善。为糖尿病黄斑水肿合并白内障的研究和治疗提供了新的思路。

参考文献

黄卓山，罗艳婷，刘金来. 2014. 真实世界研究的方法与实践［J］. 循证医学，14（6）：364-368.

中华中医药学会《中医药真实世界研究技术规范》制订组. 2022. 中医药真实世界研究技术规范——证据质量评价与报告［J］. 中医杂志，63（3）：293-300.

各　论

第七章　外障眼病

第一节　上胞下垂

上胞下垂，西医称本病为上睑下垂（ptosis），是指上睑提肌及Müller平滑肌功能部分或完全丧失，或是其他原因导致一侧或双侧上睑部分或全部明显不能提起的状态。轻者不遮盖瞳孔，只影响外观；重者则遮盖部分或全部瞳孔，妨碍视功能。上睑下垂是眼科临床中的常见病、多发病，本病可突然发生，亦可缓慢起病。临床上分为先天性与后天性两大类。

上睑下垂中医称之为"上胞下垂"，是一种上胞乏力不能升举，以致睑裂变窄，掩盖部分或全部瞳神的眼病。又称睢目、侵风、眼睑垂缓、胞垂，严重者称睑废。以睢目为病名首载于《诸病源候论·目病诸候》，书中对其症状做了形象的描述，即"其皮缓纵，垂覆于目，则不能开，世呼为睢目，亦名侵风。"而《目经大成·睑废》中以"手攀上睑向明开"说明上胞下垂的严重症状。本病可单眼或双眼发病，有先天与后天之分。对其病因病机，历代医家多从风解，认为是外风侵袭或血虚受风或肝风内动等。《诸病源候论》曰："血气虚，则腠理开而受风，客于睑肤之间。"《目经大成》认为，小儿患之由"脾倦""脾肺虚而有湿痰"所致，成人则多是胞睑为邪所中，"气血不相营卫，麻木不仁而作此状"，特别是"与风中肢体同出一辙"的认识，切合临床。

一、治疗

（一）辨证论治

1. 脾虚气弱证

证候：上胞提举乏力，掩及瞳神，晨起或休息后减轻，午后或劳累后加重；严重者眼珠转动不灵，视一为二；常伴有神疲乏力、食欲不振，甚至吞咽困难等；舌淡、苔薄，脉弱。

辨证要点：以上胞提举乏力，掩及瞳神，晨起或休息后减轻，午后或劳累后加重，严重者眼珠转动不灵，视一为二，神疲乏力、食欲不振，甚至吞咽困难等全身症状及舌脉为本证要点。

治法：补中健脾，升阳益气。

方药：补中益气汤（《东垣十书》）加减。方中重用黄芪以增补气升阳之功；常加红花、全蝎以祛风通络；若神疲乏力、食欲不振者，加山药、白扁豆、莲子、砂仁以益气温中健脾。

2. 风痰阻络证

证候：上胞垂下骤然发生，眼珠转动不灵，目偏视，视一为二；头晕恶心，泛吐痰涎；舌苔厚腻，脉弦滑。

辨证要点：以上胞垂下骤然发生、眼珠转动不灵、目偏视、视一为二、头晕、恶心、泛吐痰涎等全身症状及舌脉为本证要点。

治法：祛风化痰，疏经通络。

方药：正容汤（《审视瑶函》）加减。可加全蝎、鸡血藤以通络；加全瓜蒌、鲜竹沥以助化痰；若眼珠转动不灵，目偏视者，宜加川芎、当归、丹参、海风藤，以增强养血通络之功；眼珠转动失灵日久者，加桃仁、地龙以活血通络。头晕、泛吐痰涎者，加全蝎、竹沥以助祛风化痰。

（二）针刺治疗

1）体针疗法：主穴可选百会、阳白、上星、攒竹、鱼腰、丝竹空、风池。先天不足、命门火衰者加关元、肝俞、三阴交、神阙（灸）；脾虚气弱者加足三里、脾俞、胃俞、气海；风痰阻络者加丰隆、太冲、申脉。根据虚实施以补泻。每日1～2次，10 d为1个疗程。患侧宜用补法，健侧宜用平补平泻。脾肾阳虚与脾虚气陷者背部穴可加灸；足三里、三阴交可加灸；眼周穴位宜沿皮斜刺；眩晕者加百会、太溪穴。

2）梅花针疗法：选患眼眼睑及眼眶部皮肤，梅花针叩刺，每日针1次，1次5 min，10次为1疗程。

3）电针疗法：使用电针治疗仪，一极置于风池或合谷，另一极置于上睑局部穴，如阳白、攒竹、太阳、鱼腰等，以脉冲电流、强度以患者能耐受为度；每日或隔日1次，10 d为1疗程。

以上针刺疗法，均较适用于后天性，尤其是神经麻痹性上睑下垂，对于先天性的治疗效果较差。

（三）其他治疗

常用中成药

1）全天麻胶囊：适用于风痰阻络及肝阳上亢者，口服，每次3～5粒，每日3次。

2）补中益气丸：适用于脾虚气陷者，口服，每次1丸，每日2次。

（四）西医治疗

1）药物支持治疗：一些病因明确的上睑下垂，以原发病的治疗为主。重症肌无力引起的上睑下垂，如为胸腺增生或肿瘤，则应手术或放射治疗，非手术适应证者用抗胆碱酯酶药物，如溴吡斯的明60～120 mg，每日3次；糖皮质激素，如强的松20～60 mg，每日晨起顿服，后渐减至维持剂量。两种药单用亦有效，合用效果增强，并可减少各自用量；神经麻痹所致的上睑下垂可合并口服维生素B_1、肌苷；肌注维生素B_1、维生素B_{12}等营养神经的药物，亦可根据身体情况合并使用肾上腺皮质激素。

2）手术治疗：先天性及部分后天性患者需手术治疗。先天性者，多在手术后恢复正常外观，若无严重弱视或治疗及时，患儿视力可完全正常；如果儿童上睑下垂严重遮挡瞳孔，导致弱视者，应早期手术，一般于3岁左右进行。若治疗不及时，或年龄偏大者，外观虽恢复但视力难以恢复。手术的主要目的是恢复外观对称，如果上睑提肌肌力良好，术后各眼位保持外观对称的可能性较大，大多数情况下，保证双眼水平位对称即可。

后天性上睑下垂应判断是否为重症肌无力、神经系统或眼部及全身疾病引起的上睑下垂，需先进行原发病治疗和药物控制，无效时再考虑手术。临床应根据病情轻重、病因、年龄等个体因素不同而选择不同的手术方式，而对于上睑炎性肿胀或新生物，待炎症控制稳定后手术切除肿物治疗便可解决上睑下垂。

3）其他疗法：对于神经源性和肌源性上睑下垂可以用与眼镜相连的眼睑支架予以治疗。睑板腺囊肿予以热敷或手术切除。眼睑和（或）眼眶肿瘤予以切除。

二、研究进展与热点

目前对于本病的有效治疗手段是手术，辅以药物、针灸治疗。

（一）临床研究进展

1. 中医临床研究进展

对于先天性上睑下垂，目前没有相应的药物治疗，应尽早手术；对于后天获得性上睑下垂，病因明确后可先行病因治疗，如重症肌无力导致的上睑下垂，选用胆碱酯酶抑制剂和免疫抑制药物等。若药物治疗效果差，则行手术治疗。西医激素类药物在控制病情、消除症状方面疗效显著，许多患者终身服药能维持正常生活，但副作用较明显。中医多以健脾补肾、益气升阳的温补类中药，佐以活血通络类中药治疗肌无力效果良好，如补中益气汤、黄芪汤等加减。但由于目前在中药方剂疗效的临床研究中缺乏质量高、设计严谨、有严格对照的前瞻性研究，因此其客观性尚难确定。

针刺治疗第Ⅲ脑神经麻痹所致上睑下垂效果良好，患者多在治疗15～60 d恢复，配合中药内服效果更好。一般认为此类病可自然恢复，但恢复期在3～6个月。可见中医的针刺治疗在促进恢复、缩短疗程方面具有明显优势。但目前的临床报道中罕有设立西药及空白对照者，疗效的客观科学性尚需进一步验证。针刺对于肌无力性上睑下垂也有一定疗效，但单用针刺治疗难以完全控制病情，除个案外尚未见单纯应用针刺疗法治愈的临床报道。近年来，专家们更倾向于针药合用来进行更好的治疗。

2. 中西医结合临床研究进展

手术治疗是目前矫正上睑下垂的主要手段，尤其适用于先天性及多数后天性上睑下垂。上睑下垂矫正术历经演变，现有四大类方法：眼睑组织切除、上直肌借用、上睑提肌缩短/加强、悬吊术。前两类因并发症多已少用，现多采用上睑提肌缩短术与悬吊术（含额肌悬吊、额肌瓣转移），后者尤适用于重症患者。上睑提肌缩短术适合肌力尚好者，而额肌悬吊术则针对上睑提肌功能不佳或重症患者。在临床中，相比较于纯西医治疗，中西医配合的治疗效果更好。另外，有研究将补中益气汤和强的松联合用药，结果发现联合用药的疗效好于单纯西药，且副作用也相对减少。

（二）实验研究进展

上睑下垂在临床上有完全性与部分性、单眼性与双眼性、先天性与后天性、神经源性与肌源性（内分泌源）等不同类型，临床中最常见的类型是先天性上睑下垂，先天性者多与遗传有关。到目前为止，已发现有近百个与之相关的突变位点，进一步检测出可能与先天性上睑下垂密切相关的基因是十分必要的，如检测遗传病患者基因是否异常、患病父母的胎儿的基因组中是否携带致病基因等。散发病例可能是非遗传性的，由胚胎期母体受环境因素影响所致，或因产伤所致。各国研究学者对上睑下垂的基因定位进行了大量研究，得出的结论各有不同。目前公认的有1p32～p34和Xq24～q27.1两个连锁。有实验研究通过全外显子测序发现并观测到先天性上睑下垂广泛存在基因突变的情况，进一步丰富了先天性上睑下垂患者基因突变的基因库。另外，有实验研究工作者将先天性上睑下垂的致病基因定位于不同染色体区域，说明先天性上睑下垂可能具有一定的基因异质性。但这一结论尚且缺乏大量实验数据精准佐证，需要进行大样本、多中心的研究。

（三）研究热点

1. 眼型重症肌无力

此类上睑下垂以抗胆碱酯酶结合糖皮质激素药物治疗确可有效消除症状、控制病情。但无法根治，停药即复发，且长期应用上述药物有一定程度的不良反应。故在临床中，应该采用中西医结合的方法“增效减毒”，寻找更有效的综合治疗方法。对于本病，中医的传统治法是补中益气升阳，近年来多应用活血化瘀、补肾、祛风等疗法，但辨证论治者仍比较罕见。建议设立补中益气组、其他治法（如根据辨证分组）组、配合应用西药与不使用西药组进行随机对比观察，确定补中益气法与其他中医疗法的疗效客观性及不同治法的适用类型、各自优势；确定中药与西药联合应用的优势所在，各自应用最佳投入时机、用药比例、停药及减药时机、对各自副作用的防治等。对中药治疗的机理研究也需在上述研究基础上才能开展。

2. 针刺疗效的客观评价和推广应用

从国内外已发表的报道看，针刺对第Ⅲ脑神经麻痹所致上睑下垂效果肯定，单用针刺疗法即可达到治愈（或缩短临床病程）目的。而对先天性者，未见有效治疗的报道。对肌无力者一般是针药（中、西药）联合治疗。不论何种原因所致的上睑下垂，目前缺乏针刺治疗与空白对照（自愈）、西药治疗、中药治疗、针药联合治疗的随机对照临床观察，建议通过临床科研设计，对不同病因患者进行分组观察，客观评价针刺在本病中的作用、最佳适应类型、与药物配合的方式和适应证等，为针刺治疗提供科学依据并进一步解释针刺治疗本病的机理。另外，应通过科研设计指导下的大量临床实践筛选穴位和针刺手法，逐步形成取穴精准、手法易于掌握，且疗效佳的临床针刺治疗方案。

三、古籍选录

1）《灵枢·经筋》：“太阳为目上纲，阳明为目下纲……热则筋纵，目不开。”

2）《诸病源候论·目病诸候》：“若血气虚则肤腠开而受风，风客于睑肤之间，所以其皮缓纵，垂复于目，则不能开，世呼为睢目，亦名侵风。”

3）《原机启微》：“眼睫无力，常欲垂闭，不敢久视，久视则酸疼。”

4）《目经大成·睑废》：“众人皆醒我独醉，众人皆醒我独睡。讵知非睡亦非醒，目睫一交永函闭。急闻客自远方来，手攀上睑向明开。宁愿能开不能闭，定睛看杀可憎才。”

5）《银海指南》：“中气不足，为眼皮宽纵。”

参考文献

葛坚，王宁利. 2015. 眼科学（第3版）［M］. 北京：人民卫生出版社.

彭清华. 2021. 中医眼科学（第5版）［M］. 北京：中国中医药出版社.

彭清华. 2023. 中西医结合眼科学［M］. 北京：人民卫生出版社.

徐亮，吴晓，魏文斌. 2011. 同仁眼科手册（第2版）［M］. 北京：科学出版社.

赵堪兴. 2018. 眼科学（第9版）［M］. 北京：人民卫生出版社.

第二节　白　涩　症

白涩症是指白睛不赤不肿，而以自觉眼内干涩不适，甚则视物昏蒙为主症的眼病，多为双眼发病。本病主要与西医学之干眼（dry eye disease，DED）相类似。干眼为多因素引起的慢性眼表疾病，是由泪液的质、量及动力学异常导致的泪膜不稳定或眼表微环境失衡，可伴有眼表炎性反应、组织损伤及神经异常，造成眼部多种不适症状和（或）视功能障碍。干眼常见症状包括眼部干涩感、异物感、烧灼感、眼痒、疼痛、眼红、畏光、视疲劳、视物模糊、视力波动等。干眼的诱发因素众多，发病机制复杂，尚未被完全阐明，目前认为与免疫炎症反应、细胞凋亡、神经调节异常和性激素水平失调等有关，各发病机制相互关联，互为因果。多项研究表明，高龄、女性、长期使用视觉显示终端、自身疾病、亚洲人种均为干眼发生的危险因素，其他如环境因素和生活习惯也会影响干眼的发生率。《2020年中国干眼专家共识》按泪液主要成分或功能异常将干眼分为水液缺乏型、脂质异常型、黏蛋白异常型、泪液动力学异常型和混合型干眼。其他疾病如慢性结膜炎、浅层点状角膜炎等，若主症与本病相符，亦可参照辨证论治。

白涩症之名首见于《审视瑶函·白痛》，该书对其症状进行了描述，谓："不肿不赤，爽快不得，沙涩昏蒙，名曰白涩。"并提出根据病情发展的不同阶段，可分别以"白涩""干涩昏花""神水将枯"命名。《灵枢·大惑论》云："五脏六腑之精气，皆上注于目而为之精""五脏六腑之津液，尽上渗于目"，眼的结构及其功能与五脏精气血津液密切相关。历代医家对其病因病机的认识不外乎五脏六腑功能的失调，抑或是精气血津液的失调。《审视瑶函》谓："……乃气分隐伏之火，脾肺络湿热。"《证治准绳》言："乃火郁蒸于膏泽，故睛不清，而珠不莹润，汁将内竭。"总结诸多古籍文献对其病因病机的认识，或因平素情志不舒，郁火内生，灼伤津液，目失濡养；或因邪留或余邪隐伏脾肺两经，阻碍津液之敷布；或因饮食不节，致脾胃郁结湿热，郁久伤阴；或因自然、生活等环境刺激，致肺卫气郁不宣，化燥伤津，目失所荣；或因肝肾亏虚，精血暗耗，目失濡润。现代医家亦多从阴津不足与郁热熏蒸论治本病。

一、治疗

（一）辨证论治

1. 肝经郁热证

证候：目珠干涩，灼热刺痛，或白睛微红，或黑睛星翳，或不耐久视；口苦咽干，烦躁易怒，或失眠多梦，大便干，小便黄；舌红、苔薄黄或黄厚，脉弦滑数。

辨证要点：以目珠干涩、灼热刺痛、烦躁易怒、失眠多梦、口苦咽干、大便干、小便黄等全身症状及舌脉为本证要点。

治法：清肝解郁，养血明目。

方药：丹栀逍遥散（《内科摘要》）加减。口干甚者可加百合、生地黄以增养阴生津之力；黑睛星翳者，加密蒙花、菊花、珍珠母以明目退翳；或可选鬼针草以清热解毒，助清肝之力。

2. 邪热留恋证

证候：患风热赤眼或天行赤眼之后期，微感畏光流泪，有少许眼眵，干涩不爽，白睛少许赤丝细脉而迟迟不退，睑内亦轻度红赤；舌质红、苔薄黄，脉数。

辨证要点：以风热赤眼或天行赤眼之后期，微感畏光流泪，有少许眼眵，干涩不爽，白睛少许赤丝细脉而迟迟不退，睑内亦轻度红赤以及全身症状及舌脉为本证要点。

治法：清热利肺。

方药：桑白皮汤（《审视瑶函》）加减。热证甚者可加金银花、赤芍，以增清热解毒、凉血散瘀之力；若阴伤而无湿者，可去方中茯苓、泽泻。

3. 脾胃湿热证

证候：眼内干涩隐痛，眼眦部常有白色泡沫状眼眵，白睛稍有赤脉，病程持久难愈；可伴有口黏或口臭，便秘不爽，溲赤不爽；舌苔黄腻，脉濡数。

辨证要点：以眼内干涩隐痛，眼眦部常有白色泡沫状眼眵，白睛稍有赤脉，病程持久难愈，伴有口黏或口臭、便秘不爽、溲赤不爽等全身症状及舌脉为本证要点。

治法：清利湿热，通畅气机。

方药：三仁汤（《温病条辨》）加减。脘腹嘈杂，恶心嗳气者可加黄连、吴茱萸以清热化湿，和胃消痞；便秘不爽，溲赤不爽者可加黄柏、赤小豆以清热燥湿。

4. 肺阴不足证

证候：眼干涩不爽，不耐久视，白睛如常或稍有赤脉，黑睛可有细点星翳，反复难愈；可伴口干鼻燥，咽干，便秘；苔薄少津，脉细无力。

辨证要点：以眼干涩不爽，不耐久视，白睛如常或稍有赤脉，黑睛可有细点星翳，反复难愈，伴口干鼻燥、咽干、便秘等全身症状及舌脉为本证要点。

治法：滋阴润肺。

方药：养阴清肺汤（《重楼玉钥》）加减。兼有气少懒言等气虚表现者，加太子参、五味子以益气养阴；黑睛有细点星翳者，可加蝉蜕、密蒙花、菊花以明目退翳。

5. 肝肾阴虚证

证候：眼干涩畏光，双目频眨，视物欠佳，白睛隐隐淡红，久视则诸症加重；身可兼见口干少津，腰膝酸软，头晕耳鸣，夜寐多梦；舌质红、苔薄，脉细数。

辨证要点：以眼干涩畏光，双目频眨，视物欠佳，白睛隐隐淡红，久视则诸症加重，兼见口干少津、腰膝酸软、头晕耳鸣等全身症状及舌脉为本证要点。

治法：补益肝肾，滋阴养血。

方药：杞菊地黄丸（《医极》）加减。口苦咽干者可加百合、黄精以增养阴生津之力；黑睛星翳者，加密蒙花、决明子、珍珠母以明目退翳。

6. 气阴两虚证

证候：目内干涩不爽，目燥乏泽，双目频眨，羞明畏光，白睛隐隐淡红，不耐久视，久视后则诸症加重，甚者视物昏蒙，黑睛可有细点星翳，甚者呈丝状，迁延难愈；口干少津，神疲乏力，头晕耳鸣，腰膝酸软；舌淡红、苔薄，脉细或沉细。

辨证要点：以目内干涩不爽，目燥乏泽，双目频眨，羞明畏光，白睛隐隐淡红，不耐久视，久视后则诸症加重，甚者视物昏蒙，黑睛细点星翳，迁延难愈，伴口干少津、神疲乏力、腰膝酸软等全身症状及舌脉为本证要点。

治法：益气养阴，滋补肝肾。

方药：生脉散（《医学启源》）合杞菊地黄丸（《医极》）加减。兼有血虚者可加白芍、当归养血和营，使目得血荣；黑睛生翳者可加密蒙花、蝉蜕以退翳明目；白睛隐隐淡红者可加地骨皮、白薇以清热退赤。

（二）中医外治疗法

1. 针刺治疗

（1）多穴针刺

针刺治疗选睛明、上睛明、攒竹、四白、承泣、太阳、丝竹空、阳白、球后、瞳子髎、百会、风池、合谷、外关、太冲、光明等穴位针刺，每日交替取穴 10 对，平补平泻法，每日 1 次，每次留针 30 min，10 d 为 1 个疗程。根据病性的寒热虚实及脏腑经络所主的不同，可增减相关穴位并行相关补泻手法。

（2）电针疗法

使用电针治疗仪，一极置于百会、风池或合谷穴，另一极置于眼周局部穴，如阳白、攒竹、太阳、鱼腰等，以脉冲电流、强度以患者能耐受为度；每日或隔日 1 次，10 d 为 1 疗程。

（3）梅花针疗法

梅花针叩刺百会、睛明、鱼腰、丝竹空、瞳子髎、太阳等眼周穴位，每日 1 次，1 次 5 min，10 次为 1 疗程。

2. 刺络拔罐疗法

取双侧太阳穴，局部皮肤进行常规消毒，三棱针点刺 3～5 次至点状出血后，在刺络处加压拔罐，留罐 5～10 min，起罐后用无菌棉球擦拭瘀血，消毒棉签清洁皮肤以避免感染。适用于热象显著的患者，可泄热散郁，每周 2 次，间隔 3 d，本法刺激强烈应中病即止。

3. 刮痧疗法

取双眼周、耳后、头部、颈部、肩部刮痧治疗，每周 3 次，隔日 1 次，10 次为 1 疗程。

4. 耳穴压豆

取肝、目 1、目 2、脾、肾、耳背沟、交感、神门等穴，每周 2 次，间隔 3 d，10 次为 1 疗程。

5. 穴位按摩

选取睛明、攒竹、鱼腰、丝竹空、瞳子髎、四白、风池、太阳、安眠等穴位。操作时嘱咐患者保持仰卧位，自然闭目，术者先以双手拇指指腹沿着眶上缘由内向外缓慢均匀推抹，依次经由睛明、攒竹、鱼腰、丝竹空、瞳子髎、太阳等穴，再沿眶下缘进行同样的操作，依次经由睛明、承泣、四白、瞳子髎等穴，之后术者以双手拇指或中指指腹依前序顺次按揉各个穴位，最后，术者摩擦双手掌至发热后，掌心熨贴置患者眼部。上述操作重复进行，按摩力度以患者能够耐受且局部有酸胀感为宜，整个过程中动作应尽量轻柔，不可按及眼球。每周 3 次，隔日 1 次，1 次 15 min，10 次为 1 疗程。

6. 中药熏蒸法

经以上辨证施治，将中药制剂加热至 38～43℃后倒入高筒杯中，用药物热气熏蒸双眼，每次熏蒸时间不少于 10 min，每日 2 次，10 d 为 1 疗程。

7. 超声雾化法

根据病情，选择鱼腥草注射液或者菊花、黄连、柴胡、防风等药物煎汤，置于超声雾化器中喷雾患眼，时间 15～30 min，每日 2 次，10 次为 1 疗程。

8. 中药湿热敷

根据病情，将中药材薄荷、枸杞子、菊花、生地黄、麦冬等中药大火煮开后文火煮 30 min，取纱布浸透药液包裹热敷袋，待温度合适敷于眼部，每次 10 min，1 日 1 次，1 周为一疗程，连用 2 个疗程。

9. 隔核桃壳灸

选取适宜的中药处方制备浸泡核桃壳的药液，待中药煮沸后，将核桃壳浸泡至药液中 4 h 以上。将浸湿的核桃壳扣到眼睛上，凸面朝上，戴上眼镜框灸具，并在眼镜框外圆柱网桶支架里放置艾条，长约 4 cm，点燃艾条并调节放置艾条的网格支架距眼睛的距离，以患者自觉眼部微热为度。艾灸后以眼周皮肤潮红、微热，眼睛自感湿润为佳。治疗时间以艾条完全燃烧为准，通常在 30 min 以上，1 日 1 次，5 d 为 1 个疗程。

10. 中药离子导入联合低频脉冲疗法

经以上辨证施治，将无菌纱布浸入制备好的中药汤剂，沥干多余汤药后嘱患者闭眼，将纱布置于患者双眼，戴眼罩，连接电极，行双眼直流电药物离子导入治疗联合低频脉冲治疗，以患者自觉眼部舒适为宜，时间 15～30 min，每日 1 次，10 次为 1 疗程。

（三）常用中成药

中成药的选用必须适合疾病证型，切忌盲目使用。建议选用无糖颗粒剂、胶囊剂、浓缩丸或片剂。

1）生脉注射液：适用于白涩症肺阴不足、肝肾阴虚证，每次 40～100 mL，加入 5%～10%葡萄糖注射液 100 mL，静脉滴注，每日 1 次。

2）六味地黄丸：适用于白涩症肝肾阴虚证，每次 8 粒，每日 3 次，温水送服。

3）杞菊地黄丸：适用于白涩症肝经郁热、肝肾阴虚证，每次 8 粒，每日 3 次，温水送服。

（四）西医治疗

目前西医临床治疗该病主要有药物治疗、物理疗法和手术治疗。

1. 药物治疗

（1）润滑眼表和促进修复

1）人工泪液：人工泪液的主要功能是润滑眼表，为治疗干眼的一线用药，其作为对症治疗方法适用于各种类型干眼。目前研制的人工泪液可模拟泪膜的 1 种或多种成分，针对泪膜的 3 层结构进行定向补充，同时稀释眼表面的可溶性炎性反应介质。人工泪液在临床上应用广泛，常见的有玻璃酸钠、聚乙烯醇、羧甲基纤维素等。

2）促进泪液分泌的滴眼液：目前国内临床促进泪液分泌的主要药物是促黏蛋白分泌的 P2Y2 受体激动剂（地夸磷索钠），其作用机制是刺激眼表上皮细胞分泌黏蛋白，对水液和脂质分泌也具有一定促进作用，适用于黏蛋白缺乏型干眼及水液缺乏的混合型干眼。

3）促进眼表修复的滴眼液：以成纤维细胞生长因子、表皮生长因子、维生素 A 棕榈酸酯等为主要有效成分的滴眼液，具有促进上皮增生、维护眼表微环境的作用。中、重度干眼伴有明显角膜上皮损伤者应根据干眼的类型选择适合的人工泪液，并配合应用促眼表修复的滴眼液（每日 2～4 次）。

4）眼用血清制剂：自体血清和小牛血清去蛋白提取物眼部制剂含有各种生物活性成分，其作用为促进眼表上皮修复，改善眼表微环境，适用于伴有眼表上皮损伤及角膜神经痛等多因素中、重度干眼。

（2）抗感染治疗

目前临床应用的抗感染药物主要包括 3 类，即糖皮质激素、非甾体类抗炎药（nonsteroidal anti-inflammatory drug，NSAID）和免疫抑制剂。这 3 类药物的作用机制及药物效能不同，因此在抗炎药物的选择方面应充分发挥各类药物的优势，尽量减少不良反应的发生，根据情况可以考虑联合用药。糖皮质激素用于伴眼部炎性反应的中、重度干眼，使用原则为低浓度、短疗程，炎性反应控制后缓慢停药。免疫抑制剂主要适用于伴眼部炎性反应的中、重度干眼，尤其适用于免疫相关性干眼。临床常用的药物包括他克莫司和环孢素 A。NSAID 具有外周镇痛及消炎作用，抗炎作用低于糖皮质激素，适用于轻、中度干眼的抗炎治疗，也可用于中、重度干眼维持期的治疗。部分抗菌药如四环素、阿奇霉素及大西地酸等，具有抗菌效果的同时兼有一定抗炎作用，睑板腺功能障碍（Meibomian gland dysfunction，MGD）等睑缘异常者可优先选择此类药物，也可在停用糖皮质激素后用于维持治疗。

（3）抗菌药治疗

1）局部用抗菌药：①甲硝唑：主要用于与蠕形螨或厌氧菌感染相关的睑缘炎及干眼，使用期间须注意药物损伤眼表等不良反应。②红霉素、金霉素眼膏：主要用于睑缘炎和伴炎性反应的MGD。

2）全身用抗生素：①四环素类药物：适用于脂质异常型干眼，可口服米诺环素、多西环素，须注意胃肠道反应、光敏反应等。其安全性和疗效有待进一步研究。②大环内酯类药物：具有刺激人睑板腺上皮细胞分化、促进脂质聚集及抗菌的作用，适用于重度或难治性脂质异常型干眼，尤其对全身应用其他抗菌药不耐受者可能有效。

2. 物理治疗

主要包括睑缘清洁、局部热敷熏蒸、睑板腺按摩、湿房镜等方法。清洁睑缘对治疗各种眼睑异常（尤其睑缘炎）相关干眼非常重要，正确清洁睑缘可减少脂质等有害产物堆积，并清除螨虫等相关病原体。可根据具体情况应用适当浓度的婴儿沐浴露或含有次氯酸、茶树油（含衍生物4-松油醇）、秋葵等具有抗炎、抗菌、抗寄生虫作用的眼部专业湿巾及清洗液常规清洁睑缘。热敷熏蒸可以通过局部加热使黏稠度增高的睑脂重新具有流动性，利于排出以改善或恢复睑板腺腺体功能。患者可使用家庭用热敷物品，如热毛巾、热敷眼罩、加热蒸汽罩等。在医院可应用专业的眼部熏蒸设备进行定期熏蒸，更好促进睑板腺睑酯的流动和排除。湿房镜可以增加眼周湿度，改善干眼症的临床症状，长期来看更经济舒适，更适合蒸发过强型干眼症的治疗。有研究发现，蒸发过强型干眼症患者通过配戴湿房镜增加眼周湿度，可以显著增加非侵入式泪膜破裂时间，泪河高度和泪膜脂质层厚度，加强泪膜稳定性。睑板腺按摩包括家庭适用的手指按摩法和在医院进行的专业按摩法，如玻棒法、睑板垫法、镊子挤压法。基本原理是通过机械挤压睑板腺，疏通堵塞的睑板腺开口，排出睑板腺内的异常睑脂。

3. 手术治疗

对于使用人工泪液难以缓解症状的中、重度干眼，可考虑行泪道栓塞或泪点封闭。对于泪液分泌量明显减少，常规治疗方法效果不佳且有可能导致视力严重受损的严重干眼，可考虑行睑缘缝合术、松弛结膜切除术、羊膜移植术、颌下腺及唇腺移植术等手术方式治疗。

二、研究进展与热点

（一）临床研究进展

1. 中医临床研究进展

历代医家普遍认为干眼的发病基础为阴精不足，脏腑功能失调，精气血津液难以上承于目，失于濡养，发为干眼。近年来现代学者对于干眼病因病机的认识亦不断深入，多有讨论。周派等基于天癸理论探讨天癸与干眼之间的病机联系，认为天癸衰少所致冲任虚瘀、目络阻滞是干眼发病的重要因素，天癸不足所致肝肾藏泄失衡为干眼的病机本质，天癸阴阳失衡所致目阴阳失调为病机关键。进而提出疏导冲任、活血化瘀为治疗干眼之要；补益肝脾肾、益源生癸为治疗干眼之本；药性相平，适配天癸阴阳为治疗干眼用药准则。刘静等基于“目病多郁”论，认为应从肝论治干眼，总结干眼的病机多为肝郁气滞、郁久化热伤阴、肝血不足、目失濡养。故在治疗方面，运用疏肝、清肝、养肝的调肝法，以滋阴养血和解汤为基础方，选取疏肝养血、滋阴明目的药物，如银柴胡、防风、当归等，临床疗效颇佳。周晓容等基于“玄府-腠理-三焦”理论，指出“玄府-腠理-三焦”是人体气血津液运行的门户通路，三者形成一个相对连贯的气液循环系统，推动人体气血生化功能及津液输布。若气血津液生成不足、输布不及或外邪侵犯导致神水枯竭，则发为干眼。因此在干眼治疗中应以“开宣玄府、疏固腠理、畅达三焦”为法，从整体出发，使气液通畅，眼目得以濡养。邱惠泉等基于“一气周流”理论，结合“五轮学说”，认为干眼的病因病机主要在于脾土之不升、肺金失于清降、肝木郁而不达、心火化热灼津、肾中坎阳失藏，治疗宜从健脾、润肺、疏肝、养心及滋肾入手，兼顾脏腑间的相关性，从而恢复一气周流的生理模式，使五脏气机恢复如常，泪液化生有源，阴津运送通道畅通，则目睛得以濡润而病愈。雷竣显等基于“肝-脑-目”轴理论，指出了干眼中肝之气机失常、脑之髓海空乏和肝肾之阴不足的病理机制，并基于“肝-脑-目”轴理论提出清肝疏肝以畅“肝-脑-目”轴、益精生髓以充“肝-脑-目”轴、补肝肾阴以理“肝-脑-目”轴的中医药治疗干眼思路。

干眼病因复杂，中医治疗干眼多从整体出发，辨证施治，从调理脏腑、清热养阴润燥等方向入手。治法主要分为中药内治法、中药外治法、针灸治法以及针药结合治法等联合疗法。中药外治法包括中药熏蒸法，中药超声雾化，中药离子导入治疗，热奄包疗法等。针灸可通过调和气血、内增正气起到外御邪气、润睛复明的作用。针灸治疗本病种类多样，除针刺、艾灸、电针、火针、耳穴压豆等以外，揿针、鬃针、梅花针、眼针、腹针、激光穴位照射等针具的应用拓展了针灸治疗干眼症的手段。针灸辨治基于脏腑辨证、经络辨治理论，以局部取穴、辨证取穴结合整体调节相关脏腑及经络为主要辨治思维。相较于西药治疗，针灸除能够缓解眼部症状外，还具有增加泪液分泌量、维系泪膜稳定性、减缓抑制炎症反应、修复眼表损害等多重作用，具有多靶点、多途径的治疗特点。中医外治法治疗干眼，操作简便快捷，价格低廉，方式多样，且相较西医常规治疗副作用较小，能充分改善干眼症状，在提升泪液分泌试验（SIT）数值、延长泪膜破裂时间（BUT）等方面均有良好效果。近年来，越来越多的医者开始通过联合手段治疗干眼症，如针灸并用、针药并举、针刺联合穴位贴敷、针刺联合超声雾化等，改善患者眼部症状，提高疾病临床治愈率。

2. 中西医结合临床研究进展

彭清华教授临床上治疗干眼的常用药物为：柴胡、白芍、茯苓、当归、甘草、枸杞子、密蒙花、玄参、薄荷、木贼、菊花、防风等。柴胡入肝经，疏肝气，肝开窍于目，目之功能与肝关系最为密切，故彭教授在临床上喜用柴胡。此外，柴胡可作为引经药，治疗干眼时加入柴胡，可疏利少阳、厥阴之经脉，引药入目。枸杞子滋补肝肾，益精明目。现代药理学研究表明，枸杞多糖有抗疲劳的作用，可改善干眼患者疲劳感。密蒙花养肝血明目，彭教授对密蒙花提取物治疗干眼做了大量研究，密蒙花提取物主要成分为黄酮类物质，该物质有拟雄激素效应，可抑制干眼的发生。尤其是围绝经期女性患者，该期患者多性激素水平下降，彭教授常加用密蒙花进行治疗。

近年来临床研究表明有效的中西医结合疗法不仅可较好地发挥中医和西医在治疗本病中各自的优势，同时也能避免中、西医各自单独治疗本病的不足。相比单纯应用西医治疗，联合中药内服、中药熏蒸、针刺等中医特色治疗手段，可明显提高临床总有效率，具体体现在改善泪膜破裂时间、角膜荧光素染色评分、基础泪液分泌量等。郝红艳等研究表明头体针联合玻璃酸钠眼液治疗中重度干眼症疗效显著，可明显改善患者眼部症状及泪膜稳定性相关指标，增强睑板腺分泌能力，促进溶菌酶、表皮生长因子、乳铁蛋白分泌，安全可靠。

（二）实验研究进展

炎症是干眼发病机制中的重要环节，相应抗炎途径已成为干眼治疗的关键靶点。近年来实验研究表明部分中药和中药复方可通过调控核因子-κB（NF-κB）、丝裂原活化蛋白激酶（MAPK）、信号转导及转录激活因子 3（STAT3）、磷脂酰肌醇 3-激酶（PI3K）/蛋白激酶 B（Akt）/哺乳动物雷帕霉素靶蛋白（mTOR）等信号通路，抑制下游炎症细胞与炎症因子，使泪液或眼表组织中炎症因子水平降低，从而抑制干眼炎症。研究发现，中药牡丹皮中提取出的丹皮酚成分，可调节 NF-κB 信号通路，改善干眼动物模型中的炎症反应。同时，部分中药可作用于雄激素受体、Toll 样受体、沉默信息调节相关酶等上游蛋白，进而调控 NF-κB 信号通路，抑制干眼炎症的发生发展。

LING J 等在体外干眼模型中证实了铁皮石斛提取物通过下调 NF-κB/MAPKs 信号通路相关级联蛋白的磷酸化水平，抑制其激活，降低 MMP-9 的蛋白表达，缓解干眼炎症，改善干眼症状。一项针对更年期干眼的研究发现，二仙汤可降低大鼠 $CD4^+$T 细胞中 LFA-1 的蛋白表达，LFA-1 与其配体 ICAM-1 结合减少，通过 LFA-1/ICAM-1/STAT3 通路使 p-STAT3 蛋白表达降低，调节 IL-17、IL-10 和 TGF-β_1 等因子的表达，同时调控调节性 T 细胞和 Th17 细胞的平衡。调节性 T 细胞和 Th17 细胞在更年期干眼的发病中起着重要作用，纠正调节性 T 细胞/Th17 细胞失衡可以明显改善干眼炎症症状。江丹等通过动物实验证明，秦皮滴眼液可调节泪腺中 PI3K/Akt/mTOR 信号通路相关转录因子表达量，缓解兔自身免疫性干眼。

雄激素水平下降在干眼发病机制中具有肯定的作用，是干眼发病主要原因之一。动物实验研究表明，雄性动物行双侧睾丸切除术去势后，发生泪腺的萎缩和功能障碍，出现干眼的症状。雄激素水平下降导致干眼眼表组织炎症反应加重，是通过多种细胞因子的交互作用构成的细胞因子网络来实现的，如 IL-1、IL-6、IL-8、TNF-α、TGF-β1 等较正常动物有显著改变，且与干眼严重程度相关。同时干眼患者和动物模型中发现促凋亡因子如 Bax、c-myc、p53 明显增加，而抑凋亡因子如 Bcl-2、c-Myb 则表达减少，雄激素水平下降导致了细胞因子网络的改变，促炎因子及促凋亡因子表达增强，泪腺组织损伤后可出现萎缩，泪腺分泌功能降低，泪液减少，出现一系列眼表症状，最终导致干眼。中药雄激素替代药物对于本病有良好的应用前景。目前研究已证明某些黄酮类化合物具有拟雄激素作用，可以用于治疗因雄激素水平下降所致的某些疾病。利用放射性示踪标记的方法研究还表明黄酮是细胞雄激素受体（androgen receptor，AR）的刺激物，可以与细胞 AR 结合发挥生物学效应。在此基础上，已有一些功效切合干眼症病因病机，中医理论依据充足的药物治疗干眼，并有学者进行了大量的研究，其中研究较为深入的是密蒙花、菊花和淫羊藿，发现这些药物的疗效可能与其有效部位——黄酮的拟雄激素效应有关，从而抑制了干眼泪腺局部的炎症反应和细胞凋亡。

（三）研究热点

1. 中药治疗干眼的抗炎机制研究

干眼发病机制复杂多样，尚未完全明确，但可以肯定的是，炎症是干眼发病机制中的重要环节，相应的抗炎途径已成为干眼治疗的关键靶点。目前，常规使用的环孢素、类固醇激素和非甾体抗炎药主要通过抑制眼表免疫反应来治疗干眼，但长期使用会引起一些副作用，如眼表防御屏障受损和继发感染。而中药治疗可扶助人体正气，抗病祛邪，通过提高机体抵抗力，从而对抗免疫炎症，有效治疗干眼。目前研究发现，部分中药提取物及中药复合制剂可作用于 NF-κB、MAPK、STAT3、PI3K/Akt/mTOR 等信号通路的上游信号因子，调节下游炎症细胞或炎症因子，使泪液或眼表组织中炎症因子水平降低，抑制干眼炎症。但由于干眼发病机制的复杂性和中药干预的多维性，中药的抗炎机制还需进一步挖掘和探索，利用基因组学、转录组学、蛋白质组学等现代技术，从整体、细胞、分子水平多层次进行研究，明确各类中药对干眼的抗炎机制，为干眼的精准医疗开拓新视角，已成为当前研究热点。

2. 针灸治疗干眼作用机制研究

针灸治疗干眼临床效果突出，普通针刺、电针、梅花针以及穴位按摩等多种方法已在干眼治疗中广泛应用。随着临床研究的不断深入，除单独治疗外，不同针灸方法治疗干眼的联合应用也层出不穷。近年来研究不断揭示针灸能通过多个途径抑制干眼发病过程中的恶性循环。实验研究表明针灸能够通过促进眼表相关蛋白表达、抑制炎症反应、调控细胞凋亡以及迁移、调节神经和激素等调控眼表微环境，改善干眼相关症状，具有多方面、多维度、多靶点综合调控的特点。但针灸治疗干眼作用机制尚未完全阐明，对于这些作用机制之间是否存在潜在的关联性亦亟须进一步深入研究及探索。

三、古籍选录

《诸病源候论·目涩候》："目，肝之外候也。脏腑之精华，宗脉之所聚，上液之道，若悲哀内动腑脏，则液道开而泣下，其液竭者，则目涩。又风邪内乘其腑脏，外传于液道，亦令泣下而数欠，泣竭则目涩。"

参考文献

彭清华，谢立科，王育良，等. 2022. 国际中医临床实践指南　干眼（2021-12-14）［J］. 世界中医药，17（16）：2235-2239，2244.

亚洲干眼协会中国分会，海峡两岸医药卫生交流协会眼科学专业委员会眼表与泪液病学组，中国医师协会眼科医师分会眼表与干眼学组. 2020. 中国干眼专家共识：定义和分类（2020 年）［J］. 中华眼科杂志，56（6）：418.

亚洲干眼协会中国分会，海峡两岸医药卫生交流协会眼科学专业委员会眼表与泪液病学组，中国医师协会眼科医师分会眼表与干眼学组. 2020. 中国干眼专家共识：治疗（2020 年）［J］. 中华眼科杂志，56（12）：907-913.

第三节　火　疳

火疳，类似于西医学表层巩膜炎（episcleritis）及巩膜炎（scleritis）。表层巩膜炎是指巩膜表层组织的非特异性炎症，以复发性、暂时性、自限性的无明显刺激症状的眼红为主要临床特征。病变多位于角膜缘至直肌附着点之间的赤道前部，尤以睑裂部最为常见。表层巩膜炎常单眼发病，部分患者也可双眼同时或先后发病。病因不明，常见于外源性抗原抗体所造成的全身代谢性疾病和变态反应性疾病，同时月经期女性也常发生该病，与其内分泌失调有关。临床上常以紫红色结节性病灶或弥漫充血为特点，表现为轻者疼痛、畏光、流泪，重者疼痛剧烈连及眶周，病情顽固，易反复发作，常出现视力减退、前葡萄膜炎、周边部角膜炎、高眼压等并发症，严重者可发生巩膜葡萄肿，甚至穿孔，是一种有潜在致盲性风险的炎症性疾病，严重影响患者的生活和工作。其病因可能与免疫反应、病原体直接感染或病原体继发免疫反应，或（和）继发于眼部手术和眼部外伤有关，多伴见全身感染性疾病、自身免疫性结缔组织疾病、代谢性疾病等。

火疳一名，首见于《证治准绳·杂病·七窍门》，该书指出："火疳在气轮为害尤急，盖火之实邪在于金部，火克金，鬼贼之邪，故害最急"。火疳又名"火疡"（《目经大成·卷之二上·五色疡》），多因火毒之邪侵犯白睛，滞结为疳，症见白睛深部向外凸起暗红色颗粒，红赤疼痛，羞明流泪，视物不清，甚至影响黑睛、瞳神发生病变，严重者可失明。对其病因病机，历代大家认知各异，如陈达夫先生认为火疳除"风、热、瘀"外，湿邪亦为重要病机之一，初期病多实证，中期多虚实夹杂，后期多正虚邪恋；国医大师廖品正总结曰："火疳主要是肺心肝三经之火邪，挟风瘀滞为患，轻者心肺火郁而滞结，重者肝肺实火上蒸，络脉瘀滞而成。"而韦文贵先生则概括为"热""火""瘀""风"，其中以"热""火"为主。后世多遵从以上认识，从火毒蕴结、风湿热攻、肺阴不足等方面加以论治。

一、治疗

（一）辨证论治

1. 火毒蕴结证

证候：发病较急，患眼疼痛难睁，羞明流泪，目痛拒按，视物不清；白睛结节大而隆起，或联缀成环，周围血脉紫赤怒张；全身症可见口苦咽干，气粗烦躁，呼出之气热，便秘溲赤；舌红，苔黄，脉数有力。

辨证要点：以患眼疼痛难睁，羞明流泪，目痛拒按，视物不清；白睛结节大而隆起，或联缀成环，周围血脉紫赤怒张；伴口苦咽干，气粗烦躁，便秘溲赤等全身症状及舌脉为本证要点。

治法：泻火解毒，凉血散结。

方药：还阴救苦汤（《原机启微》）加减。方中温燥之药应酌情减少药味或药量，并加生石膏以增强清热泻火之功。白睛红赤疼痛明显，选加生石膏、桑白皮、赤芍以增强清热泻火之功。

2. 风湿热攻证

证候：发病较急，目珠胀闷而疼，且有压痛感，羞明流泪，视物不清；白睛反复发作紫红色结节样隆起，周围有赤丝牵绊；常伴有骨节酸痛，肢节肿胀，身重酸楚，胸闷纳减，病势缠绵难愈；舌红、苔黄腻，脉滑数。

辨证要点：目珠胀闷而疼，且有压痛感，羞明流泪，视物不清；白睛反复发作紫红色结节样隆起，周围有赤丝牵绊以及全身症状和舌脉为本证要点。

治法：祛风化湿，清热散结。

方药：散风除湿活血汤（《中医眼科临床实践》）加减。火疳红赤甚者，可去方中部分辛温祛风之品，选加牡丹皮、丹参以凉血活血消瘀，加桑白皮、地骨皮以清泄肺热；若骨节酸痛、肢节肿胀者，可加豨莶草、秦艽、络石藤、海桐皮等以祛风湿、通经络。

3. 肺阴不足证

证候：病情反复发作，病至后期眼感酸痛，干涩流泪，视物欠清，白睛结节不甚高隆，色紫暗，四周有轻度肿胀，压痛不明显；口咽干燥，形体消瘦，或潮热颧红，便秘不爽；舌红少津，脉细数。

辨证要点：以病情反复发作，病至后期眼感酸痛，干涩流泪，白睛结节不甚高隆，色紫暗，四周有轻度肿胀，压痛不明显以及全身症状和舌脉为本证要点。

治法：养阴清肺，兼以散结。

方药：养阴清肺汤（《重楼玉钥》）加减。若阴虚火旺甚者，加知母、地骨皮以增滋阴降火之力；若白睛结节日久，难以消退者，以赤芍易方中白芍，酌加丹参、郁金、夏枯草、瓦楞子以清热消瘀散结。

（二）中医外治疗法

1）多穴针刺：取攒竹、睛明、丝竹空、承泣、四白、太阳、合谷、球后、风池、曲池、百会、列缺等穴，每次选 3～5 穴，交替轮取，泻法为主，每日 1 次，每次留针 30 min，10 d 为 1 个疗程。

2）刺络拔罐疗法：适用于实热证明显者，以“实则泄之”为旨。督脉为诸阳之会，总督周身阳气，在大椎穴放血拔罐可抑制阳气的异常亢奋，起到泄热凉血的作用。在双侧或病变一侧太阳穴放血拔罐，靠近病变部位，可以活血化瘀、泻热止痛。

3）中药熏蒸法：常用泻火解毒、清肝明目类中草药，冷水浸泡药材 1～2 h，先用大火煮沸，再用小火保持沸腾 15～20 min，在保证不灼伤皮肤的前提下用热气熏蒸眼部 10～15 min，每日 2 次熏眼，熏时睁眼，1 剂可重复使用 2～3 d。熏眼属中药熏蒸疗法，可通过热力，使药物有效成分直达病所，充分发挥药物效应，改善局部组织的血液循环，使药物更容易渗透进局部组织，对眼部炎症疗效较好，且安全性高。

4）超声雾化法：治疗时将 4 mL 鱼腥草注射液及 10 mL 生理盐水加入超声波雾化器中，戴上雾化眼用面罩进行熏眼，每日 1 次，对准患眼局部熏眼 18～20 min。鱼腥草注射液是由鱼腥草中提取的纯中药制剂，鱼腥草清热解毒，具有抗菌、抗炎、抗氧化、抗病毒等作用。鱼腥草注射液超声雾化成极细的雾状颗粒后，直接作用于眼表及周围腧穴，通过本身药理作用及经络效应产生作用，且无刺激性，在巩膜局部药物浓度相对较高，提高整体疗效。

（三）常用中成药

1）雷公藤多苷片：适用于该病风湿热攻证，每次 20 mg，每日 3 次，20 d 为一个疗程。

2）清开灵口服液：适用于该病火毒蕴结证，每次 10～20 mL，每日 2～3 次。

3）双黄连口服液：适用于该病火毒蕴结证，每次 10～20 mL，每日 2～3 次。

（四）西医治疗

1. 药物支持治疗

1）糖皮质激素：对于单纯性表层巩膜炎的患者，若症状较明显或发作频繁，可局部应用糖皮质激素眼液，必要时也可结膜下注射糖皮质激素。轻度巩膜炎患者也可局部滴用糖皮质激素眼液，如 0.1%地塞米松滴眼液，或球后注射糖皮质激素，但禁用结膜下注射糖皮质激素，以免造成巩膜穿孔。对严重的弥漫性或结节性巩膜炎者，可大剂量静脉滴注糖皮质激素；对坏死性巩膜炎应尽早给予大剂量的糖皮质激素。

2）非甾体消炎药：表层巩膜炎及巩膜炎患者均可局部滴用非甾体消炎眼液，如普拉洛芬滴眼液等。巩膜炎患者还可口服非甾体消炎药，如吲哚美辛 25～50 mg，每日 2～3 次。

3）血管收缩剂：表层巩膜炎患者可局部滴用血管收缩剂以减轻眼红症状。

4）散瞳剂：当表层巩膜炎及巩膜炎患者并发虹膜睫状体炎时，应滴用散瞳剂散瞳。

5）免疫抑制剂：若巩膜炎患者有巩膜穿孔的危险，或全身使用糖皮质激素无效时，可考虑采用免疫抑制剂，如环磷酰胺、甲氨蝶呤、环孢霉素 A。

6）生物制剂：中到重度的非坏死性前巩膜炎或后巩膜炎患者在糖皮质激素联合免疫抑制剂治疗反应不佳或副作用大，可进一步考虑生物制剂，如利妥昔单抗、抗肿瘤坏死因子、抗炎症因子等。

2. 手术治疗

由于巩膜外层炎多呈自限性，一般可在 1～2 周自愈，几乎不产生永久性眼球损害，故通常无须进行手术治疗。感染性巩膜炎形成脓肿时需切开排脓、扩创、除去腐烂组织，使抗菌药物易于渗透到巩膜内，加速愈合。对坏死性巩膜炎发生巩膜穿孔的病例则可考虑做异体巩膜移植术联合眼球筋膜瓣覆盖加固。若波及眼内及眼眶者，则按相应病症处理。

二、研究进展与热点

（一）临床研究进展

1. 中医临床研究进展

中医治疗火疳常从五轮学说“白睛属肺”论治，《灵枢・大惑论》云“气之精为白眼”，肺主气，肺之气上结而为白睛，故五轮中为气轮，五轮为标，脏腑为本，轮之有症即脏之不平，临床多用清泻肺火、凉血散瘀、透热散邪滋阴类中药治疗，效果良好，如泻肺汤、泻白散、犀角地黄汤、加味麻黄连翘赤小豆汤、麻杏石甘汤等。

对于巩膜炎病史较长，经西药反复治疗症状未见缓解者，针刺疗法不仅针对性强，无副作用，而且从整体出发，标本兼治，调整体内阴阳平衡，改善了患者体质，提高其抗病能力，可取得更加长远的效果，对于患者日后的工作生活也大有裨益，配合中药内服效果更好。目前关于针刺治疗火疳的临床报道罕有设立临床试验者，多为个案分享。近年来，专家们更倾向于针药合用来进行更好的治疗。

2. 中西医结合临床研究进展

对于巩膜炎的西药治疗，目前常从对因、对症、抗炎等方面入手，运用非甾体抗炎药、甾体类抗炎药、糖皮质激素、免疫调节剂、生物反应调节剂等进行治疗。且巩膜炎常为系统性结缔组织或血管炎性疾病等全身胶原性疾病的眼病表现，治疗时往往需要局部或（和）全身使用糖皮质激素或（和）免疫调节剂等，不良反应如皮质类固醇青光眼、白内障、消化系统并发症、心血管系统并发症、诱发或加重感染、中枢神经系统并发症等时有出现。而中医从整体观出发，结合局部病变辨证论治、“眼体同治”，往往能缩短病程，降低复发率，甚至治愈疾病，减少糖皮质激素、免疫调节剂等的不良反应，提高患者生活质量。

（二）实验研究进展

巩膜炎是主要累及巩膜基质层的炎症性疾病。巩膜炎与多种系统性自身免疫性疾病和血管炎有关。目前对巩膜炎的发病机制尚不清楚，但有学者提出T细胞介导的免疫反应和免疫复合物沉积参与了其发病机制。细胞毒性T淋巴细胞相关抗原-4（*CTLA4*）是T淋巴细胞的负调控因子，蛋白酪氨酸磷酸酶受体22型（*PTPN22*）也可作为TCR信号传导的负调控因子。在自身免疫应答中，*CTLA4*和*PTPN22*起着重要作用，并且2个基因的多个单核苷酸多态性与多种系统性自身免疫性疾病有关。研究结果提示*CTLA4*和*PTPN22*基因单核苷酸多态性与中国汉族巩膜炎人群遗传易感性相关。另外，研究表明*TNFAIP3*基因中的TGT单倍体型可能是中国汉族人群巩膜炎发展的保护因素，而*TNFSF4*基因中的GT单倍体型和*TNFSF15*基因中的CCC单倍体型可能是巩膜炎发展的危险因素，并且在其他免疫相关的疾病中也存在类似的结果。

（三）研究热点

1. 后巩膜炎的临床特征及中医诊疗分析

后巩膜炎是巩膜炎中较为少见的类型，由于其病变部位较深，症状无特异性，临床表现多样，易与眼部肿瘤、眼眶炎性假瘤等相混淆，极易漏诊误诊。后巩膜炎常导致眼球后部结构的改变及破坏，可能会造成患者视功能的损害甚至眼球不保。在临床实践中，如何避免后巩膜炎的漏诊、误诊，并实现其早期确诊及规范的中西医结合治疗，对于患者的预后至关重要。

2. 中药治疗巩膜炎的疗效客观评价和推广应用

对于巩膜炎的治疗，中药虽对调整机体免疫有效，疗效确切，但由于中药剂型和给药途径的限制，急性期单纯应用中药不能很快控制其炎症，故配合使用激素是必要的，因为激素能使炎症快速消退，促进病情恢复，减少巩膜炎症的损害。但是，对于那些曾多次接受西医治疗仍病情反复、难以治愈的患者，若辅以中医中药治疗，往往能使病程缩短、病变痊愈，减少激素及免疫抑制剂的毒副反应，进而减少巩膜炎症损害，使巩膜炎患者的生活质量大大提高。

三、古籍选录

1）《证治准绳·杂病·七窍门》："火疳证生于睥眦气轮，在气轮为害尤急。盖火之实邪在于金部，火克金，鬼贼之邪，故害最急。初起如椒疮榴子一颗小而圆，或带横长而圆如小赤豆，次后渐大，痛者多，不痛者少。不可误认为轮上一颗如赤豆之证，因瘀积在外易消者。此则从内而生也。"

2）《审视瑶函》："火疳生如红豆形，热毒应知患不轻。两眦目家犹可缓，气轮犯克急难停。重则破烂成血漏，轻时亦有十分疼。清凉调治无疑惑，免致终身目不明。"

参 考 文 献

葛坚，王宁利. 2015. 眼科学（第 3 版）[M]. 北京：人民卫生出版社.
廖品正. 1984. 中医眼科学 [M]. 上海：上海科学技术出版社.
罗国芬. 1985. 陈达夫中医眼科临床经验 [M]. 成都：四川科学技术出版社.
韦企平，沙凤桐. 2002. 中国百年百名中医临床家丛书：韦文贵韦玉英 [M]. 北京：中国中医药出版社.
杨宝峰. 2013. 药理学 [M]. 北京：人民卫生出版社.
杨培增，范先群. 2018. 眼科学（第 9 版）[M]. 北京：人民卫生出版社.
赵堪兴，杨培增. 2013. 眼科学 [M]. 北京：人民卫生出版社.

第四节 聚 星 障

聚星障，西医称本病为单纯疱疹病毒性角膜炎（herpes simplex keratitis，HSK），常伴有角膜混浊水肿，出现瘢痕和新生血管，伴沙涩疼痛、羞明流泪等眼部不适。根据角膜体征的特点和累及部位可分为：上皮型 HSK、基质型 HSK、内皮型 HSK、神经营养性角膜病变（neurotrophic keratopathy，NK）。病毒性角膜炎中医称为"聚星障"，本病属外障眼病范畴，该病名首次见于《证治准绳·杂病·七窍门》，书中曰："聚星障证，乌珠上有细颗，或白色或微黄，微黄者急而变重，或联缀，或团聚，或散漫，或一同生起，或先后逐渐一而二，二而三，三而四，四而六七八十数余。"病位以黑睛为主的，发病多与风、热、湿、虚等病因相关，是致盲率较高的眼病。

本病多由单纯疱疹病毒引起，单眼发病多见，少数可见双眼同时或先后发病，易引发严重并发症，病情反复，不易治愈。西医方面多以抗病毒、抗炎对症治疗为主，但长期使用激素易引起角膜上皮损伤等副作用。中医讲究辨证施治，运用中药、针刺、熏洗等手段，对该病诊治有一定临床疗效。

一、治疗

（一）辨证论治

1. 风热客目证

证候：黑睛浅层点状星翳，视物模糊，眼涩痛，羞明流泪；恶风发热，口干咽痛；舌红，苔薄黄，脉浮数。

辨证要点：以黑睛浅层骤生细小星翳，抱轮微红，发热头疼，鼻塞咽痛等全身症状及舌脉为本证要点。

治法：疏风清热。

方药：银翘散（《温病条辨》）加减。热邪加重者，宜加赤芍、牡丹皮、大青叶、板蓝根以清热凉血；胞睑难睁，羞明多泪者，宜加蔓荆子、防风、桑叶以清肝明目。

2. 肝胆火炽证

证候：白睛混赤，黑睛生翳，形如树枝或地图，灼热畏光；头疼胁痛，口苦咽干；舌红，苔黄，脉弦数。

辨证要点：以黑睛生翳、扩大加深、呈树枝状或地图状，胁痛、口苦、烦躁等全身症状及舌脉为本证要点。

治法：清肝泻火。

方药：龙胆泻肝汤（《医方集解》）加减。小便黄赤者，宜加瞿麦、萹蓄以清利小便。

3. 湿热犯目证

证候：黑睛深层翳如圆盘，肿胀色白，泪热胶黏；头重胸闷，口黏纳呆；舌红、苔黄腻，脉濡数。

辨证要点：以黑睛生翳，状若地图，深层翳如圆盘，肿胀色白，病情反复，腹满便溏等全身症状及舌脉为本证要点。

治法：清热利湿。

方药：三仁汤（《温病条辨》）加减。抱轮红赤显著者，宜加黄连、赤芍以清热退赤；黑睛肿胀甚者，宜加金银花、秦皮以解毒退翳。

4. 阴虚夹风证

证候：黑睛生翳日久，干涩不适，抱轮微红；口干咽燥；舌红少津，脉细数。

辨证要点：以黑睛生翳日久，病情不重但迁延不愈，口干咽燥等全身症状及舌脉为本证要点。

治法：滋阴祛风。

方药：加减地黄丸（《原机启微》）加减。气短乏力，眼干涩者，宜加党参、麦冬以益气生津；抱轮红尘较明显者，宜加知母、黄柏以滋阴降火。

（二）针刺治疗

1）体针：选用睛明、四白、丝竹空、攒竹、合谷、足三里、光明、肝俞等穴，每日 1 次，一次 4 穴（远端 2 穴，局部 2 穴），交替使用。

2）揿针：取穴患侧之瞳子髎、阳白、睛明、承泣、四白、合谷、丝竹空，对侧太冲以及百会，留针 8 h，每 2 h 按压 1 次埋针部位，每次不超过 10 min，每日 1 次。

（三）其他治疗

1）穴位注射：选择注入有清热解毒、活血祛瘀作用的中药注射液，如黄芪注射液、丹参注射液、鱼腥草注射液等，也可选用西药注射液，如：维生素 B_1 注射液、肌苷注射液等，每穴注入 0.1～0.5 mL，隔日 1 次。

2）常用中成药：①抗病毒口服液：每次 20 mL，每日 2 次，本方清热解毒，主治本病风热上犯型。②牛黄解毒丸：每次 2 g，每日 2～3 次。③板蓝根冲剂：每次 10 g，每日 3 次，本方清热解毒，凉血消肿，用于本病各型。④玉屏风散：每次 6 g。每日 3 次，本方益气固表，适用于本病正虚邪恋证。⑤除翳明目片：每次 5 片，每日 3 次。

3）中药熏洗或湿热敷：采用全自动中药熏蒸治疗仪，选常用中草药如金银花、连翘、大青叶、薄荷、秦皮、黄芩等，水煎去药液熏眼；或过滤药汁，冷却少许，温度适宜后冲洗眼部；或以毛巾浸泡后湿热敷眼部，每日2～3次，视情况而定。

4）滴眼剂：清热解毒滴眼液或抗病毒类滴眼液，必要时散瞳滴眼剂。

（四）西医治疗

1. 口服药物

①全身治疗：口服抗病毒核苷类似物，如阿昔洛韦、更昔洛韦、西多福韦、溴夫定和伐昔洛韦等。核苷类似物作为一种竞争性抑制剂，对病毒DNA聚合酶的亲和力大约是其对宿主聚合酶的亲和力的200倍，这有助于提高特异性。但阿昔洛韦、伐昔洛韦服用可能会引起头痛、恶心、呕吐、腹泻等胃肠道不适，长期使用可能对肾脏功能产生影响，导致肾毒性。更昔洛韦可能引起骨髓抑制（如白细胞减少、贫血、血小板减少）、肝肾功能异常等较严重的副作用。糖皮质激素（如泼尼松龙、地塞米松和氯替泼诺等）通常仅适用于边缘性角膜溃疡，可减少感染部位的炎症和疼痛，但不直接针对病毒感染，使用时应注意监测眼压变化，长期服用可能会导致免疫抑制、血糖升高、体重增加、骨质疏松等全身性副作用。抗生素：适用于地图状角膜上皮溃疡合并细菌感染。②局部治疗：抗病毒滴眼液、激素滴眼液、眼用凝胶；结膜下注射免疫抑制剂；扩瞳及清创；抗生素和促进角膜上皮修复药物。但局部应用抗病毒滴眼液可能导致轻度的眼部刺激、灼热感或眼红；皮质类固醇药物长期使用可能引起眼压升高（导致青光眼）、白内障、角膜溃疡加重等问题。免疫功能正常者一般局部抗病毒药物维持治疗10～14 d即可痊愈，HSK复发率与口服抗病毒药物的持续时间有关，应注意抗病毒药物的服用疗程。

2. 手术干预

目前常用术式包括以下几种：①临时性睑裂缝合术（TT）；②羊膜移植术（AMT）；③结膜瓣遮盖术（CF）；④板层角膜移植术（LKP）；⑤穿透性角膜移植术（PKP）；⑥角膜内皮移植术（DSEK）。

为预防病情反复，所有手术后应口服抗病毒药物3～6个月，须定期复查血常规和肝、肾功能。

二、研究进展与热点

（一）临床研究进展

1. 辨证论治研究

国医大师唐由之将本病病因病机总结为风、热、毒外邪犯目；或体内素有伏火，邪火相搏，侵袭黑睛。其认为本病初期以实热为多，可予清热退翳明目之法治疗，而本病后期或病情反复者，治疗上应首先辨别阴阳，益气扶正。喻京生教授认为其病因与素体有热、感遇邪热时气、内外合邪有关；同时，临床中很多本病患者喜食辛辣之品，加之脾虚，湿困蕴热，湿热相结；脾肾属阴，湿热属实，乃强阳抟实阴之病。初期需内外同治，外用抗病毒软膏涂擦眼睑皮肤，阿昔洛韦或更昔洛韦滴眼液滴眼治疗，内服祛风清热解毒明目汤药，可用祛风明目汤加减；后期应辨明阴阳，肝肾与目关系密切，若肝肾阴虚者，应滋阴清热祛风为主，方药可予明目地黄丸加减；阳气不足者，可考虑温肾健脾、益气升阳的治法，多用金匮肾气丸、理中丸之类。且疾病后期不应过用滋补类药，一是防止留邪，二是外障疾病以邪实居多，且现代人因饮食和生活环境的影响体质多阳热，治疗用药上不宜过多使用滋补药。

2. 中药超声雾化治疗研究

中药超声雾化针对病毒性角膜炎发病早中期有较好临床疗效，临床常用自拟熏洗方：千里光

20 g，金银花 15 g，蒲公英 10 g，密蒙花 10 g，薄荷 6 g，防风 10 g。水煎取液 200 mL，予超声雾化机加热后进行熏眼，每日 2 次，每次 15 min，1 周为 1 个疗程。具有清热解毒、祛风退翳明目之功。

3. 西医治疗研究

光动力抗感染疗法（antimicrobial photodynamic therapy，aPDT），是诱导细胞和微生物失活进而行抗感染的一种治疗方式。不同浓度的 TONS 504 和不同光能量（10～30 J/cm^2）的照射，可对细胞中感染的单纯疱疹病毒（herpes simplex virus，HSV）株进行根除。在 10 J/cm^2 光能量和浓度达 10 mg/L 的 TS-504 照射下，感染 HSV-1 或抗阿昔洛韦的 HSV-1 的细胞可完全抑制病毒；而在 20 J/cm^2 或 30 J/cm^2 光能量和浓度为 1 mg/L 的 TS-504 照射下，可有完全抗病毒的作用。但在眼部抗病毒感染的在体研究上，目前尚缺少进一步证明 aPDT 对病毒性角膜炎的临床效果。

西医手术治疗方面，生物工程角膜移植治疗可促进角膜内皮再生；角膜清创术可提高局部药物浓度，增强抗病毒疗效；角膜溃疡冷冻治疗与角膜清创术可抑制病毒 DNA 活性，减少病毒合成。

4. 中西医结合治疗

目前西医治疗 HSK 主要还是以抗病毒药物为主，但长期用药易导致病毒耐药性产生，且治疗过程中常出现不良反应。多数研究表明，联合中药内服方对 HSK 有更好的预后，中药内服方多以清热解毒、清肝泻火、疏散风热为法。

中西医结合用药优点：①有效控制 HSK 进展，清除病毒，降低炎症因子，抑制新生血管，保护视力。②增强机体免疫力，加快病毒清除效率，降低预后复发率和不良反应。

（二）实验研究进展

HSK 发病主要由于病毒潜伏于三叉神经节，是机体内外免疫功能下降的综合结果，免疫系统过度反应在病毒性角膜炎中扮演重要角色，近期研究发现该系统的表面活性蛋白（SP）A 和 D 在角膜炎中发挥重要作用。SP 不仅可促进巨噬细胞吞噬病毒，而且又能调节免疫细胞的免疫功能，保证机体在病毒侵入却未受到感染前，保持原有的免疫系统。当病毒持续侵袭机体，体内系统呈现应激状态，SP-A 和 SP-D 又可促进炎症反应，杀灭病原菌。在眼局部，角膜、结膜等部位都能见到 SP-A 和 SP-D 的表达，在 HSK 发生发展时，SP-A 和 SP-D 可与病毒相结合，进而可阻止病毒进入细胞，促进吞噬细胞吞噬病毒，发挥抗病毒作用。

从 HSK 的发病机制看，角膜瘢痕、新生血管的形成和角膜神经丧失主要是体内促炎细胞因子和白细胞浸润水平升高所导致。这些炎症细胞因子多数具有抗病毒活性，因此在原发性感染期间可有助于清除病毒。感染持续或复发时，免疫反应加剧。以高水平的促炎细胞因子以及 PMN 细胞和 T 细胞的浸润为特征，是 HSK 发展的基础。有研究表明，利用阻断 *IFN-γ*、*IL-1*、*IL-2*、*IL-17*、*TNF-α* 和 *IL-6* 等炎症因子可降低小鼠 HSK 发病机制。

（三）研究热点

1. 抑制 HSV-1 的入侵与增殖

HSK 病毒多在三叉神经节出现感染源，根据角膜神经的周期性进而易引发疾病复发。角膜神经通过释放多种神经介质以维持眼表稳态，有研究发现，HSK 角膜中央区域损伤的角膜神经分布广泛，在发病后数天内，角膜神经的形态与密度发生显著改变，依据角膜神经在病毒性角膜炎中的作用，研究其中介质：神经肽 P 物质（substance P，SP）是一大热点。SP 是参与神经源性炎症的关键物质，介导神经对角膜的多种调控作用，与病毒性角膜炎的病理过程密切相关。SP 可调控病毒感染的过程，介导神经系统与机体免疫系统，促进角膜伤口的愈合，目前，SP 的衍生药物已在角膜上皮运用，如何通过调控 SP 减轻炎症反应并维持角膜神经健康成为未来的研究方向。

2. 调节机体免疫机制

在治疗病毒性角膜炎时，抗病毒药物与糖皮质激素使用过程中所产生的耐药性仍是一个重大问题。在免疫力低下的患者中，长期预防性使用更昔洛韦等抗病毒药物的一个缺点是增加发生机体本身对其的耐药性，增加预后复发 HSK 的机会。有研究发现通过改变抗病毒药物的用药途径，虽可一定程度上降低机体耐药性的出现，但本质问题仍未解决。糖皮质激素在给药期间可能会导致视力模糊，偶尔会引起眼睛出现异物感，且此药物本身不直接针对病毒性感染，主要用于减少机体炎症和疼痛。鉴于传统抗病毒药物和皮质类固醇药物的缺点，临床上需要更有效、新颖的药物疗法。有研究表明，巨细胞病毒是角膜内皮炎的一种新兴病原体，在免疫功能低下和免疫抑制的宿主中，巨噬细胞调节机体免疫机制，使 NK 细胞介导病毒感染。因此，识别病毒靶向的宿主通路和免疫细胞也有助于为病毒性角膜炎患者开发新的治疗方式的另一个研究方向和热点。

3. 抑制血管形成

有研究发现，微小核糖核酸（microRNA）可通过与 mRNA 靶点结合，对机体的基因表达具有调控作用，从而可抑制新生血管的形成，可直接靶向作用于 VEGF 与血管内皮细胞生长因子受体信号通路，microRNA 在角膜新生血管生成过程中可发挥重要作用，同时还能够修复角膜损伤，具有较高的疗效，而且安全性较高。因此，采取有效措施调控 micro RNA 在角膜中的表达有望成为临床治疗 HSK 的新靶点。

4. 中医治疗

中医方面在一定程度上可弥补西药治疗 HSK 的不足，西药治疗能够取得一定的效果，但是无法使 HSV-1 获得根除且用药后复发率较高。目前研究多用中药内服方联合西药抗病毒药物、眼药水、凝胶进行治疗，中药内服方如银翘散、化坚二陈汤、秦皮汤等可辨证施治使用，调节机体免疫力，降低复发率。研究表明单味中草药如鱼腥草、黄芪、板蓝根等能通过阻止 HSV-1 入侵，从而抑制病毒 DNA 复制，杀灭病毒，同时对机体的耐药毒株也具有较好的抑制作用。

三、古籍选录

1）《目经大成》："此症黑睛有细颗，或白或微黄，或连缀，或丛萃，或散漫，或齐起，或先后逐渐相生。""夫目为肝肾外候，未有外病而内无恙者。"

2）《证治准绳·杂病·七窍门》："翳膜者，风热重则有之。""聚星障证，乌珠上有细颗，或白色或微黄，微黄者急而变重，或联缀，或团聚，或散漫，或一同生起，或先后逐渐一而二，二而三，三而四，四而六七八十数余。"

3）《审视瑶函》："大抵目病，由肝肾之本虚，而后标病始发于目，未有本实而标病者……但一肾水而配五脏之火，是火太有余，水甚不足。肾水再虚，诸火易炽，因而为云、为翳、为攀睛、为瘀肉。"

参考文献

甘柳珠. 2023. 单纯疱疹病毒性角膜炎的治疗研究综述［J］. 大医生，8（13）：137-141.
彭清华. 2016. 中医眼科学（第 4 版）［M］. 北京：中国中医药出版社.

第八章 内障眼病

第一节 瞳神紧小、瞳神干缺

瞳神紧小、瞳神干缺，西医称本病为前葡萄膜炎（anterior uveitis，AU）是指虹膜和睫状体的炎症，故称虹膜睫状体炎（iridocyclitis），即炎症累及虹膜及睫状体冠以前的睫状体组织。“瞳神紧小”指瞳神失去正常之展缩功能，持续缩小，甚至缩小如针孔，并伴抱轮红赤，黑睛后壁有沉着物，神水混浊，视力下降的眼病，又名“瞳神焦小”“瞳神缩小”“瞳神细小”及“肝决”等。“瞳神紧小”首见于《证治准绳·杂病·七窍门》，但早在《外台秘要》就有“瞳子渐渐细小如簧脚，甚则小如针”的描述。本病失治、误治，或因病情迁延，可致虹膜与晶状体粘连出现瞳孔参差不齐如梅花、锯齿状，黄仁干枯不荣，称为“瞳神干缺”，又名“瞳神缺陷”。“瞳神干缺”病名首载于《秘传眼科龙木论·瞳人干缺外障》。《原机启微》对其进行了更加详细的描述：“若瞳神失去正圆，边缘参差不齐，如虫蚀样，则称瞳神干缺。”本病还易发生并发症，较为常见的有晶珠混浊、青风内障或绿风内障、眼球萎缩，可致视力下降，甚至失明。

瞳神紧小及瞳神干缺两病见症虽然有别，实则均为黄仁病变，且瞳神干缺是由瞳神紧小失治而成，二者在病因病机和临床表现等方面大致相似，故一并阐述。该病常见于青壮年，可单眼发病，亦可双眼同时或先后发病，病情迁延易反复，缠绵难愈。对该病病因病机的记述见于《原机启微·强阳抟实阴之病》，曰：“足少阴肾为水，肾之精上为神水，手厥阴心包络为相火，火强抟水，水实而自收，其病神水紧小。”根据病因病理，前葡萄膜炎可分为外因性、继发性和内因性三大类。除外伤、手术、感染等因素外，绝大多数属于内源性。瞳神紧小、瞳神干缺相当于西医学之虹膜睫状体炎，而后者多见于慢性虹膜睫状体炎。

一、治疗

（一）辨证论治

1. 肝经风热证

证候：发病急骤，眼珠疼痛，畏光流泪，视力减退，轻度抱轮红赤，黑睛后壁尘状或点状沉着物，神水轻度混浊，黄仁纹理不清，瞳神紧小，展缩欠灵；舌红、苔薄黄，脉浮数。

辨证要点：以眼痛视昏，畏光流泪，抱轮红赤，神水混浊，瞳孔缩小及舌脉为本证要点。

治法：祛风清热。

方药：新制柴连汤（《眼科纂要》）加减。若黄液上冲者，加石膏、知母以清阳明胃火；若目珠红赤明显、眼痛严重，加生地黄、牡丹皮以凉血。

2. 肝胆火炽证

证候：眼珠疼痛较剧，痛连眉棱、颞颥，白睛混赤，黑睛后壁尘状、点状或羊脂状沉着物，神水混浊，黄仁肿胀、纹理不清，瞳神紧小或瞳神干缺，展缩不灵，或黄液上冲，或血灌瞳神，或神膏内见细尘状混浊；全身多伴有口苦咽干，小便黄赤，大便干结，或伴口舌生疮，阴部溃疡；舌红、苔黄，脉弦数。

辨证要点：以头目剧痛、神水混浊或神膏混浊、黄仁水肿，口苦咽干，小便黄赤，大便干结等全身症状及舌脉为本证要点。

治法：清泻肝胆。

方药：龙胆泻肝汤（《医方集解》）加减。若大便秘结者，加大黄、玄明粉以通腑导热；兼黄液上冲者，加知母、生石膏以清热泻火；兼血灌瞳神者，加赤芍、牡丹皮、紫草以凉血散瘀。

3. 风湿夹热证

证候：发病或急或缓，眼珠坠痛，眉棱、颞颥闷痛，畏光流泪，视力缓降，抱轮红赤或白睛混赤，黑睛后壁点状或羊脂状沉着物，神水混浊，黄仁肿胀、纹理不清，瞳神缩小或瞳神干缺，或瞳神区有灰白色膜样物覆盖，或神膏内有细尘状混浊；常伴头重胸闷，肢节酸痛；舌红、苔黄腻，脉濡数或弦数。

辨证要点：以头目疼痛，抱轮红赤或白睛混赤，神水混浊，黄仁肿胀，瞳神缩小或瞳神干缺，头重胸闷，肢节酸痛等全身症状及舌脉为本证要点。

治法：祛风除湿清热。

方药：除湿汤（《眼科纂要》）。若胸脘痞闷，加厚朴、薏苡仁、茯苓以理气除湿；若关节红肿疼痛加忍冬藤、桑枝以祛湿通络。

4. 虚火上炎证

证候：病势较缓，或日久不愈，眼内干涩，目赤痛时轻时重，视物昏蒙，或见抱轮红赤，黑睛后壁沉着物小而量少，神水混浊不显，黄仁干枯不荣，瞳神干缺，或晶珠混浊；常兼口干咽燥，心烦失眠，手足心热；舌红苔少，脉细数。

辨证要点：以眼内干涩，视物昏蒙，瞳神干缺，晶珠混浊，口干咽燥，烦热不眠等全身症状及舌脉为本证要点。

治法：滋阴降火。

方药：知柏地黄汤（《医宗金鉴》）。若眼内干涩较甚，口干不欲饮者，加石斛、玉竹、菊花以养阴明目；若伴纳差、乏力者，加党参、白术、茯苓以补气健脾；腰膝酸软者加女贞子、墨旱莲以补肝益肾。

（二）针刺治疗

1）常用穴位：

眼局部常用穴：睛明、承泣、阳白、丝竹空、攒竹、四白、太阳。

全身常用配穴：太冲、行间、申脉、风池、百会、曲池、合谷、曲泉、三阴交、太溪、肝俞等。

2）针法：

针对主症配穴，将眼周穴位和远端肢体穴位配合应用，每次眼周穴位 1～2 个，远端肢体取 2～3 个，每日或隔日 1 次，留针 20～30 min，10 次为 1 个疗程，休息 3～5 d 再做下 1 个疗程。眼周穴位不宜运针提插、捻转，禁灸；对于肢体、腹部及背部穴位可以针灸并用。

（三）其他治疗

常用中成药：

1）龙胆泻肝丸：口服，每次 3～6 g，每日 3 次。本方清肝泄胆，适用于瞳神缩小肝胆火炽证。

2）知柏地黄丸：口服，每次 6 g，每日 3 次。本方滋阴降火，适用于虚火上炎证，适用于瞳神干缺虚火上炎证。若虚火较轻，以肝肾阴亏，精血不足为主者，可改用杞菊地黄丸滋养肝肾。

（四）西医治疗

1）局部治疗：首选散瞳剂，常用 1%～2%阿托品滴眼液或者眼膏，保持瞳孔充分散大。若瞳孔不能散大，可用混合散瞳剂作球结膜下注射。同时给予糖皮质激素制剂滴眼，睡前予含有糖皮质激素的眼膏涂眼，但长期应用糖皮质激素制剂可引起皮质类固醇性青光眼，应慎重。可配合双氯芬酸钠滴眼液或普拉洛芬滴眼液等非甾体抗炎药滴眼，以减轻炎症反应。

2）全身治疗：严重的前葡萄膜炎、明显的玻璃体混浊或者病情迁延难愈者，给予全身糖皮质激素及抗生素治疗。长期使用应注意：低血钾、水钠潴留、骨质疏松、消化道溃疡、高血压及糖尿病等不良反应。为减轻葡萄膜炎症可以口服阿司匹林、吲哚美辛等非甾体抗炎药。

3）手术治疗：在炎症控制后，虹膜膨隆者可行虹膜穿刺或激光虹膜切除；瞳孔阻滞者可行虹膜周边切除术或激光虹膜切开术；房角粘连广泛者可行滤过性手术；并发白内障者，在光定位良好、眼压正常的情况下，可行白内障摘除和人工晶体植入术。

二、研究进展与热点

（一）临床研究进展

1. 中医临床研究进展

葡萄膜炎初起时，热毒邪气亢盛，治疗应从祛邪入手，一般不宜运用补法，若祛邪得当，邪去正安，病情则较快得到控制。疾病迁延期，邪恋日久，虚实夹杂，宜补虚亦需祛邪，热毒之邪久恋，除耗伤人体正气外，还易引起脏腑组织功能失调，产生湿邪、瘀血等病理产物，加重疾病的发展，形成虚实夹杂证候。因此，需在调养肝、肾、脾基础上，注意祛邪。疾病后期伤阴耗气成虚，此阶段应以补益脾胃为主，脾胃为后天之本，气血生化之源，通过增强脾胃运化功能，促进生化气血，提高正气抗邪能力，忌大剂温补以防郁遏生热，病情复燃，也忌大补滋阴养血之品，助湿影响脾胃运化。另外，糖皮质激素和免疫抑制剂的使用，使这种免疫性疾病的病理过程发生改变，常易出现相火妄动及脾肾阳虚的证候。故中医药治疗也应相应作出调整，随证加减。

针灸治疗是中医学的特色疗法之一，在临床实践中，葡萄膜炎的针刺疗法往往与其他疗法相结合。肝经风热者，针用泻法，针睛明、申脉、太冲、列缺、合谷；肝胆火炽者：针用泻法，针太冲、风池、睛明、太阳、印堂；风湿夹热者，针用泻法，针尺泽、合谷、曲池、攒竹、风池；虚火上炎者，针用补法，针睛明、行间、肝俞、太溪等。采用一般手法，根据补虚泻实原则提插补泻，每日或隔日 1 次，10 次为一疗程。赵龙妹在常规针刺（穴位：风池、丝竹空、攒竹、四白、太阳、百会、瞳子髎）的基础上，加予辨证分型针刺治疗急性前葡萄膜炎（如肝经风热型取穴阳白、太冲、合谷、光明、侠溪）疗效提高。研究提示针刺可双向调节人体免疫作用，改善激素或免疫抑制剂停药后易复发的现状。

中药熏眼为中医常用外治法，借助中药清扬发散之性，使药物直达病所，是眼科普遍开展的安全有效的治疗方式。邹萍萍等将辨证为肝胆火炽证的葡萄膜炎患者在常规治疗基础上加用菊黄熏眼方熏眼治疗，结果显示观察组疗效、视力改善程度提高，眼底体征评分及中医症状积分显著降低。林志辉在常规中医辨证治疗葡萄膜炎的基础上加用中药熏眼，药物组成为：菊花、连翘、蒲公英、大青叶、荆芥、青葙子、夏枯草各 10 g，结果显示较单纯中医辨证治疗效果好。多项研究提示中药熏眼治疗有利于葡萄膜炎病情好转。

葡萄膜炎的其他中医治法包括中药离子导入、中药熨敷、穴位注射、穴位埋线、拔罐等。蒋红芬等在穴位埋线治疗顽固性葡萄膜炎临床研究中发现，观察组在免疫抑制剂治疗基础上结合中医穴位埋线治疗的总有效率明显提高，且观察组的视力恢复时间缩短；治疗后随访 6 个月，观察组复发率低于对照组。研究提示穴位埋线亦可增强患者机体免疫功能。郝小波等在常规西医治疗的基础上加用壮医莲花针拔罐逐瘀法治疗 Behcet's 病性葡萄膜炎湿热瘀毒型患者，治疗效果显著。这些研究证明中医传统疗法在治疗葡萄膜炎方面具有显著优势，并且经济、安全、有效，值得进一步推广使用。

由于急性葡萄膜炎具有起病急、症状重、易复发等特点，故成为临床和实验研究中重要的葡萄膜炎研究类型。黄小云选用抑阳酒连散联合西药治疗辨证为风湿夹热证的急性前葡萄膜炎患者，结果提示患者的临床症状和细胞免疫功能显著改善，如血清中相关炎性因子（如 *TNF-α*、*IL-6*、*IL-5*）水平均降低，IL-10 水平升高，外周血中 $CD4^+/CD8^+$比值以及 $CD3^+$、$CD4^+$百分比均升高，$CD8^+$百分比降低。宁志豪等化裁古籍古方清肾抑阳丸和抑阳酒连散，加以疏风养阴之药，自拟而成化浊解毒方与西药联合治疗急性特发性前葡萄膜炎。化浊解毒方组成：酒黄连、盐酒黄芩、黄柏各 6 g，茯苓、当归、薏苡仁、枳壳、赤芍、银柴胡、防风、蒲公英、金银花、知母、连翘、生地黄、天花粉各 10 g，生石膏 15 g（先煎）。治疗后患者视力及前房炎症反应得到有效改善，效果较单纯西药组更显著，且具有安全性。孟磊等选用三仁汤加减联合西药治疗辨证为风湿化火证的急性前葡萄膜炎患者，患者眼部症状得到明显改善，且复发率低于单纯西药治疗组。各医家根据个人经验和患者体质，对急性葡萄膜炎的治疗有不同的见解，但中药的使用为葡萄膜炎患者机体相对平衡提供保障这一点是毋庸置疑的。

若炎症得不到控制，病情反复，迁延不愈，则发展为慢性葡萄膜炎。宋继科等以清火柔肝明目方加减治疗以 Behcet's 病和 VKH 综合征为代表的慢性葡萄膜炎。清火柔肝明目方组成：龙胆草、栀子、当归、知母、生地黄、菊花各 12 g，黄芩、柴胡、防风各 9 g，黄连、牡丹皮、甘草各 6 g，白芍 30 g。结果显示治疗组的治愈率提高且复发率降低。与治疗前相比，慢性葡萄膜炎患者外周血中 Th 细胞的比例明显降低，而 Treg 细胞的比例则明显升高。高辉等选用养阴凉血方治疗老年慢性葡萄膜炎，治疗组视力及眼部炎症改善较对照组明显，治愈率高于对照组，复发率低于对照组。研究提示慢性期加入活血药使气机调畅，辅以清热活血、养阴凉血，则血络通利。

2. 中西医结合临床研究进展

临床上较为常见的前葡萄膜炎发病期为前葡萄膜炎急性期和慢性期急性起病期，病情特点为起病急，病程长或短。复方托吡卡胺滴眼液能散大瞳孔，防止虹膜粘连；使用糖皮质激素能减轻炎症反应，可迅速控制疾病进展，缓解症状，降低并发症发生率。但糖皮质激素的使用会导致全身及局部的一些不良反应，例如消化道出血、骨质疏松等。长期使用激素类药物，引起眼压升高，导致继发性青光眼，同时也可致晶状体混浊导致并发性白内障，且糖皮质激素停用后病情易反复，长期使用的效果并不佳。中医辨证施治可以在前葡萄膜炎病程发展过程中对患者实行个性化诊疗，在不同的病情阶段，辨证使用不同的治法、方药，可减少患者的并发症，减轻患者对激素的依赖性及其毒副作用。中医以阴阳五行理论为纲要，调节人体气血、阴阳、脏腑，同时结合现代医学，发挥各自优势，中西医结合治疗前葡萄膜炎能更好地降低复发率、降低药物毒副作用。

（二）实验研究进展

炎症与能量代谢关系密切，多种信号通路参与多种眼部疾病的发病机制，对炎症的调节成为热点，被认为是治疗诸多眼病的潜在治疗靶点。周梦贤等发现龙胆泻肝汤干预后的 EAU 模型组大鼠脾脏、淋巴结和眼组织中 *Rbpj* 基因及蛋白表达水平均明显升高，Th1/Th2 细胞比例均显著升高，提示龙胆泻肝汤可通过抑制 Notch 信号通路的活化调节 Th1、Th2 细胞的分化来影响其比例平衡，从而发挥治疗葡萄膜炎的作用。还有多项研究通过建立动物模型证明青蒿琥酯、胡黄连苷Ⅱ、雷公藤甲素、黄芪多糖、红芪多糖、姜黄素、白藜芦醇等多种中药提取物在治疗葡萄膜炎中具有巨大潜力，中药提取物的药理作用值得进一步研究。

（三）研究热点

目前全球葡萄膜炎的研究热点主要集中在对葡萄膜炎不同发病机制和不同治疗方式等内容的探讨。其并发症治疗研究也较热门，如白内障作为葡萄膜炎最常见的并发症之一，在临床上通常采取超声乳化术联合人工晶状体植入术，且这种联合治疗方式显示出良好的疗效。同时，中医药及中西医结合治疗葡萄膜炎的相关研究也较热门，中西医结合治疗葡萄膜炎可以有效降低复发率，并减少药物不良作用，进而提高患者的生活质量，与单纯采用西医疗法相比，中西医结合治疗葡萄膜炎具有明显优势，其能够减少葡萄膜炎的复发率，减轻西药的不良反应，提升患者的免疫力，缩短疾病的病程并减少复发次数。然而，需要指出的是，中医疗效标准仍有待进一步完善，这也是其目前存在的劣势。此外，目前的研究热点还集中于葡萄膜炎与其他疾病之间的相关性，如葡萄膜炎与溃疡性结肠炎、强直性脊柱炎及脊柱关节炎等，也有相关的国内外研究对此主题开展了深入研究。

三、古籍选录

1）《原机启微・强阳抟实阴之病》："其病神水紧小，渐小而又小，积渐至如菜籽许，又有神水外缘相类虫蚀者，然皆能睹而不昏，但微觉羞涩耳。"

2）《秘传眼科龙木论・瞳人干缺外障》："此眼初患之时，忽因疼痛发歇，作时难忍，夜卧不得睡，即瞳人干缺，或上或下，或东或西，常不圆正，不辨三光。"

3）《目经大成・瞳神缩小》："此症谓金井倏尔收小，渐渐小如针孔也，盖因劳伤精血，阳火散乱，火衰不能鼓荡山泽之气生水滋木，致目自凋，而水亦随涸，故肾络下缩，水轮上敛。甚则紧合无隙，生理残障终身矣。"

4）《银海精微・瞳仁干缺》："瞳仁干缺者，亦系内障，与外障无与，但因头疼痛而起，故列外障条中。按此症因夜卧不得，肝脏魂肺藏魄，魂魄不安，精神不定而少卧劳伤于肝，故金井不圆，上下东西如锯齿，匮缺参差，久则渐渐细小，视物蒙蒙，难辨人物，相牵俱损。"

5）《审视瑶函・瞳神缩小症》："瞳神细小，精气俱伤，元阳耗散，欲坠神光，莫使没尽，医术无方。此症谓瞳神渐渐细小如簪脚，甚则缩小如针也，视尚有光，早治少挽，复故则难。患者因恣色之故，虽病目亦不忌淫欲，及劳伤气血，思竭心意，肝肾二经俱伤，元气衰弱，不能升运清汁以滋胆，胆中三合之精有亏，则轮汁亦乏，故瞳神中之精，亦日渐耗损，甚则陷没俱无，为终身疾矣。"

6）《眼科金镜・瞳神缩小症》："此症系肝肾之邪热，色欲有犯，真阴亏损，相火炽盛，火强搏水，水实而自收。其病神水紧小，渐小而又小，积渐之至，瞳神竟如芥子许，如针尖大。然皆能睹物而不昏，但微觉眵燥羞涩耳。目虽受病，淫欲不忌而伤目也。亦有风热烁脑，蒸干精液而缩小者。皆宜乘初早治可愈，宜断思虑、色欲而得愈。不然，终成废疾矣。"

7）《证治准绳・杂病・七窍门》："瞳神紧小，倪仲贤论强阳抟实阴之病曰：强者盛而有力也，实者坚而内充也，故有力者强而欲抟，内充者实而自收。是以阴阳无两强亦无两实，惟强与实以偏则病，内抟于身，上见于虚窍也。"

参考文献

庞龙，邱波. 2018. 中西医结合眼科学［M］. 北京：科学出版社.
彭清华. 2016. 中医眼科学（第 4 版）［M］. 北京：中国中医药出版社.
杨培增，刘奕志. 2017. 眼科学［M］. 北京：人民卫生出版社.

第二节　绿风内障

绿风内障是以头目剧痛、视力急降、目珠变硬、瞳神变大、瞳色淡绿为特点的急性眼病，类似于西医学之急性原发性闭角型青光眼（acute primary angle-closure glaucoma，APACG）急性发作期。临床表现为眼球剧烈胀痛，甚则眼胀欲脱、牵及同侧头额、虹视、雾视、畏光、流泪、视力急剧下降，严重者仅存眼前指数或光感，常伴有恶心、呕吐，甚至腹泻、体温增高和脉搏加速等全身症状。本病是常见的致盲眼病之一，其起病急，症状显，对视功能影响大，可双眼先后或同时发病，病情危重，应及时治疗，多见于 50 岁以上老年人，女性更常见，男女之比约为 1∶2。

中医对绿风内障的认识从隋唐时期的眼科文献就有记载，又名绿风（《世医得效方》）、绿风障症（《审视瑶函》）、绿水灌珠（《眼科捷径》）、绿盲（《医方类聚》引《龙树菩萨眼论》）、绿水灌瞳（《一草亭目科全书》）、绿水贯瞳人（《石氏眼科应验良方》）、绿风变花（《眼科统秘》）、绿水泛瞳人（《简明眼科学》）等。唐代《外台秘要》所载"绿翳青盲"也颇类本病，至《太平圣惠方》始记载有"绿风内障"病名。《龙树菩萨眼论》对本病论述较为详尽，谓："若眼初觉患者，头微旋、额角偏痛、连眼眶骨，及鼻额时时痛，眼涩，兼有花睛时痛"，又曰："初患皆从一眼前恶，恶后必相牵俱损，其状妇人患多于男子……初觉即急疗之……若瞳人开张，兼有青色，绝见三光者，拱手无方可救"。《秘传眼科龙木论・绿风内障》中还记载了本病发作时可出现"呕吐恶心"之症等。该病瞳神变化的描述又以《张氏医通・七窍门上》最为详细，曰："瞳神浊而不清，其色如黄云之笼翠岫"。关于本病的病因病机，《外台秘要》认为乃"眼内肝管缺，眼孔不通"所致，而《证治准绳・七窍门上》则认为："痰湿所致，火郁、忧思、忿怒之过"。现代中医认为本病的病因与发病多因七情内伤，情志不舒，郁久化热、火动生风、肝胆风火上扰；肝气乘脾，聚湿生痰，痰郁化热生风，肝风痰火上犹清窍；肝气郁结，气机阻滞、疏泄失权，气火上逆；劳神过度，嗜欲太过，阴精内损，肝肾阴虚，阴不制阳、风火上扰；脾胃虚寒，浊气不化，饮邪上犯；肝肾阴虚，水不制火，虚火上炎等。以上诸种因素导致气血失和，眼孔不通，目中玄府闭塞，气滞血瘀，神水瘀滞，酿生本病。

一、治疗

本病主要由风、火、痰、郁及肝之阴阳失调，引起气血失和，经脉不利，目中玄府闭塞，睛珠气血津液不行所致。一般症来势猛，临证施治，除消除病因，治其根本外，应注意收缩瞳神，开通玄府，尽快消除瘀滞，改善症状，以保存视力。如《证治准绳・七窍门》对瞳神散大就强调："病既急者，以收瞳神为先。瞳神但得收复，目即有生意。"常采用中西医结合治疗手段。

（一）辨证论治

1. 肝胆火炽，风火攻目证

证候：发病急剧，头痛如劈，眼珠胀痛欲脱，连及目眶，眼珠变硬，甚至胀硬如石，视力急降，抱轮红赤或白睛混赤浮肿，黑睛雾状混浊，瞳神散大，瞳内呈淡绿色。可伴恶心呕吐，或恶寒发热，溲赤便结；舌红苔黄，脉弦数等。

辨证要点：以头目胀痛、视力骤降、瞳神散大、溲赤便结等全身症状及舌脉为本证要点。

治法：清热泻火，凉肝熄风。

方药：绿风羚羊角饮（《医宗金鉴》）或羚羊钩藤汤（《通俗伤寒论》）加减。绿风羚羊饮以清热泻火为重，可加龙胆草、黄连、钩藤增强清肝息风之力；呕吐甚者，酌加竹茹、法半夏之类以降逆止呕；而对于热极动风，阴血已伤之证，则宜以凉肝熄风为主，用羚羊钩藤汤加减，可加石决明、牛膝、细辛，增强开窍明目、通络行滞之力。

2. 痰火动风，上阻清窍证

证候：起病急骤，头眼剧痛诸症与肝胆火炽者同；常伴身热面赤，动辄眩晕，恶心呕吐，溲赤便结；舌红、苔黄腻，脉弦滑数等症。

辨证要点：以头目胀痛、视力骤降、瞳神散大，动辄眩晕、溲赤便结等全身症状及舌脉为本证要点。

治法：降火逐痰，平肝熄风。

方药：将军定痛丸（《审视瑶函》）加减。加减同前。

3. 肝郁气滞，气火上逆证

证候：以上眼部主症具备；常伴情志不舒，胸闷嗳气，食少纳呆，呕吐泛恶，口苦；舌红、苔黄，脉弦数。

辨证要点：以头目胀痛、视力骤降、瞳神散大，情志不舒、胸闷嗳气等全身症状及舌脉为本证要点。

治法：清热疏肝，降逆和胃。

方药：丹栀逍遥散（《内科摘要》）合左金丸（《丹溪心法》）加减。可加石决明、钩藤增强平肝熄风力量；可加牛膝、细辛，增强开窍明目、通络行滞力量。

4. 阴虚阳亢，风阳上扰证

证候：目胀痛，瞳神散大，视物昏蒙，观灯火有虹晕，眼珠变硬；常伴心烦失眠，眩晕耳鸣，口燥咽干；舌红、少苔，或舌绛少津，脉弦细而数或细数。

辨证要点：以头目胀痛、视力骤降、瞳神散大，心烦失眠，眩晕耳鸣等全身症状及舌脉为本证要点。

治法：滋阴降火，平肝熄风。

方药：知柏地黄丸（《医宗金鉴》）或阿胶鸡子黄汤（《通俗伤寒论》）加减。可酌加石决明、钩藤增强平肝熄风之力。

5. 肝胃虚寒，饮邪上犯证

证候：头痛上及巅顶，眼珠胀痛，瞳散视昏；常伴干呕吐涎，食少神疲，四肢不温；舌淡、苔白，脉弦。

辨证要点：以头目胀痛、视力骤降、瞳神散大、干呕吐涎、食少神疲等全身症状及舌脉为本证要点。

治法：温肝暖胃，降逆止痛。

方药：吴茱萸汤（《伤寒论》）加减。可酌加石决明、钩藤增强平肝熄风之力；可加牛膝、细辛，增强开窍明目、通络行滞之力。

（二）针刺治疗

针刺治疗可缓解头眼疼痛及恶心、呕吐等全身症状，对视功能有一定保护作用。

1）体针：主穴：睛明、攒竹、瞳子髎、阳白、四白、太阳、风池、翳明、神门、百会等。配穴：风火攻目证选曲池、外关；气火上逆证选行间、太冲；痰火郁结证选丰隆、足三里等；恶心呕吐明显者加内关、胃俞。以上均用捻转提插之泻法，行手法至有明显针感后出针，或留针 10 min，每次局部取 2～4 穴，远端取 2～4 穴。

2）耳针：可选耳尖、目 1、目 2、眼降压点、肝阳 1、肝阳 2、内分泌等。

3）点刺放血：疼痛严重者可于耳尖、大敦、合谷、角孙、太阳等穴点刺放血。

（三）其他疗法

1. 常用中成药

本病经手术治疗眼压已控制的患者，可根据患者证型服用以下中成药。

1）羚羊角胶囊：适应于各证型，每次 4 粒，每日 2 次。

2）将军定痛丸：适应于痰火动风证，每次 6 g，每日 2 次。

3）丹栀逍遥丸：适用于肝郁气滞、气火上逆证，每次 6～9 g，每日 2 次。

2. 按摩

对于抗青光眼术后高眼压、滤过泡形成不良及早期滤过不良的青光眼患者，按摩眼球、睛明、瞳子髎、太阳、攒竹及四白穴，可以使患者的局部经络得以有效疏通，使眼部的邪气能够宣泄，起到对眼部气血进行调节的作用，可有效降低眼压，保持良好的滤过泡。

（四）西医治疗

根据患者的眼压、视野和眼底损害程度，可选择药物和手术予降低眼压治疗。

1. 药物治疗

（1）应用缩瞳剂和抗炎药物保护房角功能

首先眼局部频滴缩瞳剂，常用 1%毛果芸香碱，可每 15 min 1 次，眼压下降后或瞳孔恢复至正常大小时逐步减少用药次数，最后维持在 3 次/d；如果发作眼充血明显，甚至有前房纤维素性渗出，可局部或全身应用皮质类固醇制剂。

（2）急诊迅速降低眼压和及时应用保护视神经药物挽救视功能

对于急性高眼压状况，同时合并应用高渗脱水剂和抑制房水生成的碳酸酐酶抑制剂、药物，常用 20%甘露醇溶液，1.0～1.5 g/（kg·d）快速静脉滴注，碳酸酐酶抑制剂全身应用乙酰唑胺（醋氮酰胺）250 mg 或醋甲唑胺 25～50 mg，每日 2 次，口服（眼压控制后可停用），局部应用 1%布林佐胺滴眼液滴眼，每日 3 次，β受体阻滞剂如 0.5%噻吗洛尔、0.25%倍他洛尔、2%卡替洛尔、0.3%美替洛尔及 0.5%左布诺洛尔等滴眼液任选用一种，每日 2 次；对于眼压升高的青光眼，尤其是急性发作的青光眼，及时给予自由基清除剂、抗氧化剂、神经保护剂如维生素 E、维生素 C、甲钴胺、胞磷胆碱钠等，可对受损的视网膜视神经组织起到一定的保护作用。

2. 手术治疗

（1）前房穿刺术

急性发作的患眼，如果采取上述治疗措施后高眼压仍无法控制或无下降趋势，可急诊进行前房穿刺术以临时降低眼压。

（2）激光周边虹膜切除术

患者发生急性闭角型青光眼后，在通过药物充分降低眼压并且确保角膜清晰后，应尽快进行激光周边虹膜切除术（laser peripheral iridectomy，LPI）。对于发生单眼房角关闭的患者，是否对其另一眼进行预防性激光周边虹膜切除术，还存在争议。

（3）虹膜周边切除术

急性发作期经药物治疗，眼压基本控制，充血明显消退，前房反应消失后，若停药 48 h 眼压不回升，房角功能性小梁 50%以上开放，可施行虹膜周边切除术。

（4）青光眼滤过术

若 3 d 内眼压仍持续在 50～60 mmHg 以上，则应考虑及时手术治疗，这时由于房角多已粘连，丧失引流房水的功能，应行眼外引流（滤过）手术（filtering surgery）。但在眼部组织水肿，充血剧烈的情况下施行手术，组织炎症反应大，易发生手术并发症，滤过泡也容易纤维瘢痕化，术前术后皮质类固醇的应用可减少手术并发症，提高手术的成功率。目前，传统的小梁切除术结合巩膜瓣可调整缝线或术中、术后应用抗代谢药［如丝裂霉素 C（Mitomycin C，MMC）和 5-氟尿嘧啶（5-Fluorouracil，5-FU）等］改良小梁切除术已成为现代青光眼临床治疗的新趋势。它可以避免术后初期由于滤过能力较强而出现的浅前房、低眼压。此外，也能够抑制成纤维细胞增生，降低滤过泡的瘢痕化，有效控制术后 IOP，提高手术成功率。

（5）伴有白内障的急性闭角型青光眼

原发性闭角型青光眼常常因晶状体较大造成眼前部拥挤，伴有明显白内障且有手术指征的病例可行白内障摘除手术。在急性闭角型青光眼的临床前期眼、间歇期眼以及慢性闭角型青光眼的早期眼仅仅需做白内障摘除和人工晶状体植入手术，在慢性进展期的早期也可单独行白内障摘除和人工晶状体植入手术，并在术中施行房角周边虹膜前粘连机械分离术。对于房角已粘连的病例术后往往需要加用局部降眼压药或联合青光眼滤过性手术才能较好地控制眼压。

二、研究进展与热点

（一）临床研究进展

目前，本病的有效治疗手段是手术辅以药物、针刺治疗。

1. 中医临床研究进展

中医药介入治疗在原发性急性闭角型青光眼围术期疗效较好，术后远期治疗效果尤为明显，优于单纯西医治疗。如彭清华等根据闭角型青光眼术后气虚血瘀水停的病理机制，采用益气活血利水之青光安颗粒（补阳还五汤加减）治疗，发现能维持青光眼手术后的滤过泡形态学完整性，促进手术伤口的愈合，减少术后并发症的发生，并能提高术后患者的视功能。

针刺疗法是中医学主要的治疗方法之一，具有疏通经络、调和气血等作用。近年来，通过学者们不断的研究和实践，针刺疗法已被合理并安全地应用于青光眼的治疗中，采用中医针刺疗法防治青光眼正日益受到重视。针刺主要应用于治疗青光眼所导致的视神经萎缩，根据“腧穴所在，主治所在”的穴位近治作用及“经脉所过，主治所及”的规律，青光眼针刺选穴多远近配穴、上病下治、近治与远治相结合，以眼部近端取穴结合远端辨证选穴为原则。眼部取穴以睛明、球后、太阳、攒竹、承泣、阳白、瞳子髎、四白为主，其中睛明、太阳、风池取穴最多；配穴多为合谷、太冲、足三里、风池、三阴交、百会、行间等。特定穴窍明穴（位于枕叶视皮质区）能唤醒被抑制的视觉中枢，遏制跨神经元变性，促进损伤神经纤维再生修复，加快神经传导功能，改善视功能，还能改善局部血液循环，是比较重要的穴位。其他特殊针刺疗法还有电针（以增强治疗力度）、梅花针（叩刺相对应经络部位以刺激调节脏腑气血、促进局部血液循环、加快局部组织新陈代谢、双向调节神经系统）、耳针（刺激眼、目 1、目 2、肝、脾、肾、皮质下等耳穴）。

另外，还可针药结合增加效果，如化瘀活血、醒目通窍的明目通窍汤（当归、柴胡、茯苓、栀子、红花、川芎、葛根、牡丹皮、石菖蒲、菊花）结合针刺（太阳、风池、百会、光明、睛明、攒竹、球后、行间、三阴交）治疗原发性闭角型青光眼，益精补肾、活血通络的益精杞菊地黄颗粒（枸杞子、菊花、当归、熟地黄、山茱萸、淫羊藿、泽泻、茯苓、葛根、黄芪、牡丹皮、川芎、丹参、甘草）配合针刺（以窍明穴为主穴，配穴可选择承泣、攒竹、睛明、球后、丝竹空、太阳、太冲、三阴交）对闭角型青光眼继发视神经萎缩等均取得不错疗效。

2. 西医临床研究进展

（1）手术治疗

目前，对于原发性闭角型青光眼的治疗以手术治疗为主，传统的青光眼手术包括激光周边虹膜切除术、虹膜周边切除术、青光眼滤过术。对于急性发病、房角功能尚可的青光眼患者通过单纯白内障超声乳化术（Phacoemulsification，Phaco）或 Phaco 联合房角分离术可有效降低眼压。对于复杂的急性闭角型青光眼发作期患者则可以选择 Phaco 联合滤过性手术降低眼压。随着技术的不断发展，新型的手术技术也逐渐显示出潜在的治疗价值，如微创青光眼手术（Minimally Invasive Glaucoma Surgery，MIGS）和微创白内障手术的研究，有望拓展更多的治疗选择，提高手术的安全性和患者的生活质量。

1）白内障超声乳化联合人工晶体植入：近年来，白内障超声乳化联合人工晶体植入 Phacoemulsification＋Intraocular Lens Implantation，Phaco＋IOL）已成为治疗原发性闭角型青光眼合并白内障的主流方法。临床实践证明使用 Phaco＋IOL 治疗原发性闭角型青光眼合并白内障，可以有效地消除瞳孔阻滞、加深前房深度、降低眼压、恢复视力，并且手术后的并发症较少、安全性也较高。但对于严重的原发性闭角型青光眼患者来说，单纯的 Phaco＋IOL 手术降低眼压的效果可能不够，可能需要再次使用抗青光眼药物或者再次行抗青光眼手术来控制眼压。

2）Phaco＋IOL 联合房角分离术（Goniosynechialysis，GSL）：对于那些药物难以控制且视功能受损的原发性闭角型青光眼合并白内障的患者，仅仅依赖单纯 Phaco 无法有效控制眼压，且术中与术后还可能出现伤口渗血、浅前房等并发症，会对患者手术效果和预后产生不良影响，因此通常会联合其他手术如 Phaco＋IOL＋GSL 来加强控制效果。但是对于病程较长、小梁网与虹膜长期粘连的患者来说，其房角粘连牢固，采用本联合治疗的效果可能不佳。

3）透明晶体摘除术：目前 Phaco＋IOL 及 Phaco＋IOL 联合房角分离术已被广泛用于治疗合并有白内障的 PACG 患者。近年来有学者提出对于晶状体透明但药物不能控制的 PACG 患者，可考虑采用透明晶状体摘除术（clear lens extra-ction，CLE）联合其他抗青光眼手术，认为 CLE 除了可以加深前房深度、开放房角等优点，还可以纠正 PACG 患者的远视性屈光不正、改善患者的视功能，但存在较大争议不宜盲目推广。

4）其他手术方式：除了上述手术之外，还有其他手术方法用来治疗原发性闭角型青光眼，比如青光眼引流物植入术、内窥镜下睫状体光凝术（endoscopic cyclophotocoagulation，ECP）、超声睫状体成形术（Ultrasound cycloplasty，UCP）、青光眼微创手术（Minimally invasive glaucoma surgery，MIGS）。其中 MIGS 是青光眼手术的新型手段，现在大部分适应证限于开角型青光眼，但目前缺乏来自随机对照试验和较长时间随访的数据，所以 MIGS 是否在轻度闭角型青光眼中起作用还有待观察。

随着科技的进步，青光眼手术也在不断更新和改进。对于存在瞳孔阻滞的 APACG 可预防性行 LPI，对于药物无法控制的 APACG 患者，选择手术治疗。目前晶状体手术在 APACG 治疗中仍发挥着重要的作用，急性发病、房角功能尚可的患者，通过单纯 Phaco 或联合 GSL 手术可有效降低眼压。对于房角关闭，小梁网功能已被破坏的患者，可以选择 Phaco 联合滤过性手术达到降低眼压的目的。对于复杂的急性闭角型青光眼发作期及恶性青光眼患者，可考虑前房穿刺或玻璃体抽吸联合白内障手术控制眼压。目前 CLE 治疗 APACG 仍需要更多研究来支持。每种手术都有其适应证，对于远期术后并发症的发生及预防，还需大量样本数据支持。

（2）药物治疗

急性闭角型青光眼以手术降眼压为主，若术后眼压失控，可参照开角型青光眼降眼压药物治疗。

根据已有的几类不同作用机制的降眼压药物之间的组合、将两种或以上的降眼压药物混合制成一种滴眼液的多种联合制剂有布林佐胺-噻吗洛尔滴眼液（派立噻）、布林佐胺-溴莫尼定滴眼液（派立噻）、溴莫尼定-噻吗洛尔滴眼液（科比根）等可应用于闭角型青光眼患者。

（二）实验研究进展

1. 发病机制研究

PACG 的发病机制复杂多样，涉及瞳孔阻滞机制、高褶虹膜机制，以及解剖结构因素（虹膜－睫状突距离、晶状体诱发性机制、虹膜解剖结构、房水迷流和玻璃体阻滞、玻璃体韧带假说、涡静脉引流不畅）。遗传因素、社会心理因素及环境因素等均可能参与发病过程。从传统的浅前房、窄房角、短眼轴、厚晶状体等解剖因素，以及老年人、女性、亚洲人种等人口学因素，发展到虹膜与脉络膜的动态变化：①虹膜体积与瞳孔直径变化：虹膜截面积随瞳孔扩张而减小是闭角型青光眼发生的潜在危险因素；②脉络膜膨隆学说：轻微的脉络膜扩张即可显著影响眼内结构及眼内压，使晶状体－虹膜隔前移，诱发瞳孔阻滞及房角关闭。眼部生物因素。心理生理因素、基因学研究（新近发现 PLEKHA7 基因的 SNP 位点 rs11024102、COL11A1 基因的 SNP 位点 rs3753841 及 PCMTD1-ST18 基因与 PCMTD1 基因之间的 SNP 位点 rs1015213，这 3 个新的 PACG 易感基因位点可通过改变葡萄膜的生理功能），以及新的指标不断被挖掘，有助于对 PACG 的发病机制有更深入的了解，为该病的治疗带来更多的启示。

QUIGLEY 等提出脉络膜膨胀学说，开辟出一片新的研究方向，其学说认为脉络膜因其重要的解剖位置和丰富的脉管系统，注定了其在眼部的关键作用，脉络膜膨胀推挤晶体虹膜隔前移导致房角关闭，诱发青光眼。后来越来越多的研究者都认同脉络膜膨胀是房角关闭的始动因素，认为脉络膜厚度是 PACG 发生的潜在危险因素，脉络膜厚度在 PACG 发生、发展及治疗中有重要意义。而脉络膜厚度本身受众多因素影响，除内在分布及自我调节、自身节律外，外在温度、时间、药物、激素等均可作用于脉络膜并使其厚度发生变化，这从另一个新角度阐释了 PACG 发病的机制及影响因素。最新的《中国青光眼指南（2020 年）》作为专家共识也支持脉络膜膨胀学说理论，并对过去 PACG 房角关闭机制的分类进行了修订，增加了脉络膜膨胀型作为主要的房角关闭机制类型之一。

2. 中医中药保护急性高眼压视神经损害研究

一直以来，现代中医学者积极致力于急性高眼压下视神经损害的保护研究，观察了不同中药方剂及单体对急性高眼压动物模型视神经保护的作用，并探讨其机制。

1）方剂研究：如润燥明目汤（生地黄 12 g，牡丹皮 10 g，白芍 12 g，麦冬 12 g，石斛 20 g，南沙参 12 g，黄芪 15 g，山茱萸 12 g，淡竹叶 9 g）对大鼠视神经保护机制可能与抑制 Caspase-3/Bcl-2/Bax 信号通路活性有关，表现为提高 Bcl-2 mRNA 表达量，降低 Bax mRNA、Caspase-3mRNA 表达量且均呈现出剂量依赖性。另外，润燥明目汤还可有效降低大鼠视网膜组织中 NO、Glu 水平，抑制自由基氧化；活血通络利水方（黄芪 30 g，归尾 15 g，赤芍 12 g，川芎 10 g，桃仁 10 g，红花 10 g，水蛭 6 g，丹参 12 g，葛根 30 g，丝瓜络 10 g，郁金 10 g，石菖蒲 10 g，泽兰 10 g，茺蔚子 15 g，金银花 30 g）能减轻新西兰白兔视网膜水肿，其机制可能与提高视网膜抗氧化应激能力，降低血-视网膜屏障（BRB）的通透性有关。青光安颗粒对急性、慢性高眼压模型、高压状态下细胞培养模型和小梁切除术后动物模型的小梁、视网膜、视神经、筛板等眼组织有保护作用，减少高眼压状态下视网膜细胞的凋亡。

2）中药提取成分研究：如白皮杉醇可降低急性高眼压大鼠视网膜 AQP4 蛋白表达水平，抑制视网膜神经节细胞（RGCs）的凋亡；高剂量枸杞糖肽可减少大鼠视网膜细胞凋亡，表现为下调 caspase-3 表达，调节 Nrf2/HO-1 通路、抑制大鼠视网膜 *Nrf2*、HO-1 持续高表达；黄芩苷能通过降低视网膜组织中 IL-1β、TNF-α 及一氧化氮合酶 mRNA 及其蛋白表达，有效减轻小鼠视网膜损伤及炎症反应；雷公藤甲素可降低大鼠 RGCs 凋亡数及 *Caspase-3* 阳性细胞数，提高存活 RGCs 数；鼠尾草酸能明显减少大鼠 RGCs 凋亡；姜黄素可以通过提高视网膜神经节细胞的 Thy-1 的表达，在一定程度上降低家兔视网膜神经节细胞的损伤；黄芪多糖对视网膜神经节细胞有显著的保护作用，表现为视网膜节细胞层 caspase-3 表达及 RGCs 凋亡率降低；白藜芦醇能通过降低兔视网膜神经节细胞 NF-κB 的表达和血清中 IL-6 的浓度而保护 RGCs。

（三）研究热点

1. 不同手术方式治疗急性闭角型青光眼的价值研究

越来越多的临床研究证明，行白内障手术联合房角分离术或小梁切除术能分离周边虹膜-小梁网粘连，重建小梁功能，引流房水，不仅可降低闭角型青光眼患者的眼压，还可缓解周边虹膜-小梁网粘连程度，使白内障手术联合房角分离术或小梁切除术治疗闭角型青光眼成为主流。

超声乳化联合房角分离术能使前房加深，有利于房水循环，并使虹膜远离小梁组织，能恢复部分小梁功能，增加小梁网的通透性；同时抑制房水分泌，能有效降低眼压。术中灌注液和粘弹剂注入加上超声使前房压力急剧变化，有利于关闭或粘连的房角重新开放，还能冲洗小梁网上的附着物，增加小梁网孔径，使房水更容易滤过。人工晶状体植入能牵拉晶状体韧带，小梁网孔径进一步增大。而行超声乳化联合小梁切除术的患者，其小梁功能已部分破坏，但是联合手术能提供房水引流的新方式，使该手术降眼压治疗效果更加彻底。超声乳化联合小梁切除术后，眼压可降至更低，但超声乳化联合小梁切除术可能增加并发症，术中和术后需要加强观察。

2. 青光眼白内障超声乳化吸除加人工晶状体植入联合房角分离术后视觉质量的研究

近年来，白内障超声乳化吸除加人工晶状体植入联合房角分离手术（Phaco＋IOL＋GSL）逐渐成为治疗原发性闭角型青光眼合并白内障的主要有效手段，然而随着医疗技术不断进步，术后眼压的控制不再是唯一的追求，患者对术后的视觉质量期望越来越高。

未来对以下主题的研究可能有助于提高患者术后的视觉质量：①术前根据不同闭角型青光眼患者解剖结构个性化选择人工晶状体计算公式防止术后出现屈光漂移；②通过药物或者二次手术改善因为 PACG 急性发作后所带来的瞳孔散大，降低术后高阶像差；③个性化选择合适人工晶状体进一步提高术后患者视觉质量；④术后个体化的视觉感知训练，有望改善青光眼患者视神经损伤所造成的视功能损害；⑤关注不同类型房角分离术联合白内障手术术后患者视觉质量指标变化。

3. PACG 的神经病理机制研究

目前 PACG 的神经病理机制仍未确定，有研究表明在 PACG 的临床症状出现之前，眼睛和大脑的其他结构可能存在早期变化，神经功能的变化对探索 PACG 的潜在发病机制具有重要意义。

静息态功能磁共振成像（resting-state functional magnetic resonance imaging，rs-fMRI）基于血氧水平依赖（blood oxygen level dependent，BOLD）的分析方法是一种广泛使用的神经影像学技术，低频振幅（amplitude of low-frequency fluctuation，ALFF）和分数低频波动振幅（fractional amplitude low-frequency fluctuation，fALFF）算法目前被广泛应用于探讨青光眼等眼科疾病视觉功能及非视觉功能脑区自发神经活动异常，其原理是计算在一段短时间内偏离正常基线的低频 BOLD 信号的平均振幅，来反映单个时间间隔内自发的大脑活动强度，较高的 ALFF 值表明局部脑功能区的神经活动较强。近年来，学者们提出了百分比波动振幅（percent amplitude of fluctuation，PerAF）的概念，即计算每个时间点的平均 BOLD 信号值波动相对于基线的百分比，并对整个时间序列进行平均。相比于 ALFF 和 fALFF，PerAF 能够最大可能地消除扫描环境的干扰对全脑自发活动信号的影响，提供单个体素水平的标准化，具有更好的重测可靠性及敏感性近来。

三、古籍选录

1）《外台秘要·二十一卷·眼疾品类不同候》："如瞳子翳绿色者，名为绿翳青盲。皆是虚风所作，当觉急须即疗汤丸散煎，针灸禁慎，以驱疾势。若眼自多时，不复可疗。此疾之源，皆从内肝气厥，眼孔不通所致也。"

2）《太平圣惠方》："治绿风内障。肝肺风热壅滞。见红白黑花。头额偏疼。渐渐昏暝。不见物者。宜服羚羊角丸。"

3）《秘传眼科龙木论·绿风内障》："此眼初患之时，头旋，额角偏痛，连眼睑骨及鼻颊骨痛，眼内痛涩见花。或因恶心痛甚欲吐，或因呕逆后，便令一眼先患，然后相牵俱损。目前生花，或红或黑，为肝肺受劳，致令然也。宜服羚羊角饮子、还睛圆。兼针诸穴，眉骨血脉，令住却疾势也。歌曰：初患头旋偏头痛，额角相牵是绿风；眼眶连鼻时时痛，闷涩生花黑白红；肝脏只因先患左，肺家右眼作先锋；绩后相牵多总患，缘他脉带气相通；风劳入肺肝家壅，客热浅流到肾宫；闭涩大肠犹自可，每觉心烦上筑胸：必是有时加呕逆，风疾积聚在心中；羚羊汤药须当服，还睛圆散方成功；频针眉骨兼诸穴，能令病本减行踪；忌针太阳多出血，恐因此后转昏蒙；瞳子开张三光绝，妙药名医更谩逢。"

4）《医方类聚·龙树菩萨眼论·辨诸般眼病疾不同随状所疗三十篇》："若眼初觉患者，头微旋，额角偏痛，连眼眶骨，及鼻额时时痛，眼涩，兼有花睛时痛，是风兼劳热为主。初患皆从一眼前恶（此作"坏"之意），恶后必相牵俱损。其状妇人患多于男子，皆因产节后，状（按文义应为"将"）息失度，及细作、绣画，用眼力劳损。或有三五年即双暗。有风热盛，不经旬月，即俱损之，此是毒热人脑，及肝肾劳，受其热气所致。古方皆为绿盲。初觉即急疗之，先服汤丸，将息慎护，针刺依法疗之，即住疾热。宜服羚羊角饮子三五剂，还睛丸、通明镇肝丸，及针丘墟、解溪穴，常引令风气下。忌针眦脉出血，头上并不宜针灸之也。若瞳人开张，兼有青色，绝见三光者，拱手无方可救，皆因谬治及晚故也。"

5）《证治准绳·杂病·七窍门》："绿风内障证：瞳神气色浊而不清，其色如黄云之笼翠岫，似蓝靛之合藤黄，乃青风变重之证，久则变为黄风。虽曰头风所致，亦由痰湿所攻、火郁忧思忿怒之过。若伤寒、疟疾、热蒸，先散瞳神，而后绿后黄，前后并无头痛者，乃痰湿攻伤真气，神膏耗溷，是以色变也。盖久郁则热胜，热胜则肝木之风邪起，故瞳愈散愈黄。大凡病到绿风，危极矣。十有九不能治也。一云，此病初患则头旋，两额角相牵，瞳人连鼻鬲（通膈）皆痛，或时红，白花起，或先左而后右，或先右而后左，或两眼同发，或吐逆。乃肺之病，肝受热则先左，肺受热则先右，肝肺同病则齐发。先服羚羊角散，后服还睛散。"

6）《审视瑶函·绿风障症》："绿风内障其色绿，重是青风轻是黄。视物昏暝浓雾密，头旋风痰火气伤。瞳神甚大害尤速，少失调治散渐黄。目病若到如此际，看看渐失本来光。此症专言瞳神气色浊而不清，其色如黄云之笼翠岫，似蓝靛之合藤黄，乃青风炎重之症。久则变为黄风，虽曰头风所致，亦由痰湿所攻，火郁忧思忿急之故。若伤寒疟疾热蒸，先散瞳神，而后绿后黄。前后并无头痛者，乃痰湿攻伤其气，神膏耗溷，是以色变也。然虽如是，盖久郁则热胜，热胜则肝之风邪起矣。故瞳神愈散愈黄。大凡病到绿风，极为危者，十有九不能治也。宜服：

半夏羚羊角散：治痰湿攻伤，绿风内障。羚羊角镑细末、薄荷、羌活、半夏炙各钱半，白菊花、川乌炮、川芎、防风、车前子各五钱，细辛二钱。上为末，每服三钱，生姜三片，水二盅，煎一盅，去滓服，或荆芥汤调下。

羚羊角散：治绿风内障，头旋目痛，眼内痛涩者服。如痰湿攻伤者，服聚星障症羚羊角散，见卷二。羚羊角锉末、防风、知母、人参、黑玄参、茯苓、黄芩、桔梗、车前子各一两，细辛二钱。上为粗末，每服三钱，白水煎，食后温服。”

参考文献

邓柔，吴艳霞，路雪婧. 2023. 针刺治疗青光眼的研究进展［J］. 中国中医眼科杂志，33（3）：282-285.
王樱銮，齐艳秀. 2024. 原发性闭角型青光眼发病机制的研究进展［J］. 国际眼科杂志，24（3）：389-391.
姚娜娟，柳双宝，杨欣，等. 2023. 白内障超声乳化吸除、人工晶状体植入联合房角分离术治疗白内障合并闭角型青光眼的临床效果及对患者预后的影响［J］. 临床医学研究与实践，8（7）：90-93.
中华医学会眼科学分会青光眼学组，中国医师协会眼科医师分会青光眼学组. 2020. 中国青光眼指南（2020年）［J］. 中华眼科杂志，56（8）：573-586.

第三节 青风内障

青风内障以起病多无明显不适，眼珠逐渐胀硬，视物日渐昏蒙，瞳色微混如青山笼淡烟之状，视野逐渐缩窄，终致失明为主要特点。古人因其病后瞳色淡青，故名青风内障。类似于西医学之原发性开角型青光眼（primary open-angle glaucoma，POAG），是一种慢性、进行性的视神经病变，病理性的高眼压是造成视神经损伤的重要因素之一。其特点为发病缓慢，症状较轻，眼压虽然升高但房角始终开放，并有典型的青光眼性视盘和视野损害。本病进展缓慢，初起时无明显不适，视力下降缓慢，极易被患者忽视，不易早期发现，约50%原发性开角型青光眼患者早期检查眼压正常，部分患者甚至双眼视野已呈管状或一眼已失明方来就医，所以必须对这种眼病提高警惕，多次随访检查十分必要，以便早期发现，及时治疗。本病 20～60 岁患者常见，一般双眼受累，可双眼同时或先后发病，具有家族倾向性，患者近亲中青光眼的发病率高。且中高度近视眼、代谢性疾病如糖尿病、甲状腺功能减退，心血管疾病如血压异常、血液流变学异常、微血管调节异常、视网膜静脉阻塞，精神紧张和焦虑、抑郁等可能是原发性开角型青光眼的高危人群。黑种人较白种人原发性开角型青光眼发病率高，且发病年龄较早，病情较重。由青光眼致盲者中，黑种人较白种人高，我国及其他东方人的发病率较低。

原发性开角型青光眼有以下两种情况：①高眼压型：病理性高眼压（24 h 眼压峰值超过 21 mmHg），青光眼特征性损害（眼底视网膜神经纤维层缺损或视盘形态改变）和（或）视野出现青光眼性损害，房角开放，并排除其他引起眼压升高的因素。②正常眼压型：24 h 眼压峰值不超过正常峰值上限（眼压≤21 mmHg），其他青光眼的特征性眼底和（或）视野损害等均同高眼压型开角型青光眼。

中医对青风内障的认识从隋唐时期的眼科文献就有记载，该病名见于《太平圣惠方》，又名青风（《世医得效方》）、青风障症。《证治准绳》云“青风内障证，视瞳仁内有气色昏蒙，如青山笼淡烟也。然自视尚见，但比平时光华则昏蒙日进，急宜治之，免变绿色，变绿色则病甚而光没瞑。”《秘传眼科龙木论·青风内障》云“因五脏虚劳所生”，认为本病因虚引起。《审视瑶函》则认为有虚有实：“阴虚血少之人，及竭劳心思，忧郁忿患，用意太过者，每有此患。然无头风痰气火攻者，则无此患。”其病变脏腑多在脾、肾、肝，与机体水液运行代谢密切相关；先天目络不畅，“肝管缺”也是重要因素。本病初起以实证为主，气滞水停、玄府不利，后期虚实夹杂，虚为肝肾不足、玄府失于充养，实则目络、玄府瘀阻，神光衰微而成青盲，视力视野均明显受损，甚则神光泯灭、不睹三光而目盲失明。常采用中西医结合治疗手段。

一、治疗

（一）辨证论治

1. 气郁化火证

证候：常在情绪波动后出现头目胀痛，或有虹视，眼压升高；常伴情志不舒，胸胁满闷，食少神疲，心烦口苦；舌红、苔黄，脉弦细数。

辨证要点：以情绪波动后出现头目胀痛、眼压偏高，胸胁满闷、心烦口苦等全身症状及舌脉为本证要点。

治法：疏肝清热。

方药：丹栀逍遥散（《内科摘要》）加减。若因肝郁而阴血亏虚较甚者，加熟地黄、女贞子、桑椹以滋阴养血；若肝郁化火生风，去薄荷、生姜，加夏枯草、菊花、钩藤、羚羊角等以增清热平肝息风之功。

2. 痰火上扰证

证候：头眩目痛，眼压偏高；常伴心烦而悸，食少痰多，胸闷恶心，口苦；舌红、苔黄而腻，脉弦滑或滑数。

辨证要点：以头眩目痛、眼压偏高、食少痰多、胸闷恶心等全身症状及舌脉为本证要点。

治法：清热祛痰，和胃降逆。

方药：黄连温胆汤（《六因条辨》）加减。

3. 阴虚阳亢证

证候：劳倦后眼症加重，头痛目胀，眼压偏高，瞳神略有散大，视物昏蒙；常伴心烦面赤；舌红、少苔，脉弦细。

辨证要点：以头痛目胀、眼压偏高、视物昏蒙、心烦面赤等全身症状及舌脉为本证要点。

治法：滋阴潜阳。

方药：镇肝息风汤（《医学衷中参西录》）加减。若心烦失眠，加酸枣仁、茯神以养心安神；阴虚风动而头眩者，可改用阿胶鸡子黄汤（《通俗伤寒论》）以滋阴养血，柔肝息风。

4. 肝肾亏虚证

证候：病久瞳神渐散，中心视力日减，视野明显缩窄，眼珠发胀；常伴头晕耳鸣，失眠健忘，腰膝酸软；舌红、少苔或无苔，脉沉细数。或伴面白肢冷，精神倦怠，夜间多尿；舌淡、苔白，脉沉细。

辨证要点：以病久视物昏蒙、视野缩窄、眼压偏高，头晕耳鸣、腰膝酸软或面白肢冷、夜间多尿等全身症状及舌脉为本证要点。

治法：补益肝肾。

方药：偏阴虚者，用杞菊地黄丸（《医级》）加减。偏阳虚者，金匮肾气丸（《金匮要略》）加减。若显力薄，可加菟丝子、五味子等补肝肾明目；若气血不足，可酌加黄芪、党参、当归、川芎、白芍等补益气血。

（二）针刺治疗

1）体针：常选用太冲、行间、内关、足三里、合谷、曲池、风池、承泣、睛明、攒竹、翳明、球后等穴。

2）耳针：可取耳尖、目 1、目 2、眼降压点、肝阳 1、肝阳 2、内分泌等。

（三）其他治疗

1. 常用中成药

1）逍遥丸：适用于肝郁气滞证，浓缩丸一次 8 丸或一次 3 丸、每日 3 次，大蜜丸一次 1 丸、每日 2 次，小蜜丸一次 9 g、每日 2 次，水丸一次 6～9 g，每日 1～2 次。

2）丹栀逍遥丸：适用于肝郁气滞、气火上逆证，每次 6～9 g，每日 2 次。

3）益脉康片（胶囊）：适用于瘀血阻滞证，片剂一次 2 片、胶囊 1 次 1～2 粒，一日 3 次。

4）银杏叶片（胶囊）：适用于瘀血阻滞证，每次 2 片（粒），每日 3 次。

5）复方丹参片：适用于瘀血阻滞证，每次 3 片，每日 3 次。

6）复方血栓通胶囊：适用于气阴两虚、瘀血阻滞证，每次 3 粒，每日 3 次。

7）灯盏细辛合剂：适用于瘀血阻滞证，每次 10～20 mL，每日 3 次。

8）杞菊地黄丸或石斛夜光丸：适用于肝肾阴虚证，大蜜丸一次 1 丸（1 丸 9 g）、每日 2 次。

9）复明片：适用于肝肾阴虚证，每次 5 片，每日 3 次。

2. 按摩治疗

同绿风内障。

（四）西医治疗

本病若通过药物能使眼压控制在安全水平，视野和视盘损害不继续加重者，可不手术；若药物治疗无效或无法耐受长期用药者，须激光或手术治疗。

1. 药物治疗

（1）滴眼液

药物使用以浓度最低、次数少、效果好为原则。

1）前列腺素制剂：已成为开角型青光眼的一线选择，通过增加葡萄膜巩膜旁道的房水引流来降低眼压。如 0.005%拉坦前列素滴眼液（Latanoprost Eye Drops，适利达），0.004%曲伏前列腺素滴眼液（Travoprost Eye Drops，苏为坦），0.03%贝美前列腺素滴眼液（Bimatoprost Eye Drops，商品名：卢美根），0.0015%他氟前列腺素滴眼液（Tafluprost Eye Drops，泰普罗斯）等，每晚睡前 1 次，每次 1 滴。全身不良反应少，局部不良反应可见结膜充血，眼部刺激，色素加深、睫毛变长等。

2）β 肾上腺素受体阻滞剂：通过阻断位于睫状体非色素上皮细胞上的 β 肾上腺素受体来减少房水生成，从而达到降眼压的目的。有 0.25%或 0.5%马来酸噻吗洛尔（timolol eye drops）、倍他洛尔（betaxolol Eye Drops）、0.1%～0.3%美替洛尔（metipranolol Eye Drops）、左布诺洛尔（levobunolol Eye Drops）、卡替洛尔（carteolol Eye Drops）等滴眼液，每日 1～2 次，每次 1 滴。但有心传导阻滞、窦房结病变、支气管哮喘者，应尽量避免使用。

3）肾上腺能受体激动剂：其降眼压作用除了直接抑制房水生成外，还可能与其增强了葡萄膜巩膜途径房水外流有关。常用α受体激动剂有 0.2%溴莫尼定滴眼液（Brimonidine Tartrate Eye Drops），每日 1～3 次，每次 1 滴。对心肺功能无明显影响，常见不良反应有眼部刺激、口干、眼干、嗜睡等。

4）碳酸酐酶抑制剂：通过抑制睫状体非色素上皮细胞内的碳酸酐酶来减少房水生成，从而降低眼压；如 1%布林佐胺（Brinzolamide Eye Drops）滴眼液，每日 1～3 次，每次 1 滴；盐酸多佐胺（dorzolamide）滴眼液，避免了全身应用碳酸酐酶抑制剂的众多不良反应。

5）联合制剂：将两种或以上的降眼压药物混合制成一种滴眼液，加强了降眼压疗效，减少了防腐剂对眼表的损伤，提高了患者的用药依从性。可以是上述几类不同作用机制的降眼压药物之间的组合，目前主要有前列腺素衍生物＋β 肾上腺素受体阻滞剂，β 肾上腺素受体阻滞剂＋碳酸酐酶抑制剂，β 肾上腺素受体阻滞剂＋α 肾上腺素受体激动剂，α-受体激动剂＋碳酸酐酶抑制剂，α-受体激动剂＋β-受体阻断剂等。常见的有：拉坦噻吗滴眼液（Latanoprost and TimololMaleate Eye Drops，适利加），每日 1 次，每次 1 滴；曲伏噻吗滴眼液（Travoprost and Timolol Maleate Eye Drops，苏力坦），每日 1 次，每次 1 滴；贝美素噻吗洛尔滴眼液（Bimatoprost and Timolol Maleate Eye Drops，克法特），每日 1 次，早晨或晚上滴 1 滴于患眼；布林佐胺噻吗洛尔滴眼液（Brinzolamide and Timolol Maleate Eye Drops，派立噻），每日 1～2 次，每次 1 滴；布林佐胺溴莫尼定滴眼液（Brinzolamide and Brimonidine Eye Drops，派立定），每日 2 次，每次 1 滴；溴莫尼定噻吗洛尔滴眼液（Brimonidine Tartrate and Timolol Maleate Eye Drops，科比根），每日 2 次，每次 1 滴。

（2）全身应用的降眼压药

多作为局部用药不能良好控制眼压时的补充，或手术治疗前的术前用药，剂量不宜过大，时间不宜过长，以免引起全身更多的不良反应。目前主要有 2 大类。

1）碳酸酐酶抑制剂：通过抑制睫状上皮的碳酸酐酶来减少房水的生成，降低眼压。①乙酰唑胺（acetazolamide），口服，每次 125～250 mg，每日 1～3 次，该药系磺胺类制剂，过敏者禁用，常见的不良反应有唇面部及手指、脚趾麻木感，胃肠道刺激症状，尿液混浊等。如果长期服用，可诱发尿路结石、肾绞痛，代谢性酸中毒，低血钾等不良反应。因此，临床上常在服用乙酰唑胺的同时，给予氯化钾和碳酸氢钠，以减少不良反应的发生，对伴有肝、肾功能不全，呼吸性酸中毒者应慎用或禁用，个别病例服用该药后可产生再生障碍性贫血，认为是与剂量无关的特异性反应。②醋甲唑胺（methazolamide），口服，每日 2 次，每次 25～50 mg，其不良反应同乙酰唑胺，相对较少，但临床上可见严重的剥脱性皮炎并发症。

2）高渗脱水剂：这类药物可在短期内提高血浆渗透压，使眼组织，特别是玻璃体中的水分进入血液，从而减少眼内容量，迅速降低眼压。以甘露醇（mannitol）为代表，常用量为 1 g/（kg・d），每天 20%甘露醇 250 mL（快速静滴）为宜，降眼压作用起效快，但维持时间短（6 h），在高血压、心功能不全、肾功能不全患者，要注意全身状况，以防意外，过多应用或较长时间应用易引起全身脱水、电解质紊乱，颅内脱水严重时引起头痛，血液脱水严重时可引起血栓形成，尤其儿童和老年人更应注意。其他高渗脱水剂有高渗山梨醇、葡萄糖、甘油（口服）等。

2. 激光治疗

对不能耐受药物或药物效果不理想且又不愿意手术的患者，可选用选择性激光小梁成形术（selective laser trabeculoplasty，SLT）。该手术利用激光在房角小梁网上产生的生物效应，改善房水流出易度，降低眼压。该手术可以延迟手术需求，减少抗青光眼药物的使用，还可作为怀孕、哺乳等不适合手术，或因药物不良反应不能耐受药物治疗而又不愿意手术治疗等患者的替代治疗方法，也可作为药物的联合治疗方法或手术后眼压控制不理想时的补充治疗方法。SLT 治疗对小梁组织几乎没有损伤，也不影响药物治疗和手术治疗的疗效。欧美地区曾将 SLT 作为首选治疗手段，一般可降低基线眼压 24%～30%，但仅对部分患者有效，无损伤，可重复治疗。

3. 手术治疗

手术方式主要包括传统滤过手术：小梁切除术，部分病例可考虑非穿透小梁切除术。近年来，青光眼引流装置植入、基于房水流出通路的微创内引流手术、微小切口抗青光眼手术等手术方式也被广泛采用。

4. 视神经保护治疗

完善的青光眼治疗应该是将达到靶眼压的降眼压治疗与阻止视网膜神经节细胞凋亡的神经

保护治疗相结合，才能使更多的神经节细胞从受创的病理困境中解脱出来并得到完全恢复。

目前，临床上已应用的有钙离子通道阻滞剂，如尼莫地平、硝苯地平；抗氧化剂，如维生素C和E；α_2肾上腺素受体激动剂，如溴莫尼定；神经保护剂，如甲钴胺、胞磷胆碱；植物药，如银杏叶提取物；中药，如葛根素、当归素、黄芩苷及灯盏细辛方剂等。正在研究的有：兴奋毒性神经递质谷氨酸的NMDA受体拮抗剂，神经营养因子，如脑源性神经营养因子（brain derived neurotrophic factor，BDNF），神经保护因子热休克蛋白，神经免疫Cop-1疫苗，神经干细胞诱导、移植及视神经再生等。但上述神经保护治疗措施还需要随机、双盲的大样本、多中心、长期临床研究来进一步加以证实。而中医中药在改善青光眼视神经轴浆流、视盘微循环状况、抑制RGCs的凋亡及保护视神经损害方面具有一定优势，值得进一步深入研究、开发利用，具有广阔前景。

二、研究进展与热点

（一）临床研究进展

1. 中医临床研究进展

彭清华等通过对原发性开角型青光眼患者眼压、房水蛋白、眼血流动力学、眼底荧光造影、血液流变学、内皮素（ET）、血浆血栓素B_2（TXB_2）、血浆β-血栓球蛋白（β-TG）、血管性血友病因子（vWF）、6-酮-前列环素F1α（6-keto-PGF1α）、T/K比值等局部和全身多项指标的检测，认为开角型青光眼患者不论其中医病因如何，在其病变过程中也存在“血瘀水停”的病证特点，其治疗应在中医辨证的基础上加用活血利水药。在开角型青光眼中医证型中，其血瘀水停病理严重程度依次为肝郁气滞证＞肝肾亏虚证＞痰湿泛目证。

中医中药除辨证论治、减轻或消除开角型青光眼患者的不适症状、提高生活质量外，在改善青光眼视神经轴浆流、视盘微循环状况、抑制RGCs的凋亡及保护视神经损害方面具有一定优势，有单药、单方、复方、中成药、经验方等研究。较多学者根据其目中玄府闭阻、脉络不利、神水瘀滞的基本病机，治以“活血利水、开窍”为主，发现银杏叶、葛根素、川芎嗪、灯盏花素、复方丹参片、青光安颗粒剂、青光安Ⅱ号方、益脉康、银杏叶胶囊、复方血栓通胶囊、灯盏细辛合剂等对青光眼视功能有改善作用。另有发现补肾药物如枸杞多糖、杞菊地黄丸、枸杞糖肽片及补肾活血中药（杞菊地黄丸＋复方丹参片、补精益视片）亦有明确改善青光眼视功能作用。通窍明目Ⅳ号、清肝明目汤、剔络养血明目方、加味益精补阳还五汤、舒肝明目汤、大补肝汤等经验方也能改善眼压控制后青光眼患者的视功能。

中医药治疗青光眼性视神经病变能够保护并恢复部分受损的视神经，稳定或改善患者视功能，还有并发症少、成本相对较低、多靶点效应及临床预后较佳等优势。但同时也存在一些不足之处，如研究多数缺乏严格合理的科研设计，缺乏多中心、大样本、高质量的临床随机对照试验，缺乏基础研究与临床研究的结合等。因此，推动中医药治疗青光眼性视神经病变的基础研究和临床研究发展、促进二者的结合与相互辅助作用、提高研究的科学化和规范化、推广中医药在青光眼视神经保护领域的临床应用，是今后中医眼科学者应该不断努力的目标。

针刺是中医学独特的治疗手段之一，具有通经活络、调和阴阳、扶正祛邪等作用。眼周有丰富的穴位，通过穴位刺激可治疗多种眼部疾病，其治疗青光眼可能是通过降低患者的眼压、保护视神经、改善血流来实现的。而1项基于数据挖掘的研究发现，针刺治疗青光眼的临床取穴多以局部、邻近选穴为主，选穴频次最高的腧穴为睛明，目前临床多选取经外奇穴和足三阳经腧穴治疗青光眼，并多选用特定穴，其中交会穴及五输穴使用频次最高。

中药联合针刺、穴位注射、耳穴压丸等治疗在临床诊治青光眼性视神经病变中常用且疗效颇佳，如应用球后、承泣、太阳、睛明四穴针刺联合丹栀逍遥散辨证治疗青光眼性视神经病变，运用“通泄神珠”法对眼周穴位针刺，并联合疏肝理气汤治疗肝郁气滞型原发性开角型青光眼，针刺、穴位注射联合疏肝解郁活血汤治疗肝郁气滞型青光眼视神经萎缩、耳穴压丸联合眼三针治疗青光眼等。

2. 西医临床研究进展

除手术治疗外，在药物治疗方面也取得一些进展。降眼压药物包括：①联合制剂：青光眼是需要终身治疗的长期慢性病，局部滴眼液的应用可能伴随患者终身，加强降眼压疗效、减少多种药物同时使用的药物及防腐剂对眼表的损伤，使患者舒适度及依从性增加为重要关注点。目前已有根据几类不同作用机制的降眼压药物之间的组合、将2种或以上的降眼压药物混合制成一种滴眼液的多种联合制剂应用于临床，如拉坦噻吗滴眼液（适利加）、曲伏噻吗滴眼液（苏力坦）、贝美素噻吗洛尔滴眼液（克法特）、布林佐胺噻吗洛尔滴眼液（派立噻）、布林佐胺溴莫尼定滴眼液（派立定）、溴莫尼定噻吗洛尔滴眼液（科比根）等，可根据患者具体情况灵活选择。另外，还有一种前列腺素类似物/α_2-肾上腺素能激动剂/β受体阻滞剂的三重固定组合在墨西哥可用。②新药开发：青光眼新药物—Rho激酶抑制剂：Rho激酶抑制剂通过直接作用于小梁网和施莱姆管细胞（作用于细胞外基质形成和细胞黏附小梁网细胞收缩性），增加流出，同时减少氧化应激引起的小梁网损伤Rho激酶抑制剂已被美国食品和药物管理局（FDA）、欧洲药品管理局、日本和其他国家批准；2024年4月，张秀兰团队利用CRISPR-Cas9基因编辑技术靶向敲除碳酸酐酶2（Carbonic anhydrase 2，CA2）基因，在小鼠模型上单次给药获得持续降低眼压2个月以上的显著作用，为青光眼提供了广谱、长效降低眼压基因治疗的可能性。该研究成果具有较大的临床转化潜力，基因编辑药物有提供新型治疗手段，实现“单次给药（One shot gene therapy），长效降压”的目标，为所有类型的青光眼患者减轻疾病负担，具有较大现实意义。

（二）实验研究进展

发病机制研究

1）自噬在青光眼视神经损伤中的作用及中医药的干预研究：自噬是细胞在应激状态（如缺氧、缺血、饥饿、创伤、高温等）下，通过降解或回收受损或老化的细胞器组分，为细胞提供能量、促进物质循环和细胞自我更新以使自身回归稳态的一项保守且重要的代谢机制。

自噬与病理性高眼压、TM功能、RGCs凋亡、免疫调节等方面密切相关，研究表明自噬功能的失调可能对TM的组织结构和生理功能产生不利影响，不利于房水回流和眼压调节。同时，高眼压形成的机械压力可能是导致TM细胞功能进一步老化的一个重要因素。目前，中成药或中药有效成分干预自噬研究，如川芎嗪能减少高眼压模型大鼠视网膜神经节细胞的凋亡，其对视神经保护作用可能基于对*PI3K/Akt*/mTOR信号通路靶向调控自噬来实现；枸杞多糖有干预自噬、减少RGCs凋亡作用，其作用机制可能与*PI3K/Akt*信号通路相关；而虎杖、决明子等中药中含有一种天然多酚类化合物即白藜芦醇，白藜芦醇在多种原因引起的神经系统疾病中发挥神经保护作用，可能涉及包括激活AMPK通路诱导自噬在内的多个作用机制。此外，白藜芦醇对慢性青光眼大鼠有降眼压及视神经保护作用，据前期研究发现白藜芦醇与自噬关系密切，推测这种视神经保护作用可能与其选择性激活AMPK通路上调自噬相关。以上多项研究均表明自噬对RGCs凋亡有影响，通过调控自噬有望作为防治青光眼RGCs损伤的新靶点，但确切的作用机制和调控方向还有待进一步研究。这种联系在不同的实验动物模型和实验方法中展现出“双刃剑”一般的作用形式，对自噬是如何被诱导的，自噬活动的调控如何在青光眼发病的各个环节发挥作用的，均是下一步需要探讨研究的问题。

2）基于信号通路的中药保护青光眼视网膜神经节细胞药理机制研究：信号通路对中药作用于疾病的分子机制研究至关重要，近年来，基于信号通路的中药保护青光眼视网膜神经节细胞药理机制研究成为主要研究方向之一。如磷脂酰肌醇 3-激酶（phosphatidylinositol-3-kinase，PI3K）/蛋白激酶 B（protein kinase B，Akt）信号通路作为一条促存活通路，广泛参与细胞增殖、分化、凋亡等活动，活络效灵丹、杞菊地黄丸＋复方丹参片、补精益视片等中药可通过靶向 PI3K/Akt 通路上凋亡信号分子抑制 RGCs 凋亡，保护视神经。丝裂原活化蛋白激酶（mitogen-activated protein kinase，MAPK）信号通路可调节炎症、凋亡、氧化等病理活动，槲皮素等通过抑制该通路激活，减轻 RGCs 炎症反应及氧化应激等损伤。低氧诱导因子-1（hypoxia inducible factor-1，HIF-1）是真核细胞对缺氧反应的起始转录因子，过量的 HIF-1 会促发凋亡和新生血管产生。疏肝通窍方等可通过抑制 HIF-1 表达，提高 RGCs 存活率。Rho 激酶（Rho-associated kinase，ROCK）信号通路参与调节细胞骨架重组，改变小梁细胞结构，影响房水排出。青光安Ⅱ号方等具有抑制 ROCK 通路活化功能，可降低眼压，延缓青光眼进展。Wnt/β-catenin 信号通路是细胞生长、组织重塑和器官形成的重要途径，可导致多种神经退行性疾病发生，中药复方青光安Ⅱ号通过下调该通路相关因子可减轻 RGCs 丢失等。

（三）研究热点

1. 视神经保护研究

如何延缓甚至抑制视网膜神经节细胞凋亡、进行视神经保护一直是青光眼研究的热点，无论是中医还是西医，一直致力于积极开发视神经保护剂。

1）中医药视神经保护研究：中医药具有天然的“多成分、多环节、多靶点、多通路”的优势，中药单体的活性成分、复方中单味药不同组合可能对构成青光眼病理改变的各组织或细胞有着潜在的靶向干预作用，它们可以直接或间接地调控青光眼视神经病变环节的发生、发展及转归，改善缺血缺氧微环境状态下 RGCs 的耐受性，降眼压，减少氧化应激反应、谷氨酸毒性作用、自身免疫损伤等，提高神经节细胞的再生与修复水平，进而延缓其凋亡。近年来，中医药在防治青光眼方面取得了一定的研究成果，一些中药活性单体成分、复方制剂在基础研究层面或临床治疗方面取得了较为显著的效果。

如中药单体枸杞多糖、葛根素、花青素、川芎嗪、杜仲木脂素、芍药苷、槲皮素、野黄芩苷、蒺藜皂苷、藏红花素、槲皮素、刺五加皂苷、金丝桃素、阿魏酸钠、红景天苷、雷公藤红素、银杏黄酮苷及银杏叶提取物、中药复方活血化瘀方、阿胶鸡子黄汤、剔络养血明目方、青光安颗粒及青光安Ⅱ号方、益精杞菊地黄颗粒、双芍护睛方、疏肝滋肾活血利水方、益精补阳还五汤、益阴明目合剂、明目地黄汤、复方丹参片＋杞菊地黄丸、补精益视片等。

其中，彭清华教授团队提出眼科“水血同治”的理论，利用活血利水法治疗青光眼，并从动物实验多角度研究活血利水的青光安颗粒的临床疗效及机制。彭教授认为青光眼中晚期患者的核心病机为“肝肾亏虚，气虚血瘀”，虽常见因虚致实，但其本质在于衰老。因青光眼多在中老年发病，年老体虚，加之疾病长期耗伤元气，肝肾气血日益亏损，机体衰老程度加重，运化（代谢）机能减弱，水湿等病理产物瘀积，进而压迫损伤视神经。由此可知，青光眼中晚期具备衰老的病理基础，应用补益肝肾、活血利水的青光安Ⅱ号方观察其对青光眼模型小鼠的干预效应及机制。临床研究发现，青光安Ⅱ号方能改善青光眼患者的视力、视野。实验研究发现，青光安Ⅱ号方能维持青光眼动物模型视网膜组织的完整性，提高视网膜神经节细胞（retinal ganglion cell，RGCs）的存活率，从而挽救视力。其机制可能与青光安Ⅱ号方能通过多种途径（如 *Wnt/β-Catenin/Pax6* 信号通路、Rho/ROCK 信号通路等）抑制 RGCs 的凋亡等有关。李翔教授团队认为眼、目系（视神经）与肝肾密切相关，五风内障（青光眼）基本病机为气血失和、玄府（房水循环途径）闭阻，初则血瘀水停、玄府不通，病久肝肾不足、精血亏虚、玄府失于充养而衰竭自闭、郁遏光明而成青盲（青光眼视神经损害、RGCs 凋亡），并提出“肝肾虚损、脉络瘀滞”（而肝肾同源、故简称肾虚血瘀）是青光眼视神经损害、RGCs 凋亡的主要病机，“滋养肝肾、活血通络”（简称补肾活血）法为防治青光眼视神经损害、RGCs 凋亡的基本方法。团队进行了补肾活血法对青光眼视神经保护的系列临床及实验研究，首先将“杞菊地黄丸＋复方丹参片”作为补肾活血法代表中药进行了实验及临床系列研究，发现“杞菊地黄丸＋复方丹参片”对 SD 大鼠慢性高眼压模型视网膜、RGCs、视神经、外侧膝状体均有一定的保护作用，临床也证实“杞菊地黄丸＋复方丹参片”可改善原发性青光眼术后眼压已控制患者的视野、P-VEP 及视网膜神经纤维层厚度等，从而保护青光眼患者视神经和视功能。但“杞菊地黄丸＋复方丹参片”组合用药欠方便、阐述机制更复杂。团队近年发现补精益视片作为眼科专用方，其以“滋养肝肾、活血通络”为主、兼以“利水降压、开通玄府”的功效符合“完善的青光眼治疗应该是降眼压与改善患者视神经血液供应、应用视神经保护性治疗相结合”理念，应该是眼科“滋养肝肾、活血通络”（简称补肾活血）法更佳代表方剂，而且单方更简便，系列研究发现补精益视片对青光眼 RGCs 及视神经损害具有良好的保护作用。临床多中心证实补精益视片治疗眼压控制后青光眼疗效确切，可不同程度改善患者中医症状，提高视力、视觉敏感度，有效控制视野缺损而保护青光眼患者视功能；实验也发现补精益视片对 SD 大鼠慢性 EIOP 模型视网膜、RGCs、视神经、外侧膝状体、初级视皮质均有一定的保护作用。

2）西药视神经保护研究：虽然青光眼的主要机制尚未完全阐明，但已经确定了几个关键过程，例如机械压迫、缺血、氧化应激、嗜神经生长因子剥夺、细胞内钙毒性、自身免疫激活和谷氨酸神经毒性。近年来，研究人员研究了许多可以通过靶向上述途径来保护 RGCs 的化合物，但基本上处于实验研究阶段，应用于临床尚有很大距离。

如谷氨酸毒性阻断剂“美金刚”，Ca^{2+}通道阻滞剂外用 2%氟桂利嗪、尼伐地尔口服，各种神经营养因子如脑源性神经营养因子（BDNF）、睫状神经嗜神经因子（CNTF）、神经生长因子（NGF）、神经胶质细胞系衍生的嗜神经因子，选择性 α_2-肾上腺素能受体激动剂溴莫尼定，氧化应激抑制剂氨基胍、维生素 E、银杏叶提取物、辅酶 Q10，免疫调节治疗胍丁胺、依那西普等均发现有一定的挽救 RGCs 的神经保护作用。

2. 干细胞疗法

干细胞不仅能够自我更新，而且还具有分化成各种细胞类型的能力。干细胞可以利用其旁分泌作用分泌多种细胞因子，从而减少视神经节细胞的凋亡，并具有修复受损细胞的功能。

间充质干细胞（mesenchymal stem cell，MSCs）是目前研究最成熟、应用最广泛的一类干细胞。它们具有来源广泛、易获得、免疫排斥反应较弱、分离培养增殖速度快和易于外源基因表达等优点。MSCs 进入中枢神经系统后，会迁移至全脑并分化为各型神经细胞。其作用机制主要有 3 种：MSCs 向病变组织渗透融合、替代损伤细胞和重建神经环路；MSCs 在新环境诱导下表达出神经细胞表型；以及 MSCs 与宿主神经组织互相作用促进神经营养因子生成。

由于干细胞的独特特性，干细胞在青光眼神经保护和神经再生中的应用探索成为热点，但目前大多处于实验阶段，如 Emre 等将骨髓来源和脂肪组织来源的间充质干细胞（MSC）移植到高眼压（ocular hypertension，OHT）模型的玻璃体内，并证明经干细胞处理的 OHT 组的 RGC 数量显著改善，MSC 转移组中表达促炎细胞因子（干扰素-γ 和 TNF-α）的细胞数量减少。而 Chung 等利用间充质干细胞治疗动物视神经损伤模型，治疗效果明显，其机制可能是归巢的间充质干细胞通过旁分泌作用分泌细胞因子，对损伤的神经细胞进行修复。

3. 纳米材料的应用

青光眼是导致视力丧失的主要原因之一，其诊疗仍存在诸多困难，如持续眼压监测、抗青光眼药物制剂的副作用和长期应用以及引流物植入术后的并发症等。纳米材料因其具有尺寸小、生物相容性好、靶向性等优点，为改善青光眼诊疗等方面提供了更多选择。目前，纳米材料已被应用于 24 h 眼压监测（IOP 监测角膜接触镜）、新型药物传递系统（纳米载药滴眼液、环境敏感型原位水凝胶、载药型角膜接触镜、电纺纳米纤维）、新型纳米材料植入物等，相较于传统方法，纳米材料用于青光眼疾病诊疗具有明显优势，有望在一定程度上克服目前青光眼诊疗的局限。然而其安全性评估仍需进一步完善。

4. 人工智能（Artificial Intelligence，AI）在青光眼筛查和诊断中的应用

青光眼诊断复杂，需要综合包括视野、眼底照相和 OCT 等多模态的影像学资料，且严重依赖医生的经验和专业知识，AI 与影像学资料的配合可助力青光眼的筛查诊断，AI 筛查青光眼更符合成本效益比，可节省成本，提高效率，从而使筛查覆盖更广泛人群，避免因早期漏诊而致盲。目前常用的有以下几种模式。

1）"视野检查＋AI"模式：视野检查判读存在主观性强、学习曲线长等问题，"视野检查＋AI"的模式有助于补足其缺陷。Li 等基于国际金标准 Humphrey 视野数据开发了青光眼自动判读系统 iGlaucoma，目前，该系统已落地应用于真实世界，初步走向了临床应用，可帮助医生更好地判读视野，提高青光眼的诊断率。

2）"眼底彩照＋AI"模式：特征性的眼底改变是青光眼的标志之一，"眼底彩照＋AI"的模式亦是研究的热点。该研究方向不仅希望能通过"眼底彩照＋AI"的模式筛查诊断青光眼，还希望能通过眼底彩照获得更客观定量的病情评估。可以设想，对于缺乏 OCT 等医疗设备的偏远地区以及基层医院，该预测模型可为临床医生提供可参考的 OCT 预测数据，以帮助临床医生获得更客观定量的病情评估，从而进一步提高眼底图像检测青光眼的应用价值。

3）"视网膜扫描＋AI"模式：凋亡视网膜细胞检测技术：目前诊断青光眼时主要依据视野、眼底照片、OCT 等，其局限性在于，只有当重大结构变化已发生且损伤已超过有效干预点时，才能识别患者，这种诊断模式于病变本身而言具有相对滞后性。Cordeiro 等设计出一种利用 AI 的快速且高敏的测试方法——凋亡视网膜细胞检测（Detection of Apoptosing Retinal Cells，DARC），可识别快速进展甚至存在失明风险的青光眼患者，该方法通过静脉注射荧光染色剂使其附着在视网膜细胞上，使凋亡视网膜细胞显影，再通过"视网膜扫描＋AI"的模式得到客观的 DARC 计数；受损细胞越多，DARC 计数越高。目前，DARC 已被英国药品和保健品管理局、美国食品药品监督管理局（FDA）批准，纳入抗青光眼药物临床试验的终点指标，有望在不久的将来应用于临床。

综上所述，AI 通过与眼底照相、OCT、视野检查等技术相结合，在青光眼的早期筛查、临床诊断、进展预测、个性化治疗与预后等方面均展现了可观的性能，同时也存在一定的局限性。我国 AI 仍在落地起步阶段，通过医疗审批的相关眼科医疗产品较少，普及度较低，医生与患者接受 AI 的临床应用需要一个过程。2020 年已颁发《中国基于眼底照相的人工智能青光眼辅助筛查系统规范化设计及应用指南》，相信 AI 在眼科领域将得到普及，为青光眼患者带来福音。

三、古籍选录

1）《太平圣惠方》："治青风内障瞳仁，虽在昏暗，渐不见物，状如青盲，宜服葳蕤散方。""治眼浮花散，渐渐昏蒙，或青风内障，宜服羚羊角散方。"

2）《圣济总录》："治眼渐昏及睹浮花，恐变成青风内障，羚羊角饮方。""络却二穴，一名强阳，又名脑盖，在通天后一寸五分，足太阳脉气所发。治青风内障，目无所见、头眩耳鸣，可灸三壮。”

3）《秘传眼科龙木论·青风内障》：“此眼初患之时，微有痛涩，头旋脑痛，或眼先见有花无花，瞳人不开不大，渐渐昏暗。或因劳倦渐加昏重。宜令将息，便须服药，恐久结为内障。不宜针拨，皆因五脏虚劳所作，致令然也。宜服羚羊角汤、还睛散即瘥。诗曰：曾无痒痛本源形，一眼先昏后得名；瞳子端然如不患，青风便是此源因；初时微有头旋闷，或见花生又不生；忽因劳倦加昏暗，知者还应自失惊；服药更须将息到，莫遣风劳更发萌；须服羚羊汤与散，还睛坠翳自相应；头摩膏药频频上，免使双眸失却明；患者无知违此法，他时还道是前生。”

4）《证治准绳·杂病·七窍门》：“青风内障证，视瞳神内有气色昏蒙，如晴山笼淡烟也。然自视尚见，但比平时光华则昏蒙日进，急宜治之，免变绿色。变绿色则病甚而光没矣。阴虚血少之人，及竭劳心思，忧郁忿恚，用意太过者，每有此患。然无头风痰气夹攻者，则无此患。病至此亦危矣，不知其危而不急救者，盲在旦夕耳。羚羊角汤，白附子丸，补肾磁石丸，羚羊角散，还睛散。”

5）《审视瑶函·青风障症》：“青风内障肝胆病，精液亏兮气不正。哭泣忧郁风气痰，几般难使阳光静。莫教绿色上瞳神，散失光华休怨命。

此症专言视瞳神内有气色昏蒙，如晴山笼淡烟也。然自视尚见，但比平时光华则昏蒙日进，急宜治之，免变绿色。变绿色则病甚而光没矣，阴虚血少之人，及竭劳心思、忧郁忿恚。用意太过者，每有此患。然无头风痰气火攻者，则无此患。病至此亦，危矣，不知其危而不急救者，盲在反掌耳。宜服：

羚羊角汤：治青风内障，劳倦加昏重，头旋脑痛，眼内痛涩者。人参、车前子、玄参、地骨皮、羌活、羚羊角（剉末）各等分。上剉剂。白水二盅，煎至八分，去滓、食后服。

楼全善曰：诸方以羚羊角、玄参、细辛、羌活、防风、车前子为君，羚羊角行厥阴经药也。丹溪云：羚羊角入厥阴经甚捷是也。玄参、细辛行少阴经药也。海藏云：玄参治空中氤氲之气，无根之火，为圣药也。羌活、防风、车前子行太阴经药也。如筋脉枯涩者诸方中，更加夏枯草，能散结气，有补养厥阴血脉之功。其草三月开花、逢夏即枯、盖秉纯阳之气也。至哉斯言，故治厥阴目痛如神，以阳治阴也。尝试之有验、然此诸方，又当知邪之所在。若气脱者，必与参膏相半服之；气虚者，必与东垣补胃人参汤、益气聪明汤之类相半服之；血虚者，必与熟地黄丸之类相兼服之。更能内观静守，不干尘劳，使阴气平伏、方许有效。”

参考文献

陈文黎，魏宇娇，孙志超，等. 2024. 中医药调控缺血缺氧微环境对视网膜神经节细胞凋亡的研究进展［J］. 辽宁中医杂志，51（2）：206-211.

崔琳茹，杨凤姣，李翔，等. 2022. 补精益视片对眼压控制后青光眼视功能改善作用的多中心观察［J］. 中医眼耳鼻喉杂志，12（2）：69-73.

李祥玉，李翔，刘红佶，等. 2021. 补精益视片对 SD 大鼠慢性 EIOP 模型 PI3K/Akt 通路内 GSK3β、CREB 表达的影响［J］. 时珍国医国药，32（7）：1591-1593.

刘红佶，张静，李翔，等. 2021. 补肾活血中药对大鼠慢性高眼压模型 RGCs NGF / AKT / CREB 信号通路相关凋亡抑制因子的影响［J］. 中华中医药杂志，36（11）：6679-6683.

吕怡，彭清华. 2023. 基于 SIRT1/PGC-1α信号通路研究青光安 II 号方对青光眼视神经的保护作用［D］. 长沙：湖南中医药大学.

中华医学会眼科学分会青光眼学组，中国医学装备协会眼科人工智能学组. 2020. 中国基于眼底照相的人工智能青光眼辅助筛查系统规范化设计及应用指南（2020 年）［J］. 中华眼科杂志，56（6）：423-432.

第四节 血溢神膏

血溢神膏，西医称为玻璃体积血（vitreous hemorrhage，VH），是各种因素导致眼内血管破裂出血，血液进入玻璃体腔，从而影响视功能的疾病，属内障眼病的范畴。根据出血情况、视力下降程度、症状表现不同，可归属于中医“云雾移睛”“血灌瞳神”“暴盲”等范畴。《证治准绳·杂病·七窍门》中记载“谓视瞳神不见其黑莹，但见其一点鲜红，甚则紫浊色也”，是指目中之血不循经而行，流溢进入瞳神中障碍目力的眼病，可分为血灌瞳神外障与血灌瞳神内障。血灌瞳神内障即为血溢神膏。

正常成人的玻璃体内无血管，不会发生出血，其积血多由眼内血管性疾病或眼外伤等引起，如视网膜中央静脉阻塞、糖尿病视网膜病变、视网膜静脉周围炎、视网膜裂孔、老年性黄斑变性、息肉样脉络膜视网膜病变、眼外伤或眼部手术等造成眼内血管破裂出血，血液进入玻璃体腔并积存于内。对于不同年龄段患者，致病因素有所差别，中老年患者的常见病因为糖尿病、高血压、血管闭塞、老年性黄斑变性、息肉样脉络膜视网膜病变等血管性疾病；年轻人多因眼外伤、血管炎或血液系统疾病导致 VH 的发生。本病与心、肝、脾、肾等脏密切相关。

一、治疗

（一）辨证论治

1. 热伤血络证

证候：神膏内积血，眼前黑影遮挡或骤然红光满目，视物模糊；急躁易怒，口苦咽干，便秘，胸胁胀痛；舌红、苔薄黄，脉弦数。

辨证要点：以神膏内积血，急躁易怒，口苦咽干等全身症状及舌脉为本证要点。

治法：清肝泻火，凉血止血。

方药：宁血汤（《中医眼科学》）加减。出血较多、血色鲜红者，加白茅根、茜草、侧柏叶以凉血止血；血色偏暗者，加三七、红花、桃仁、丹参以化瘀通络。

2. 虚火灼络证

证候：神膏内积血，眼前黑影飘动，视力下降；头晕耳鸣，腰膝酸软，五心烦热，失眠多梦；舌红、少苔，脉细数。

辨证要点：以神膏内积血、耳鸣腰酸、五心烦热等全身症状及舌脉为本证要点。

治法：滋阴降火，止血散瘀。

方药：知柏地黄汤（《医宗金鉴》）加减。瘀血内停者，加丹参、茺蔚子、益母草以活血明目；失眠多梦者，加酸枣仁、茯神、夜交藤、黄连以安神定志。

3. 心脾亏虚证

证候：神膏内积血，眼前蚊蝇飞舞或黑影遮挡，视物昏蒙；神疲乏力，纳差便溏，头晕心悸；舌质淡嫩、苔薄白，脉细弱。

辨证要点：以神膏内积血、神疲乏力、心悸便溏等全身症状及舌脉为本证要点。

治法：健脾养心，益气摄血。

方药：归脾汤（《济生方》）加减。反复出血者，加阿胶、三七以补虚止血活血。

4. 气滞血瘀证

证候：神膏内积血，眼前黑影遮挡或视物不见；胸闷胁胀，或有外伤病史；舌暗红、边有瘀斑、苔薄，脉弦涩。

辨证要点：以神膏内积血、胸闷胁胀、外伤病史等全身症状及舌脉为本证要点。

治法：行气活血，祛瘀通络。

方药：血府逐瘀汤（《医林改错》）加减。仍在出血期者，应加生蒲黄、藕节炭、茜草以止血化瘀；气虚者，加黄芪、党参等以补气祛瘀。

5. 痰瘀互结证

证候：神膏内积血，眼前黑影飘动，视力下降；头晕头重，胸闷脘痞，口黏或苦；舌暗，或有瘀点，苔腻，脉弦滑。

辨证要点：以神膏内积血、头重胸闷等全身症状及舌脉为本证要点。

治法：化痰散结，活血祛瘀。

方药：涤痰汤（《奇效良方》）合桃红四物汤（《医宗金鉴》）加减。瘀血久积难消者，加昆布、海藻、鸡内金以助化瘀散结。

（二）针灸治疗

1. 体针

本病中、晚期可采用体针治疗。

主穴：睛明、四白、攒竹、承泣、合谷、三阴交、大椎。

配穴：①热伤血络证：加关冲、少冲、太冲；②虚火灼络证：加肝俞、肾俞、太溪；③心脾亏虚证：加脾俞、足三里、气海；④气滞血瘀证：加太冲、血海、肝俞；⑤痰瘀互结证：加丰隆、血海、百会。隔日一次，每次选眶周穴位 2～3 个，远端穴位 2～3 个，留针 15～20 min。

2. 耳针

取耳尖、肝、肾、心、脾、眼、目 1、目 2 等埋针或耳穴压丸，留置 3～7 d。

3. 刺络放血

取耳尖、大椎、百会、太冲或肝胆腧常规消毒后，选穴位 2～3 个，采取三棱针点刺放血，量为 1～2 滴，1 周 1 次。

（三）其他治疗

1. 常用中成药

1）复方血栓通胶囊：适用于血瘀兼气阴两虚证，每次 3 粒，每日 3 次。

2）云南白药：适用于气滞血瘀证，每次 0.25～0.5 g，每日 4 次。

3）归脾丸：适用于心脾亏虚证，每次 6 g，每日 3 次。

4）丹参注射液：适用于瘀血内停证，每次 10～20 mL 加入 5%葡萄糖注射液 500 mL 稀释使用，每日 1 次。

2. 眼部中药电离子导入

以丹参注射液、红花注射液、三七注射液、川芎嗪注射液等做电离子导入。

（四）西医治疗

1）药物治疗：主要采用止血剂及促进出血吸收的药物治疗。如尿激酶可激活纤维蛋白溶酶原，促进纤维蛋白分解，从而加速积血吸收；卵磷脂结合碘、氨碘肽滴眼液等含碘药物可促进出血吸收。

2）手术治疗：玻璃体积血经保守治疗2～3个月仍无明显吸收者，应行玻璃体切割术。若发生玻璃体机化牵拉视网膜或视网膜脱离时，应尽早行玻璃体切除手术治疗（如视网膜脱离需联合视网膜激光光凝术+硅油或气体填充术）。眼球开放伤引起的玻璃体积血，应在伤后1～2周行手术治疗，过早易引起活动性出血，过迟易发生纤维组织增生及牵拉性视网膜脱离。存在视网膜新生血管或脉络膜新生血管者，可予眼内注射抗VEGF制剂或采用激光光凝术治疗。

出血量较小时，玻璃体积血可自行吸收；出血较多时，常行手术治疗。具有明确原发病的玻璃体积血，还应积极治疗原发病。

二、研究进展与热点

（一）临床研究进展

1. 中医临床研究进展

多数医家认为，本病出血包含3个阶段，早期仍有出血时，治疗以凉血止血为主，方选用宁血汤、生蒲黄汤等；及至瘀血内停，无新鲜出血时，治疗多用活血化瘀之品，方以血府逐瘀汤为代表；后期多血水互结，治疗以破血消积为主，方选用桃红四物汤加减。此外，病至后期多久瘀伤正致气虚阴亏，故辨证施治时可酌加补气补阴之品。彭清华教授提出本病早期治疗应辨证论治，中、后期属血水互结，应以养阴增液、活血利水为通用法则，尤其对采用其他疗法治疗1个月以上仍不见效，证见玻璃体积血日久不吸收，眼内干涩，口干，舌暗或见瘀点，脉细涩者，病机为血水互结，并据多年临床经验自拟蒲田四物汤合四苓散治疗玻璃体积血。

目前关于玻璃体积血的针灸治疗研究较少，临床多取用常用的眼周穴位如睛明、承泣、攒竹、四白、球后、丝竹空、太阳等，根据不同证型配合具有活血、清热、理气、补益作用的远端穴位。例如，热伤血络取关冲、少冲、中冲、印堂等；虚火伤络取肝俞、肾俞、行间、太溪、中脉等；心脾亏虚取脾俞、胃俞、足三里、中脘、气海等；瘀血内停取风池、丰隆、太冲、申脉、照海等。每次3～5穴，每日或隔日1次，8～10次为一疗程。此外，眼周穴位针灸时尤应谨慎操作，且不宜提插、捻转，临床亦有因眼周针灸导致玻璃体积血的病例报告。庄曾渊教授认为玻璃体积血患者行针灸治疗时应遵循多针少灸的原则，选穴以足太阳膀胱经、足阳明胃经、手阳明大肠经、足太阴肾经及督脉经穴为主。

2. 中西医结合临床研究进展

玻璃体积血早期，仍有大量新鲜出血时，应遵循急则治其标的原则，嘱患者卧床，应用止血剂，如卡巴克络、酚磺乙胺、肾上腺色腙、维生素K、三七粉、云南白药等。同时，明确原发病，及时控制血糖、血脂、血压等，若患者口服有抗凝药物，应及时停服。此阶段中药以凉血止血为主，如选用生蒲黄、荆芥炭、侧柏叶等，辅以活血之品。根据患者辨证辨体的不同，兼用益气、健脾、疏肝、化痰等药味。病程中期，出血已止，积血量较小、可窥视眼底者，可以中医保守治疗为主，选用活血化瘀的药物，如川芎、丹参、当归、红花、赤芍等，并可联合针刺治疗，共同促进瘀血的吸收。此期应注意活血不宜太过，防止再次出血；且可适当加入健脾中药，防止痰湿水饮内生。若见患者反复出血，宜用收敛止血的药物，如血余炭、侧柏炭、藕节等。瘀血日久，中药以破血消积为主，选用桃仁、红花、水蛭、三棱、莪术、昆布、海藻等。西医可用尿激酶、卵磷脂结合碘等促进积血吸收。

以往认为玻璃体积血保守治疗3个月无效的患者可进行玻璃体切除手术，现有观点提出如糖尿病视网膜病变等眼底缺血患者，若不及时进行广泛的视网膜激光光凝控制，会导致牵拉性视网膜脱离等并发症的发生，影响视力预后。故应及时手术清除积血以明确病因，以便更加准确地进行治疗，防止视网膜脱离、视网膜裂孔等情况发生。研究表明，术前联合抗血管内皮生长因子（Vascular Endothelial Growth Factor，VEGF）玻璃体腔注射治疗可降低玻璃体切除术中出血风险，提高术后视力，减少术后并发症的发生。这可能与抗 VEGF 制剂可抑制新生血管生成，减少血管渗出，减轻组织水肿以及血管膜与视网膜的粘连，使得剥除新生血管膜、视网膜前增殖膜的难度下降，缩短手术时间有关。此外，中医认为手术多耗气伤阴，且手术器械属异物侵入破坏局部结构，导致气滞血瘀，因此在手术后康复时期，在活血基础上，需加行气、益气、养阴的中药。多个研究表明，中西医结合治疗玻璃体积血较单纯西医治疗效果更佳，可体现在缩短平均治疗时间，促进视力预后和玻璃体积血的吸收，减少手术并发症的发生等方面。

中西医结合用药的优点：①促进术后康复、减轻患者的痛苦。②中草药价格低廉，各种剂型服用方便，一般无副作用。③丰富了治疗方法，为未达到手术指征的患者，提供了更多的选择，提高了玻璃体积血的治疗效果。

（二）实验研究进展

一项对 1413 例玻璃体积血的病因进行统计得出，致病原因前 3 位分别为增殖型糖尿病性视网膜病变（37.72%）、视网膜静脉阻塞（27%）及眼外伤（13.15%）。本研究发现，糖尿病性视网膜病变是 VH 最常见的致病因素。在糖尿病视网膜病变继发 VH 患者中的研究发现糖化血红蛋白（HbA1c）、载脂蛋白 B/载脂蛋白 A1（ApoB/ApoA1）及纤维蛋白原（FIB）是引起 VH 的独立危险因素，监测血糖、血脂、凝血功能，及时干预，可以使糖尿病病程进展得到延缓，降低 VH 的发生率。

VH 发生后，其积血可使玻璃体凝胶浓缩凝聚、液化及后脱离并刺激眼内细胞增生。此外，血液长期积聚在玻璃体内，可产生毒性物质，对视网膜造成损害，但有研究指出，其损害可恢复。一项动物实验表明，VH 发生后早期内玻璃体的变化较小（2～4 周），玻璃体混浊和凝固物在 4 周内随时间推移逐渐清除，但之后不可逆；玻璃体液化程度随着黏度的降低而增加；巨噬细胞趋化性诱导产生不完全的玻璃体后脱离（PVD），碱性成纤维细胞生长因子（bFGF）亦具有这一作用。此外，对于进行玻璃体切割手术的患者，在研究术中黄斑区微结构形态与术后早期视力的关系时，有研究提出感光细胞层中椭圆体带连续性（EZ）与术后早期最佳矫正视力密切相关，EZ 受损越严重，术后早期视力恢复越差，因此，医师可据此判断患者术后早期的视力情况。

彭清华等实验研究发现，活血通脉、利水明目的中药散血明目片能明显促进玻璃体积血的吸收、促进溶血、增强巨噬细胞的噬血能力、提高 SOD 活性、对玻璃体积血造成的玻璃体组织结构损害有一定的促进恢复作用；并能明显减少巨噬细胞对 IL-6、TNF-a 等炎性因子的释放，抑制其在玻璃体内的高表达，进而抑制由玻璃体积血所致 PVR 的发生，对视网膜具有保护性作用。

（三）研究热点

随着时代发展，人们对手术后的预期效果及其疗效可持续性的期望不断提高，目前玻璃体切除手术后玻璃体腔内可选择的填充物，如平衡盐液、消毒空气、长效气体、硅油等，在应用时各具有特点与缺陷，且均会加速白内障的发展，因此，寻找一种更加安全持久的仿生玻璃体替代品至关重要。此外，人们对使用药物来促进或取代机械玻璃体切割也具有一定的兴趣，此方面的研究重点主要集中于寻找裂解玻璃体视网膜界面、改变玻璃体结构或两者结合的酶。虽然出血较多的 VH 以往一般在保守治疗 3 个月无效时采取手术治疗，但目前针对手术时机的选择仍具有争议，因此，对于 VH 患者手术时机的抉择是目前研究的热点之一。一项在兔眼造模形成玻璃体积血的实验中发现，玻璃体积血后视网膜功能可发生轻度短暂损害，并且加速玻璃体后脱离（PVD）的形成，但视网膜功能在造模后 1 周基本恢复，并未因玻璃体积血而发生不可逆病变，但 PVD 的发生率于造模后约 2 周明显增多，提出此时间窗或为手术的适宜时机，但仍需综合考虑玻璃体积血的病因、程度、视功能及视网膜脉络膜功能等因素。

对于无手术指征的患者，可采用具有活血化瘀作用的方药有效促进积血的吸收。通过辨证论治、随证加减灵活组方，中药可提高视力预后，降低反复出血的机率，促进手术后的恢复。目前，中药方剂或中西医结合治疗 VH 多集中在临床疗效的观察上，针对其作用机制的动物实验研究较少。探究中药在玻璃体积血治疗中的具体机制、为中医药疗效提供更有力的证据亦是人们关注的要点。

三、古籍选录

1）《证治准绳·杂病·七窍门》："谓视瞳神不见其黑莹，但见其一点鲜红，甚则紫浊色也。""谓人自见目外有如蝇蛇旗旆，蛱蝶绦环等状之物，色或青黑、粉白、微黄者，在眼外空中飞扬撩乱，仰视则上，俯视则下也。"

2）《银海精微》："血灌瞳人者，因毒血灌入金井瞳人水内也，犹如水流入井中之状，清浊相混，时痛涩，红光满目，视物蒙蒙，如隔绢看物，若云雾中然。"

3）《张氏医通》："毒血灌入金井瞳神水内也，清浊相混，时痛涩，红光满目，蒙蒙如隔绢，看物若烟雾中。此证有三：若肝肾血热灌入瞳神者，多一眼先患，后相牵俱损，最难得退；有撞损血灌入者，虽甚而退速；有内障，失手拨著黄仁，瘀血灌入者。"

参考文献

李凤鸣，谢立信. 2014. 中华眼科学（第 3 版）［M］. 北京：人民卫生出版社.

彭清华. 2016. 中医眼科学（第 4 版）［M］. 北京：中国中医药出版社.

彭清华. 2019. 中西医结合眼科学［M］. 北京：人民卫生出版社.

项宇，刘晓清，姚震，等. 2019. 彭清华教授运用活血利水法治疗玻璃体积血的经验［J］. 中国中医眼科杂志，29（3）：225-227，232.

赵堪兴. 2018. 眼科学（第 9 版）［M］. 北京：人民卫生出版社.

庄曾渊，张红. 2016. 庄曾渊实用中医眼科学［M］. 北京：中国中医药出版社.

第五节 视瞻昏渺

视瞻昏渺，西医称为年龄相关性黄斑变性（age related macular degeneration，ARMD），又称"老年性黄斑变性"。是指中老年人出现的眼外观无异常，但视物昏蒙，且日渐加重，终致失明的眼病。该病名始见于《证治准绳·杂病·七窍门》，书中明确指出本病的发病年龄及视力随年龄日渐加重终致失明的特点，曰："若人年五十以外而昏者，虽治不复光明，盖时犹月之过望，天真日衰，自然日渐光谢。"

该病多发生于 50 岁以上的中老年人，常双眼患病，视力呈进行性损害。关于本病的病因，《审视瑶函·视瞻昏渺》谓"视瞻昏渺有多端，血少神劳与损元"。《审视瑶函·妄见》谓"精气乱，视误故惑……以长为短，以白为黑，颠倒错乱，神光暗，则精衰而视变矣。"所以老人肾虚精气亏损，精气衰而精气乱是该病的主要病机。现代医学研究表明年龄相关性黄斑变性可能与遗传因素、黄斑长期慢性光损伤、代谢及营养因素有关。临床上根据其眼底的病变分为干性和湿性2种类型。

一、治疗

（一）辨证论治

1. 脾虚湿困证

证候：黄斑区色素紊乱，玻璃膜疣形成，中心凹反光消失，或黄斑出血、渗出及水肿，视物昏蒙，视物变形；神疲乏力，头痛如裹，胸膈胀满，眩晕心悸，食少纳呆，大便溏薄；舌淡苔白，边有齿印，脉沉细无力。

辨证要点：以后极部视网膜多个玻璃膜疣、视物昏蒙、神疲乏力、食少纳呆、大便溏薄等全身症状及舌脉为本证要点。

治法：健脾利湿。

方药：参苓白术散（《和剂局方》）加减。水肿明显者，加泽兰、益母草以利水消肿。

2. 阴虚火旺证

证候：黄斑部可见大片新鲜出血、渗出和水肿，视物变形，视力突然下降；口干欲饮，潮热面赤，五心烦热，盗汗多梦，腰酸膝软；舌质红、苔少，脉细数。

辨证要点：以黄斑区大片新鲜出血、渗出和水肿，素体肝肾阴虚，五心烦热，盗汗多梦等全身症状及舌脉为本证要点。

治法：滋阴降火。

方药：生蒲黄汤（《中医眼科六经法要》）合滋阴降火汤（《审视瑶函》）加减。可于方中加三七粉、郁金以助活血化瘀；若出血日久不吸收者，可加丹参、泽兰、浙贝母等活血消滞；大便干结者，可加火麻仁以润肠通便。

3. 痰瘀互结证

证候：眼底可见黄斑区出血、渗出、水肿，瘢痕形成及大片色素沉着，视物变形，视力下降，病程日久；倦怠乏力，纳食呆，头痛眩晕，胸部胀闷不适；舌暗红有瘀斑、苔薄，脉弦滑。

辨证要点：以眼底检查可见黄斑区出血、渗出、水肿，瘢痕形成及大片色素沉着，头痛眩晕，胸部胀闷不适等全身症状及舌脉为本证要点。

治法：化痰软坚，活血明目。

方药：化坚二陈丸（《医宗金鉴》）加减。常加丹参、川芎、牛膝等活血通络；瘢痕明显者，可加浙贝母、鸡内金以软坚散结。

4. 肝肾两虚证

证候：眼底可见黄斑区陈旧性渗出，中心凹光反射减弱或消失，视物模糊，视物变形；常伴有头晕失眠或面白肢冷，精神倦怠，腰膝无力；舌淡红、苔薄白，脉沉细无力。

辨证要点：以后极部视网膜色素紊乱或陈旧性渗出，腰膝酸软，头晕失眠等全身症状及舌脉均为本证要点。

治法：补益肝肾。

方药：四物五子丸（《审视瑶函》）或加减驻景丸（《银海精微》）加减。

（二）针灸治疗

1）体针：主穴选睛明、球后、承泣、瞳子髎、攒竹、风池；配穴选完骨、百会、合谷、肝俞、肾俞、脾俞、足三里、三阴交、光明。每次选主穴 2 个，配穴 2～4 个，根据辨证补泻，每日 1 次，留针 30 min，10 d 为 1 个疗程。

2）耳针：取眼、目 1、目 2、耳中、肝、肾、神门，用磁珠贴压，每日按压 3 次，每穴按压 1 min，力度以有疼痛感而不弄破皮肤为佳。每次一耳，两耳交替，每星期换贴 2～3 次。

（三）其他治疗

常用中成药

1）参苓白术丸：口服，每次 6 g，每日 3 次。本方补脾胃、益肺气，适用于视瞻昏渺、脾虚湿困证。

2）知柏地黄丸：口服，水蜜丸每次 6 g，小蜜丸每次 9 g，大蜜丸每次 1 丸，每日 2 次。本方滋阴降火，适用于视瞻昏渺、阴虚火旺证。

3）血府逐瘀胶囊：口服，每次 6 粒，每日 2 次。本方活血祛瘀、行气止痛，适用于视瞻昏渺、痰瘀互结证。

4）杞菊地黄丸：口服，水蜜丸每次 6 g，小蜜丸每次 9 g，大蜜丸每次 1 丸，一日 2 次。本方滋肾养肝，适用于视瞻昏渺、肝肾两虚证。

（四）西医治疗

1）口服药物：适用于本病干性者，补充微量元素如锌、铜、铁及维生素，可口服维生素 C、维生素 E、β 类胡萝卜素、叶黄素等，以保护视细胞。

2）激光治疗：激光光凝疗法适用于具有中心凹外 200 μm 典型性 CNV 的湿性年龄相关性黄斑变性患者，光动力疗法（photodynamic therapy，PDT）和 810 nm 红外激光经瞳孔温热疗法（transpupillary therapy，TTT），适用于具有中心凹下和旁中心凹 CNV 的湿性年龄相关性黄斑变性患者。

3）玻璃体腔注射：目前临床常用的治疗湿性 ARMD 的方法是玻璃体内注射抗血管内皮生长因子（vascular endothelial growth factor，VEGF）药物，通过抑制 VEGF 发挥作用，疗效好。

4）手术治疗：出血量大或玻璃体积血者可行玻璃体切除术。但术后仍然要根据实际情况进行抗新生血管药物等治疗。

二、研究进展与热点

（一）临床研究进展

1. 中医临床研究进展

本病病位主要涉及肝、脾、肾，证属本虚标实，以肝肾两虚、脾气虚弱为本，痰浊、瘀血、水湿为标。韦企平教授把该病概括为肝肾不足、精亏血瘀型，脾虚气弱、气不摄血型，肝脾失调、痰瘀互阻型 3 型，分别予以滋阴补肾汤、补中益气汤、血府逐瘀汤加减方以滋肾养肝、健脾益气、活血化瘀。庄曾渊教授从精气血津液辨证分期论治 ARMD，认为精气亏损证，多见于 ARMD 早期，治以补肾填精，方以五子衍宗丸合四物汤或杞菊地黄丸；气液失调证，治以舒畅三焦、行气利水散滞，方以小柴胡汤合当归芍药散加减；络伤血溢证，治以凉血止血、益气利湿，方以生蒲黄汤加减；痰瘀互结证，多见于湿性晚期 ARMD，治以活血化瘀、软坚散结，方以化坚二陈汤合升降散加减。ARMD 目前依然是眼科的疑难病症之一，中医辨证治疗 ARMD 研究有待进一步深入探讨。

目前针刺疗法在 ARMD 中的研究较为广泛，研究发现针刺攒竹、翳明，配合用快刺法刺激肝俞、脾俞、肾俞治疗 ARMD 能改善黄斑视网膜结构，可降低黄斑部神经纤维层（macular nerve fiber layer，MNFL）、视网膜神经上皮层（retinal neurepithelium layer，RNL）及色素上皮/脉络膜毛细血管复合层（pigment epithelium and choroid capillary composite layer，PECCL）厚度。现代医学认为黄斑部无血管，依赖周围组织供氧，因此对缺血缺氧十分敏感。针灸可以疏通经络，调节气血，平衡阴阳，针刺眼周穴位，可以促进眼部的血液循环，改善眼部供血，提高黄斑的功能。研究指出：针刺治疗 ARMD 的患者黄斑区中心凹厚度、最佳矫正视力以及自觉症状明显改善，血清中 VEGF、血小板源性生长因子（platelet-derived growth factor，PDGF）等诱导新生血管生成的因子水平降低，抑制新生血管生成的因子内皮抑素（endostatin，ES）水平升高。根据“腧穴所在，主治所在”，在近部穴位进行针刺操作会显著提高邻近部位皮肤血流灌注量，从而清除局部的代谢产物，故通常选用眼周局部穴位如太阳、攒竹、承泣、风池、翳明以促进眼局部气血运行，改善视功能。

2. 中西医结合临床研究进展

研究证实，中西医联合治疗 ARMD 往往产生协同效应，单纯使用抗 VEGF 药物治疗 ARMD，部分患者应答比较差，甚至出现无应答情况，且病情易反复，注射频次增加，费用昂贵；而中药具有多成分、多通路、多靶点的药理作用特点，具有通过抗炎、抗氧化、调节免疫、抑制 CNV 形成等作用，以延缓疾病的发展。中药联合玻璃体腔内注射抗 VEGF 药物治疗 ARMD 可以改善眼底病变，降低黄斑中心凹厚度、抑制 CNV 形成，减少抗 VEGF 药物注射频次，明显提高临床疗效。中药联合 TTT 治疗 ARMD 可显著降低基质金属蛋白酶 2（matrix metalloproteinase 2，MMP-2）表达水平，同时促进 VEGF、碱性成纤维细胞生长因子（basic fibroblast growth factor，bFGF）的下调，色素上皮衍生因子（pigment epithelium-derived factor，PEDF）的上调，促使 CNV 消退，临床疗效突出。中药联合 PDT 在促进黄斑水肿消退、CNV 闭合、临床总体疗效及复发率方面优于单纯 PDT 治疗。

（二）实验研究进展

ARMD 的发病因素与种族、遗传、吸烟、高血压、高脂高糖饮食等密切相关。该病的发病机制目前尚未明确，涉及了氧化应激、免疫炎症、自噬、基因、血管生成和异常的细胞外基质途径等诸多方面。体外 ARPE-19 细胞实验证实：驻景丸的有效成分异鼠李素可保护视网膜色素上皮细胞免受氧化应激，通过激活 PI3K-Akt 信号通路减少细胞凋亡，为阐释驻景丸治疗 AMD 的作用机制提供了新思路。动物实验表明滋阴明目丸能显著提高眼组织中一氧化氮（nitric oxide，NO）含量，提高一氧化氮与内皮素（endothelin，ET）的比值，可有效调节血管内皮细胞释放血管活性物质，改善血管的舒缩功能，扩张血管，改善微循环，增加血流，延缓细胞衰老，对于 ARMD 有潜在治疗作用。

视网膜色素上皮（retinal pigment epithelium，RPE）位于感光细胞和脉络膜毛细血管层之间，参与构成血-视网膜外屏障。长期氧化应激刺激下，RPE 代谢功能衰退，吞噬外节盘膜的功能衰退，残余物质形成脂褐质增多，堆积形成玻璃膜疣，继而 Bruch 膜和 RPE 变性，脉络膜毛细血管萎缩，视网膜下新生血管形成。因此，抑制氧化应激是保护 RPE 细胞、维持视功能的重要途径。

炎症反应参与了 ARMD 的发生发展过程。其中，核苷酸结合寡聚化结构域样受体家族 pyrin 结构域蛋白 3（nucleotide-binding oligomerization domain-like receptor family，pyrin domain-containing 3，NLRP3）炎症小体活化、补体级联途径介导、模式识别受体激活以及细胞因子与炎症细胞网络调控等机制与 ARMD 的发病密切相关。诸多诱因可介导 RPE 细胞释放大量炎症介质，从而启动炎症级联反应，诱导 ARMD 的发生发展。

（三）研究热点

研究表明中药提取物如连翘提取物连翘苷、茶叶提取物茶多酚、水蛭提取物、蛴螬提取物、枸杞子、熟地黄和芍药提取物，具有抗氧化、抗炎、抗细胞凋亡等作用。研究证实菊花提取液对视网膜光损伤具有一定的保护作用，增加了体内抗氧化物质的产生，并减少了视网膜细胞的凋亡，未来有可能成为一种预防性药物用于治疗 AMD。此外，从黄连、黄柏等中药中提取的小檗碱可通过激活 AMPK 途径保护 RPE 细胞免受氧化应激，在 AMD 治疗中具有潜在作用。

对于干性 ARMD，除了补充微量元素、维生素外，干细胞移植是近年研究热点。将干细胞衍生的 RPE 细胞移植到视网膜下不仅能改善视觉功能，还能长期保护视锥和视杆细胞。目前主要有人类胚胎干细胞、诱导多能干细胞和成体干细胞 3 种类型。一项 Ⅰ 期、Ⅱ 期临床试验评估了胚胎干细胞衍生的 RPE 细胞（MA09-hRPE）移植到视网膜下对地图样萎缩，患者的治疗效果，结果显示，9 例患者中有 6 例患者的最佳矫正视力改善至少 11 个字母。

对于湿性 ARMD，免疫疗法是一种新兴疗法，是一种通过刺激或抑制免疫反应来治疗疾病的方法，抑制早期阶段 ARMD 病理途径，恢复免疫稳态以阻止疾病进展。Rho 相关激酶抑制剂如利帕舒地尔，可抑制 Rho 激酶 1（rho-associated kinases，ROCK1）、Rho 激酶 2（rho-associated kinases，ROCK2）和 miR-136-5p 的表达水平，降低 NLRP3、IL-1β 等水平，从而延缓疾病进展。最近研究较多的是靶向整合素，特别是精氨酰甘氨酰天冬氨酸（RGD）结合整合素，这些整合素在眼睛组织中表达，参与炎症、血管渗漏、血管生成和纤维化，整合素受体拮抗剂如 THR-687、SF-0166、ATN-161 等正在进行临床研究，有可能成为治疗湿性 ARMD 的新靶点。

近年来，基因治疗成为 ARMD 的研究热点之一。RGX-314（目前称为 ABBV-RGX-314）是一种腺相关病毒血清型 8 载体，表达抗 VEGF-A 抗原结合片段，该片段在单次视网膜下注射后提供持续 VEGF-A 抑制的潜力。因此，寻找缩短注射间隔时间抑或是长期、持续抑制 VEGF 家族配体的治疗方法仍是研究热点。GT005 是一种一次性基因疗法，旨在通过增加补体因子 I 蛋白的产生来恢复补体系统的稳态。GT005 通过玻璃体腔注射治疗 GA 患者的安全性和有效性目前正在进行Ⅱ期临床试验，表现出了明确的安全性。

三、古籍选录

1）《证治准绳·杂病·七窍门》："若人年五十以外而昏者，虽治不复光明，盖时犹月之过望，天真日衰，自然日渐光谢。""有神劳，有血少，有元气弱，有元精亏而昏渺者。""目内外别无证候，但自视昏渺蒙昧不清也。"

2）《审视瑶函·视瞻昏渺》："视瞻昏渺有多端，血少神劳与损元。"

3）《审视瑶函·妄见》："精气乱，视误故惑……以长为短，以白为黑，颠倒错乱，神光暗，则精衰而视变矣。"

4）《诸病源候论》卷二十八："目暗不明候""目茫茫候。"

参考文献

彭清华. 2016. 中医眼科学（第 4 版）［M］. 北京：中国中医药出版社.

赵堪兴. 2018. 眼科学［M］. 北京：人民卫生出版社.

第六节 络阻暴盲

络阻暴盲，西医称为视网膜动脉阻塞（retinal artery occlusion，RAO），属眼科急症之一，是指患眼外观正常，猝然一眼或双眼视力急剧下降，以视网膜可见典型的缺血性改变为特征的致盲性眼病，若不及时治疗可能会导致永久的视力损害。本病老年人发病率较高，且多单眼发病，男性发病率略高于女性。高血压、脑梗死、肥胖、吸烟、高血脂、糖尿病、动脉粥样硬化、血管炎症、肠道菌群紊乱等均是 RAO 的危险因素。临床根据起病快慢可分为视网膜动脉急性血流阻塞和视网膜中央动脉慢性供血不足（眼缺血综合征）。视网膜动脉急性血流阻塞又可根据阻塞部位不同分为视网膜中央动脉阻塞（central retinal artery occlusion，CRAO）、视网膜分支动脉阻塞（branch retinal artery occlusion，BRAO）、睫状视网膜动脉阻塞、视网膜毛细血管前微动脉阻塞（棉绒斑）。由于视网膜中央动脉阻塞时神经纤维层缺血，易导致永久的视力损伤，故 CRAO 最为严重，每年发病率约 1/100000。

视网膜动脉阻塞中医称之为“络阻暴盲”或“落气眼”，属内障眼病范畴，古代医家常按“暴盲”论治。“络阻暴盲”首次记载于《临床必读》。对本病特点记载较为准确的是《抄本眼科》中：“不害疾，忽然眼目黑暗，不能视见，白日如夜”，说明本病发病急骤、视力骤降的特点。《银海指南》谓：“属相火上炎，真水不能制之”，认为本病由肝肾阴虚、肝阳上亢引起。《审视瑶函》中提到：“夫目之有血，为养目之源，充和则有发生长养之功，而目不病；少有亏滞，目病生矣”，明确指出血行瘀滞，目窍瘀塞，脉道不通则出现视物不明。明代王肯堂在《证治准绳·杂病·七窍门》中记载：“乃痞塞关格之病。病于阳伤者，缘忿怒暴悖，恣酒嗜辣，好燥腻，及久患热病痰火，人得之则烦躁烦渴。病于阴伤者，多色欲悲伤，思竭哭泣太频之故，患则类中风，中寒之状”，说明外感六淫、七情、饮食、体质等因素可致气血阴阳失和，目络瘀血阻滞，目窍失于濡养，从而引发暴盲。

一、治疗

（一）辨证论治

1. 气滞血瘀证

证候：眼外观端好，骤然盲无所见、眼底表现符合本病特征、烦躁易怒，头目胀痛，胸胁胀满；舌暗有瘀点，脉弦细或涩。

辨证要点：以骤然盲无所见，眼底表现符合本病特征，头目胀痛等全身症状及舌脉为本证要点。

治法：行气活血，通窍明目。

方药：通窍活血汤（《医林改错》）加减。胸胁胀满甚者，宜加陈皮、柴胡、郁金、青皮以行气解郁；头目胀痛甚者，加天麻、石决明、羌活、白芷以平肝止痛；失眠多梦者，加夜交藤、酸枣仁、柏子仁以养心安神；视网膜水肿甚者，加泽兰、益母草、车前子以活血利水。

2. 痰热上壅证

证候：眼外观端好，骤然盲无所见，眼底表现符合本病特征；形体肥胖，头眩而重，口苦口腻，咳痰黄稠，心胸烦闷；舌红、苔黄腻，脉弦滑。

辨证要点：以骤然盲无所见、眼底表现符合本病特征、口苦口腻、咳痰黄稠等全身症状及舌脉为本证要点。

治法：清热涤痰，活血开窍。

方药：涤痰汤（《济生方》）加减。若兼见舌暗红，舌底络脉粗大者，方中可酌加地龙、郁金、牛膝、泽兰之类以活血通络；若热象明显者，方中去人参、生姜、大枣，酌加黄芩、黄连、竹沥以清热涤痰。

3. 肝阳上亢证

证候：眼外观端好，骤然盲无所见，眼底表现符合本病特征；急躁易怒，五心烦热，头目胀痛或眩晕时作，面赤烘热，失眠多梦，口苦咽干；舌红，少苔，脉弦细或数。

辨证要点：以骤然盲无所见、眼底表现符合本病特征、急躁易怒，头目胀痛或眩晕时作等全身症状及舌脉为本证要点。

治法：滋阴潜阳，活血通络。

方药：天麻钩藤饮（《杂病证治新义》）加减。若心悸健忘、失眠多梦者，加珍珠母、煅龙骨、煅牡蛎之类以镇静安神；五心烦热者，加知母、黄柏、牡丹皮以清热凉血；头目胀痛甚者，加白芷、蔓荆子、菊花、桑叶以清利头目；腰膝酸软明显者，酌加牛膝、杜仲、桑寄生、熟地黄、菟丝子等补益肝肾。

4. 气虚血瘀证

证候：发病日久，视物昏蒙，视盘色淡，视网膜动脉呈白色线状，视网膜水肿；精神困倦，面色萎黄，少气懒言，胸胁刺痛；舌淡暗或有瘀斑，苔白，脉细涩或结代。

辨证要点：以发病日久、视物昏蒙、视盘色淡、视网膜动脉呈白色线状、视网膜水肿、少气懒言、胸胁刺痛等全身症状及舌脉为本证要点。

治法：益气养血，化瘀通脉。

主方：补阳还五汤（《医林改错》）加减。若精神困倦，面色萎黄明显者，加党参、黄精、熟地黄、菟丝子等益气养血；视网膜色淡者，加枸杞子、楮实子、菟丝子、女贞子等益肾明目；久病情志抑郁者，加柴胡、白芍、青皮、郁金以疏肝解郁。

（二）针灸治疗

1）体针：主穴选睛明、攒竹、球后、承泣、太阳、四白、风池、合谷，配穴选足三里、血海、三阴交、丰隆、曲池、百会、太冲、气海、关元。每日一次，或隔日一次，每次选眶周穴位3～5个，远端穴位2～3个，平补平泻，留针15～20 min，10次为1个疗程。

2）耳针：取肝、胆、脾、肾、心、耳尖、目1、目2、眼、脑干、神门等穴，交替针刺，针刺与耳豆压丸相结合，10次为1个疗程。

3）头针：取穴视区，针尖向下刺入头皮第三层辐状腱膜后，平行皮肤进针4 cm，快速旋转针体，或可留针2 h，10次为一个疗程。

4）穴位放血：于太阳、百会、大椎、肝俞、膈俞、太冲等穴位消毒后行三棱针点刺放血，一周1～2次，14 d为1个疗程。

5）穴位注射：灵光针（复方樟柳碱注射液），双太阳穴注射，各1 mL。

（三）其他治疗

1. 常用中成药

1）复方丹参滴丸：口服，每次10丸，每日3次。本方行气活血，适用于络阻暴盲气滞血瘀证。

2）速效救心丸：舌下含服，每次10～15丸，每日3次。本方行气活血，适用于络阻暴盲气滞血瘀证。

2. 复方丹参注射液电离子导入治疗

3. 其他

葛根素注射液、血栓通注射液等改善微循环药物加入 0.9%氯化钠注射液或 5%葡萄糖注射液中静脉滴注。

（四）西医治疗

1）降低眼压：按摩眼球（至少 15 min），或行前房穿刺，或口服乙酰唑胺。

2）吸氧：95%O_2 和 5%CO_2 混合气体吸入可缓解视网膜缺氧状态并可扩张血管。

3）血管扩张剂：吸入亚硝酸异戊酯，每次 0.2 mL，每 1～2 h 吸 1 次，连用 2～3 次；或舌下含服硝酸甘油，每次 0.3～0.6 mg，每日 2～3 次；或球后注射妥拉唑啉 12.5 mg 或阿托品 1 mg，每日或隔日 1 次。

4）静脉溶栓：对于在 4.5 h 内就诊且无颅内出血或全身性出血的患者，静脉注射组织型纤溶酶原激活剂（tPA）可以改善远期预后。最常用药物为阿替普酶（0.9 mg/kg，前 1 min 给药 10%，剩余药物缓慢静注 59 min）。但是，至今没有足够的静脉注射 tPA 治疗 RAO 的随机临床试验。

5）动脉内溶栓：通过超选择性微导管置管技术将 tPA 直接注入眼动脉内，进行眼动脉内溶栓，理论上可减少全身并发症，但会增加动脉夹层和血栓栓塞的发生风险。

6）其他：高压氧治疗、血小板抑制剂、营养神经支持疗法等。

二、研究进展与热点

（一）临床研究进展

1. 中医临床研究进展

本病主要病机为眼内血络瘀阻，可能因暴怒或忧思等情志不畅导致气滞血瘀；或嗜食肥甘厚腻、辛辣刺激食物，痰热内生致血脉闭塞；或年老肝肾阴虚，阴虚阳亢，血气并逆，瘀滞脉络；或病久心气亏虚，气不行血致目络瘀阻。中医治疗该病多以通窍活血为基本治则，兼以其他治法辨证论治。目前，常用的辨证治疗方法有以下 4 种：通窍活血配合疏肝理气之品治疗络阻暴盲气滞血瘀证；通窍活血配合清热化痰之品治疗络阻暴盲痰热上扰证；通窍活血配合滋补肝肾、平肝潜阳之品治疗络阻暴盲肝阳上亢证；通窍活血配合益气升阳之品治疗络阻暴盲气虚血瘀证，结合患者全身症状加减化裁，达到标本兼治的效果。彭清华等采用中药为主治疗视网膜中央动脉阻塞 13 例，根据患者的全身症状，辨证分为以下两型：气滞血瘀证者，治以理气解郁，活血利水，通窍明目，方用血府逐瘀汤加减；气虚血瘀证者，治以益气活血利水，通窍明目，方用补阳还五汤加减。在内服中药的同时，均配合球后注射归红注射液并按摩眼球。经治疗后，患者视野扩大，视网膜水肿混浊吸收，黄斑部樱桃红消失，荧光素眼底血管造影复查发现其视网膜循环时间明显缩短。

临床上，对视网膜动脉阻塞单独行针刺疗法的研究较少，往往与其他疗法相结合。针灸疗法常选用足厥阴肝经、足太阳膀胱经、足少阳胆经、足阳明胃经相关穴位。具体取穴：睛明、攒竹、球后、太阳、鱼腰、光明、瞳子髎、风池、承泣、四白、合谷等。每次选眶周穴位 3～5 个，远端穴位 2～3 个，留针 15～20 min，每日或隔日 1 次，10 次为 1 个疗程。若肝郁气滞明显加期门、章门、太冲、蠡沟以疏肝理气；若痰热上扰明显加丰隆、阴陵泉、曲池、内庭；若肝肾阴虚明显加太溪、照海、然谷、曲泉补益肝肾；若阳气亏虚明显加气海、关元、足三里、脾俞、百会益气升阳。研究指出：针刺可通过穴位刺激加快信号在视皮层的传输速度，加强大脑对视觉信号的反应强度，还能改善视网膜血管微循环，改善视网膜缺血缺氧状态，有利于神经纤维的修复，从而促进本病向好的方向发展。

2. 中西医结合临床研究进展

视网膜动脉阻塞一旦发生即可造成严重的视力损害，对患者的生活质量造成严重影响。西医治疗 CRAO 多采用药物保守治疗（调节眼内压、扩张血管等），治疗后患者视力恢复率仅 7.4%。部分文献支持使用微导管进行超选择眼动脉溶栓术，若眼动脉狭窄明显可考虑将微导管置于颈内动脉、眼动脉起始处或颈外动脉溶栓。发病到介入手术的时间是影响患者预后的重要因素，在发病后 4.5 h 内注射溶栓药物，其临床恢复率为 50%。然而，由于公众认知不足，CRAO 患者从出现症状到就诊的时间平均为 852 min（14.2 h），往往超过了治疗时间窗，预后较差。此外，部分文献报道应用 Nd：YAG 激光治疗 RAO 取得了一定的疗效。Nd：YAG 激光为红外光，无热损伤，当选择较低能量击射动脉栓子时，可利用其机械作用使栓子破碎而不伤及动脉管壁，较少引起血管内皮损伤和血栓形成等并发症，临床安全性相对较高。在治疗 RAO 时应根据患者病情及全身状况为其选取最佳治疗手段以争取最大程度地挽救视力。在西医治疗基础上，中医药可从整体观念出发，对机体进行辨证论治，运用行气活血、通窍明目、滋阴潜阳、益气养血等方药均取得了较好的疗效，这可能与中医药具有抗凝、解除动脉痉挛、改善视网膜微循环、提高组织对缺氧的耐受性等作用有关。

中西医结合治疗的优点：①中医从整体观念出发，对机体进行辨证论治；②中草药具有多靶点效应且覆盖疾病多条“信号通路”等优势，治疗复杂疾病具有极大的潜能；③中西医结合治疗对 RAO 患者视功能的恢复较单纯西医治疗疗效明确，为超过治疗时间窗的患者及西医放弃治疗的患者提供了新方法。

（二）实验研究进展

目前，RAO 相关的实验研究以西医为主。临床研究发现，RAO 患者患有无症状同侧颈动脉斑块的风险增加。动脉粥样硬化是一种慢性炎症状态，血栓形成和炎症相互关联。中性粒细胞与淋巴细胞比率（neutrophil to lymphocyte ratio，NLR）作为一种炎症性疾病的检测方法，可预测多种疾病的发生、发展、预后及疗效，临床已观察到急性冠状动脉综合征、多种恶性肿瘤患者的 NLR 与疾病活动和预后有关。同样，血小板与淋巴细胞比值（platelet to lymphocyte ratio，PLR）作为一种公认的炎症生物标志物，与冠状动脉粥样硬化的严重程度密切相关。秦光浩等临床研究发现外周血炎症标志物如 NLR、PLR、单核细胞与高密度脂蛋白比值（monocyte to high-density lipoprotein ratio，MHR）与视网膜动静脉阻塞相关，且相对于视网膜静脉阻塞，RAO 患者的 NLR 和 PLR 更为显著，提示 NLR 和 PLR 可作为 RAO 的炎症生物标志物。研究表明，CRAO 出现 240 min 会导致不可逆的视网膜损伤。蔡善君等采用孟德尔随机化方法研究体重指数（body mass index，BMI）与 CRAO 之间的潜在因果关系，结果显示 BMI 水平升高显著增加了男性发生 CRAO 的风险，这一研究为 BMI 水平升高的无症状者提供了有效的 CRAO 预防策略。

（三）研究热点

1. 中医疗法

目前中医多基于络脉理论治疗 RAO。“诸脉者皆属于目”，络脉与目密切相关，络病理论广泛应用于诊治目系疾病，RAO 亦属于络病范畴。临床上 RAO 患者多具有高血压病、糖尿病、高脂血症等慢性病史，络虚不荣是本病的发病基础。人体正气亏虚，气虚鼓动无力，气血水运化失调，邪瘀互结阻滞目络，日久目窍失于荣养，则视物不清甚至盲无可见。因此，临床治疗 RAO 多从通络入手，常用补阳还五汤、通窍活血汤等方剂，重视辛味药、虫类药、藤类药、补虚通络类中药的应用，但目前尚缺乏相关循证医学研究。

2. 中西医结合疗法

目前临床多采用中西医结合疗法治疗 RAO，除常规西医治疗外，常配合中药汤剂或中药汤剂联合中医针刺，取得了一定的疗效。如谢立科、郝晓凤团队认为 RAO 病位在眼底脉络，因目窍失养，津液不行，故病变区视衣水肿；气机停滞，目窍阻闭，神光发越不得，故猝然盲而不见，故总结本病主要病机为窍道不通、脉络瘀阻，提出以通窍活血明目为主要治则，并根据患者全身情况辅以益气、行气，临床采用通窍活血明目法治疗 RAO。该法具体包括：①急行前房穿刺术。②吸氧，2 L/ min，每日 6 h。③改善循环：丹参多酚酸盐注射液联合血栓通注射液静脉滴注，每日 1 次。④自拟通窍活血明目方：主要药物组成为桃仁、川芎、红花、赤芍、地龙、干姜、石菖蒲、黄芪、甘草、麝香（冲服）等。⑤中医针刺：主穴选用睛明、攒竹、鱼腰、丝竹空、承泣，配穴选用四白、百会、风池、合谷、瞳子髎、太阳、太冲、三阴交、足三里，每次主穴选取 2～3 个，配穴选取 4～5 个，上下及近远端配合选穴，交替应用，每日 1 次，每次 30 min。⑥营养神经：肌肉注射腺苷钴胺。临床观察发现，此方案总有效率达 86.5%，且不受性别、年龄、疾病类型及病程的影响。治疗 7 d、21 d 时患者最佳矫正视力与治疗前及前房穿刺后比较均提高，差异具有统计学意义。本方案既能快速恢复 RAO 患者眼部血液循环，又可缓解全身症状，对发病时间超过西医治疗时间窗的患者依然有效，体现了中西医结合治疗 RAO 的优势。

此外，由于 RAO 发病急骤，有效救治时间窗短，诊断主要依靠典型病史与眼底改变等临床特征，一旦确诊即行急救处理，很少再进行其他的眼部辅助检查。目前，评估视网膜血管性病变的“金标准”是荧光素眼底血管造影检查，但该检查有创、检查时间长、操作复杂且对有过敏史者不适用。光学相干断层扫描血管成像（optical coherence tomography angiography，OCTA）作为新型的检查手段，具有非侵入性、检查时间短、可分层量化血流等优点，能在发病第一时间同时获得双眼视网膜血流密度和视网膜厚度等相关指标，被尝试应用于多种疾病的诊断与随访研究中。RAO 患者 OCTA 影像特征主要为阻塞动脉供血区视网膜内层增厚和反射增强，外丛状层带有不同程度的增宽，黄斑区拱环破坏，毛细血管分布不均。

三、古籍选录

1）《证治准绳·杂病·七窍门》：“暴盲，平日素无他病，外不伤轮廓，内不损瞳神，倏然盲而不见也。”

2）《眼科金镜》：“况思之过者则气结，气结则血聚，血聚则经络郁，经络郁则不能统精血上荣输纳，目病即生焉。”

3）《审视瑶函》：“暴盲似祟最跷蹊，蓦地无光总不知，莫道鬼神来作孽，阴阳关格与神离。此症谓目平素别无他症，外不伤于轮廓，内不损乎瞳神，倏然盲而不见也。其故有三：曰阴孤，曰阳寡，曰神离。乃闭塞关格之病。能保养者，治之自愈。病后不能养者，成痼疾；其症最速而异，人以为魔魅鬼神为祟之类。泥于祈祷，殊不知急治可复，缓则气定而无用矣。”

参考文献

彭清华. 2019. 中西医结合眼科学［M］. 北京：人民卫生出版社.

彭清华. 2021. 中医眼科学（第 5 版）［M］. 北京：中国中医药出版社.

袁航，谢立科，罗傑，等. 2022. 前房穿刺联合通窍明目法治疗超过 12 h 视网膜动脉阻塞气滞血瘀型患者 51 例临床观察［J］. 中医杂志，63（22）：2135-2140.

赵堪兴. 2018. 眼科学（第 9 版）［M］. 北京：人民卫生出版社.

第七节 络瘀暴盲

络瘀暴盲，西医称本病为视网膜静脉阻塞（retinal vein occlusion，RVO），是由不同原因引起的视网膜静脉部分或完全阻塞，导致视网膜静脉系统血液回流障碍，进而表现为视网膜静脉扩张和视网膜出血的视网膜血管性疾病。黄斑水肿（macular edema，ME）是导致视力下降的直接原因。阻塞可以是完全性或不完全性，完全性阻塞可产生视网膜大面积缺血（称为“缺血型”），进而引起视网膜和（或）眼前节（包括虹膜和房角）新生血管（neo vascularization，NV）形成；晚期可发生玻璃体积血、视网膜脱离和新生血管性青光眼（neovascular glaucoma，NVG）。依据静脉阻塞发生的位置，RVO 可分为视网膜中央静脉阻塞（central retinal vein occlusion，CRVO）（静脉阻塞发生在视盘后）和视网膜分支静脉阻塞（branch retinal vein occlusion，BRVO）（静脉阻塞发生在分支血管）。

视网膜静脉阻塞，因其多表现为眼外观端好而视力下降，与古籍中“目忽暴盲不见物”描述的“暴盲”相似，如《审视瑶函·暴盲症》中首次将“暴盲”作为独立病名进行专篇论述，谓之“暴盲似祟最跷蹊，蓦地无光总不知，莫道鬼神来作孽，阴阳关格与神离。此症谓目平素别无他症，外不伤于轮廓，内不损乎瞳神，倏然盲而不见也”。视网膜静脉阻塞在中医归于“暴盲”“络瘀暴盲”、“目衄”等范畴。《证治准绳·杂病·七窍门》将该病的病机概括为：“病于三曰，曰阳寡，曰阴孤，曰神离，乃痞塞关格之病”。视网膜静脉阻塞可因情志内伤，肝气郁滞，瘀阻脉络，郁而化热，热伤血络，迫血妄行，以致血溢脉外；或因年老体虚，肝肾阴亏，肝阳上亢，气血上逆，血不循经而外溢；或因劳神思虑，暗耗气血，目络失于气血濡养，气不摄血，血不循经而外溢。《银海指南·肾经主病》指出该病“相火上炎，真水不能制之”，证属虚实夹杂，痰瘀、虚火为实，肝肾阴亏为虚。

本病多见于中老年患者，但亦有年轻患者发病，多单眼发病，病程一般较长。原发性 CRVO 多与 Virchow 三要素（血管壁损伤、血液瘀滞和高凝血症）有关，BRVO 多与动静脉交叉部的动脉硬化有关。动脉粥样硬化、高血压、高血脂、糖尿病、凝血异常、短眼轴、青光眼、解剖因素等均是 RVO 的危险因素。

一、治疗

（一）辨证论治

1. 血热伤络证

证候：眼外观端好，视力突然下降，眼底视网膜可见火焰状出血，沿静脉分布，血色鲜红，常有棉絮样斑块渗出；伴胸胁满痛，烦躁易怒，面红耳赤，头晕，口苦咽干；舌质红、苔黄，脉弦数。

辨证要点：以视力突然下降、眼底见火焰状出血、血色鲜红、烦躁易怒，面红耳赤等全身症状及舌脉为本证要点。

治法：清热凉血，止血活血。

方药：宁血汤加减（《中医眼科学》）。出血初期舌红脉数者，可加荆芥炭、大蓟以凉血止血、小蓟；眼底出血较多，血色紫暗者，可加生蒲黄、茜草、郁金以化瘀止血；视网膜水肿明显者，可加益母草、薏苡仁、车前子以活血利水。

2. 气滞血瘀证

证候：视物模糊，眼底有暗红色出血，视盘边界模糊、水肿，常被出血覆盖。动脉变细，多有硬化，静脉扩张、迂曲，视网膜黄斑水肿，有星芒状渗出或有黄斑囊样水肿；伴眼胀头痛，胸胁胀痛，或情志抑郁，食少嗳气；舌红有瘀斑、苔薄白，脉弦或涩。

辨证要点：以视物模糊、眼底暗红色出血、眼胀头痛、胸胁胀痛或情志抑郁等全身症状及舌脉为本证要点。

治法：理气解郁，化瘀止血。

方药：血府逐瘀汤（《医林改错》）加减。出血较多，血色紫暗者，可加生蒲黄、茜草、三七以化瘀止血；视盘充血水肿，视网膜水肿明显者，可加泽兰、益母草、车前子以活血利水；失眠多梦者，可加珍珠母、夜交藤以养心安神。

3. 痰瘀阻络证

证候：眼外观端好，视力突然下降，眼底视网膜可见火焰状出血，沿静脉分布，血色暗红，静脉扩张、迂曲，视网膜水肿，有星芒状渗出、棉絮样斑块渗出，黄斑囊样水肿，或伴新生血管或纤维增生；伴脘闷食少，口渴，不喜饮，舌质暗、有瘀斑、苔腻，脉弦涩。

辨证要点：以视力突然下降，眼底暗红色出血，眼底可见暗红色出血，星芒状渗出、棉絮样斑块渗出，黄斑囊样水肿，脘闷食少、口渴但不喜饮等全身症状及舌脉为本证要点。

治法：清热除痰，化瘀通络。

方药：桃红四物汤合温胆汤（《医宗金鉴》《三因极一病证方论》）加减。出血较多，血色紫暗者，可加生蒲黄、茜草以化瘀止血；视盘充血水肿，视网膜水肿明显者，可加泽兰、益母草、车前子以活血利水；失眠多梦者，可加珍珠母、夜交藤以养心安神。

4. 气血亏虚证

证候：视力下降，迁延日久，视网膜色泽秽浊，出血部分吸收，血色暗黑，血管闭塞呈白线状；伴身倦懒言，气短乏力，头晕耳鸣；舌质暗淡有瘀斑、边有齿痕，脉沉细。

辨证要点：以视力下降迁延日久、出血部分吸收、血管闭塞呈白线状、身倦懒言、气短乏力、头晕耳鸣等全身症状及舌脉为本证要点。

治法：补气活血，化瘀通络。

方药：八珍汤（《丹溪心法》）加减。心慌心悸、失眠多梦者，可加酸枣仁、首乌藤、柏子仁以养心安神；视盘色淡者，可加枸杞子、菟丝子、女贞子以养阴益气；久病情志抑郁者，可加柴胡、白芍、青皮、郁金以疏肝解郁。

5. 肝肾阴虚证

证候：视力下降，眼底反复出血，但量较少，或伴少许新生血管；伴唇红颧赤，口苦咽干，眩晕耳鸣，腰膝酸软，遗精乏力，五心烦热，舌绛红，少苔，脉弦细。

辨证要点：视力下降，眼底反复出血，口苦咽干，眩晕耳鸣，腰膝酸软，五心烦热等全身症状及舌脉为本证要点。

治法：滋补肝肾，化瘀明目。

方药：杞菊地黄汤（《医级宝鉴》）加减。潮热口干明显者，可加生地黄、麦冬、知母、黄柏以滋阴降火；头重脚轻者，可加何首乌、钩藤、石决明以补肾滋肝；虚热甚者，加地骨皮、白薇以凉血除热。

（二）中成药治疗

1）复方血栓通胶囊：适用于该病血瘀兼气阴两虚证，每次 3 粒，每日 3 次。

2）丹红化瘀口服液：适用于该病气滞血瘀证，每次 1～2 支，每日 3 次。

3）云南白药胶囊：适用于该病血瘀证，每次 0.25～0.5 g，每日 4 次。

4）血栓通注射液：适用于该病血瘀证，每次 200～400 mg，每日 1 次，静脉滴注。

（三）针灸治疗

1）体针：疾病各期均可采用体针治疗。

主穴：睛明、瞳子髎、风池、太冲、光明。

配穴：①血热伤络证：加合谷、曲池；②气滞血瘀证：加合谷、膈俞；③痰瘀阻络证：加丰隆、膈俞；④气血两虚证：加三阴交、足三里；⑤肝肾阴虚证：加肝俞、肾俞。操作：每次选眶周穴位 2～3 个，远端穴位 2～3 个，留针 15～20 min，日 1 次，10 次为 1 个疗程。睛明穴按眼区穴位操作规范针刺，防止伤及眼球或致眼内出血；应注意掌握风池穴针刺方向、角度和深度，避免刺入枕骨大孔，伤及延髓。

2）耳针：取耳尖、肝、心、肾、眼、目 1、目 2 等埋针或贴压决明子、磁珠丸等，3～4 d 取出。

3）刺络放血：取太冲、百会、阴陵泉等穴常规消毒后，采取三棱针或一次性采血针针刺放出少量血液，每周 1 次。

（四）西医治疗

1. 手术治疗

放射状视神经切开术、动静脉交叉鞘膜切开术可分别缓解视网膜中央静脉、分支静脉的压力，从而增加静脉血流量。但在临床中，此两类手术适应证较局限、风险较高，并不常用。玻璃体切除术（pars plana vitrectomy，PPV）主要用于治疗晚期 RVO 并发玻璃体积血、视网膜前膜形成和牵引性视网膜脱离，PPV 可快速清除玻璃体积血、解除视网膜机械性牵拉、复位视网膜。PPV 多推荐用于致密不溶解（超过 4 周）的玻璃体积血或复发性玻璃体积血。

2. 激光治疗

激光可以降低无灌注区视网膜的耗氧，改善视网膜缺氧状态，缓解视网膜缺血，防止并抑制新生血管形成，减少血管渗漏，减轻水肿。CRVO 患者若出现视盘及视网膜新生血管；或新生血管性青光眼，应尽早进行全视网膜光凝术（panretinal photocoagulation，PRP），尽可能使 NV 退行。CRVO 的 PRP 治疗可分 3～4 次完成，每次一个象限，治疗过程不宜超过 2 周。对于合并虹膜新生血管（neovessels on iris，NVI）及 NVG 的 CRVO，PRP 可分为 2 次完成，间隔 5～7 d。BRVO 患病 3 个月后进行 FFA 检查，若出现视盘或视网膜出现新生血管或 NP 区 4PD 以上，应进行缺血区域的播散光凝治疗。若 FFA 提示明显渗漏可行局灶光凝。黄斑持续水肿，病程超过 3 个月，视力＜0.5，可选择进行黄斑缺血水肿区域的格栅治疗。

需要注意的是，视网膜出血浓厚的部位不宜进行激光治疗，同时应避免损伤缺血区的血管吻合支，激光治疗后 1、3、6 个月及 1 年复查，如果 NV 形成或原有 NV 未消退，或 FFA 检查无灌注区扩展，应补充光凝治疗。

3. 药物治疗

临床上常将抗 VEGF 药物作为治疗黄斑水肿、虹膜或视网膜新生血管一线药物，临床疗效确切，但易复发。临床常用的抗 VEGF 药物主要有雷珠单抗、康柏西普、阿柏西普。若黄斑水肿并发血管炎症，可采用糖皮质激素治疗，但易引起继发性白内障和青光眼。临床常用地塞米松缓释剂进行玻璃腔注射，作用时间可长达 2～3 个月，适用于随诊时间较长的患者。

二、研究进展与热点

（一）临床研究进展

目前对于本病尚无特效药治疗血管内的血栓，临床主要针对全身基础疾病以及 RVO 引起的眼局部并发症进行治疗，有效治疗手段包括药物、针灸、手术治疗。

1. 中医临床研究进展

中医药可从整体观念出发，对机体进行辨证论治。中医认为本病病机主要是瘀阻脉络，治疗应以活血化瘀为主，辅以祛湿化痰、行气、补虚，以使止血不留瘀，瘀除不伤正。谢立科团队将 RVO 的病理因素瘀血、水湿、痰浊与气滞等归纳为“络脉之积”，认为积聚阻滞损伤目络，创立祛积通络方，治疗注重活血化瘀、祛湿化痰行气，常用桃仁、红花、陈皮、法半夏、鸡内金、茯苓、三七、防风等治疗。吴星伟团队认为 RVO 病机以瘀阻脉络为主，兼具脾肾阴阳两虚，创立灵杞黄斑颗粒，常用灵芝、枸杞子、肉苁蓉、川芎等平补阴阳、调和脏腑。由于眼居高位，可加防风、柴胡、升麻、桔梗、葛根等引经药引药上行。中药的作用机制可归纳为改善血液循环、调节免疫功能和抗炎等作用。中医药在促进 RVO 出血吸收、延缓 RVO 并发症复发、改善患者视功能等方面取得了良好疗效，但中医药治疗仍需进行大量循证医学研究，精准临床疗效评价，并深入研究其作用机制，证实中医药治疗 RVO 的有效性和科学性。

针刺治疗以活血化瘀、疏通经络为要。视网膜静脉阻塞针刺疗法常用取穴：百会、睛明、瞳子髎、鱼腰、丝竹空、太冲、光明、血海、四白。每次 3～5 穴，每日或隔日 1 次，8～10 次为一疗程。若血热伤络加合谷、曲池清热泻火；若气滞血瘀证加合谷、膈俞、肩中俞行气活血；若痰瘀阻络加丰隆、膈俞化痰祛瘀；若气血两虚加三阴交、足三里、气海补益气血；若肝肾阴虚加肝俞、肾俞补益肝肾。研究指出：针刺可促进局部血液循环，一定程度改善视网膜缺血缺氧状态，延缓病情发展。总之，针刺以常用经络为主穴，采用补法治疗视网膜静脉阻塞符合病因病机，疗效显著。

临床上，也可结合其他针刺手法进行治疗，如电针治疗和刺络放血。电针治疗主要取眶内内明、上明、下明、球后 4 穴，隔日 1 次，临床上切记不宜深刺，应注意安全。刺络放血穴位主取百会、太阳、太冲，常规消毒后，使用三棱针或一次性采血针针刺浅表络脉，放出少量血液，每周 1 次，5 次为一个疗程。

2. 中西医结合临床研究进展

目前，西医治疗 RVO 并发症如黄斑水肿、视网膜或眼前节（包括虹膜和房角）新生血管，主要采用抗 VEGF 药物治疗、激素治疗等，若出现复发性玻璃体积血、牵拉性视网膜脱离则采用 PPV 手术治疗。

彭清华团队认为 RVO 的主要病机为“血”“水”瘀阻脉络，治疗注重活血利水，创立散血明目片治疗疾病，其中三七、猪苓、防己等被广泛应用。临床研究发现，散血明目片联合康柏西普眼用注射液治疗后患者的最佳矫正视力（best corrected visual acuity，BCVA）、黄斑中心凹厚度（central macular thickness，CMT）均优于对照组，说明散血明目片联合康柏西普眼用注射液能减轻视网膜水肿，提高视力、降低 CMT。在视觉电生理方面，治疗后治疗组均优于对照组，说明散血明目片联合康柏西普眼用注射液能有效提高 ERG 明、暗适应的 b 波振幅。在血流动力学指标方面，散血明目片联合康柏西普眼用注射液能有效降低血流阻力，改善眼部血流状态。

（二）实验研究进展

RVO 涉及一系列病理变化，包括视网膜血管异常、神经视网膜的退行性变化，以及胶质细胞（包括小胶质细胞和 Müller 细胞）的功能障碍。这些病变共同导致了黄斑水肿（macular edema，ME），它是造成视力下降的主要原因之一。RVO 的病理机制复杂，涉及多种生物分子和细胞类型。研究显示，VEGF 和 IL-6 等炎症性细胞因子在 RVO-ME 的发病过程中扮演关键角色。此外，小胶质细胞和 Müller 细胞等神经胶质细胞在 RVO 视网膜病变和后续并发症的发展中也具有重要作用。

彭清华教授运用活血通脉、利水明目之散血明目片临床治疗 RVO，并通过实验研究证实，散血明目片可明显抑制兔 RVO 后视网膜组织中 VEGF、成纤维细胞生长因子、内皮素等的表达，并减弱缺氧时视网膜诱导型一氧化氮合酶表达，减轻一氧化氮过量生成对视网膜神经细胞造成的毒害作用，从而改善微循环、减轻 ME，改善视功能。此外，彭清华教授团队还发现蛴螬提取物可抑制兔 RVO 模型视网膜内皮素 1、基质金属蛋白酶 9、VEGF 以及视网膜小胶质细胞 CD68、CD40 的表达，增强基质金属蛋白酶的组织抑制物-2、内皮抑素因子的表达，从而促进 RVO 模型视网膜出血的吸收，改善视网膜缺血缺氧的状态，抑制实验性 NV 的生成。

谢立科团队自拟祛积通络方治疗 RVO，团队通过实验研究证明，祛积通络方可调控 RVO 大鼠模型视网膜组织中 HIF1α、VEGF、血管细胞黏附分子-1mRNA 及蛋白的表达，起到抑制 RVO 疾病发生发展的作用。实验证实祛积通络方对 HIF1α/VEGF 通路的调控是从转录水平发挥作用的。临床研究结果表明，祛积通络方联合抗 VEGF 治疗 BRVO-ME 与单纯抗 VEGF 比较，可有效控制 ME，改善患者视力，增加黄斑浅层和深层的毛细血管密度，并降低各层中心凹无血管区面积，对 BRVO-ME 黄斑微血管损伤有更好的修复作用。可明显改善患者中医证候，减少玻璃体腔注药次数。郝晓凤团队采用络治法（祛积通络方联合刺络法），纳入 147 例 BRVO-ME 患者，治疗 3 个月，结果表明，祛积通络方联合刺络法可显著降低中央视网膜厚度，改善视网膜浅层血流密度、深层血流密度和中心凹无血管区面积，提升患者视功能。

（三）研究热点

随着高血压、高脂血症、糖尿病等疾病发病率的升高，RVO 的发病率逐年上升。目前，玻璃体腔注射抗 VEGF 药物或糖皮质激素可一定程度解除 RVO 的并发症，但存在作用周期较短、需反复注射、并发症及价格昂贵等问题，且存在部分患者抗 VEGF 治疗不应答。因此，继续探索更加方便有效的新药或干预途径，并研究它们的长期效果和安全性是 RVO 相关的研究热点。

中医药在治疗多种疾病方面具有多靶点的优势，已经成为 RVO 治疗研究的焦点之一。研究发现，中药复方如散血明目片、祛积通络方、和血明目片、止血祛瘀明目片等，中药单体药物，如青蒿琥酯和蛴螬提取物等，中西医结合治疗，如中药联合抗 VEGF 药物、中药联合激光治疗，均有可能通过促进视网膜微循环、调整免疫反应、抑制炎症反应及调控血管损伤相关因子的表达等机制，促进视网膜出血与水肿的吸收，提高 RVO 的治疗有效率，缩短病程，减少玻璃体腔注射次数。此外，针灸可促进 RVO 患者视网膜出血吸收、改善视网膜微循环。刺络放血也具有改善局部微循环与代谢、调整免疫、提高细胞对缺氧的耐受力等作用，治疗 RVO 具有一定疗效。这些传统和现代医学结合的治疗方法为 RVO 的综合治疗提供了新的视角和可能性。

三、古籍选录

1）《审视瑶函·暴盲症》："此症谓目平素别无他症，外不伤于轮廓，内不损乎瞳神，倏然盲而不见也。"

2)《证治准绳・杂病・七窍门》:"病于三曰,曰阳寡,曰阴孤,曰神离,乃痞塞关格之病。"

3)《景岳全书・血证》:"凡治血证,须知其要,而血动之由,惟火惟气耳。"

4)《审视瑶函・暴盲症》:"暴盲似祟最跷蹊,蓦地无光总不知,莫道鬼神来作孽,阴阳关格与神离。"

参 考 文 献

彭清华. 2016. 中医眼科学(第4版)[M]. 北京:中国中医药出版社.

彭清华,张波涛,叶群如,等. 2010. 散血明目片对兔视网膜静脉阻塞后视网膜组织中诱导型一氧化氮合酶表达的影响[J]. 中国中医眼科杂志,20(6):311-313.

谢立科,郝晓凤,彭清华,等. 2022. 国际中医临床实践指南视网膜静脉阻塞(2021年12月14日发布)[J]. 世界中医药,17(16):2240-2244.

赵堪兴. 2018. 眼科学[M]. 北京:人民卫生出版社.

第八节 目系暴盲

目系暴盲,是指外感六淫或七情内伤等损及目系,导致视力突降,甚至盲而不见的眼病。本病可单眼或双眼起病,也有双眼先后发病,多急重,严重损伤视功能。《灵枢・大惑论》曰:"五脏六腑之精气,皆上注于目而为之精。精之窠为眼,骨之精为瞳子……裹撷筋骨血气之精,而与脉并为系,上属于脑,后出于项中。"目系归于水轮,肾主水,精微物质上濡目窍,润养目系,气血津液失常均可导致此病的发作。《证治准绳・七窍门》谓:"平日素无他病,外不伤轮廓,内不损瞳神,倏然盲而不见也。"《灵枢・寒热病》中有云:"足太阳有通项入于脑者,正属目本,名曰眼系。"

目系暴盲类似于西医学急性视神经炎、缺血性视神经病变等引起视力突然下降的视神经病变。急性视神经炎目前多分为特发性视神经炎、感染相关性视神经炎、自身免疫性视神经病和其他无法归类的视神经炎4类。视神经炎多见于青壮年,以急性或亚急性视力下降,伴眼球转动痛或眼眶痛,并产生相应视野缺损及色觉损害为特征。缺血性视神经病变好发于中老年人,系筛板前后营养视神经的血管、睫状后短动脉循环障碍,导致供血不足,局部缺血而发病。按病变部位分为前部缺血性视神经病变(anterior ischemic optic neuropathy,AION)和后部缺血性视神经病变(posterior ischemic optic neuropathy,PION)。因其多累及视神经的筛板前区,临床上常见AION,AION根据病因可分为非动脉炎性AION和动脉炎性AION。视神经炎和缺血性视神经病变均可表现为视力突然下降,但两者的病因病机、临床表现及治疗原则均有较大差别,临床上需要鉴别。

一、治疗

(一)辨证论治

1. 肝郁气滞证

证候:患者自觉视力骤降,目珠隐痛或胀痛,视盘充血水肿,边界不清,盘周可见出血;患者平素情志抑郁,喜叹息,胁痛口苦,头晕目眩,妇女月经不调;舌质偏红、苔薄白,脉弦细。

辨证要点：以视力骤降、视盘充血水肿、目珠隐痛或胀痛、喜叹息、头晕目眩等全身症状及舌脉为本证要点。

治法：疏肝解郁，活血通络。

方药：逍遥散（《太平惠民合剂局方》）加减。头目隐痛者，加石决明、菊花以清肝明目；视盘充血明显者，加丹参、栀子、黄芩以凉血散瘀；少言太息者，加郁金、青皮、玫瑰花以理气。若气滞化火，急躁易怒，见舌红、苔黄，脉弦数，肝经实热者，可予龙胆泻肝汤加减；咽干口苦、大便秘结者，加天花粉、决明子以滋阴生津，润肠通便；眼底视盘水肿明显者，加牡丹皮、赤芍、茯苓、陈皮以凉血散瘀，利水渗湿；烦躁失眠者，加黄连、夜交藤以清心宁神。

2. 风痰阻络证

证候：视力骤降，视盘充血水肿，边界不清，盘周可见出血，网膜出血、渗出、水肿；伴头晕目眩，胸闷恶心，或有头痛；舌胖、苔腻，脉弦或滑。

辨证要点：以视力骤降，视盘充血水肿，网膜出血、渗出、水肿，头晕目眩，胸闷恶心等全身症状及舌脉为本证要点。

治法：息风涤痰，活血通脉。

方药：导痰汤（《济生方》）合桃红四物汤（《医宗金鉴》）加减。口干舌燥，苔黄者，去胆南星，加竹茹、黄芩、菊花、龙胆草以清肝肺之热；大便不畅者，加瓜蒌以泄热通便。

3. 气滞血瘀证

证候：视力骤降，视盘充血水肿，边界不清，盘周可见出血，动脉变细，网膜出血；伴头痛，情志不舒，胸胁胀满；舌紫暗、苔白，脉弦或涩。

辨证要点：以视力骤降、视盘充血水肿、动脉变细、网膜出血、头痛、胸胁胀满等全身症状及舌脉为本证要点。

治法：疏肝解郁，行气活血。

方药：血府逐瘀汤（《医林改错》）加减。肝郁有热者，加牡丹皮、栀子以清热；气滞重者，加郁金理气；脉络不通、血瘀明显者，加丹参、鸡血藤以行气活血通络；网膜出血较多者，加三七、茜草化以瘀止血；视力恢复缓慢者，加细辛、麝香以开窍明目；久病加全蝎、地龙以通络。

4. 阴虚火旺证

证候：眼症同前；伴头晕目眩，五心烦热，颧红口干；舌红、少苔，脉细数。

辨证要点：以视力骤降、视盘充血水肿，五心烦热，颧红口干等全身症状及舌脉为本证要点。

治法：滋阴降火，活血通络。

方药：知柏地黄汤（《景岳全书》）加减。眼干口燥明显者，加石斛、麦冬、天花粉以养阴生津；耳鸣耳聋者，加龟甲、墨旱莲增强滋阴降火之力；阴阳两虚者，加肉桂、枸杞子、菟丝子、巴戟天以温阳补肾明目。热病后期，阴液亏损，外邪未尽者，可加防风、藁本以祛风散寒。

5. 气血两虚证

证候：病久体弱，或失血过多，视物模糊，视盘水肿或色淡，边界不清，盘周可见出血；伴面色无华或萎黄，甲唇色淡，少气懒言，神疲乏力；舌淡，脉细弱。

辨证要点：以视物模糊、视盘水肿或色淡、面色无华、少气懒言、神疲乏力等全身症状及舌脉为本证要点。

治法：补益气血，通窍明目。

方药：人参养荣汤（《太平惠民合剂局方》）加减。血虚有瘀者，加丹参、鸡血藤以养血活血，心悸失眠者，加酸枣仁、夜交藤、龙骨以安神。

（二）针灸治疗

1. 体针

本病初期即可针刺治疗。

主穴：睛明、球后、风池、合谷、攒竹、百会、四神聪。

配穴：光明、鱼腰、丝竹空、三阴交、阴陵泉、丰隆、血海、足三里。每日一次，或隔日一次，每次3～5个穴，根据辨证行补泻手法，留针10～15 min。

2. 耳针

取穴眼、目1、目2、肝、胆、心、内分泌、脾、胃、耳尖、神门、肾上腺。根据辨证选穴，用短毫针直刺，或埋揿针。耳尖可点刺放血。或贴压决明子、磁珠丸等，3～4 d取除。

3. 头针

取穴头针视区，针尖向下刺入头皮第三层帽状腱膜后，平行皮肤进针4 cm，快速旋转针体，或可以留针2 h，10次为一个疗程。

（三）其他治疗

1. 常用中成药

1）根据临床证型可选用川芎嗪注射液、血塞通注射液、清开灵注射液等静脉滴注。

2）龙胆泻肝丸：用于肝经实热者，口服，每次9 g，每日3次；知柏地黄丸，用于阴虚火旺者，口服，每次9 g，每日3次；和血明目片，用于气滞血瘀者，口服，每次5片，每日3次。

2. 穴位注射

复方樟柳碱注射液，太阳穴注射，每次2 mL。

（四）西医治疗

1. 视神经炎ON的治疗原则

对因治疗，视功能障碍可能仅为全身性疾病的症状之一，故发现可能的相关病症，应及时转诊至神经内科、风湿免疫科、感染科等相关专科进行全身系统性疾病治疗。

1）大剂量糖皮质激素冲击治疗：甲泼尼龙静脉冲击剂量1000 mg×3 d，改为口服醋酸泼尼松1 mg/（kg·d）×（10～14）d后激素序贯减量。

2）多发性硬化相关性视神经炎：可予多发性硬化疾病修正药物，常用的药物有β-干扰素、醋酸格拉默、米托蒽醌、那他珠单抗等，可降低向多发性硬化转化的风险。

3）明确病原体的感染性视神经炎：应尽早给予正规、足量、足疗程抗生素治疗。如梅毒性视神经炎应予青霉素驱梅治疗；结核性视神经炎应规范抗结核治疗；莱姆病应予长疗程头孢曲松治疗；真菌性鼻窦炎所致视神经炎可在外科干预基础上予足量抗真菌治疗。

4）免疫抑制剂：主要用于自身免疫性视神经炎及特发性视神经炎的恢复期及慢性期治疗，以降低复发率。因其药物起效慢（多2～3个月开始起效），在此阶段多与小剂量口服糖皮质激素叠加使用。硫唑嘌呤［推荐2～3 mg/(kg·d)］、吗替麦考酚酯（推荐剂量1500～3000 mg，分两次口服）可作为治疗的一线用药。治疗无效或不能耐受不良反应者可更换免疫抑制剂，常用药包括：环孢素A、环磷酰胺、甲氨蝶呤等。免疫抑制剂副作用较大，常有肝肾功能损害、骨髓抑制、感染、生育畸形等，使用前需充分评估患者情况。

5）神经营养治疗：如B族维生素（甲钴胺）、神经生长因子、神经节苷脂等。

6）血浆置换、免疫球蛋白：重症患者的急性期可用，但不作为常规治疗方法。

2. 缺血性视神经病变

1）病因治疗：包括控制高血压、糖尿病等原发病，规律降血压，防止夜间低血压的发生，加重病情。

2）局部及全身应用药物：改善微循环药物、血管扩张剂、抗凝剂等。

3）动脉炎性缺血性视神经病治疗：可考虑大剂量糖皮质激素冲击治疗（参考视神经炎的治疗）。对于高血压、糖尿病及高龄患者需谨慎使用糖皮质激素。

4）降低眼压：口服醋甲唑胺 25 mg，每日 2 次；局部应用降眼压滴眼液。

二、研究进展与热点

（一）临床研究进展

1. 中医临床研究进展

中医将 AION 归属于“暴盲”范畴，其病机以虚、瘀、痰、郁为主；主要有气血亏虚、阴精亏耗致目系失养及肝郁气滞、血瘀络阻、玄府闭塞、脉道不利、神光不得发越两方面。可通过针刺眼周穴位改善局部微循环、兴奋视神经、刺激局部肌肉。目前治疗上主要以疏肝解郁、活血通络为主，研究表明针药联合治疗使患者的眼血流动力学及电生理检查结果均得到更显著的改善。针刺联合穴位注射治疗可改善患者视神经血供，刺激神经恢复。银杏叶提取物注射液等可通过抑制血小板聚集、扩张血管清除自由基及抗氧化等机制改善视功能。部分专家治疗此病早期行气利水，后期补益气血，祛瘀通络贯穿始终，目络久病者，多使用全蝎、土鳖虫、细辛、冰片等经验用药，也取得了较好的疗效。中医认为视神经炎的病因多样，包括脏腑、经络、情志及外感等，其中脏腑与肝关系最为密切，肝开窍于目，肝藏血，血荣于目。气虚血瘀或气滞血瘀可致玄府闭塞，神光不得发越；肝郁气滞、肝血不足，玄府郁闭，目失荣养均可发病。

2. 中西医结合临床研究进展

研究发现糖皮质激素联合逍遥散加减治疗肝郁气滞型 AION 疗效确切，逍遥散加减联合糖皮质激素中西医结合治疗的总有效率为 84.8%；单纯糖皮质激素治疗总有效率达 81.3%。中西医结合治疗该类疾病的确切疗效尚需更严谨详尽的随机对照研究进行探索。糖皮质激素作为外源性“纯阳”之品治疗视神经炎的过程中，应早予滋阴降火之品，以提高患者的生活质量。

（二）实验研究进展

1. 视神经炎

关于视神经炎的实验研究主要集中在动物模型建立及相关干预的作用机制研究两方面。

1）动物模型方面：周欢粉研究发现以 MOG35-5 为抗原诱发的视神经炎模型发病率高，容易复制，病理改变接近于特发性脱髓鞘性视神经炎（idiopathic demyelinating optic neuritis，IDON），是研究 IDON 的理想模型。病理检查发现视神经脱髓鞘的同时伴有 RGCs 凋亡和轴突的损伤。f-VEP 可用于筛选和初步诊断实验性视神经炎和评估病情的严重性，可作为研究视神经炎药物疗效的评价指标。郭洪亮研究发现通过侧脑室注射人体补体（hc）及水通道蛋白 4 抗体（aquaporin-4 antibody，AQP4-Ab）的方法共同免疫 C57BL/6 小鼠，并通过 IL-17 腹腔注射方法以强化小鼠体内的免疫反应，获得自身免疫性神经炎鼠模型更接近人类视神经炎的特征。

2）治疗方面：Yifan Song 研究表明苦参碱治疗显著降低了视神经的炎症浸润和脱髓鞘程度，并提高了 RGCs 的存活率。作用机制为通过激活 SIRT1 来调节 PGC-1α 和 Nrf2，保护 RGCs 免于凋亡。陈杰研究表明 ON 后在 GB20（风池）穴位进行针刺治疗可调节视网膜的基因表达并逆转下调轴突发育相关基因的表达。李琦研究表明调肝方药逍遥散对肝郁气滞型视神经炎大鼠目功能有改善作用，其机制为通过部分恢复大鼠视皮质、外侧膝状体 NR1 和视神经 β-APP 的平衡来发挥其治疗肝郁气滞型视神经炎的作用。

2. 缺血性视神经病变

关于缺血性视神经病变的实验研究主要集中在视网膜神经节细胞的保护方面。王雪娇研究显示在玻璃体腔注射 siCASP2 干预后，RGCs 存活率明显上升，RGCs 凋亡细胞数量减少，视神经损伤减少。该机制通过下调 Caspase-2mRNA 的表达，抑制 Caspase-2 的产生从而挽救 RGCs 死亡并减少凋亡细胞的数量。付梅研究显示长春胺可能通过 PI3K/AKT/eNOS 信号通路发挥视神经保护作用。崔建涛研究显示苯扎托品腹腔注射对光动力法诱导的大鼠非动脉炎性前部缺血性视神经病变模型显示出一定的视神经保护作用。王影研究证实沿视觉传导通路电针疗法对视神经组织结构具有一定的保护作用，其机制为电针可使 Bcl-2 表达增强，Bax 表达减弱，从而抑制神经节细胞凋亡。

（三）研究热点

1. 视神经炎

视神经炎仍有许多问题需要解决，需要新的治疗试验，特别是对于视神经脊髓炎相关性视神经炎（neuromyelitis optica related optic neuritis，NMO-ON）、MOG-ON 病例和非西方国家的所有视神经炎病例。研究热点主要集中于：①由于以前采用的方案主要是经验性的，并基于视神经炎治疗试验（optic neuritis treatment trial，ONTT）方案的结果，因此就剂量和治疗持续时间而言，最佳皮质类固醇剂量方案仍需进一步探讨。②新型神经保护和髓鞘再生药物在保护轴突和保持视力方面发挥何种作用以及这些药物启动的最佳时机，不同策略的组合存在哪些协同效应等。目前大剂量皮质类固醇治疗未能防止视神经炎消退后发生的永久性神经元损伤和相关视力变化，Khan 等研究发现，口服 2，4-二硝基苯酚 MP201 的新型线粒体解偶联前药可减轻视力功能障碍，可能通过直接调节整个线粒体的生理机能来促进神经保护作用，是一种潜在的视神经炎新疗法。近年来在 NMO-ON 的预防方面亦有重大进展，特别是 3 项 RCT 药物Ⅲ期临床试验的研究结果：补体 C5 抑制剂（依库丽单抗）、IL-6 单抗（萨特利珠单抗）及 CD19 单抗（依那利珠单抗），为 NMO-ON 的治疗带来新的途径。研究表明，褪黑激素可显著延缓视觉诱发电位（VEP）和瞳孔光反射（PLR）的功能下降。王磊等分析发现高压氧治疗（hyperbaric oxygen therapy，HBOT）被证明具有逆转缺氧、缓解细胞因子风暴、减少神经炎症和诱导神经可塑性的作用，认为 HBOT 对 COVID-19 感染后视神经炎有着独特的治疗优势。

2. 缺血性视神经病变

由于缺血性视神经病变的发病机制尚不明确，其治疗一直是眼科界的热点及难点问题。目前的治疗中，外泌体治疗是新兴的研究热点，外泌体（mesenchymal stem cell-derived exosomes，MSC-Exo）通过传递蛋白质和 RNA 完成细胞间的通讯，可实现促进修复、保护神经、免疫系统调节等功能。Ben Mead 等、Li 等均研究发现 MSC-Exo 可以减少视网膜损伤，对视网膜细胞及视神经损伤具有保护作用。

中医药治疗措施多样，临床疗效显著，中西医结合治疗能够减少激素用量，缩短激素使用疗程，降低不良反应。廖良等评价活血化瘀中药制剂银杏叶提取物、灯盏花素注射液治疗非动脉炎性前部缺血性视神经病变（nonarteritic anterior ischemic optic neuropathy，NAION）的疗效，发现其有良好的应用前景。

三、古籍选录

1）《灵枢·大惑论》："五脏六腑之精气，皆上注于目而为之精。精之窠为眼，骨之精为瞳子……裹撷筋骨血气之精，而与脉并为系，上属于脑，后出于项中。"

2）《证治准绳·七窍门》："平日素无他病，外不伤轮廓，内不损瞳神，倏然盲而不见也。"

3）《灵枢·寒热病》："足太阳有通项入于脑者，正属目本，名曰眼系。"

参考文献

彭清华. 2021. 中医眼科学（第5版）［M］. 北京：中国中医药出版社.

杨培增，范先群. 2018. 眼科学（第9版）［M］. 北京：人民卫生出版社.

中国免疫学会神经免疫分会. 2020. 抗髓鞘少突胶质细胞糖蛋白免疫球蛋白G抗体相关疾病诊断和治疗中国专家共识［J］. 中国神经免疫学和神经病学杂志，27（2）：86-95.

第九节　视衣脱离

视网膜脱离（retinal detachment，RD），指视网膜神经上皮层与色素上皮层（RPE）分离，因视网膜色素上皮层与神经上皮层之间存在潜在性空隙，病理状态下易发生视网膜神经上皮层与色素上皮层的分开，形成视网膜脱离。根据病因，视网膜脱离可分为孔源性视网膜脱离（原发性视网膜脱离）和非孔源性视网膜脱离（继发性视网膜脱离）。孔源性视网膜脱离多由高度近视、视网膜变性（囊样变性、网格状变性）导致视网膜萎缩变性变薄，玻璃体牵拉形成视网膜裂孔，液化的玻璃体经裂孔进入视网膜下形成视网膜脱离。孔源性视网膜是视网膜及玻璃体变性综合作用的结果，眼底除可见灰白色隆起的视网膜外，常合并视网膜裂孔的存在，如马蹄形裂孔、圆形萎缩孔、锯齿缘断离等。非孔源性视网膜脱离可分为牵拉性视网膜脱离和渗出性视网膜脱离，多因全身性疾病（高血压、肾炎、妊娠高血压等）或眼部疾病（增生性糖尿病性视网膜病变、原田病、交感性眼炎等）等原因造成视网膜脱离。临床上，视网膜脱离患者常表现为发病前闪光感或黑影飘动；伴有视物变形、弯曲或黑幕样遮挡，当视网膜脱离范围累及黄斑区时，中心视力将严重下降。

视网膜脱离因其眼部先兆症状常有"闪光感"，与古籍中"神光自现症"相似，如《审视瑶函》曰："神光自现症：神光人自现，起初如闪电，阴精淆纯阳，阳光欲飞变，惟见一片茫"。视网膜脱离在中医归于"视衣脱离""神光自现""暴盲""视瞻昏渺"等范畴。"视衣脱离"首载于《临床必读》。在病因病机上，可因先天禀赋不足，肝肾亏虚，精血耗竭或劳瞻竭视，神膏变性，目失所养；或因脾胃运化失常，气虚固摄不力，湿浊上扰目窍，积于视衣，致视衣脱离；或目睛受损，气血逆乱，视衣不固。

一、治疗

（一）辨证论治

1. 脾虚湿泛证

证候：视物昏蒙，玻璃体混浊，视网膜脱离，或为术后视网膜下仍有积液者，伴倦怠乏力，面色少华，或有食少便溏；舌淡胖有齿痕，苔白滑，脉细或濡。

辨证要点：以视物昏蒙、玻璃体混浊、视网膜脱离，倦怠乏力、食少便溏等全身症状及舌脉为辨证要点。

治法：健脾益气，利水化浊。

方药：补中益气汤（《脾胃论》）合四苓散加减。积液多者加苍术、薏苡仁、车前子以除湿利水。

2. 肝肾阴虚证

证候：久病失养或手术后视力不升，眼见黑花、闪光；伴头晕耳鸣，失眠健忘，腰膝酸软；舌红、少苔，脉细。

辨证要点：以术后视力不升，眼见黑花、闪光，全身症状及舌脉为辨证要点。

治法：滋补肝肾，养血明目。

方药：杞菊地黄丸《医级》加减。眼前黑花及闪光者宜加麦冬、太子参、当归、川芎、赤芍，以滋阴益气、活血养血。视网膜隆起未平复者，加海藻、车前子、猪苓以利水渗湿。

3. 脉络瘀滞证

证候：头眼部外伤或术后视网膜水肿、残留视网膜下积液，伴结膜充血、肿胀、眼痛头痛；舌质暗红或有瘀斑，脉弦涩。

辨证要点：以头眼部外伤或术后脉络受损，气血失和，全身症状和舌脉为辨证要点。

治法：养血活血，祛风止痛。

方药：桃红四物汤《医宗金鉴》加减。可加泽兰、三七以加强祛瘀活血之功；残留积液者，宜加茯苓、赤小豆、白茅根以祛湿利水；头目胀痛甚者，加蔓荆子、菊花、石决明以祛风镇痛；术后表现为气虚血瘀水停者，可用补阳还五汤加益母草、泽兰、车前子等益气养阴、活血利水。

（二）其他治疗

常用中成药

1）六味地黄丸：适用于该病肝肾阴虚者，用于术后视功能恢复，每次 4 g，每日 2～3 次。

2）五苓胶囊：适用于该病脾虚湿泛证，用于术后网膜下积液吸收，每次 3 粒，每日 2 次。

（三）西医治疗

1）对于孔源性视网膜脱离，一经发现应尽早行手术治疗，以封闭视网膜裂孔，复位视网膜为原则。①封闭裂孔：手术治疗成功的关键，术前应确定裂孔数量及位置，通过光凝、透热电凝或冷凝，使裂孔周围产生无菌性炎症以封闭裂孔。②外路手术：可行巩膜扣带术、巩膜外加压及环扎手术等使视网膜脱离复位，术中联合冷凝、视网膜下放液等。③内路手术：对于复杂性视网膜脱离患者可行玻璃体切除术，通过切除玻璃体，解除玻璃体对视网膜的牵引，注入空气、惰性气体或硅油等，从内填塞使视网膜脱离复位。

2）对于非孔源性视网膜脱离，应针对原发病进行治疗，该病往往随原发病的好转视网膜可自行复位，如渗出性视网膜脱离，因各种血管性、炎性眼病或眼内肿瘤导致的视网膜下液积聚，当原发病好转或消失后，视网膜脱离常可好转或自愈；对于牵拉性视网膜脱离，见于增殖性糖尿病视网膜病变，对于周边部局限性视网膜脱离，可行巩膜外或层间加压，以解除玻璃体增殖牵拉；范围较大与视网膜粘连较广泛者，可行玻璃体切割手术治疗。

二、研究进展与热点

（一）临床研究进展

1. 中医临床研究进展

视网膜脱离，尤其是孔源性视网膜脱离，多强调西医手术治疗方式以封闭视网膜裂孔、复位视网膜为原则，然而易出现视网膜下液、网膜移位等术后并发症。中医药在促进视网膜脱离术后视网膜下液吸收、改善视网膜缺血缺氧状态、促进术后视功能康复方面具有一定的治疗作用。视网膜脱离经手术复位后，中医病因病机往往发生改变，如手术过程对气血津液的耗伤，术中损伤眼底目络，导致瘀血阻滞、水液停滞等。

彭清华教授经多年的临床观察，认为视网膜脱离术后的综合病理为气阴两虚、脉络瘀滞、津液滞留。彭清华教授以益气养阴、活血利水法治疗视网膜脱离术后患者 43 例 44 只眼，服药后 2 个月发现视力提高 3 行以上者共 28 只眼，占 63.64%。彭清华教授曾采用益气养阴、活血利水法治疗 65 例视网膜脱离术后患者（经验方治疗组），与 30 例对照组相比，经验方治疗组术后视网膜电图振幅增加，潜伏期缩短，说明益气养阴、活血利水法在一定程度上能促进视网膜脱离术后视功能的恢复。对于继发性视网膜脱离，其发病与多种全身或者眼部疾病相关，在辨证论治及整体观念等中医理论指导下，中医药对于原发病的诊治具有一定优势，如应用健脾渗湿、温阳利水法减轻渗出性视网膜脱离网膜下液生成，以清肝泻火利湿法改善肝胆火旺型葡萄膜炎伴发视网膜脱离等；增殖性玻璃体视网膜病变是多种眼底病的增殖性改变，多见于糖尿病、高度近视患者，是引起视网膜脱离的重要原因，中医药通过补益气血、化瘀散结消癥等法以减轻玻璃体对视网膜的纤维增殖牵拉，一定程度上预防及延缓视网膜脱离发生。

2. 中西医结合临床研究进展

目前，孔源性视网膜脱离主要以手术治疗为主，随着手术方式的发展及手术技巧的提高，视网膜脱离的解剖复位率大大提高。临床上，巩膜扣带手术、玻璃体切割手术及充气性视网膜固定术是主要的手术方式。不同手术方式有不同的适应证。此外，一些新型手术方式如折叠顶压球囊微创巩膜外加压手术、脉络膜上腔注射透明质酸钠等也在临床逐步得到应用。中西医结合对于视网膜脱离围手术期，如术前预防、术后减轻并发症，促进视功能康复方面具有一定的辅助作用，如术前应用皮内针、中药熏洗、刮痧按摩等外治法以疏通眼部经络、缓解术前患者紧张情绪，术后中医中药口服、针刺等以减轻术后炎症反应，促进视网膜下液吸收，改善视功能，提高视力等。

（二）实验研究进展

当视网膜发生脱离时，感光细胞与其下的色素上皮细胞和脉络膜血管发生分离后，视网膜外层正常的新陈代谢受到严重破坏导致感光细胞死亡，视网膜脱离引起的感光细胞凋亡是视网膜脱离术后视功能衰退的主要原因。此外，视网膜色素上皮细胞具有对离子和水的转运功能，能保持视网膜下腔脱水状态，即使在视网膜脱离时也能发挥功能，当视网膜发生脱离时，视网膜色素上皮及其附属的微绒毛等形态发生改变，光感受器异常并影响其生化功能，导致视网膜色素上皮泵水功能出现障碍。相关基础研究发现，中医药在减轻视网膜脱离组织及细胞形态学损伤、抑制炎症因子及视细胞凋亡、改善视网膜组织能量代谢等方面具有重要作用，如四君子汤通过调控线粒体凋亡保护视网膜脱离复位后感光细胞凋亡；中药复明片提高视网膜脱离术后视网膜组织中 ATP 的含量，改善视网膜组织的能量代谢以及线粒体的功能，增强抗氧化的能力，缓解缺血缺氧等；而针刺等实验研究表明，针刺可以改善发生脱离的视网膜组织中的蛋白激酶 C 活性，从而调控视网膜脱离术后网膜下液吸收，恢复视网膜功能等。

以益气养阴、活血利水为原则，彭清华教授创制了中成药复明片，药用黄芪、地龙、赤芍、红花、茯苓、车前子、泽泻、生地黄、女贞子、墨旱莲等，复明片能促进脱离视网膜复位，减轻脱离及复位视网膜组织及细胞的形态学损伤，抑制炎症因子 IL-1β 的表达与视细胞凋亡，降低 Müller 细胞对损伤的过度增生反应。复明片能改善视网膜脱离后视网膜组织的能量代谢，有助于视功能的恢复。视觉电生理检查显示复明片能提高视网膜脱离术后兔眼视网膜电图、暗适应最大反应。

（三）研究热点

1. 孔源性视网膜脱离手术方式的选择

不同的手术方式选择与术后视功能的恢复、视网膜复位的成功率及术后并发症等息息相关。有研究表明，视网膜脱离手术方式选择受年龄、视网膜脱离的时间、裂孔类型、大小、位置等因素影响，如对于年轻患者，玻璃体切割手术容易增加晶状体氧化应激等反应从而导致白内障等并发症发生，因而多倾向于巩膜扣带术等外路手术；而老年患者常因合并玻璃体后脱离等，玻璃体切割术可以有效解除玻璃体牵拉从而有效阻止视网膜脱离进展。此外，视网膜裂孔类型、大小、位置及数量等是术者制定手术计划应着重考虑的重点，如马蹄样裂孔，简单的马蹄样裂孔引起的视网膜脱离（即单一撕裂孔，裂孔范围控制在 2 个象限内）可以通过外路进行治疗，但如果裂孔数多、裂孔带卷边或是巨大裂孔，此情况下进行内路手术更安全；同样，裂孔位置靠近后极部也不适合行外路手术，因解剖上存在黄斑等结构，由于术野暴露和操作困难，冷凝时容易对黄斑区等结构造成损伤，且固定硅胶块时缝针容易穿破眼球或引起视网膜下出血，外加压位置太靠后造成脉络膜循环障碍、眼前段缺血综合征、术后视物变形等严重并发症。

2. 术后视功能预后

虽然临床中视网膜脱离复位具有较高的解剖成功率，然而患者术后的视功能预后并不理想。过去认为，孔源性视网膜脱离术后中心视力差与脱离的黄斑区囊样变性有关，而随着借助 OCT 等设备的应用，人们认为影响视网膜脱离术后视功能恢复的因素众多，大致可归纳为 3 点：①术前因素：术前黄斑部结构损伤、视网膜脱离持续时间、黄斑脱离的高度、术前增殖膜增生等。②手术因素：如巩膜扣带术后硅胶条置入引起的眼球形态学改变，硅胶条对肌肉、血管的压迫导致局部组织的缺血损伤等；玻璃体切除术引起的医源性裂孔，硅油填充物乳化、硅油视网膜毒性等。③术后因素：持续的黄斑下积液、视网膜移位及术后黄斑微结构和血流灌注改变等。由此可见，影响视网膜脱离术后视功能预后是个综合多因素作用的结果，任何影响视网膜、黄斑结构和功能完整性的因素，均可能导致术后视功能差。然而临床中仍缺乏治疗视网膜脱离术后视功能康复的有效手段，因此，如何完善视网膜脱离疾病管理诊治，如术前预估视网膜结构和功能状态，优化术式选择，术中减少结构损伤，术后追踪回访、视功能康复手段等，成为了临床亟需解决和研究的重点。

3. 中医药辅助视网膜脱离术后视觉康复

近年来，临床研究证明中医药对促进视网膜脱离术后黄斑水肿、视网膜下液吸收，改善视网膜缺血缺氧状态，促进术后视功能恢复方面具有一定优势。彭清华教授等提出从益气养阴、活血利水法治疗视网膜脱离术后视功能康复，通过对视网膜脱离术后患者 1 年的追踪回访发现，中医药可以有效提高患者术后视力，改善患者的眼底情况，有效率达 89.6%，并且提高患者术后暗适应和明适应力等情况。针灸、刮痧、皮内针等中医外治法在辅助视网膜脱离术后视功能康复，缓解患者焦虑情绪、术后并发症及术后体位护理等方面具有重要的辅助作用。在深入揭示中医药治疗视网膜脱离科学内涵及基础研究方面取得一定突破。然而，有关中医药改善视网膜脱离术后视功能的研究仍属于个案报道，部分研究仍处于探索阶段，亟需引入更加客观科学的评价体系、完备的研究方法及大样本量、多中心的研究等以探索中医药治疗视网膜脱离及术后视功能康复的优势及科学性。

三、古籍选录

《审视瑶函》："神光自现症：神光自现，如电光闪掣……孤阳飞越，惟见一片茫。"

参考文献

傅仁宇. 1959. 审视瑶函［M］. 上海：上海科学技术出版社.

彭清华. 2018. 眼科活血利水法的研究［M］. 北京：中国中医药出版社.

彭清华. 2023. 活血利水法在眼科的临床应用［M］. 北京：化学工业出版社.

彭清华，刘娉，彭俊，等. 2010. 益气养阴活血利水法对兔视网膜脱离后视网膜组织中 IL-1β 表达的影响［J］. 湖南中医药大学学报，30（11）：18-22.

彭清华，刘娉，彭俊，等. 2016. 益气养阴活血利水中药复方对兔视网膜脱离后视网膜组织中 ATP 含量的影响［J］. 湖南中医药大学学报，36（7）：28-30.

第十节 消渴内障

消渴内障，西医称为糖尿病性视网膜病变（diabetic retinopathy，DR），是由长期的高血糖刺激，导致视网膜组织缺血缺氧，造成血-视网膜屏障（blood-retinal barrier，BRB）破坏及新生血管形成的糖尿病微血管并发症，是糖尿病严重的并发症之一。美国眼科协会在最新的 DR 临床指南中将 DR 定义为成年人视力损害的主要原因。最常见的早期临床表现包括微动脉瘤形成和视网膜内出血。微血管损伤导致视网膜毛细血管无灌注、棉绒斑、出血增多、静脉异常以及视网膜内微血管异常，在此阶段，血管通透性增加可导致视网膜水肿增厚和（或）渗出，从而导致中心视力丧失。持续的无灌注最终可以导致视网膜血管的闭塞和病理性增殖，表现为视盘、视网膜、虹膜和滤过角新生血管的继发性增生。这些新血管分别导致牵拉性视网膜脱离和新生血管性青光眼。在这一阶段，由于黄斑毛细血管无灌注或水肿、玻璃体出血、变形或牵拉性视网膜脱离，视力可能丧失。DR 按其病变严重程度，可分为非增生性糖尿病视网膜病变（non-proliferative diabetic retinopathy，NPDR）和增生性糖尿病视网膜病变（proliferative diabetic retinopathy，PDR），对视力损害最严重的是糖尿病黄斑水肿（diabetic macular edema DME）DR 的发生发展与糖尿病类型、病程、发病年龄及血糖控制情况等密切相关，高血压、高血脂、肾病、肥胖、吸烟等可加重 DR。根据研究预测，到 2045 年全球糖尿病患者人数将增长至 7.0 亿，DR 患者人数将上升至 1.6 亿。我国是全球糖尿病人数最多的国家，糖尿病中 DR 的发病率也逐步上升，为 37%，预计 10～19 年后将增加到 54%。DR 仍会是糖尿病最常见的并发症，且未来 DR 的治疗成本和医疗资源将持续上升。

本病属中医"消渴目病""视瞻昏渺""暴盲"及"血灌瞳神"等范畴。《证治准绳・七窍门》谓："三消久之，精血既亏，或目无见，或手足偏废如风疾。"已认识到糖尿病日久可引发眼部病变。刘守真《宣明论方・消渴总论》言消渴"多变雀目内障"，张子和《儒门事亲・三消论》也云："夫消渴者，多变聋盲、疮癣、痤痱之类。"现代医家认为 DR 基本病机为气阴两虚-肝肾亏虚-阴阳两虚的转化，虚、痰、瘀为重要致病因素。

一、治疗

（一）辨证论治

1. 气阴两虚证

证候：视力下降，或眼前有黑影飘动，眼底可见视网膜、黄斑水肿，视网膜渗出、出血等；面色少华，神疲乏力，少气懒言，咽干，自汗，五心烦热；舌淡，脉虚无力。

辨证要点：以视网膜水肿、渗出及出血，面色少华、五心烦热等全身症状与舌脉为本证要点。

治法：益气养阴，活血利水。

方药：六味地黄丸（《小儿药证直诀》）合生脉散（《医学启源》）加减。自汗、盗汗者加黄芪、生地黄、牡蛎、浮小麦以益气固表；视网膜水肿、渗出多者，宜加猪苓、车前子、益母草以利水化瘀；视网膜出血者可加三七、墨旱莲以活血化瘀。

2. 脾肾两虚证

证候：视力下降，或眼前黑影飘动，眼底可见视网膜水肿、棉绒斑、出血；形体消瘦或虚胖，头晕耳鸣，形寒肢冷，面色萎黄或浮肿，阳痿，夜尿频、量多清长或混如脂膏，严重者尿少而面色白；舌淡胖，脉沉弱。

辨证要点：以视网膜出现水肿、棉绒斑，形寒肢冷、夜尿频多等全身症状及舌脉为本证要点。

治法：温阳益气，利水消肿。

方药：加味肾气丸（《剂生方》）加减。视网膜水肿明显者，加猪苓、泽兰以利水渗湿；视网膜棉绒斑多者，宜加法半夏、浙贝母、苍术以化痰散结；夜尿频、量多清长者，酌加巴戟天、淫羊藿、肉苁蓉等以温补肾阳。

3. 阴虚夹瘀证

证候：视力下降，眼前有黑影飘动，眼底可见微血管瘤、出血，渗出等，偶见视网膜新生血管与玻璃体积血，反复发生大片出血、视网膜增生膜生成；兼见口渴多饮，心烦失眠，头昏目眩，肢体麻木；舌质暗红有瘀斑，脉细弦或细涩。

辨证要点：以视网膜有微血管瘤、出血或新生血管生成，口渴多饮、肢体麻木等全身症状及舌脉为本证要点。

治法：活血明目，养阴祛瘀。

方药：知柏地黄丸（《医宗金鉴》）合四物汤（《太平惠民和剂局方》）加减。视网膜新鲜出血者，可加大蓟、小蓟、生蒲黄、生三七粉以止血通络；陈旧性出血者，加牛膝、葛根、鸡血藤以活血；有纤维增生者，宜加生牡蛎、僵蚕、浙贝母、昆布以除痰软坚散结；口渴甚者加麦冬、石斛以润燥生津。

4. 痰瘀阻滞证

证候：视力下降，眼前有黑影飘动，眼底视网膜水肿、渗出，视网膜有新生血管、出血，玻璃体可有灰白增生条索或与视网膜相牵，出现视网膜增生膜；形盛体胖，头身沉重，或伴身体某部位固定刺痛，口唇或肢端紫暗；舌紫有瘀斑，苔厚腻，脉弦滑。

辨证要点：以眼底视网膜水肿、渗出，玻璃体灰白增生条索或与视网膜相牵、视网膜增生膜等症状及舌脉为本证要点。

治法：健脾燥湿，化痰祛瘀。

方药：温胆汤（《三因极一病证方论》）加减。方中可加丹参、郁金、山楂、僵蚕以祛痰解郁、活血祛瘀；出现玻璃体灰白增生条索、视网膜增生性改变者，方中去甘草，酌加浙贝母、昆布、海藻、莪术以化痰祛瘀、软坚散结。

（二）针灸治疗

1）针刺：除有新鲜出血和视网膜脱离者外，可行针刺治疗。局部取穴：患侧攒竹、太阳、四白、承泣、睛明、球后、阳白，全身穴可选百会、风池、完骨、合谷、外关、光明、足三里、肝俞、肾俞、阳陵泉、脾俞、三阴交。每次局部取穴 2～3 个，全身取穴 2～3 个，根据辨证虚实施以补泻手法。每日 1 次，留针 30 min，10 d 为一个疗程。

2）电针：取穴：电极分别连接脾俞、肾俞穴。功效：益气养阴，化瘀止血。适应证：NPDR。每日或隔日 1 次，10 d 为一个疗程。

3）热敏灸：取穴：睛明、太阳、三阴交。功效：益气养阴，行气活血。适应证：DR 气阴两虚证。

4）眼周穴位按摩：取穴：睛明、鱼腰、攒竹、丝竹空、太阳、四白。功效：疏通经络。

（三）其他治疗

1. 常用中成药

1）芪明颗粒：组成：黄芪、葛根、地黄、枸杞子、决明子、茺蔚子、蒲黄、水蛭。功效：益气养阴，补益肝肾，通络明目。适用证型：NPDR 气阴两虚证、肝肾不足、目络瘀滞证。用法用量：开水冲服，每次 1 袋，每日 3 次。

2）芪灯明目胶囊：组成：葛根、灯盏细辛、黄芪。功效：益气养阴、活血通络。适用证型：NPDR 气阴亏虚、瘀血阻络证。用法用量：口服，每次 4 粒，每日 3 次。

3）双丹明目胶囊：组成：女贞子、墨旱莲、山茱萸、淮山药、茯苓、泽泻、牡丹皮、丹参、三七、菝葜、牛膝。功效：益肾养肝，活血明目。适用证型：肝肾阴虚、瘀血阻络所致的糖尿病视网膜病变。用法用量：口服，每次 4 粒，每日 3 次。

4）杞菊地黄丸：组成：熟地黄、山茱萸（制）、山药、牡丹皮、茯苓等。辅料为淀粉、糊精。功效：滋肾养肝。适用证型：NPDR 肝肾阴亏证。用法用量：口服，每次 8 丸，每日 3 次。

5）明目地黄丸：组成：熟地黄、山茱萸（制）、牡丹皮、茯苓、蒺藜、石决明（煅）等。辅料：蜂蜜。功效：滋肾、养肝、明目。适用证型：NPDR 肝肾阴虚证。用法用量：口服。大蜜丸每次 1 丸，每日 2 次。

2. 其他

1）依帕司他：通过调整代谢紊乱，改善微血管病变，促进视网膜出血、渗出及水肿吸收，抑制视网膜组织蛋白渗漏，恢复视网膜神经纤维传导，有助于促进视网膜功能恢复。

2）氢溴酸樟柳碱注射液：可增加眼部血流量、改善眼部血管运动、促进眼底渗出和黄斑水肿吸收、改善脉络膜血管功能、提升患者视觉质量。

（四）西医治疗

1. 早期筛查与预防

DR 必须早期诊断和治疗，因而在糖尿病人群中展开 DR 的早期筛查和定期随访非常有必要。DR 的危险因素包括以下几个：①病程；②血糖水平及血糖控制质量；③高血压；④血脂；⑤肾功能；⑥其他因素。如糖尿病类型、眼病及手术史、血糖控制方式、环境因素和基因等。对于高血糖、高血压、高血脂等需保持血糖、血脂、血压在某一正常范围内，可减少 DR 在糖尿病中的发病率。对于病程、年龄、肾功能等不可变的风险因素，可实施密切观察。

2. 药物治疗

DR 的主要病理机制是微血管病变，保护血管是非增殖期 DR 的治疗策略，常用的药物有羟苯磺酸钙等。血管内皮生长因子（VEGF）被认为是与 PDR 新生血管形成联系最密切的一个因子，目前抗 VEGF 药物主要有雷珠单抗、阿柏西普、康柏西普等。DME 的发生与炎症相关，临床上多采用玻璃体腔注射曲安奈德或地塞米松缓释植入物（ozurdex）以抗炎、抑制细胞增生及抗新生血管生成。

3. 激光光凝治疗

主要包括局部或全视网膜光凝治疗，其作用是破坏缺氧的视网膜，使其耗氧量减少，避免产生新生血管；同时封闭渗漏的病变血管及微动脉瘤，以减轻疾病的发展。

4. 手术治疗

主要指玻璃体切除术，其适应证包括玻璃体积血长期不再吸收、牵拉性视网膜脱离、黄斑部玻璃体积血伴有黄斑水肿等。术中同时激光光凝，防止复发出血。

二、研究进展与热点

（一）临床研究进展

1. 中医临床研究进展

（1）辨证论治

1）从阴阳论治：DR 病程中其病机是处于动态变化的。在疾病处于阴虚燥热阶段时，治宜养阴清热，临证以阴虚甚时，可酌选杞菊地黄丸、二至丸、视清饮等；若以热甚时，可选和营清热方、玉女煎等加减；若为气阴两虚时，治宜益气养阴扶正，方有密蒙花方、生脉散、参芪地黄汤等。当阴损及阳时，则需补阳，可采用右归丸治之。

2）从脾、肝、肾论治：DR 临证当详辨脾、肝、肾三脏之功能失调。脾气亏虚者，临证时常选用参苓白术散、补中益气汤等健脾益气；脾虚致血失统摄，视网膜出血者，方以归脾汤健脾固摄养血。肝血亏虚者多选用四物汤为基础方随症加减以补血行血，使目得血滋养而能视。DR 的病程中可见肾气虚、肾阴虚、肾阳虚等证型，方有金匮肾气丸、左归丸等。脾、肝、肾三脏的功能失调并非相互独立，常常相互错杂，表现为脾肾阳虚、肝肾阴虚、肾阴阳两虚等，临床在处方遣药时，应注意抓住主要矛盾，才能做到药有所用，方有其效。

3）从郁、瘀、湿、痰论治：全国名老中医林兰在 DR 的论治中提及肝主疏泄，调畅气机，肝气郁结则气机不畅，血不上荣于目，或肝郁化热上扰于目，可发为视网膜病变，多见于 DR 的Ⅰ、Ⅱ期，方选丹栀逍遥散加减以疏肝清热、行气消滞。庞赞襄药用清肝解郁益阴渗湿汤治疗肝郁脾虚型 DR，气虚血瘀者可用补阳还五汤加减；气滞血瘀者，可用血府逐瘀汤加减；阴虚血瘀者，药用桃红四物汤合驻景丸加减。

4）分期论治：在 DR 发生发展过程中，不同分期有不同的主次矛盾。因此，不少医家在辨明脏腑、气、血、阴阳、虚实的同时，还依据分期论治。在非增殖期主要以补虚为主，增殖期注重祛痰、利湿、化瘀。还可将 DR 分为急性出血期与缓解期，急性出血期常选用宁血汤、十灰散等凉血止血；缓解期常酌选归脾汤、参苓白术散健脾益气，知柏地黄汤、杞菊地黄丸、明目地黄丸滋补肝肾。

（2）中药治疗

现代中医各家从阴阳、脏腑、经络等方面对 DR 的病因病机进行阐述，指出 DR 之本为肝肾亏虚、气阴虚损，DR 之标为气滞血瘀。阳虚是 DR 病情进展的本质，是其转变为增殖型的关键因素。治疗当注重益气养阴和活血化瘀，其中黄芪、葛根、生地黄、枸杞子、女贞子、墨旱莲、川芎、三七粉等药物被广泛运用；血瘀贯穿病程始终，宜用三七、丹参、水蛭、益母草等治疗。中医药在预防和治疗 DR 方面取得了良好疗效，但中医药治疗 DR 多基于过往的经验总结，缺少科学性与合理性。无法确定各类中药的毒理作用与不良反应。仍需增加临床治疗样本量，精准临床疗效评价，探究 DR 治疗手段联合应用的可行性和不良反应，并深入研究其通路和作用机制，证实中医药治疗 DR 的科学性。遵循辨证论治的基本原则，借鉴现代医学对 DR 临床分期或分级的认识及基础治疗。对于 NPDR，特别是轻、中度 NPDR 应充分发挥中医药治疗的优势。

（3）针灸治疗

针刺防治糖尿病视网膜病变的作用机理是改善微循环、减轻血栓形成倾向、提高红细胞变形能力及降低血糖综合效应的结果。局部取穴：太阳、攒住、四白、承泣、睛明、球后、阳白等；远端取穴：肝俞、脾俞、肾俞、合谷、三阴交、光明、风池等；平补平泻，留针 30 min。在针灸治疗方面，不仅有单纯针刺，也有针刺联合疗法，还有不同针灸技术以及中药的联合应用，如针刺、穴位注射与中药汤剂联合应用，使针刺、注射药物、口服中药汤剂协同作用，发挥较好的临床疗效；在常规西药口服治疗基础上，联合穴位贴敷与中药汤剂口服，发挥协同增效作用，提高临床疗效。应在临床中探索、归纳、总结出安全、有效、可行的组合，并推广应用，以发挥针灸优势。

2. 中西医结合临床研究进展

目前对于本病要注重基础治疗。DR 发病率与糖尿病的病程、控制情况等有关。稳定血糖是治疗 DR 的前提，肥胖、吸烟、高血脂、妊娠、高血压、肾病等可加重 DR，因此治疗 DR 是综合性治疗，应严格控制血糖、血压、血脂，同时对患者进行糖尿病健康教育、病情监测，定期眼底检查。中医可通过整体辨证论治，预防和延缓 DR 进展。

彭清华教授认为，糖尿病性视网膜病变全程以虚为本、以瘀为标，气阴亏虚，脉络瘀滞，血运不畅，或气不摄血，血溢脉外，眼底可见微动脉瘤、出血及渗出等。因此，临床上对气阴两虚、血络瘀阻证的糖尿病视网膜病变，采用益气养阴活血利水法进行治疗。方用补阳还五汤时，常适当调整黄芪剂量，补气扶正以助活血，使活血祛瘀而不伤正。另加黄精补气养阴；偏气虚者配党参、白术；偏阴虚者加山药、石斛、生地黄、葛根；玻璃体积血者加蛴螬、蒲黄、益母草；黄斑水肿者加茯苓、泽泻等。临床研究证明益气养阴活血利水复方联合玻璃体内注射曲安奈德能够更好、更持久地减轻糖尿病视网膜病变患者黄斑区水肿和渗漏；将羟苯磺酸钙联合益气养阴活血利水法更能减轻视网膜水肿、提高视力、改善中医证候。

（二）实验研究进展

DR 的发病与肠道菌群、氧化应激、炎症反应、细胞凋亡、细胞焦亡、细胞自噬等多种作用机制有关。中药在 DR 的临床防治实践中具有一定的特色和优势。

1. 抑制细胞凋亡

黄芪甲苷Ⅳ、黄芪多糖、葛根素、吴茱萸碱、当归多糖、牛蒡子苷、黄连素可通过抑制细胞凋亡，减轻视网膜损伤。白花蛇舌草能够降低视网膜血管内皮细胞凋亡水平，阻滞细胞周期。沙棘提取物可改善糖尿病大鼠视网膜神经节细胞的凋亡状况。中药复方补阳还五汤、益气养阴活血利水方均能改善调控细胞凋亡的过程，改善糖尿病大鼠视网膜病变。

2. 抑制细胞焦亡

金丝桃苷可通过抑制视网膜周细胞焦亡。当归多糖能减少视网膜上皮细胞焦亡。抑制视网膜内皮细胞、周细胞的程序性死亡可能是黄芪-红参治疗 DR 并延缓其发展的重要机制。益糖康、糖眼宁可起到抗炎、抗焦亡的作用。

3. 调控细胞自噬

黄芪皂苷能够抑制高糖诱导的人视网膜色素上皮细胞自噬水平，恢复细胞活性。绿原酸可促进自噬泡形成，降解 H_2O_2 破坏的细胞器从而恢复视网膜神经节细胞活性。明目地黄丸能通过 Akt-mTOR 信号通路抑制 DR 大鼠视网膜组织中细胞自噬。益肝明目汤能使氧化应激产生的受损线粒体通过完整的自噬途径，避免炎症因子的释放，诱发细胞凋亡及细胞坏死，发挥对视网膜的保护作用。

4. 调节肠道菌群

焦山楂、夜明砂能调节肠道菌群，改善肠胃功能，预防 DR 等并发症。中药联合口服益生菌可预防Ⅰ型 DM 大鼠肠道菌群失调，恢复肠道屏障完整性和视网膜血管通透性，缓解 DR。

5. 抑制炎症反应

三七总皂苷、姜黄素、黄芪甲苷、大黄素甲醚能够通过抑制 NF-κB 信号通路的激活，降低炎症的发生，减轻 DR 视网膜的损伤。石斛乙醇提取物能够降低小鼠视网膜血管新生程度。大黄䗪虫胶囊、温胆汤、明目胶囊可通过抗炎作用减轻糖尿病大鼠视网膜病理损伤。

6. 改善氧化应激

黄芪甲苷可减轻氧化应激损伤，与西格列汀联合使用可以增强对氧化应激调控作用。黄芩素、枸杞多糖、大黄素甲醚、人参皂苷 Rg3 可减轻氧化应激水平，减轻视网膜损伤。藏红花素通过减少 ROS 的生成减轻细胞受损。芍药二酮可增强抗氧化活性以保护视网膜细胞。芪贞降糖颗粒可以降低血糖、降低糖化血红蛋白水平，改善氧化应激状态，从而有效改善早期 DR 患者视力及眼底状况。

（三）研究热点

1. 糖尿病视网膜神经病变

目前，糖尿病视网膜病变的诊断与治疗多集中在微血管病变发生后，此时疾病已经进展到后期阶段，视网膜神经病变的发生早于微血管病变，其病理机制错综复杂，除与高血糖引发的多种生化代谢途径外，炎症反应、氧化应激、线粒体损伤、神经营养因子分泌失衡、谷氨酸毒性等均参与到视网膜神经病变的发展进程之中。对糖尿病视网膜神经病变更深一步的研究意味着糖尿病视网膜病变的诊断与防治可以提前到更早期，最大程度降低疾病带来的风险。中药治疗作为改善 DR 疾病证候的重要方式，对视网膜神经病变也有着较好的干预效果，姜黄素、人参皂苷、白藜芦醇、槲皮素等中药单体均能有效改善高血糖导致的视网膜神经损伤。但目前的研究多为基础实验，缺少临床试验数据支持，病例样本数量不足，实际临床疗效未知。因此，未来中药干预 DR 视网膜神经病变的分子机制研究应当进一步深入，并应积极进行临床试验和总结，筛选出临床疗效优良的中药。

2. DR 治疗药物的开发

目前基于 DR 发病机制进行治疗药物的开发已成为 DR 防治的一大热点。目的在于为 DR 患者制定更全面、更有效的治疗策略。一些降糖、降压、降脂药物对视网膜具有独立的保护作用，探明这些药物的作用机制与临床疗效有助于 DR 患者进行针对性的系统用药，在改善患者全身状况的同时保护视网膜。保护视网膜神经-血管单元、抗炎及抗氧化是治疗 DR 的重要环节，针对不同靶点的抗炎药在疗效上相互补充，有望使更多 DR 患者获益。此外，天然植物提取物的抗氧化作用及中药的早期预防作用不容忽视，植物药材易获得、成本低、副作用小，在一定程度上有助于提高患者的依从性。最后，纳米技术可显著提高药物的溶解性及生物相容性，辅助多种药物成分无创、靶向作用于 DR 病情进展中的特定环节，基于纳米材料的药物传递系统在 DR 治疗中的应用极具潜力。

三、古籍选录

1)《秘传证治要诀·三消》:“三消久之,精血既亏,或目无见,或手足偏废如风疾。”

2)《儒门事亲·三消论》:“夫消渴者,多变聋盲、疮癣、痤痱之类。”

参考文献

段俊国,金明,接传红. 2011. 糖尿病视网膜病变中医防治指南[J]. 中国中医药现代远程教育,9(4):154-155.

彭清华. 2016. 中医眼科学(第4版)[M],北京:中国中医药出版社.

彭清华. 2021. 糖尿病视网膜病变中西医结合研究现状[J]. 中国中西医结合杂志,41(6):660-662.

邵毅,周琼. 2019. 糖尿病视网膜病变诊治规范:2018年美国眼科学会临床指南解读[J]. 眼科新进展,39(6):501-506.

王宁利,杨培增. 2021. 眼科学(第3版)[M],北京:人民卫生出版社.

熊静,彭清华,吴权龙,等. 2009. 益气养阴活血利水法治疗单纯性糖尿病视网膜病变临床研究[J]. 中国中医眼科杂志,19(6):311-315.

第十一节　高风内障

高风内障,西医称为原发性视网膜色素变性(retinitis pigmentosa,RP),是一组与遗传相关的主要累及光感受器和色素上皮细胞的进行性视网膜变性类疾病,其特征为视网膜骨细胞样色素沉着、视网膜血管变细及视盘蜡黄色(视网膜色素变性三联征)。临床上以夜盲和双眼视野逐渐向心性缩小为本病视功能障碍的特征。临床常见双眼发病,早期表现为夜盲进行性加重,伴中心视力下降和辨色困难。视野进行性缩小,呈双眼对称性,晚期形成管状视野,眼底有脉络膜毛细血管萎缩和脉络膜大血管硬化的改变,累及视神经节细胞,导致严重视力下降,甚至失明。

中医对高风内障的认识最早见于隋唐时期的眼科著作,又称“雀目”(《诸病源候论》)、“高风雀目内障”(《秘传眼科龙木论》)、“高风内障”(《证治准绳》)、“高风雀目”(《太平圣惠方》)、“高风障症”(《审视瑶函》)、“阴风障”(《目经大成》)、“阳衰不能抗阴之病”(《原机启微》)。《原机启微》谓:“人有昼而睛明,至暝则不见物,世谓之雀目,言其如鸟雀,暝便无所见。”对其病因病机,《杂病源流犀烛》曰:“雀目者,日落即不见物也,此由肝虚血少……有初时好眼,患成雀目者,而亦有生成如此,并由父母遗体,日落即不见物。”指出本病具有明确的遗传倾向,先天禀赋不足,阴阳失调,偏于阳虚者,元阳不足,目中真气亏虚,流动不畅,神光郁遏,目视不明;偏于阴虚者,肾水不足,阴虚肝旺,阴血涩滞,目失濡养,视物昏暗。先天不足而虚,久虚致瘀,瘀血停滞,精气血津液运行失常,是本病病机的关键。此病以本虚为主,兼有标实,以痰浊、瘀血为标,呈现虚实夹杂之象。临床治疗中,以益精补虚为先,辅以理气,化痰,活血祛瘀之法。

一、治疗

(一)辨证论治

1. 脾气虚弱证

证候:夜盲,视野进行性缩小,不耐久视,常欲闭目休息;神疲乏力,面色无华,纳呆便溏;

舌质淡、苔薄，脉细无力。

辨证要点：以夜盲、视野进行性缩窄、乏力、便溏、食少纳呆等全身症状及舌脉为本证要点。

治法：健脾益气，活血明目。

方药：补中益气汤（《傅青主女科》）加减。舌下络脉瘀滞者，加丹参、川芎、三七粉、鸡血藤，行通络活血之功。

2. 肝肾阴虚证

证候：夜盲，视野缩小，眼干涩，畏光；头晕耳鸣，心烦少眠，口干，腰膝酸软；舌红、少苔，脉细数。

辨证要点：以夜间视物不清、干涩畏光、视野进行性缩窄、头晕、耳鸣、腰膝酸软等全身症状及舌脉为本证要点。

治法：滋补肝肾，益精明目。

方药：明目地黄丸（《审视瑶函》）加减。多梦盗汗者，加知母、牡丹皮、黄柏等以滋阴降火；目珠干涩者可加天花粉、玄参以养阴清热。

3. 肾阳不足证

证候：夜盲，管状视野；伴腰膝酸软，形寒肢冷，夜尿频频，小便清长，或有阳痿早泄，月经量少色淡；舌质淡、苔薄白，脉沉弱。

辨证要点：以夜盲、视野进行性缩窄、腰膝酸冷、精神萎靡、畏寒、遗尿等全身症状及舌脉为本证要点。

治法：温补肾阳，活血明目。

方药：右归丸（《景岳全书》）加减。肾虚泄泻不止者，加肉豆蔻、五味子以涩精止泻。

（二）针刺治疗

局部常取攒竹、睛明、球后、瞳子、丝竹空、承泣等穴；远端常据中医辨证，取肝俞、肾俞、脾俞、命门、百会、足三里、光明、三阴交、血海、膈俞等穴。每次局部、远端取穴各2～3个，留针10～15 min。久病者，可在远端腧穴加灸，阴虚者除外。

（三）其他治疗

1. 常用中成药

1）金匮肾气丸：适用于肾阳虚者，口服，每次9 g，每天2次。

2）补中益气丸：适用于脾虚气陷者，口服，每次6 g，每天2～3次。

3）六味地黄丸：适用于肝肾阴虚者，口服，每次5 g，每天2～3次。

2. 穴位注射

根据中医辨证，取肝俞、肾俞、脾俞、命门等相应穴位，选用复方丹参注射液、维生素B注射液、灵芝注射液等行穴位注射，每次选2穴，注射药物0.5～1 mL，隔日1次。

（四）西医治疗

目前西医无确切的治疗手段。常用血管扩张剂、维生素A等治疗，效果并无定论。对并发性白内障的患者，视功能尚好者可行白内障摘除手术和人工晶体植入术，帮助提高中心视力。对于低视力者可试配戴助视器，并予以必要的训练。近年来不少学者进行视网膜色素上皮细胞、视网膜感光细胞、虹膜色素上皮细胞移植手术治疗和基因治疗的研究，并有望在未来将其应用于临床，造福更多患者。由于异体视网膜色素上皮移植存在排斥反应而自体视网膜色素上皮获取困难，目前学界讨论最多的是用传代的虹膜色素上皮取代视网膜色素上皮进行移植，然而已移植成功的案例中，并无视功能显著提高者，且部分患者出现并发症。

二、研究进展与热点

（一）临床研究进展

1. 中医临床研究进展

本病为遗传性眼病，病位在瞳神，属五轮学说中水轮，内应于肾，肾为先天之本，先天之精不足，生后用眼日渐耗伤，故病情逐渐进展。彭清华等研究发现，本病以虚为主，虚中夹瘀兼郁是其关键病机，故治疗当补虚活血，兼以解郁。

湖南中医药大学第一附属医院眼科从20世纪80年代开始收治国内外视网膜色素变性患者，根据本病患者的临床表现和病因病机，临床常辨证分为肾阳不足、肝肾阴虚、脾气虚弱、气虚血瘀4个证型，分别采用温补肾阳、活血明目，滋补肝肾、活血明目，补脾益气、活血明目，补气活血、化瘀明目的中医治法，给予右归丸、明目地黄丸、补中益气汤、补阳还五汤加减；同时，配合针灸辨证与分型治疗、耳穴贴压、穴位注射、中成药等中医综合疗法。经3 000余例患者的住院治疗观察，发现确有提高患者的视力、扩大视野等视功能方面的疗效，且在治疗中无一例出现毒副作用。

2. 中西医结合临床研究进展

目前有研究者在口服中药的基础上，口服抗氧化药物（如维生素A、维生素E），静脉滴注扩血管药物（如葛根素注射液），配合外治法改善RP患者眼底视网膜循环、视神经传导和视网膜代谢，从而提高患者视力。中西医联合治疗RP是一种高效的治疗方法，在维持视功能、延缓疾病进展等方面具有一定优势。

1）直流电离子导入：是一种利用直流电场作用以及电荷同性相斥、异性相吸的特性，将离子化的药物分子通过眼睑皮肤进入眼内的治疗方法。临床上常用中药汤剂或中药汤剂联合血塞通配合导入治疗RP。

2）电针：是在针刺腧穴得气后，在针上通以接近人体生物电的微量电流以防治疾病的一种疗法。其治疗RP的可能作用机制为外源性电刺激可以增强残存神经元及中枢神经系统的电活动，从而促进神经元存活；可以抑制小胶质细胞的炎症作用，同时上调神经营养因子的表达；可以减轻神经炎症并改善视网膜血流。

3）抗氧化药物的应用：可以减少氧化应激，防止光感受器细胞的凋亡，从而减缓RP的进展。其原理为视网膜感光细胞中视杆细胞耗氧量最多，占外核层总耗氧量的95%，并且直接暴露于光线下，所以氧化应激会严重影响视网膜的健康，参与RP的发病机制。

4）抗凋亡药物：可一定程度上延缓RP的发病，如姜黄素具有抑制感光细胞凋亡及神经保护的作用；银杏叶提取物EGB761通过抑制早期神经元的凋亡保护视网膜；熊胆汁的主要提取成分牛磺熊去氧胆酸通过改善光感受器细胞的结构和功能延缓RP进程。但目前抗凋亡药物在临床的应用还很局限，临床研究也停留在观察性研究阶段。

5）神经营养因子：是一类用于治疗多种神经变性疾病的保护剂，能够促进神经元生长、分化及维持相应功能，通过挽救光感受器的变性，恢复视网膜色素上皮细胞吞噬功能，从而延缓RP发展。

（二）实验研究进展

视网膜色素变性具有典型的遗传特性，因此基因治疗是目前研究的热点，已有报道已分离出多种致病基因，不同的基因异常其基因的遗传方式也各有不同。因此，针对病因分别补充缺失的基因或清除异常基因是基因治疗的大致途径，通过采用不同的病毒作为载体，使目的基因在视网膜组织内较稳定而长期地表达。另一方面，遗传性视网膜色素变性均以细胞凋亡为共同途径，可通过阻断此共同通路来延缓病情发展，目前已有多种通路研究，如碱性成纤维细胞生长因子（bFGF）、睫状神经营养因子（ciliary neurotrophic factor，CNTF）、胶质细胞源性生长因子（GDNF）等，但目前尚无定论。同时已有多个实验中心在进行视网膜前体细胞（retinal precursor cel1s）、视网膜干细胞（retinal stem cells）移植和视网膜假体的研究。

彭清华教授团队针对治疗 RP 的疗效与机制进行了大量的临床观察和实验研究，在临床处方用药时，常用滋阴明目丸和益气明目丸，且常配伍枸杞子-丹参药对。并对此进行了多项实验研究，结果表明，滋阴明目丸、益气明目丸及枸杞子-丹参药对能通过抑制凋亡通路及氧化应激反应明显减少 rd10 小鼠视网膜感光细胞凋亡，能降低 rd10 小鼠视网膜肿瘤坏死因子-α（tumour necrosis factor-α，TNF-α）、白细胞介素-1β（interleukin 1β，IL-1β）的表达，保护视网膜超微结构。

（三）研究热点分析

现阶段研究热点包括干细胞移植、基因治疗、神经保护治疗、光遗传学治疗等。

1. 干细胞移植

干细胞治疗是 RP 的新疗法，有前瞻性临床研究发现玻璃体腔内注射骨髓间充质干细胞后，RP 患者在 3 个月后生存质量有明显提高，但随时间延长这种提高逐渐消失。

2. 基因治疗

有研究采用 CNGB1 缺陷型小鼠（常染色体隐性遗传模型）进行动物实验，实验结果表明，基因疗法能够恢复 CNGB1 小鼠视网膜中棒状环核苷酸门控通道的正常表达和棒驱动的光反应，保护视网膜的组织形态，显著延缓病情进程。

3. 神经保护治疗

神经营养因子对神经元的发育、存活和凋亡起重要作用，包括神经生长因子、脑源性生长因子、睫状神经营养因子等，其中睫状神经营养因子是细胞因子家族中被研究最多的，大量研究表明睫状神经营养因子可以有效延缓视网膜色素变性进程。

4. 光遗传学治疗

光遗传学是将表达光敏蛋白的基因编码至靶神经元，通过光刺激控制靶细胞激活。有研究者通过光遗传学的方法使视网膜色素变性动物模型在光感受器的层面重获光感，并且记录到了视网膜的生理功能，如方向选择、明暗对比等。但是考虑到在疾病的晚期，残存的光感受器极少，所以，重塑光感受器感光功能的临床意义还需要更深入的研究。

三、古籍选录

1）《圣济总录》：“肝受血而能视，今邪在于肝，阴血涩滞，至暮则甚，故遇夜目睛昏不能睹物世谓之雀目。”

2）《秘传眼科七十二症全书·高风雀目》：“高风雀目者乃肝中积热，肾水衰不能制伏肝火，肝火壅盛致伤于目。”

参考文献

段俊国，毕宏生. 2016. 中西医结合眼科学（第3版）［M］. 北京：中国中医药出版社.
葛坚，王宁利. 2015. 眼科学（第3版）［M］. 北京：人民卫生出版社.
彭清华. 2018. 高等中医药院校规划教材教学参考书•中医眼科学［M］. 北京：中国中医药出版社.
彭清华，李传课. 1993. 视网膜色素变性虚中夹瘀的机理研究小结［J］. 中国医药学报，8（6）：7-10.
庄曾渊，张红. 2016. 庄曾渊实用中医眼科学［M］. 北京：中国中医药出版社.

第九章 其他眼病

第一节 近 视

近视是指眼在调节放松状态下，平行光线通过眼的屈光系统折射后，焦点落在视网膜之前的一种屈光状态。因焦点落在视网膜之前，视网膜上形成模糊像。远视力明显降低，但近视力尚正常，是临床常见病，在屈光不正中所占比例最高。近视的发生受遗传和环境等多因素的综合影响，目前确切的发病机制仍在探索中。根据屈光成分分类：①屈光性近视：主要由于角膜或晶状体曲率过大，屈光力超出正常范围，而眼轴长度在正常范围。②轴性近视：眼轴长度超出正常范围，角膜和晶状体曲率在正常范围。根据近视度数分类：①轻度近视：＜-3.00D。②中度近视：-3.00D～6.00D。③高度近视：＞-6.00D。按调节作用参与的多少分类：①假性近视：又称调节性近视，是由于视远时睫状肌调节紧张或痉挛，不能充分放松所致的近视。②真性近视：即通常所指的近视，指使用睫状肌麻痹剂后近视屈光度降低小于 0.50D 的近视。③混合性近视：是指使用睫状肌麻痹剂后，近视屈光度虽明显降低，但仍未恢复为正视者。按病程进展和病理变化分类：①单纯性近视：主要发生于儿童青少年，在生长发育阶段屈光度逐渐加深，到成年以后即不发展或发展缓慢。其近视度数较少超过-6.00D，眼底不发生退行性变化，视力可以配镜矫正。②病理性近视：成年后近视屈光度仍在持续发展，并有眼球病理性变化者。屈光度可达-15D 以上，常伴有眼底病变，视力不易矫正。

本病在中医亦称“近视”（《目经大成》），又名“目不能远视”（《证治准绳》）或“能近怯远症”（《审视瑶函》）。对其病因病机，历代医家认为包括：禀赋不足，肝肾两虚；心阳不足，阳虚阴盛；过用目力，耗气伤血均可致目中神光不能发越于远处。《诸病源候论·目病诸候》中谓：“劳伤肝脏，肝气不足，兼受风邪，使精华之气衰弱，故不能远视。”《审视瑶函·内障》则认为，本病为“肝经不足肾经病，光华咫尺视模糊”及“阳不足，病于少火者也”。

一、治疗

（一）辨证论治

1. 心阳不足证

证候：视近清楚，视远模糊；全身无明显不适，或兼见面白畏寒，心悸，神倦，不耐久视；舌质淡，脉弱。

辨证要点：以视远模糊、面白畏寒、心悸、神倦、不耐久视等全身症状及舌脉表现为本证要点。

治法：补心益气，安神定志。

方药：定志丸（《审视瑶函》）加减。若有食欲不振加麦芽、山楂以健胃消食；心悸重者加五味子、酸枣仁、柏子仁以养心安神；若伴神倦乏力者，可加白术、黄芪、大枣以健脾益气。

2. 气血不足证

证候：视近清楚，视远模糊，眼底或可见视网膜呈豹纹状改变；或兼见面色不华，神疲乏力，不耐久视；舌质淡，苔薄白，脉细弱。

辨证要点：以视远模糊、视网膜呈豹纹状等改变、全身症状及舌脉表现为本证要点。

治法：补血益气。

方药：当归补血汤（《原机启微》）加减。若有眼胀涩者可加首乌藤、木瓜以养血活络。

3. 肝肾两虚证

证候：能近怯远，可有眼前黑花飘动，可见玻璃体液化混浊，眼底呈豹纹状改变；或有头晕耳鸣，腰膝酸软，寐差多梦，不耐久视；舌质淡，脉细弱或弦细。

辨证要点：以能近怯远、眼前黑花渐生等全身症状及舌脉表现为本证要点。

治法：滋补肝肾。

方药：驻景丸加减方（《中医眼科六经法要》）加减。若眼底视网膜呈豹纹状改变者，可选加太子参、麦冬、五味子以助益气之功。

（二）中医外治疗法

1. 针刺治疗

1）体针或经皮穴位电刺激：按局部取穴（即眼部穴位）为主、全身取穴为辅的取穴原则，根据患者体质与病情的需要，选出 2～3 个穴位组，定期轮换使用穴位。常用穴位组有：A. 承泣、翳明；B. 四白、肩中俞；C. 头维、球后；D. 睛明、光明、太冲；E. 照海、丝竹空。每天针刺 1 组，轮换取穴，10 次为 1 个疗程。或使用儿童青少年眼部精准经皮穴位电刺激仪，每天针刺 1 组，轮换取穴，每次治疗时间 30 min，10 次为 1 个疗程。

2）梅花针疗法：用梅花针轻轻叩刺太阳穴，或叩刺背部脊椎两侧（华佗夹脊穴），每日 1 次，10 次为 1 个疗程。

2. 穴位按摩

主穴取攒竹下 3 分，配穴取攒竹、鱼腰、丝竹空、四白、睛明，可自我推拿或相互推拿，即以食指指端按住穴位，先主穴，后配穴，对准穴位作按揉，共 10 min。每日 1 次。

3. 艾灸疗法

取穴：太阳、四白、攒竹、合谷。方法：患儿取坐位或卧位，使用中药灸炷，点燃后距眼 2～3 cm，采用水平、垂直及画圆移动方式进行灸治，刺激眼周穴位。每穴各灸 2～3 min，均以皮肤发热微红为度，每天 1 次。

4. 耳穴压豆

取穴：眼、目 1、目 2、脑干、肝、脾、肾。双耳交替使用，耳部常规消毒，以王不留行贴于穴位处，自行按压 1 min，以温热为度，3 d 换 1 贴。适用于缓解少儿视疲劳，防止近视发生。

5. 揿针疗法

取穴：攒竹、鱼腰、丝竹空、太阳、四白。将针体刺入穴位，贴好后再剥除剥离纸，最后从上面轻轻按压胶布进行治疗。嘱患者适度按压，加强刺激，交替取穴，贴附件时间小于 24 h。

6. 超声雾化法

伴视疲劳者可用内服药渣再次煎水过滤，超声雾化熏眼，每次中药超声雾化熏眼 10～15 min，每日 2～3 次。

（三）常用中成药

1）人参归脾丸：适用于该病气血不足证，每次 6 g，每日 2 次。

2）明目地黄丸：适用于该病肝肾两虚证，每次 1 丸，每日 2 次。

3）杞菊地黄丸：适用于该病肝肾两虚证，每次 8 丸，每日 3 次。

（四）西医治疗

1）框架眼镜：有效地矫正视力，安全、简便。包括双光镜、双光棱镜、渐进多焦镜、周边变焦镜、微结构设计的特殊光学镜等。双光镜、双光棱镜和渐进多焦镜控制近视主要是基于调节滞后原理，视网膜周边离焦设计镜片通过形成周边视网膜的近视性离焦来控制近视。

2）角膜接触镜：角膜接触镜亦称隐形眼镜，是屈光不正矫正的主要手段之一，与框架眼镜矫正相比，其与角膜直接相接触，镜眼距离极小，同时镜片与角膜之间的泪液层也具有特殊的光学效果。这些特点使得接触镜具有框架眼镜所不具备的光学矫正效果，如减少了框架眼镜所致的像放大率问题、矫正不规则散光等。包括软性接触镜（如多焦软镜，美瞳等）、硬性接触镜（硬性透气性接触镜即 RGP）和角膜塑形术（即 OK 镜）。①OK 镜由内至外分为基弧区、反转弧区、定位弧区和周边弧区。通过机械压迫、镜片移动的按摩作用及泪液的液压作用达到压平角膜中央形状作用，从而暂时减低近视度数。②多焦软镜有同心双焦和渐进多焦 2 种设计，同心双焦软镜中央光学区为视远区域旁周边环绕数个正附加屈光度的同心圆治疗区；渐进多焦软镜中央为远矫光学区，从中央至周边为近附加屈光度渐变式增加的治疗区。

3）药物：低浓度 0.01%阿托品眼药水。目前西医上，阿托品滴眼液是唯一经循证医学验证能有效延缓近视进展的药物。

4）屈光手术：屈光手术是以手术的方法改变眼的屈光状态，包括角膜屈光手术、眼内屈光手术和巩膜屈光手术。①目前角膜屈光手术已发展到全激光手术时代，即单纯准分子激光（PRK）、飞秒激光＋准分子激光、单纯飞秒激光手术（基质透镜切除术），全程“无刀化”使得手术具有更好的安全性和有效性，切削更加精确，减少了对角膜神经的损害，是屈光手术的主要方法。②眼内屈光手术是在晶状体和前房施行手术以改变眼的屈光状态。根据手术时是否保留晶状体又分为两类：一类摘除晶状体，如白内障摘除合并人工晶状体植入术、透明晶状体摘除合并人工晶状体植入术；另一类不摘除晶状体，如虹膜支撑的人工晶状体、前房人工晶状体、晶状体前接触镜等。③巩膜屈光手术即后巩膜加固术，是指在高度近视的发病初期，通过巩膜加固的方法来加强巩膜的抵抗力，阻滞近视的发展，除异体巩膜和阔筋膜外，硬脑膜、肋软骨、耳软骨等生物组织也被广泛用作加固材料。

5）视觉训练：视觉训练是一种眼睛和大脑的训练方式，重新训练大脑和眼睛之间的关系，以持续性训练大脑视觉神经认知系统的刺激与训练。视觉训练可以明显改善青少年的假性近视和控制近视度数的加深，对提高视力、增进视觉技巧、开发视觉潜能、改进视觉功能等有较好的效果。视觉训练方案因人而异，如弱视训练、调节训练、融像训练、功能性眼球运动训练等。

二、研究进展与热点

（一）临床研究进展

1. 中医临床研究进展

罗晓燕等通过收集整理中医眼科古籍、近现代名医验方及临床治疗近视方药，以药循法，从法推证，发现近视证型包括肝肾阴虚证、肾阳火衰证、脾虚气弱证、气血不足证、气虚血瘀证。中医对近视的病因病机认识多从虚而论，对近视的治疗，以补为主，以清为辅。其中，五脏以补益肝肾为要；气血津液以补气养血为先。

中医外治防治儿童青少年近视疗效较好，如针刺、雷火灸、揿针、刮痧、按摩、耳穴压豆、微波导入、中药熏眼、穴位贴敷等，临床疗效显著且安全性高。虽然外治疗法各有不同，但总体遵循局部、远端、辨证三方面选穴施治：①头面眼周局部穴：尤其睛明、攒竹、四白、阳白、风池、太阳等，以宣通局部气血，养精明目。②循经远端取穴：以足厥阴肝经、足少阳胆经及手足阳明经为主，如太冲、行间、光明、悬钟、足三里、曲池、合谷等穴，取“经脉所过，主治所及”之效。③辨证取穴：根据气血不足、脾虚气弱、肾阳火衰、肝肾阴虚以及气虚血瘀等不同证候类型随证加减，治病求本。取穴以相关脏腑的背俞穴、原穴等特定穴为主，常用的有肝俞、肾俞、脾俞、胃俞、太冲、太溪、三阴交、足三里、气海、血海等。临床上常采取二联法或者多联疗法防治近视，以综合各疗法功能作用，起到协同增效的目的。

2. 中西医结合临床研究进展

中西医结合较单纯中医或西医治疗的疗效更加明显。中西医结合防治近视，主要体现于用眼行为干预、中医预防干预、眼视光学方法和光学或药物控制 4 个方面。近视前期人群可增加户外活动时间，注意近距离用眼规范及时间，减少电子产品使用，改善采光照明环境；采用眼保健操及针刺或经皮穴位电刺激等中医预防干预手段；视功能异常者可进行视觉训练。假性近视人群在近视临床前期防治的基础上，可采用推拿、温灸、中药离子导入、揿针等中医外治法，和（或）睫状肌麻痹剂以消除调节性痉挛。真性近视人群除用眼行为及中医预防干预外，应予配镜（单光、双光、渐进多焦点设计、角膜塑形镜或多焦点角膜接触镜）和（或）低浓度阿托品治疗。

（二）实验研究进展

随着中医汤内外治法在治疗中展现出的显著疗效，中医学界对于近视防治机制的研究正日益增多，并且不断深入探索。莫亚等对小鼠的研究发现，驻景丸加减方可通过调控线粒体动力学关键蛋白发挥保护视网膜线粒体的作用，对轴性近视小鼠视网膜起保护作用，其可能与其启动自噬机制、抑制视网膜小胶质细胞活化及迁移、调节 CaMKKβ/AMPK 信号通路有关。高云仙等研究发现，电针、球后注射 EGF、球后注射 EGFR 治疗形觉剥夺型近视大鼠，均能拮抗巩膜重塑，抑制近视的发展。

（三）研究热点

1. 治疗方式的选择

配镜矫正视力是目前近视最常用的治疗方案，相较于普通矫正镜片，各种离焦镜片及角膜塑形镜类在矫正视力的同时还具有防控疗效，但价格昂贵。大量研究证实低浓度阿托品具有延缓近视发展的作用，但一般需连续使用 2 年以上。中药汤剂及针刺、耳穴压豆等外治方法也被证实能够有效控制近视发展。虽然目前临床上各种近视防控手段均能有效控制屈光度及眼轴的进展，但每一种控制方法均不能达到完全控制近视进展的水平，并且存在较大的个体差异，部分儿童使用 OK 镜、离焦镜等措施后仍有快速的增长，因此对特定人群选用特定治疗方案是难点，也是热点。

2. 眼底微血管变化

眼轴的进行性延长，导致视网膜、脉络膜及巩膜均被机械性牵拉变薄，使得巩膜发生重构，从而引起后巩膜葡萄肿、豹纹状眼底、漆裂样纹、脉络膜新生血管、脉络膜视网膜萎缩以及视网膜脱离等特征性眼底改变，最终可导致视力降低甚至致盲。有研究发现，高度近视眼底组织结构和血流灌注的改变可能先于眼底并发症和视功能的损伤。因此，探究中药汤剂或中医外治法对近视患者视网膜脉络膜组织形态和血流灌注改变是目前的热点研究。

三、古籍选录

1）《诸病源候论·目病诸候》："劳伤脏腑，肝气不足，兼受风邪，使精华之气衰弱，故不能远视。"

2）《审视瑶函·内障》："肝经不足肾经病，光华咫尺视模糊。"及"阳不足，病于少火者也。"

参 考 文 献

彭清华. 2021. 中医眼科学（第 5 版）［M］. 北京：中国中医药出版社.

葛坚，王宁利. 2022. 眼科学［M］. 北京：人民卫生出版社.

唐由之，肖国士. 2011. 中医眼科学全书［M］. 北京：人民卫生出版社.

中华医学会眼科学分会眼视光学组，中国医师协会眼科医师分会眼视光专业委员会. 2022. 低浓度阿托品滴眼液在儿童青少年近视防控中的应用专家共识 2022［J］. 中华眼视光学与视觉科学杂志，24（6）：401-409.

中华医学会眼科学分会眼视光学组，中国医师协会眼科医师分会眼视光专业委员. 2023. 近视防控相关框架眼镜在近视管理中的应用专家共识（2023）［J］. 中华眼视光学与视觉科学杂志，25（11）：801-808.

中华医学会眼科学分会眼视光学组，中国医师协会眼科医师分会眼视光专业委员会，中国非公立医疗机构协会眼科专业委员会视光学组，等. 2023. 应用于近视控制的多焦软镜验配专家共识（2023）［J］. 中华眼视光学与视觉科学杂志，25（8）：561-567.

中国中西医结合学会，中华中医药学会，中华医学会. 2024. 儿童青少年近视中西医结合诊疗指南［J］. 中华眼科杂志，60（1）：13-34.

第二节 风牵偏视

风牵偏视是以眼珠突然偏斜、转动受限、视一为二为临床特征的眼病。本病又名目偏视、坠睛、坠睛眼，均以眼珠偏斜为其主症。坠睛之记载首见于《太平圣惠方·治坠睛诸方》，说："坠睛眼者，由眼中贼风所吹故也……则瞳人牵拽向下。"而《诸病源候论·目病诸候》谓："人脏腑虚而风邪入于目，而瞳子被风所射，睛不正则偏视。"

风牵偏视类似于西医学的麻痹性斜视。本病分为先天性、后天性两类，前者由先天发育异常、产伤等引起；后者可由外伤、炎症、血管性疾病、肿瘤和代谢性疾病等引起。

一、治疗

（一）辨证论治

1. 风邪中络证

证候：发病突然，目珠偏斜，转动失灵，倾头瞻视，视物昏花，视一为二；兼见头晕目眩，步态不稳；舌淡，脉浮数。

辨证要点：以猝发眼珠偏斜、视一为二及头晕目眩，舌淡，脉浮数为本证要点。

治法：祛风通络，扶正祛邪。

方药：小续命汤（《备急千金要方》）加减。肝虚血少者可加当归、熟地黄以补血养血；风热者可去方中生姜、肉桂、附子等温热之品，酌加生石膏、生地黄、秦艽、桑枝等以辛凉疏风、清热通络。

2. 风痰阻络证

证候：发病突然，目珠偏斜，转动失灵，倾头瞻视，视物昏花，视一为二；兼见胸闷呕恶，食欲不振，泛吐痰涎；舌苔、白腻，脉弦滑。

辨证要点：以目珠偏斜，转动失灵兼见胸闷呕恶，食欲不振，泛吐痰涎及舌脉为本证要点。

治法：祛风除湿，化痰通络。

方药：正容汤（《审视瑶函》）加减。可酌加赤芍、当归以活血通络；恶心呕吐甚者，加竹茹、姜半夏以涤痰止呕；痰湿偏重者，酌加薏苡仁、石菖蒲、佩兰以芳香化浊、除湿祛痰。

3. 脉络瘀阻证

证候：多系头部外伤、眼部直接受伤或中风后出现目珠偏位，视一为二；舌质淡或有瘀斑，脉涩。

辨证要点：以有外伤或中风后病史，目珠偏位、视一为二，舌质淡或有瘀斑，脉涩为本证要点。

治法：活血行气，化瘀通络。

方药：桃红四物汤（《医宗金鉴》）合牵正散加减。病变早期可加防风、荆芥、蒺藜以增祛风散邪之功；后期表现为气虚血瘀者，可加党参、黄芪等以益气扶正，或改用补阳还五汤加减以益气活血通络。

（二）局部治疗

1）病因治疗：全身应用抗炎药物或治疗外伤。

2）支持疗法：可配合用能量合剂、维生素 B 族及促进神经功能恢复的药物。

（三）其他治疗

1）针刺治疗：①主穴选用风池、完骨、天柱、太阳、百会、肝俞、肾俞、足三里、阳陵泉；配穴选眼局部与麻痹肌相对应的穴位，如内直肌麻痹选睛明，外直肌麻痹选瞳子髎，下直肌麻痹选承泣，上直肌麻痹选鱼腰。轮流选穴，平补平泻，每日针 1～2 次，留针 30 min。②眼肌直接针刺法：结膜囊表面麻醉后，以针灸针直接刺相应麻痹肌之眼球附着点后 1～3 mm 处，每条肌肉可轻轻推刺数十下，刺后点抗生素眼药，每日或隔日 1 次。

2）穴位敷贴：用复方牵正膏敷贴患侧太阳、下关、颊车穴，先太阳后下关再颊车，每次 1 穴，每穴治疗间隔 7～10 d，适用于风痰阻络证。

3）推拿治疗：患者仰卧位，医者坐于患者头侧，用双手拇指分别按揉百会、睛明、攒竹、鱼腰、太阳、瞳子髎、丝竹空、风池等穴；再用双手拇指指腹分抹眼眶周围。上述手法反复交替使用，每次治疗约 20 min。然后患者取坐位，医者在患者背部点揉肝俞、胆俞及对侧合谷、下肢光明穴约 5～10 min。全套手法治疗时间 30 min，每日 1 次，10 d 为 1 个疗程。

（四）西医治疗

保守治疗 6 个月无效，或病情稳定 4～6 个月无改善，可采用手术治疗。

二、研究进展与热点

（一）临床研究进展

麻痹性斜视病因复杂，常由神经核、神经干或肌源性病变所致，其发生机制可分为神经源性、肌源性和机械性3类。不同年龄病因有所不同。老年人大部分为神经源性，由全身疾病引起。血管性疾病是老年人复视的主要原因，其中高血压、高血脂、动脉硬化致腔隙性脑梗死、脑出血为主；其次，糖尿病也是眼肌麻痹的主要原因；另外，还需要特别注意颅脑外伤、肿瘤或颅脑手术等压迫或损伤神经引起麻痹者，少数上呼吸道感染引起麻痹者考虑病毒侵犯神经。肌源性最主要的原因是重症肌无力和甲状腺相关眼病，因此要考虑排除这两类疾病。机械性多有外伤史，与眼眶壁骨折导致肌肉坎顿有关。青壮年病因与老年病因类似，糖尿病引起的麻痹会比脑血管疾病引起者占比更大，考虑和青壮年脑血管疾病发生率较低有关。同时，脑外伤及眶骨骨折比重相对也较高，与青壮年承担社会工作较多，风险更高有关。儿童病因则不同于成人，有其自身特点，一项儿童双眼复视239例病因及特征分析发现复视最常见的原因有连续性内斜视（73例）、间歇性外斜视术后（30例）、急性共同性内斜视（26例）和间歇性外斜视早期（34例）。麻痹斜视引起最主要的症状就是复视，在临床碰到复视的患者需仔细寻找病因，以免漏诊误诊，贻误病情。

（二）研究热点

1. 麻痹性斜视的手术治疗

麻痹性斜视的手术治疗效果不如共同性斜视，主要目的是恢复第一眼位及正下方眼位的功能。近年来，研究热点主要集中在外展神经麻痹保守治疗无效后的手术治疗方式上，目前手术方式主要包括：垂直肌-外直肌联结术；垂直肌移位术联合内直肌A型肉毒毒素注射或前睫状血管保留手术，减少眼前节缺血的风险；上直肌移位术联合内直肌后徙术，减弱拮抗肌同时避免眼前节缺血的风险，改善患者外展功能，术后可能发生垂直偏斜。上直肌移位术联合加强缝线一定程度增加斜视度和运动功能的改善。一项针对3种手术的回顾性分析表明：SRT、SRTA和VRT均能有效治疗完全性展神经麻痹性斜视且疗效相当，矫正眼位并能改善患者外展功能，恢复双眼视功能，疗效稳定，术后较少出现垂直及旋转斜视。

2. 麻痹性斜视的针灸治疗

针刺治疗是麻痹性斜视传统有效的治疗方法，通过激发经络的调节功能，使经络畅通，经血调和，从而达到标本同治的作用。针刺可以疏通经络、调理气血、增强眼部血供，从而起到治疗麻痹性斜视的作用。临床针刺取穴方面，局部选穴常有上睛明、承泣、四白、攒竹、鱼腰、阳白、丝竹空、瞳子髎、太阳、迎香等。根据麻痹肌眼部辨病和全身辨证相结合，辨病局部取穴有外直肌麻痹主穴选丝竹空、太阳、风池、下关用补法；内直肌麻痹主穴选上睛明，不做手法，得气即可；上直肌、上斜肌麻痹主穴选鱼腰、攒竹、上球后等，如果出现上睑提肌无力选阳白透鱼腰；下直肌、下斜肌麻痹主穴选承泣、下球后等，不做手法，得气即可。特殊针刺手法可选择风池穴透眼热法，印堂穴金钩钓鱼法，太阳穴二龙戏珠法，阳白透鱼腰喜鹊登梅法往往能收到奇效。

三、古籍选录

1）《灵枢·大惑论》："故邪中于项，因逢其身之虚，其入深，则随眼系以入于脑。入于脑则脑转，脑转则引目系急。目系急则目眩以转矣。邪中其精，其精所中不相比也，则精散。精散则视歧，视歧见两物。"

2）《审视瑶函》："此病谓目视一物而为二也，乃光华耗衰，偏隔败坏矣，病在胆肾，胆肾真一之精不足，而阳光失其主倚，故错乱而渺视为二。若目赤痛，而视一为二者，乃火壅于络，阴精不得升运，以滋神光，故反为阳邪错乱神光，而渺其视也。"

3）《证治准绳·杂病》："目珠不正，人虽要转而目不能转。乃风热攻脑，筋络被其牵缩紧急，吊偏珠子，是以不能运转。"

4）《银海精微》："目睛斜视侧目者何也？答曰：肝经受风邪所牵，筋缓缩急不利。治法：宜灸火发散风邪，以加全蝎、白附子、南星、半夏、夜光柳红丸，外用摩风膏，导引发散，目睛必转。"

参考文献

刘育榕，李月平，张伟，等. 2022. 上直肌移位及其联合加强缝线术与垂直肌移位术治疗完全性展神经麻痹性斜视的临床效果观察［J］. 中华眼科杂志，58（9）：693-700.

宋德胜，杜以霞，钱晶，等. 2022. 儿童双眼复视 239 例的病因及特征分析［J］. 中华眼外伤职业眼病杂志，44（6）：412-417.

第三节　弱　视

弱视是指眼球无器质性病变，但单眼或双眼最佳矫正视力低于同龄正常儿童的眼病；或双眼视力相差 2 行及以上，视力较低眼为弱视。弱视为西医学病名，多由视觉发育期间各种原因导致视觉细胞的有效刺激不足，从而造成视力发育迟缓。根据病因分类，本病分为 5 种类型，即斜视性弱视、屈光参差性弱视、屈光不正性弱视、形觉剥夺性弱视及其他类型弱视。中医学对本病的论述散见于小儿青盲、小儿通睛、能远怯近、胎患内障等眼病中。我国青少年人群中弱视发病率为 2%～3%。

一、治疗

（一）辨证论治

1. 肝肾不足证

证候：胎患内障或先天远视、近视等，视物不清；或兼见小儿夜惊，遗尿；舌质淡，脉弱。

辨证要点：以视瞻不明，兼见小儿夜惊，遗尿等全身症状及舌脉表现为本证要点。

治法：补益肝肾。

方药：四物五子丸（《审视瑶函》）加减。偏肾阳虚者，加山茱萸、补骨脂、淫羊藿以温补肾阳；肝肾阴虚明显者，加楮实子、桑椹、山茱萸以滋补肝肾；伴脾胃虚弱者，加白术、党参以健脾益气。

2. 脾胃虚弱证

证候：视物不清，或胞睑下垂；或兼见小儿偏食，面色萎黄无华，消瘦，神疲乏力，食欲不振，食后脘腹胀满、便溏；舌淡嫩、苔薄白，脉缓弱。

辨证要点：以视物不明，或胞睑下垂，或兼见小儿偏食，面色萎黄无华，消瘦，神疲乏力，食欲不振，食后脘腹胀满、便溏等全身症状及舌脉表现为本证要点。

治法：健脾益气。

方药：四君子汤（《太平惠民和剂局方·卷十》）加减。兼食滞者可选加山楂、麦芽、神曲、谷芽、鸡内金以消食化滞。脾虚夹湿者加白扁豆、砂仁、薏苡仁以祛湿健脾。

（二）针刺治疗

眼部取睛明、承泣、攒竹、球后穴；头部及远端取风池、光明、翳明穴。若肝肾不足配肝俞、肾俞、三阴交；脾胃虚弱配足三里、关元、脾俞、胃俞。于每组穴中各取 1～2 穴针刺，年龄小的患儿不留针，年龄大的患儿留针 10～20 min。每日或隔日 1 次，10 次为 1 个疗程。

（三）西医治疗

1）矫正屈光不正。

2）中心注视弱视治疗：宜选用传统遮盖优势眼、光学和药物压抑疗法、光栅刺激疗法等进行治疗。

3）旁中心注视弱视治疗：应选用后像疗法、红色滤光片疗法、三棱镜矫治、光刷治疗等方法进行治疗。

4）有斜视者在适当时机应考虑手术治疗。

5）双眼视觉训练。

二、研究进展与热点

（一）临床研究进展

近年来，中医在弱视治疗临床研究方面有了较大的进展，中医药、针刺、耳穴贴压及中药离子导入是中医治疗弱视的常用方法。中医药治疗弱视以补益肝肾、补气健脾为治则，再结合个体辨证论治。临床上在西医常规治疗弱视基础上结合中医药治疗，发现疗效大于单纯西医常规治疗。针刺通过经络系统影响中枢系统及相应脑皮质靶器官治疗弱视，针刺穴位可以改善眼周的组织代谢及血液循环，加强对神经元的营养及保护作用，改善视神经功能。临床上在传统的戴镜及遮盖等常规治疗基础上结合针刺治疗，发现疗效明显高于单纯传统治疗组。耳穴贴压通过刺激耳部穴位达到补肾填精、益肾明目的功效。中药离子导入通过直流电将中药离子经皮肤或黏膜引入病变部位，加强中药治疗功效。临床上西医常规综合治疗弱视基础上结合耳穴贴压或中药离子导入治疗，发现视力提高更明显。中医治疗弱视疗效显著，能够明显提高弱视患者视功能，有巨大的研究价值。

（二）实验研究进展

弱视的实验研究主要集中在弱视患儿脑功能研究、电生理研究、神经元超微结构研究等方面。

1）脑功能研究：功能性近红外光谱（f-NIRS）通过测量大脑视皮层血氧变化量来反映视觉刺激下脑功能的变化，针刺视觉剥夺大鼠后可以通过 f-NIRS 检测到视皮层氧合血红蛋白浓度显著提高，提示针刺治疗能有效调节视觉剥夺异常引起的脑功能障碍。

2）电生理研究：有学者利用 P-VEP 检测单眼形觉剥夺大鼠针刺治疗前后视皮层变化，发现在 3 种不同空间频率的视觉刺激下，剥夺眼较正常眼 P1 峰潜时延迟、N1-P1 波振幅减小，即视觉系统功能降低、视皮质对视信号输入强度减弱；通过针刺治疗后 P1 峰潜时明显改善、N1-P1 波幅值增高，证实了针刺能够调节视觉剥夺对视反应的抑制和延迟，激活神经元的电活动，提示视觉系统在敏感期内具有功能可塑性，为针刺治疗弱视提供科学的理论依据。在体多通道电生理采集技术广泛应用于检测脑区神经元的电活动，与传统电生理相比，优势在于其能够利用多位点记录网络内部动态的空间信息，适用于突触可塑性、节律性活动以及药物药理学实验的研究，近年来也广泛应用于弱视大脑皮层的研究。

3）神经元超微结构研究：功能的改变可能引起结构形态的损伤，可以利用透射电镜技术观察到形觉剥夺树鼩神经元超微结构改变，主要表现为视皮质神经元细胞核缩小、体积减小，异染色质区增加，核不规则，线粒体肿胀，周围血管水肿充血，髓鞘局部分离，以上表明了异常的视觉经验会使视皮质结构发生改变。

（三）研究热点

近年来，视觉系统发育相关的蛋白和神经因子表达以及针刺对这些因子的表达成为弱视相关研究的热点，主要有生长相关蛋白-43（GAP-43）、脑源性神经生长因子（BDNF）、C-FOS基因、一氧化氮（NO）等。

1）GAP-43与神经元可塑性及视觉功能的关系：GAP-43是一种与神经元可塑性、轴突再生、神经突触重建密切相关的特异性磷酸蛋白，能够促进神经元结构和突触结构的生成。形觉剥夺性弱视猫视皮层17区GAP-43表达减少，推测异常的视觉经验抑制GAP-43的表达，表现为突触联系减少、轴突萎缩、轴突再生障碍、加快视觉敏感期终止。通过开导补益针刺治疗单眼形觉剥夺大鼠后，可以观察到视皮层GAP-43的表达，GAP-43阳性神经细胞密度增大、数量增多。

2）BDNF与视觉系统可塑性及针刺对其影响：BDNF是一种具有神经营养作用的蛋白质，可调节神经元发育并且维持稳定性，保护神经元结构与功能不受损伤。正常大鼠视网膜中BDNF多在神经节细胞层、内核层及外核层表达，其中神经节细胞层BDNF表达边界清晰，阳性细胞数量丰富，并且在视觉敏感期内维持稳定表达水平。BDNF基因在大鼠敏感期内大量表达，在视觉剥夺后表达水平降低，提示BDNF与视觉系统可塑性息息相关。针刺会增加视网膜细胞中BDNF的表达并调节多巴胺产生，从而改善视觉功能。

3）C-FOS作为神经元激活标记物及电针对其影响：C-FOS作为一种即刻早期基因，能够提升神经元可塑性，被确立为研究大鼠视皮层神经元激活的有效标记物。单眼病变猴模型外侧膝状体、视皮质内C-FOS蛋白质含量降低，通过免疫组化法测出单眼病变组C-FOS蛋白标记量较正常组下降，说明C-FOS蛋白可作为揭示视觉系统神经元损伤的指标。更有动物研究发现，电针能够显著提升大脑神经中枢C-FOS基因的表达。

三、古籍选录

1）《眼科金镜·盲》："症之初起，不痛不痒，不红不肿，如无病状，只是不能睹物，盲瞽日久，父母不知为盲。"

2）《外台秘要》："其眼根寻无他物，直是水耳。轻膜裹水，圆满精微，皎洁明净，状如宝珠，称为眼珠，实无别珠也。黑白分明，肝管无滞，外托三光，内因神识，故有所见。"

参考文献

陈进莲，邓斯元. 2024. 中医治疗弱视的临床研究进展［J］. 中医临床研究，16（3）：12-15.

吴晓彤，毕爱玲，卢秀珍，等. 2023. 针刺治疗弱视临床及基础研究概述［J］. 山东中医药大学学报，47（4）：514-519.

第十章　耳部疾病

第一节　耳胀耳闭

耳胀耳闭是指以耳内胀闷堵塞感及听力下降为主要特征的中耳疾病，多属于同一疾病的不同阶段，耳胀为病之初起，耳闭为病之久者。西医学的分泌性中耳炎、气压创伤性中耳炎、粘连性中耳炎等疾病可参考本病进行辨证论治。

古代文献中“耳胀”“耳闭”多作为症状记载。“耳胀痛”首见于宋代《疮疡经验全书》：“耳胀痛，用虎草汁滴入耳内，痛即止”；“耳闭”一词首见于《素问・生气通天论》：“阳气者，烦劳则张，精绝，辟积于夏，使人煎厥，目盲不可以视，耳闭不可以听”，此处“耳闭”指的是程度较重的耳聋。《灵枢・刺节真邪》中有咽鼓管自行吹张治疗“耳无所闻”的最早记载。近代，《大众万病顾问・下册》中始立“耳胀”病名：“何谓耳胀，耳中作胀之病，是谓耳胀。”并列举了其病源、症状及治法，此书被认为是“耳胀”作为疾病被系统描述的首次记载。

本病为常见疾病，可发生于各种年龄，以儿童发病率为高，是引起儿童听力下降的重要原因之一。本病应与外耳道堵塞及鼻咽肿物所导致的耳堵塞感相鉴别：外耳道阻塞所致耳堵塞感，检查外耳道可见耵聍或异物；鼻咽肿物所致耳堵塞感，检查鼻咽部可见肿物。

一、治疗

（一）辨证论治

1. 风邪外袭，痞塞耳窍证

证候：耳内堵塞感，多伴听力减退及自听增强；鼓膜微红、内陷或有液平面，鼓膜穿刺可抽出清稀积液，鼻黏膜肿胀；可伴有鼻塞、流涕、头痛、发热恶寒等症；舌质淡红、苔白，脉浮。

辨证要点：以耳内堵塞感，鼻塞流涕、发热恶寒等全身症状及舌脉为本证要点。

治法：疏风散邪，宣肺通窍。

方药：荆防败毒散（《摄生众妙方》）加减。鼻塞甚者加白芷、辛夷等宣肺通窍；耳堵塞甚者加石菖蒲以散邪通窍。若风热外袭，可用银翘散加减疏风解热。

2. 肝胆湿热，上蒸耳窍证

证候：耳内胀闷堵塞感，耳内微痛，或有听力减退及自听增强，或耳鸣。鼓膜色红、内陷，鼓膜穿刺可抽出黄色、较黏稠的积液；可伴有烦躁易怒、口苦咽干、胸胁苦闷等症；舌质红、苔黄腻，脉弦滑数。

辨证要点：以耳内胀闷堵塞感，烦躁易怒、口苦咽干、胸胁苦闷等全身症状及舌脉为本证要点。

治法：清泻肝胆，利湿通窍。

方药：龙胆泻肝汤（《医方集解》）加减。本方药物多苦寒，宜中病即止，不宜久服。耳堵塞胀闷甚者可酌加石菖蒲、川芎以散邪通窍。

3. 脾虚失运，湿浊困耳证

证候：耳内胀闷堵塞感，日久不愈。鼓膜正常，或见内陷、浑浊、液平，穿刺可抽出较清稀的液体；可伴纳呆、腹胀、便溏、倦怠乏力等症；舌质淡、边有齿印，脉细滑。

辨证要点：以耳内胀闷堵塞感，纳呆、便溏、倦怠乏力等全身症状及舌脉为本证要点。

治法：健脾利湿，化浊通窍。

方药：参苓白术散（《太平惠民和剂局方》）加减。若耳窍积液黏稠量多者，可加藿香、佩兰以利湿化浊；积液清稀而量多者，宜加泽泻、桂枝以利湿通窍；肝气不舒，心烦胸闷者，选加柴胡、香附以疏肝解郁；脾虚甚者，加黄芪以健脾益气。

4. 邪毒滞留，气血瘀阻证

证候：耳内胀闷堵塞感，日久不愈，甚则如物阻隔，听力逐渐减退；鼓膜明显内陷，甚则粘连，或鼓膜浑浊、增厚，有灰白色钙化斑；舌质黯淡，或边有瘀斑瘀点，脉细涩。

辨证要点：以耳内胀闷堵塞感，听力下降、鼓膜内陷等症状及舌脉为本证要点。

治法：行气活血，通窍开闭。

方药：通窍活血汤（《医林改错》）加减。临床应用时可加柴胡、香附以行气通窍；若瘀滞兼脾虚明显，表现为少气纳呆，舌质淡，脉细缓，可用益气聪明汤或补中益气汤配合通气散。

（二）中医特色疗法

1）鼓膜按摩：食指或中指按压耳屏掩盖外耳道口，持续 1～2 s 后放开，一按一放，有节奏重复多次。

2）咽鼓管自行吹张：调整呼吸，闭唇合齿，用拇、食指捏紧双前鼻孔，然后用力鼓气，使气体经咽鼓管进入中耳内。注意，有鼻塞、流涕症状者不宜使用。

3）滴鼻：选用消肿通窍的滴鼻剂滴鼻，如复方辛夷滴鼻液等。

4）体针：局部取穴与远端取穴相结合。耳周取听宫、听会、耳门、翳风；远端取合谷、内关，用泻法。脾虚者配足三里、中脘、脾俞等，用补法或灸法。

5）耳针：取神门、肺、肝、脾、内耳等穴，王不留行籽或磁珠压贴，并经常用手轻按贴压，以维持刺激。

6）穴位注射：取耳周穴耳门、听宫、听会、翳风等作穴位注射，药物可选用丹参注射液、维生素 B_1 或维生素 B_{12} 注射液，每次 2～4 穴，每穴注液 0.5～1 mL。

（三）常用中成药

1）小柴胡颗粒：适用于该病风邪外袭，痞塞耳窍证，每次 1 包，每日 2-3 次。

2）龙胆泻肝丸：适用于该病肝胆湿热，上蒸耳窍证，每次 3～6 g，每日 2 次。

3）参苓白术丸：适用于该病脾虚失运，湿浊困耳证，每次 6 g，每日 3 次。

4）复方丹参滴丸：适用于该病邪毒滞留，气血瘀阻证，每次 10 丸，每日 3 次。

（四）西医治疗

1. 非手术治疗

1）控制感染：可选用红霉素、头孢呋辛等口服或静滴，成人 3～5 d，小儿可持续 1 周；或选用糖皮质激素短期治疗，如地塞米松、泼尼松等，一般用 3 d。

2）改善咽鼓管通气引流：可行咽鼓管吹张（小儿用波氏球法，成人用导管法）；或口服标准桃金娘油肠溶胶囊促进分泌物排出。

2. 手术治疗

1）鼓膜穿刺抽液：鼓膜前下方或正下方穿刺抽液。

2）鼓膜切开置管：经长期治疗无效，中耳积液较黏稠者，可行鼓膜切开术，清除中耳积液，并放置鼓膜通气管。

3）腺样体切除术：患儿伴有鼻塞，因慢性腺样体炎、腺样体肥大引起者。

4）咽鼓管置管、扩张和成形术

5）其他治疗：超短波、激光照射等均有助于消除中耳积液

耳胀、耳闭的治疗，早期正确治疗是关键，若不及时或不能彻底治疗，则易迁延不愈而转为耳闭，成为难治之病。本病以中医辨证治疗为主，内服中药并适当配合外治法（如鼓膜穿刺抽液）可取得较好的疗效。若能再配合针灸疗法，有望提高疗效或缩短病程。本病中耳积液若经系统中医治疗 3 个月以上不愈者，可考虑行鼓膜置管术。耳闭晚期出现鼓膜与鼓室内壁粘连者，治疗甚为棘手，目前仍有待于探索有效的治疗方法。

二、研究进展与热点

（一）临床研究进展

1. 中医临床研究

临床上治疗该病，多强调运用“通”法。根据病邪种类的不同，常用祛风、宣肺、化痰、利湿、活血等方法排除邪气，体现出了“清窍肺气之通”“脾胃中焦之通”及“下焦之通畅”。“通”法的贯彻运用使得中医治疗耳胀耳闭的效果大大提高。

2. 中西医结合临床研究进展

有学者采用经鼓膜穿刺并向鼓室注射银黄注射液配合中医辨证治疗取得了较好的疗效，现代药理研究也证明银黄注射液有抗炎、抗过敏、防止粘连的作用，能够有效缓解分泌性中耳炎（OME）的症状。

目前，在临床上推荐增加鼓气耳镜检查和声导抗测试的信息以提高 OME 诊断的准确性。鼓气耳镜检查被推荐为诊断分泌性中耳炎的首要方法，对疑似 OME 患者行鼓气耳镜检查后无法确诊或不成功时，应进行声导抗测试。

（二）实验研究进展

OME 发病因素众多，与先天遗传性疾病、感染、外伤、肿瘤、变态反应等多种因素密切相关，是机体内外多因素对中耳与相邻结构长期综合作用导致中耳引流不畅的结果。中耳通气的状况与中耳压力的变化紧密联系，中耳通气不足时，中耳呈负压，反复负压可引起各种慢性中耳疾病。

在中耳正常生理功能中，咽鼓管是中耳与外界环境通气的主要通路，咽鼓管功能障碍或阻塞是 OME 发生机制中的重要因素。中耳分泌物来自咽鼓管、鼓室及乳突气房黏膜。若中耳分泌物病理性增多或咽鼓管引流不畅，可导致鼓室积液，从而引发耳胀闷感及听力下降。过去曾认为 OME 是中耳的无菌性炎症，近年来发现本病患者的中耳积液可检出多种病原微生物及变态反应物质，常见细菌为肺炎链球菌、流感嗜血杆菌、卡他莫拉菌，常见病毒为呼吸道合胞病毒、腺病毒、鼻病毒等，部分患者亦可检出肥大细胞、嗜酸性粒细胞及其炎性产物、多种炎性介质及炎性蛋白等。

近年变应性疾病在 OME 发病机制中的作用研究较多。研究表明 I 型变态反应是 OME 的危险因素之一，分泌性中耳炎患者中 I 型变态反应性疾病的患病率高于一般人群。

（三）研究热点

随着人民物质生活水平提高，民众对 OME 的认识随之提高，尤其是对慢性听力损伤等危害方面。目前对 OME 的主要治疗策略有对症用药或手术治疗。手术术式上有鼓室探查术、鼓室成形术、中耳病变切除术等针对不同病灶的中耳炎的术式。但目前尚无有效治疗药物，且手术适应范围有限，患者接受度低，手术并发症难以避免。因此，探讨药物防治 OME 的策略是本病研究的热点之一。

处于炎症反应中的中耳，中耳腔液体平衡易被打破、血管通透性增加、氧化应激，因此使用抗氧化剂是缓解与分泌性中耳炎相关的氧化应激的潜在治疗方案，如虾青素。虾青素可以抑制炎症级联反应，促进组织修复，因此虾青素可用于缩短 OME 的病程。近年来靶向治疗的生物制剂（如抗 Ig E 抗体 omalizumab、抗 IL5 受体抗体 benralizumab、抗 IL 4r-α 抗体 dupilumab）治疗嗜酸性中耳炎等特殊类型中耳炎中有所进展，但变态反应在 OME 病理过程中的作用、免疫抑制剂药物机制与适应范围等问题仍待发掘补充。

中医药治疗 OME 具有多靶点、多机制的特点，可通过抑制炎症因子水平、抗氧化损伤、抑制细胞凋亡等途径发挥作用。通气散、小柴胡汤、龙胆泻肝汤、参苓白术散等中药复方在临床各证型中使用较多。此外，配合针刺耳周近部穴位及肢体远部取穴在缓解耳闷胀感、耳痛、耳鸣等症状中亦有一定作用。

三、古籍选录

1）《素问·生气通天论》：“阳气者，烦劳则张，精绝，辟积于夏，使人煎厥，目盲不可以视，耳闭不可以听。”

2）《医林绳墨·卷七》：“或有年老气血衰弱，不能全听，谓之耳闭……病后劳损不能戒守，谓之虚闭。”

参考文献

古豫蕾，申琪. 2021.“耳胀”“耳闭”病名考证［J］. 中国中医基础医学杂志，27（1）：22-23，37.

乔植，刘玉，陈小宁，等. 2023. 国医大师干祖望运用玄府气液理论论治分泌性中耳炎经验［J］. 中华中医药杂志，38（6）：2633-2635.

朱崇元，魏兴梅，冯国栋. 2021. 中耳压力调节机制［J］. 中华耳科学杂志，19（5）：837-840.

第二节　脓　　耳

脓耳，西医称为急、慢性化脓性中耳乳突炎等，是指以鼓膜穿孔、耳内流脓、听力下降为主要特征的耳病。本病有新病与久病之分，新病多实证，久病多虚或虚实夹杂证。本病可发生于任何季节，夏季发病率较高。若邪盛正虚，误治或失治者，可导致脓耳变证，甚者危及生命。古代医家对本病的论述较多，脓耳病名最早见于宋代杨士瀛著《仁斋直指方论》卷二十一：“热气乘虚，随脉入耳聚热不散，浓汁出焉，谓之脓耳”。此外，本病还有“聤耳”“耳疳”“风耳”“缠耳”“震耳”“底耳”等不同的称谓。

一、治疗

（一）辨证论治

1. 风热外侵证

证候：耳痛，听力下降，或耳内流脓，鼓膜红赤，鼓膜穿孔及溢脓；兼见发热，恶风寒，头痛，周身不适，鼻塞流涕，咳嗽；舌质偏红、苔薄白或薄黄，脉浮数。

辨证要点：以多有近期上感病史或鼓膜外伤、污水入耳史，耳内疼痛，听力减退，或伴耳鸣、流脓，鼓膜充血呈潮红色，或见鼓膜穿孔流脓，发热恶寒、头痛鼻塞等全身症状及舌脉为本证要点。

治法：疏风清热，解毒消肿。

方药：蔓荆子散加减（《仁斋直指方》）。若风热外犯初起时，可减去生地黄、麦冬等滋阴之品，以免滋腻留邪；发热者，可加柴胡以助退热；鼻塞者，可加白芷、辛夷花以通鼻窍；咳嗽者，可加桔梗以宣肺止咳。

2. 肝胆火盛证

证候：耳痛甚剧，痛引腮脑，鼓膜红赤；或鼓膜穿孔，耳脓多而黄稠或带红色，耳聋。全身可见发热，口苦咽干，小便黄赤，大便秘结；小儿可见高热、啼哭、拒食、烦躁不安、惊厥等症状。舌质红、苔黄腻，脉弦数有力。

辨证要点：以耳内疼痛剧烈，痛连腮脑，鼓膜红赤饱满外突，或见耳内流脓，或脓中带血，伴有发热或高热、口苦咽干、烦躁易怒、便秘溲黄等全身症状及舌脉为本证要点。

治法：清泻肝胆，解毒排脓。

方药：龙胆泻肝汤加减（《医方集解》）。若火热炽盛、流脓不畅者，重在清热解毒，消肿排脓，可选用仙方活命饮加减。小儿脓耳，热毒内陷，高热烦躁者，可在以上方剂中酌加钩藤、蝉蜕以清热息风。若出现神昏、惊厥、呕吐可根据辨证使用清营汤、清宫汤、羚角钩藤汤及急救三宝等。

3. 脾虚湿困证

证候：耳内流脓缠绵日久，脓液清稀，量较多，无臭味，多呈间歇性发作，听力下降或有耳鸣；鼓膜穿孔，穿孔周边鼓膜混浊或增厚、有白斑，通过穿孔可窥及鼓室黏膜肿胀，或见肉芽息肉。全身可兼见头晕，头重，纳呆便溏，倦怠乏力，面色不华。舌质淡、苔白腻，脉缓弱。

辨证要点：以耳内流脓经久不愈，反复发作，脓液或黏稠或清稀，听力下降，或伴耳鸣，或见鼓室黏膜肿胀或肉芽、息肉，伴面色不华、倦怠乏力、头昏头重、纳少便溏等全身症状及舌脉为本证要点。

治法：健脾渗湿，补托排脓。

方药：托里消毒散加减（《校注妇人良方》）。若周身倦怠乏力，头晕而沉重，为清阳之气不能上达清窍，可选用补中益气汤加减。若脓液清稀量多、纳差、便溏，为脾虚失于健运，可选用参苓白术散加减。若脓液多可加车前子、泽泻、薏苡仁等渗利水湿。若脓稠或黄白相间，鼓膜红赤，为湿郁化热，可酌加野菊花、蒲公英、鱼腥草等清热解毒排脓。

4. 肾元亏损证

证候：耳内流脓不畅，量不多，耳脓秽浊或呈豆腐渣样，有恶臭气味，日久不愈，听力明显减退；鼓膜边缘或松弛部穿孔，有灰白色或豆腐渣样臭秽物。全身可见头晕，神疲，腰膝酸软。舌质淡红、苔薄白或少苔，脉细弱。

辨证要点：以耳内流脓，久治不愈，脓液臭秽，听力明显减退，耳鸣，鼓膜松弛部或边缘性穿孔，伴腰膝酸软、形寒肢冷、头晕神疲等全身症状及舌脉为本证要点。

治法：补肾培元，祛腐排脓。

方药：肾阴虚者，用知柏地黄汤加减（《医宗金鉴》），常配伍鱼腥草、金银花、木通、夏枯草、桔梗等祛湿化浊。若肾阳虚者，用肾气丸加减（《金匮要略》）。若湿热久困，腐蚀骨质，脓液秽浊，有臭味者，可在前方基础上选用桃仁、红花、乳香、没药、泽兰、穿山甲、皂角刺、马勃、鱼腥草、板蓝根、金银花等活血祛腐。

（二）外治治疗

1）清除脓液：耳窍有脓，应先行清洁，以清除脓液，保持引流通畅，再用滴耳法或吹耳法。一般可用过氧化氢溶液滴入耳中进行清洁。

2）滴耳：脓耳初期鼓膜尚未穿孔时，若耳窍内疼痛，可用清热解毒、消肿止痛的滴耳剂。鼓膜穿孔后，若耳内脓液黏稠、量多时，选用水溶液滴耳剂滴耳，若黄连滴耳液等；若久病脓耳流脓量少，以甘油制剂滴耳为宜；若鼓膜穿孔，鼓室内潮湿，很少有溢液，可用酊剂滴耳。

3）吹药：此法可用于鼓膜穿孔较大者。选用可迅速溶解的药粉吹布，以解毒化浊、收湿敛疮。吹药时用喷粉器将药粉轻轻吹入，均匀散布于患处。避免吹入药粉过多，以免造成药粉堆积，妨碍引流。每次吹入药粉之前，应先行清洗上次吹入耳内的残留药粉。鼓膜穿孔小或引流不畅时，不宜用药粉吹耳。

4）滴鼻：兼有鼻塞者，可用芳香通窍的滴鼻液滴鼻。

（三）针灸治疗

1）体针：实证脓耳，以局部取穴为主，配合循经取穴。取听宫、翳风、听会、外关、阳陵泉等穴，每日1次；发热者，加刺合谷、曲池。虚证脓耳，取足三里、阳陵泉、侠溪、丘墟等穴，每日1次。

2）耳穴贴压：取神门、肝、胆、肺、肾、肾上腺等耳穴，用王不留行籽压贴，并经常用手按压。

3）艾灸：脓耳病久，体质虚寒者，选用翳风穴温和灸，每次约1 min，灸至局部有热感，每天1次，亦可配合足三里艾灸。

4）放血：脓耳实证，耳内剧痛，可行同侧耳垂或耳尖放血，以利于泄热止痛。

（四）西医治疗

1）病因治疗：对于原发病的治疗及风险因素的控制是治疗化脓性中耳炎的基础。医疗卫生水平的提高、生活条件的改善和更好的营养支持会减少化脓性中耳炎的发生发展，社区教育和初级保健干预措施也被证明有效。

2）控制感染：使用敏感抗生素是主要的治疗手段，在疾病可以控制的范围内全身治疗的疗程最好为10～15 d，局部治疗疗程应持续6周，以获得炎症过程的完全解决。但耳毒性药物应谨慎应用。

3）恢复咽鼓管功能：咽鼓管吹张可以改善咽鼓管功能，包括主动Valsalva动作的训练及咽鼓管球囊扩张。

4）手术治疗：对于一些病程长、病情严重的患者，手术能彻底清除病灶，获得干耳，《中耳炎临床分类和手术分型指南（2012）》提出包括鼓室成形术、中耳病变切除术、中耳病变切除＋鼓室成形术为主的中耳炎手术分型。

二、研究进展与热点

（一）临床研究进展

1. 中医临床研究进展

中医治脓耳以减少患耳流脓等临床症状为主要目的，急性期主要为风热外侵、肝胆火盛所致，慢性期多为肾元亏损、脾虚湿困所致，干祖望教授及其团队提倡“整体辨证，局部分析”，依据“急则治其标，缓则治其本”原则灵活用药，可参考遵循外科疮疡疾病治疗原则，急性期可用“消”法，选用清热药、解表药以清热解毒燥湿，慢性期可以“托”法，选择健脾祛湿药以益气托毒，佐以疏肝，体现“溃疡首重脾胃”之原则，当本病日久不愈，常由气及血，应注重在补气基础加以活血。

2. 中西医结合临床研究进展

脓耳急性期治疗辨证中药配合抗感染药物、激素相较单纯使用西药有更好的治疗效果。而脓耳久治不愈穿孔并发胆脂瘤、肉芽，最有效的方法还是手术，而中医药可从整体观念出发，对机体进行辨证论治，研究表明无论术前调理使患耳干耳，或是对手术后患者整体及耳部术区的恢复，都较单纯西医治疗有一定优势。手术是治疗脓耳慢性期重要的治疗方式之一。在术式方面，过去几十年里，显微外科手术一直是手术的主要方式，而随着耳内镜技术的发展、内镜分辨率、视野清晰度提高，让手术有了更多的选择，耳内镜手术不受外耳道曲率的影响，具有切口小、视野清晰的特点，能全方位、多角度、视野清晰地观察到鼓膜的情况，但狭小的空间也会影响术者的操作，单手操作对术者有较高的要求，而随着手术经验的丰富，有团队提出双人三手的内镜手术方式，降低了内镜手术的难度、缩短了手术时长。而在长期的临床实践中，关于是否需要在进行鼓室成形术时同时进行乳突根治术，学界有不同的意见，部分学者认为乳突根治术存在损伤面神经、内耳结构的风险；另一部分专家研究表明乳突根治术对于患者术后移植物成活率、病灶清除率、干耳率远期效果更好。在手术时机的选择上，根据以往的观念，应选择患者干耳后进行手术，而近期有研究结果显示湿耳手术并不影响手术患者的预后。

（二）实验研究进展

1. 病原微生物学

病原菌感染是引起脓耳最直接、最重要的外源性致病因素，尽管研究发现病毒感染也可单独或与其他病原菌混合感染，引发脓耳并造成久治不愈，细菌是引起脓耳的最主要病原菌，目前研究主要考虑病原菌可以通过咽鼓管途径、鼓膜穿孔途径致病。

表明化脓性中耳炎的致病菌多种多样，但尚不清楚哪些微生物在引起或延续疾病中起重要作用。分泌物中可培养出各种细菌：①需氧菌：如铜绿假单胞菌（18%～67%）、金黄色葡萄球菌（14%～33%）、革兰氏阴性菌如变形杆菌、克雷伯氏菌、埃希氏菌（4%～43%）和流感嗜血杆菌（1%～11%）；②厌氧菌：包括拟杆菌（1%～91%）和梭杆菌（4%～15%）；③真菌：如曲霉和念珠菌。其他研究对接受手术的患者乳突进行了采样，在常规培养中，在没有活动性感染临床体征的 1/3 患者中发现了细菌或真菌存在的证据。此外，在分子谱分析中，发现了许多其他密度不同的细菌种类的存在，一些研究也报道了化脓性中耳炎患者耳朵中真菌或细菌生物膜的存在（主要是不可分型的流感嗜血杆菌、铜绿假单胞菌和金黄色葡萄球菌），这可能对微生物的生存和慢性疾病的发生很重要。

2. 免疫学及遗传学

身体的免疫系统和基因构成在化脓性中耳炎的发生中至关重要。目前关于有患中耳炎风险的人群对耳病原体的抗体反应不足的研究尚不明确。但免疫球蛋白 IgG、IgA 和 SIgA 在化脓性中耳炎中起到重要的作用。SIgA 由中耳黏膜内的浆细胞局部合成，有助于防止细菌附着和定植。有研究报道患有慢性化脓性中耳炎的儿童可能存在 SIgA 水平不足。IgG 类免疫球蛋白浓度主要通过补体激活直接或间接促进吞噬作用，而经历反复发作的上呼吸道疾病的儿童表现出特定亚类如 IgG2 水平降低。在细菌壁上涂上抗体涂层让抗体为预防感染做好准备，在非特定细菌（如铜绿假单胞菌）的感染中 SIgA 和 IgG 涂层普遍存在。

遗传学对这些发现的影响仍不确定，病原体、宿主和环境之间的相互作用可能起一定作用。需要进一步的调查来全面了解遗传因素如何促进中耳炎的发展。部分研究报道，格陵兰岛研究表明，若双亲有慢性化脓性中耳炎的病史，子代患病率可增加一倍以上；而在瑞典，1/4 的慢性化脓性中耳炎患者有耳部疾病家族史，胆脂瘤的风险增加了 4 倍。

（三）研究热点

1）脓耳的发病机制复杂，至今仍不明确，遗传因素、环境因素、微生物感染、咽鼓管功能障碍、乳突气化不良、免疫功能缺陷等均参与化脓性中耳炎的发生发展，因此探讨化脓性中耳炎的发病机制是目前的一大热点。

2）目前手术仍是治疗慢性化脓性中耳炎的重要手段之一，随着技术的发展，手术中使用的修补材料、手术器械等逐步革新，手术方式和步骤的研究也是慢性化脓性中耳炎一大研究热点。

三、古籍选录

1）《圣济总录·卷第一百一十五》："肾气通于耳，耳者肾之候。若其经为风邪所乘，毒气蕴结于耳中，以致脓汁俱出，妨闷疼痛，谓之聤耳。"

2）《辨证录·卷三》："人有双耳忽然肿痛，内流清水，久则变为脓血者，身发寒热，耳内如沸汤之响，或如蝉鸣。此少阳胆气不舒，而风邪乘之，火不得散，故生此病。法宜舒发胆气而佐之祛风泻火之药则愈矣。然有治之而不效者，何也？盖胆受风火之邪，烁干胆汁，徒用祛风泻火之汤，则胆汁愈干，胆火益炽，火借风威，愈肆焚烧，而耳病转甚矣。"

3）《诸病源候论·卷四十八》："小儿肾脏盛而有热者，热气上冲于耳，津液壅结，即生脓汁。亦有因沐浴水入耳内，而不倾沥令尽，水湿停积，搏于血气，蕴结成热，亦令脓汁出。"

参考文献

谌祎玮，周建波，唐义婷，等. 2024. 关于双人三手操作下的耳内镜鼓室成形术可行性的评价研究［J］. 临床耳鼻咽喉头颈外科杂志，38（4）：316-320，324.

汪东，华红婷，赵益，等. 2022. 耳内镜干、湿耳状态下Ⅱ型鼓室成形术疗效分析［J］. 中华解剖与临床杂志，27（4）：285-288.

第三节　耳　聋

耳聋是指不同程度的听力减退，甚至失听。早在殷商时代的甲骨文中已有"聋"这个字，春秋时代，老子的《道德经·第十二章》"五音令人耳聋"的记载，《左传·僖公二十四年》云："耳不听五声为聋”，这可以说是耳聋最早的定义。

耳聋程度较轻者有时也称“重听”，《沈氏尊生书》载：“耳聋者，声音闭隔，竟一无所闻者也；也有不至无闻，但闻之不真者，名为重听。”它既是多种耳病的常见症状之一，也是一种独立的疾病。全世界预计超过15亿人正在经历着听力减退，其中有4.3亿人有着较为严重程度的听力减退，且这个群体有更为壮大的趋势。耳聋可发生在各个年龄段中，尤以老年人居多。

一、治疗

（一）辨证论治

1. 风热侵袭证

证候：听力骤然下降，或伴有耳胀闷感及耳鸣；可伴有发热恶寒、鼻塞流涕、咳嗽咳痰等；舌质淡红、苔薄，脉浮。

辨证要点：以听力骤然下降，同时伴有恶寒发热、鼻塞鼻涕等外感症状以及舌脉为本证要点。

治法：疏风散邪，宣肺通窍。

方药：银翘散（《温病条辨》）加减。临床应用时可加入蝉蜕、石菖蒲以疏风通窍；伴鼻塞、流涕者，可加辛夷、白芷以解表散寒，宣通鼻窍；头痛者，可加蔓荆子以发散风热，清利头目。

2. 肝火上扰证

证候：耳聋时轻时重，或伴耳鸣，多在情志抑郁或恼怒之后加重；口苦，咽干，面红或目赤，尿黄，便秘，夜寐不宁，胸胁胀痛，头痛或眩晕；舌红、苔黄，脉弦数。

辨证要点：以耳聋时轻时重，同时伴有口苦咽干、头痛或眩晕等全身症状及舌脉为本证要点。

治法：清肝泻火，开郁通窍。

方药：龙胆泻肝汤（《医方集解》）加减。伴有大便硬结，可加大黄、芒硝以泻下攻积；伴有头痛可加川芎以活血止痛；失眠者，可加酸枣仁、远志以宁心安神。

3. 痰火郁结证

证候：听力减退，耳中胀闷，或伴耳鸣；头重头昏，或见头晕目眩，胸脘满闷，咳嗽痰多，口苦或淡而无味，二便不畅；舌红、苔黄腻，脉滑数。

辨证要点：以听力减退同时伴有头重头昏、胸脘满闷等全身症状及舌脉为本证要点。

治法：化痰清热，散结通窍。

方药：清气化痰汤（《医方集解》）加减。咳嗽痰多者，可加紫菀、款冬花以化痰止咳；食欲不振、疲倦乏力者，可加党参、白术以健脾祛湿。

4. 气滞血瘀证

证候：听力减退，病程可长可短；全身可无明显其他症状，或有爆震史；舌质暗红或有瘀点，脉细涩。

辨证要点：以听力减退及舌脉为本证要点。

治法：活血化瘀，行气通窍。

方药：可选用通窍活血汤（《医林改错》）加减。伴有疲倦乏力者，可加黄芪、党参以健脾补气；伴有睡眠不佳者，可加合欢皮、远志以舒郁安神；见胸胁胀闷者，可加柴胡、郁金以疏肝解郁。

5. 肾精亏损证

证候：听力逐渐下降；头昏眼花，腰膝酸软，虚烦失眠，夜尿频多，发脱齿摇；舌红、少苔，脉细弱或细数。

辨证要点：听力逐渐下降同时可伴有腰膝酸软、夜尿频多等全身症状及舌脉为辨证要点。

治法：补肾填精，滋阴潜阳。

方药：耳聋左慈丸（《饲鹤亭集方》）加减。腰膝酸软者，可加川续断、桑寄生以补肝肾、强筋；夜尿多、怕冷者，可去磁石，加制附子、肉桂、益智仁、桑螵蛸以温中散寒。

6. 气血亏虚证

证候：听力减退，每遇疲劳之后加重；或见倦怠乏力，声低气怯，面色无华，食欲不振，脘腹胀满，大便溏薄，心悸失眠；舌质淡红、苔薄白，脉细弱。

辨证要点：以听力减退及倦怠无力，声低气怯等全身症状及舌脉为本证要点。

治法：健脾益气，养血通窍。

方药：归脾汤（《正体类要》）加减。恶心泛酸者，可加法半夏降逆止呕；兼耳内胀闷者，可加石菖蒲豁痰开窍；食欲不振者，可加砂仁理气和中。

（二）针灸治疗

1）体针：局部取穴与远端辨证取穴相结合，局部可取耳门、听宫、听会、翳风为主，每次选取 2 穴。气血亏虚可加足三里、气海、脾俞；痰火郁结可加丰隆、大椎；肾精亏损可加肾俞、关元；气滞血瘀可加膈俞、血海；肝火上扰可加太冲、丘墟、中渚；风热侵袭可加外关、合谷、曲池、大椎。实证用泻法，虚证用补法，或虚实兼夹者，一律用平补平泻法，每日针刺 1 次。

2）头皮针：取晕听区或朱氏头皮针治疗区的耳颞区、额颞区、中焦区、下焦区等进行针刺，每日针刺 1 次。

3）耳针：针刺内耳、脾、肾、肝、神门、皮质下、内分泌等耳穴，或用王不留行籽贴压以上穴位，不时按压以保持穴位刺激。

4）穴位注射：可选用听宫、翳风、完骨、耳门等穴，药物可选用当归注射液、丹参注射液、维生素 B_{12} 注射液等，针刺得气后注入药液，每次每穴注入 0.5～1 mL。

（三）按摩导引法

参考“第四节　耳鸣”按摩导引法。

（四）西医治疗

1）基因咨询及诊断：可以筛选基因突变的个体携带者。在缺少有关耳聋家族史的情况下，能对耳聋个体及其亲属做出相关致聋基因的诊断，从而指导生育，尽可能避免同类聋病的继续传播，预防耳聋的发生。目前已公认 Cx-26（GJB2）基因是非综合征感音神经性聋中较多见的致病基因，而且其中 75%～80%为常染色体隐性遗传。在此基础上，可以运用适当的基因筛查方法和序列分析，进行产前基因诊断，如胎儿确为此致病基因的携带者，可以规劝终止妊娠。

2）药物治疗：对于突发特发性听觉丧失可采用银杏叶提取物＋糖皮质激素给药。若上述治疗方案治疗无效，可给予降低纤维蛋白原（如巴曲酶）及其他改善静脉回流的药物治疗。若由自身免疫性内耳病引起的耳聋可予糖皮质激素治疗。

3）手术治疗：由外耳、中耳病变引起的听力下降，根据情况可选择行鼓室成形术、外耳道成形术、听骨链重建术。由耳蜗病变引起的重度、极重度感音神经性耳聋，可考虑行人工耳蜗植入术。蜗后病变引起的耳聋也可考虑行听性脑干植入装置。

4）助听器：助听器是一种提高声音强度的装置，可帮助某些耳聋患者充分利用残余听力，进而补偿聋耳的听力损失，是帮助聋人改善听力的有效工具。

二、研究进展与热点

（一）临床研究进展

1. 中医临床研究进展

中医理论认为，耳聋的产生与五脏六腑密切相关，主要跟肾、肝胆、脾胃有关，由于外感邪毒、劳伤过度、情志刺激等因素，造成耳窍闭塞、耳部经脉痹阻、经脉与气血失和，以致耳窍失养，发为耳聋。目前，中医采用内外兼治的方法以调养脏腑及局部刺激来达到提高听力的作用。内治上除了常规的辨证论治外，还有许多学者进行了其他方剂的研究，如补中益气汤治疗突聋、补阳还五汤对于肾虚血瘀的耳鸣耳聋治疗等，均取得了较为理想的临床疗效。随着中医的不断研究，中药在各类疾病治疗中发挥了越来越重要的作用，显示出独特的优势，为耳鸣耳聋治疗提供了新途径。除此之外，中医外治法也是中医重要治疗之一，现有针刺、针刺、刮痧、揿针埋针、耳穴压豆、穴位注射、鼓膜注射等多种外治手法。纵观近年来文献研究，中医内外治法治疗疗效显著、不良反应小、前景可观，但目前仍面临一些问题，其临床研究纳入样本量小，可造成统计效率低下，无法识别等缺陷。研究者需加强对作用机理领域的实验研究，采用更严谨的大样本、多中心的医学研究方法，为患者选择最佳的诊疗方案提供依据。

2. 中西医结合临床研究进展

目前，感音神经性耳聋的发病机制并不十分明了，它与多种因素有关，包括内耳循环障碍、耳蜗内淋巴水肿、病毒感染、自身免疫等，感音神经性耳聋的治疗手段有限，主要还是采用助听器辅助装置代偿听力，但近年来，关于感音神经性聋的药物治疗还是取得了一定的进展。在小鼠和豚鼠实验中，JNK 激酶抑制剂可几乎完全预防因暴露于噪声、耳毒性药物、创伤等导致的听力损失，现药物已完成了 II 期临床试验阶段。

依布硒啉是一种内源性谷胱甘肽过氧化物酶和磷脂过氧化氢谷胱甘肽过氧化物酶模拟物，多用作神经保护剂，有着较强的抗炎抗氧化作用。感音神经性耳聋相关研究显示，依布硒啉有着良好的耳保护作用，其作用机制可能为通过上调血红素加氧酶-1（HO-1）的表达衰减顺铂产生的螺旋器损伤。目前，该药物已进入临床试验阶段。

感音神经性耳聋近些年来取得了较大的突破，但仍处于动物或临床试验阶段，距离临床应用仍有较长的一段路要走，目前西医药物治疗仍存在临床有效率较低的问题。研究表明，常规的西医药物运用配合中医药的辨证论治及外治法比单纯西医治疗总有效率有显著提高。

（二）实验研究进展

1）耳聋左慈丸可通过上调细胞外调节蛋白激酶（ERK）表达和下调信号转导和转录激活因子 3（STAT3）表达，发挥其抗氧化作用，可减少 DNA 损伤，降低 p53 和 p21 蛋白的表达，减少细胞衰老。耳聋左慈丸可显著增加老年性聋模型小鼠耳蜗螺旋神经节的数量，改善老年性耳聋小鼠的听阈值，表明耳聋左慈丸可通过减轻老年性耳聋小鼠螺旋神经节细胞的损伤延缓老年性耳聋。

2）泽泻中水溶性活性成分多糖具有显著的抗氧化、抗衰老和提高免疫力作用。研究采用注射半乳糖构建老年性耳鸣耳聋动物模型。泽泻多糖组血清 SOD 值较模型组明显升高，MDA 值较模型组明显降低，镜下泽泻多糖组大脑组织听皮层异常神经元百分比较模型组有所降低，但神经元损伤程度与模型组相差不大。泽泻多糖具有较好的清除自由基和抗自由基损伤作用，能够较好地保护耳蜗细胞，从而对老年性耳鸣耳聋的治疗具有积极意义。

（三）研究热点

1）OTOF 基因突变是导致听神经病的主要因素之一，也是隐性遗传性耳聋的常见致病基因。OTOF 基因编码的耳畸蛋白（otoferlin）参与 Ca^{2+} 相关内毛细胞突触囊泡的融合及神经递质的释放。随着对 OTOF 基因致病机制的研究和生物治疗递送工具的发展，近年成功采用双腺相关病毒（AAV）介导的基因治疗策略恢复了 Otof-/-小鼠耳畸蛋白的表达并挽救了听力。国内外已陆续批准 OTOF 遗传性耳聋的基因治疗临床试验，这将是当前最有希望实现临床转化的耳聋基因治疗。

2）突触研究 噪声性聋和老年性聋在发病早期常无法检测到听阈的上移和螺旋神经节的凋亡，但近年来的深入研究表明听力下降早期即有突触的退化，称为“隐性听力下降”。耳蜗突触退化是造成“隐性听力损失”的主要原因，是噪声性聋和老年性聋的早期病理改变之一，也是噪音背景下言语识别率低的主要原因。螺旋神经节与毛细胞之间突触的消失早于毛细胞的凋亡，突触的缺失并不影响听性脑干诱发电位（ABR）阈值，只能通过高分辨率共聚焦显微镜检测。噪音暴露后突触广泛消失而不伴毛细胞明显凋亡的现象广泛存在于小鼠、大鼠、豚鼠、沙鼠和猴子。由于内毛和外毛细胞的突触前和突触后表达的离子通道和输入电阻的不同，内毛和外毛的突触敏感性有差异。突触的退化可能与谷氨酸兴奋毒性有关，但具体机制尚不清楚，也缺乏有效的检测方式。激光的瞬时光波损伤可破坏大鼠外毛细胞的纤毛，并导致 ABR 阈值上移，免疫组化结果表明突触变少。单次高强度的刺激即可引发突触病变，提示突触损伤机制可能与谷氨酸持续刺激无关。接受噪声暴露后的豚鼠，其毛细胞的突触退化后可有部分恢复，但是这可能只是突触连接或受体蛋白的短暂改变所致，不一定是因为突触再生。实验研究结果表明隐性听力损失是可以被部分治疗和预防的。

三、古籍选录

1）《道德经·第十二章》：“五音令人耳聋。”

2）《沈氏尊生书》：“耳聋者，声音闭隔，竟一无所闻者也；亦有不至无闻，但闻之不真者，名为重听。”

3）《素问·藏气法时论》：“肝病者，两胁下痛引少腹，令人善怒。虚则目𥆨𥆨无所见，耳无所闻，善恐，如人将捕之。取其经，厥阴与少阳。气逆则头痛，耳聋不聪，颊肿，取血者。”

4）《灵枢·寒热病》：“暴聋气蒙，耳目不明，取天牖。”

5）《针灸甲乙经》：“卒气聋，四渎主之。”

参考文献

韩磊，汤洪海，王大奇，等. 2023. OTOF 基因突变听神经病的治疗进展［J］. 中国眼耳鼻科杂志，23（2）：117-122.

黄选兆，汪吉宝，孔维佳. 2008. 实用性耳鼻咽喉头颈外科学［M］. 北京：人民卫生出版社.

刘蓬. 2020. 实用中医耳鼻喉科学［M］. 北京：中国中医药出版社.

王津华. 2023. 中医针灸治疗神经性耳鸣耳聋研究进展［J］. 现代诊断与治疗，34（6）：843-845.

第四节　耳　眩　晕

耳眩晕是以头晕目眩、天旋地转，甚或恶心呕吐为主要特征的疾病，为耳鼻科临床常见病之一。《说文解字》："眩，目常无主也。""晕，日月气也。"在我国，眩晕疾病的发生率高达 5‰左右，其中 2/3 的发生与耳部疾病有关，称之为耳眩晕。此病各种年龄均可发生，以成年人更为多见，男女发病率无明显差别。西医学中凡由内耳疾病引起的眩晕（如梅尼埃病（MD）、良性阵发性位置性眩晕（BPPV）、前庭神经元炎（VN）、耳毒性药物前庭耳蜗损害、迷路炎等）可参考本病辨证论治。

一、治疗

（一）辨证论治

1. 风邪外袭证

证候：突发眩晕，如坐舟车，恶心呕吐。可伴有鼻塞流涕，咳嗽，咽痛，发热恶风等症状。舌质红、苔薄黄，脉浮数。

辨证要点：以突发眩晕，伴恶寒发热、鼻塞流涕等外感症状及舌脉为本证要点。

治法：疏风散邪，清利头目。

方药：银翘散加减（《温病条辨》）加减。可酌加蔓荆子、蝉蜕以清利头目；眩晕甚者，加天麻、钩藤、白蒺藜以熄风；呕恶较甚者，加半夏、竹茹以降逆止呕。

2. 痰浊中阻证

证候：眩晕剧烈，发作突然而频繁，恶心、呕吐剧烈，痰涎多。多伴有耳鸣重听、头重耳胀、胸闷不舒、纳呆、腹胀、体倦、身重等症状。舌淡胖有齿痕、苔白腻，脉濡或滑。

辨证要点：以眩晕发作，伴头脑昏沉、咳吐痰多等全身症状及舌脉为本证要点。

治法：燥湿健脾，涤痰止眩。

方药：半夏白术天麻汤（《医学心悟》）加减。若湿浊甚而见头胀重、痰涎多，可重用半夏以助燥湿除痰之力，并加车前子、薏苡仁以利水祛湿，或益以藿香、佩兰芳香化浊；若眩晕甚者，可加僵蚕、胆南星、白芥子以加强涤痰熄风之力；若痰湿挟热而见口苦、苔黄腻者，可加黄芩、栀子、竹茹、枳实以清热除痰；兼脾气虚而见面色萎黄、倦怠乏力者，可酌加黄芪、党参以益气健脾；并可加入少量炮附子，以温养阳气。

3. 肝阳上扰证

证候：眩晕每因恼怒、情志不畅而诱发或加重。常伴耳鸣、听力下降、头痛，耳胀、口苦咽干、面红目赤、急躁易怒、胸胁苦满、多梦易惊等症状。舌质红、苔黄，脉弦数。

辨证要点：以受情志影响发作眩晕，急躁易怒、胸胁胀满、面红目赤等全身症状及舌脉为本证要点。

治法：平肝熄风，滋阴潜阳。

方药：天麻钩藤饮（《中医内科杂病证治新义》）或龙胆泻肝汤（《医方集解》）加减。若见咽干舌燥、脉细数等阴液不足之象者，乃肝火灼阴，宜加生地黄、玄参、白芍、麦冬之类以济肝阴；若风盛而眩晕较重者，酌加生龙骨、生牡蛎、珍珠母、磁石等以镇肝熄风。

4. 寒水上泛证

证候：眩晕时发，发则泛恶，呕吐清水，心下悸动，自感寒气自少腹冲心。常伴有咳嗽痰白而稀、耳内胀满、耳鸣耳聋、面色苍白、冷汗自出、形寒肢冷、腰痛背冷、精神萎靡、尿频清长等症状。舌淡胖有齿痕、苔白滑，脉沉迟缓或沉细弱。

辨证要点：以眩晕时发，面色苍白，形寒肢冷，腰痛背冷，尿频清长等全身症状及舌脉为本证要点。

治法：温补心肾，散寒利水。

方药：真武汤合五苓散（《伤寒论》）加减。只要辨证准确，应用真武汤疗效确切，若阳虚寒盛，症见背冷、四肢不温、小便清长等，可酌加川椒、细辛、巴戟天、淫羊藿、胡芦巴以温阳散寒。

5. 髓海不足证

证候：眩晕屡发；多伴有耳鸣耳聋、精神萎靡、记忆力差、腰膝酸软、心烦失眠、多梦遗精、手足心热等症状。舌质红、苔少，脉细数。

辨证要点：以眩晕屡发，精神萎靡，心烦失眠，多梦遗精，手足心热等全身症状及舌脉为本证要点。

治法：滋阴补肾，填精益髓。

方药：杞菊地黄丸（《小儿药证直诀》）或左归丸（《景岳全书》）加减。

6. 上气不足证

证候：眩晕时作，每因思虑、劳倦过度而发或加重。多伴有耳鸣耳聋、心悸不宁、神疲思睡、气短懒言、倦怠乏力、面色苍白、唇甲无华、食少便溏等症状。舌质淡、苔薄白，脉细弱。

辨证要点：以心悸不宁、气短懒言、倦怠乏力、面色苍白等全身症状及舌脉为本证要点。

治法：补益气血，健脾安神。

方药：归脾汤（《济生方》）或八珍汤（《瑞竹堂经验方》）、补中益气汤（《脾胃论》）加减。

（二）针灸治疗

针灸疗法包括艾灸疗法、针刺疗法、穴位注射、穴位敷贴、耳针疗法、耳穴磁疗、头皮针等。

1）艾灸疗法：眩晕发作时，直接灸百会穴30～50壮，或悬灸至局部发热知痛为止。

2）针刺疗法：选百会、神庭、神门、听宫、耳门、风池、内关、申脉、合谷、脾俞、肾俞、关元、中脘、足三里、三阴交、侠溪、行间等穴，每次辨证取3～4穴。实证用泻法，虚证用补法，或加温针。每日1次。

3）穴位注射：取百会、内关、太冲、足三里、丰隆、风池、四渎、阳陵泉等穴，药物可选丹参注射液、当归注射液、天麻注射液、654-2、维生素B_{12}等。每日1次。

4）穴位贴敷：取吴茱萸或肉桂、附子细末适量，用食醋调成糊状分别贴敷于双侧涌泉穴，用胶布固定。每天换药1次。或用法半夏、茯苓、枳实、胆南星、黄芩、生姜、大枣各10 g，陈皮、甘草各5 g，共研细末。取药末适量，用米酒调成糊状，如钱币厚，敷于肚脐及脐周，覆盖纱布并胶布固定。每天更换1次。

5）耳针疗法：可选额、心、交感、神门、肾、胃、内分泌、肾上腺、枕、内耳等穴，每次辨证取3～4穴。强刺激，留针20～30 min，每日1次。或用王不留行籽贴压以上穴位。

6）耳穴磁疗：用胶布将磁钢（钐钴硼磁钢）包裹后，放置于双侧耳廓内耳穴、神门穴，并塞一粒于外耳道，每耳用磁钢5粒，每天磁疗4 h。

7）头皮针：取晕听区、平衡区，针刺，日1次。

（三）其他治疗

常用中成药

1）眩晕宁片：口服，每次2～3片，每日3～4次，疗程1～2周。适用于痰湿中阻的患者。不适用于苔少阴虚患者。

2）天麻钩藤颗粒：口服，开水冲服，每次1袋（5 g），每日3次，疗程4～12周。适用于肝阳上亢型患者。血压低患者慎用。

3）强力定眩片：口服，每次 4～6 片，每日 3 次，疗程 4～8 周。适用于肝风上扰的患者，可兼有头痛昏蒙、倦怠无力等痰瘀阻络的表现。

（四）西医治疗

无论是 BPPV、梅尼埃病还是前庭神经炎，急性起病者都可短暂应用前庭抑制剂如异丙嗪、苯海拉明等药物控制症状，但不建议长期使用，原则上使用时间不超过 72 h。可以配合倍他司汀增强前庭代偿。BPPV 患者优先推荐采取耳石复位，耳石复位为 BPPV 的一线治疗方式。对于手法复位操作困难的患者，可以采用耳石复位仪辅助复位。

糖皮质激素可控制患者眩晕发作，一定程度上还可针对听力下降的症状进行治疗。口服药物治疗无效的病例可考虑鼓室内注射糖皮质激素作为梅尼埃病治疗的第二阶段，局部给药使内耳取得较高的药物浓度，并能避免药物带来的全身反应。非破坏性治疗无效的患者可以考虑鼓室注射庆大霉素作为化学迷路切除。相关文献显示二者有效率均在 80%以上，但高剂量庆大霉素治疗有听力受损的风险，临床选择该方案应明确适应证，充分告知患者风险，并在给药后密切关注对侧前庭功能，注意听力变化。

手术治疗适用于眩晕发作频繁、剧烈，半年以上保守治疗无效的患者，常见术式有：内淋巴囊手术、半规管堵塞术、前庭神经截断术、迷路切除术等。

前庭康复是治疗眩晕和平衡障碍的一种有效方法，指通过前庭适应、习服和替代三大机制促进前庭代偿，最终达到前庭康复状态，常见的训练方法有注视稳定性训练、平衡和步态训练等，尤其适用于前庭-眼动反射及前庭-脊髓反射受损患者，也可作为前庭术后的康复手段，对外周和中枢前庭功能受损、功能失调的患者有明显的治疗效果。

二、研究进展与热点

（一）临床研究进展

1. 中医临床研究进展

中医认为风、火、痰、虚、瘀、肝火是眩晕的主要病因病机。苏纳等系统地收集了现代眩晕辨证的文献，并对不同证型进行统计分析，发现临床上最常见的 3 种证型分别是痰湿中阻证、肝阳上亢证及气血两虚证，其次是瘀血阻窍证及风痰上扰证等。针灸疗法对本病具有特殊的治疗作用，尤其在发作期，患者眩晕、呕吐明显，服药困难，此时适当应用灸法、针刺、耳针或穴位敷贴等方法，往往可暂时减轻眩晕及呕吐的症状。不同的行针补泻手法，特殊的针刺方法如头针的研究及针刺联合用药治疗正在被不断探索。除针刺、灸法外，刮痧、放血、烙法、经鼻疗法、熏洗、外敷、膏摩、药枕等传统的外治法治疗眩晕在历代文献中皆有记载，有潜在的临床价值待探索。

2. 中西医结合临床研究进展

鼓室给药的原理是将药物注射入中耳，使其通过圆窗或卵圆窗进入内耳后扩散。整个过程药物可能因经咽鼓管流失、圆窗或卵圆窗停留时间短而影响疗效，且内耳给药的治疗机制并不明确。此外，由于鼓室注射庆大霉素能带来何种程度的听力损失未统一，给药剂量与疗程迄今仍未达成共识。改进鼓室内药物注射方式的药物递送效率和安全性一直是本领域研究的热点。一些机械装置的研发及新型生物材料的出现为完善这一给药途径提供了新的方向，一旦实现进入内耳的药物剂量可控，未来有望在减少鼓室注射次数的同时降低并发症的发生概念。

近年来，有关研究提示梅尼埃病或许与自身免疫性疾病有关，对于部分梅尼埃病患者，脱离过敏原、调整饮食、抗组胺、激素使用及个体化抗过敏治疗可能会是有效的治疗方法，临床工作中，对过敏性疾病的适当评估，有助于 MD 患者的诊断。

基于整体思想和辨证论治的中西医结合治疗手段，在缩短前庭疾病病程、减少复发、减轻 BPPV 复位后患者的残余头晕症状、缓解焦虑、改善睡眠与耳鸣等方面一直发挥了极大的作用。近年来研究发现银杏叶提取物、天麻素、半夏白术汤等具有一定治疗效果，但多需与以倍他司汀为代表的西药或针刺疗法联用。

个性化的前庭康复训练能够得到更理想的疗效，但缺乏标准化依据。以太极拳为代表的中国传统功法，动作轻柔，受众广泛，能够加强前庭觉、视觉与本体觉之间的协调配合能力，对焦虑心理亦有调和作用，此类传统功法的临床疗效有望得到进一步研究。

（二）实验研究进展

梅尼埃病的发病机制尚不明确，普遍认为内淋巴积水为其病理机制，免疫反应学说、膜迷路破裂学说、自主神经功能紊乱学说、炎症学说等一系列的相继提出，为阐明 MD 发病机制提供了可能。此外研究表明 MD 具有明确的遗传学基础，目前已发现多个相关基因与变异，期待为进一步的基础与临床研究提供有力证据。

目前仍缺乏典型的眩晕实验动物模型及客观准确的评价指标，但已有越来越多的研究者尝试建立了各种中西医眩晕模型，包括前庭代偿性眩晕模型、梅尼埃病模型、中医证候模型等。步态实验、潜伏期测试实验、平衡实验、眼球震颤实验、前庭神经电生理检测等动物模型行为学评价方法也在不断更新，这些对未来眩晕疾病的研究有重要的指导意义。

（三）研究热点

耳眩晕的具体发病机制仍不清楚，所以病因学探讨一直是本领域的热点问题。近年来梅尼埃病的免疫致病机制取得了较大突破，BPPV 的发病因素也在不断更新，对睡眠、情志、骨质疏松、雌激素水平、血清尿酸水平等方面的探索，有助于寻找可能的病因。

发病机制与诊断标准的不确定在一定程度上导致了治疗的盲目性。鼓室给药的进一步探索、新的手术方式以及新的治疗方案不断被提出。与此同时，国内眩晕的临床研究更多地集中于中医药方向，包括经典古方的探索、中药药理学研究、结合听力与前庭检查探讨辨证分型的客观指标及临床辨证论治、针药结合等，将为眩晕的临床诊疗带来新的希望。

三、古籍选录

1）《素问·至真要大论》："诸风掉眩，皆属于肝。"

2）《圣济总录》："脑转而目系急，使真气不能上达，故虚则眩而心闷，甚则眩而倒扑也。"

3）《素问玄机原病式·五运主病》："所谓风气甚，而头目眩运者，由风木旺，必是金衰不能制木，而木复生火，风火皆属阳，多为兼化，阳主乎动，两动相搏，则为之旋转。"

4）《灵枢·大惑论》："故邪中于项，因逢其身之虚……入于脑则脑转，脑转则引目系急，目系急则目眩以转矣。"

5）《古今医鉴》："眩运，上实下虚所致，所谓下虚者，血与气也；所谓上实者，痰火上泛也。"

参考文献

孔维佳，刘波，冷杨名，等. 2017. 我国梅尼埃病与良性阵发性位置性眩晕诊断和治疗指南（2017）解读［J］. 中华耳鼻咽喉头颈外科杂志，52（3）：178-189.

刘蓬. 2020. 实用中医耳鼻喉科学［M］. 北京：中国中医药出版社.

中华耳鼻咽喉头颈外科杂志编辑委员会，中华医学会耳鼻咽喉头颈外科学分会. 2017. 梅尼埃病诊断和治疗指南（2017）［J］. 中华耳鼻咽喉头颈外科杂志，52（3）：167-172.

《中成药治疗优势病种临床应用指南》标准化项目组. 2023. 中成药治疗眩晕相关疾病临床应用指南（2022 年）［J］. 中国中西医结合杂志，43（10）：1157-1166.

第十一章　鼻部疾病

鼻位于面部正中，是呼吸道的起始，与外界接触并内连脏腑。鼻的呼吸和嗅觉功能依赖内在脏腑功能产生的清阳之气。当脏腑、经络、阴阳、气血失调时，各种致病因素均有可能引发鼻部疾病。外因有外感六淫、疫疠之邪和异气侵袭；内因多与脏腑功能失调、七情致病、饮食不节、劳累过度有关。鼻部疾病涉及鼻腔、鼻窦等部位，症状有鼻塞、流涕、鼻痒、喷嚏、嗅觉减退、头痛、鼻腔干燥、鼻出血等，这些症状不仅影响患者的日常生活和工作，还可能对身体健康造成潜在威胁。了解鼻部疾病的治疗和研究进展对维护鼻部健康至关重要。本章将介绍鼻窒、鼻鼽、鼻渊、鼻槁、鼻衄等鼻部疾病的相关知识。

第一节　鼻　　窒

鼻窒是以经常鼻塞为主要特征的慢性鼻病，首见于《素问·五常政大论》。东汉张仲景在《金匮要略·痉湿暍病脉证治二》中提出："头中寒湿，故鼻塞，内药鼻中则愈"。不仅指出头中寒湿可导致鼻塞，并开创了外治法治疗鼻塞的先河。金元时期，《素问玄机原病式》指出鼻窒特点是"但见侧卧则上窍通利而下窍闭塞"，这反映了当时对鼻窒的认识达到了相当高的学术水平。

本病临床常见，各年龄均可发生。主要症状为间歇性或交替性鼻塞，严重时鼻塞可持续。早期鼻黏膜色红或暗红，下鼻甲肿胀，表面光滑，触之柔软，弹性好；久病者下鼻甲肥大，呈桑椹状或结节状，触之有硬实感，弹性差。西医学的慢性鼻炎等疾病可参考本病进行辨证治疗。

一、治疗

（一）辨证论治

1. 肺经蕴热证

证候：鼻塞时轻时重，或交替性鼻塞，鼻涕色黄量少，鼻气灼热，下鼻甲红肿，表面光滑、柔软有弹性；常有口干，咳嗽痰黄；舌尖红、苔薄黄，脉数。

辨证要点：以鼻塞，涕黄量少，咳嗽痰黄，舌尖红，苔薄黄，脉数为本证要点。

治法：清热散邪，宣肺通窍。

方药：黄芩汤（《医宗金鉴》）加减。若鼻塞重可加石菖蒲、辛夷花、白芷以宣肺通窍；咳嗽痰黄稠可加瓜蒌、贝母以清热化痰。

2. 肺脾气虚证

证候：鼻塞时轻时重，或呈交替性，涕白而黏，遇寒冷时症状加重，鼻黏膜及鼻甲淡红肿胀；倦怠乏力，少气懒言，恶风自汗，咳嗽痰稀，易患感冒，纳差便溏，头重头昏；舌质淡、苔白，脉缓弱。

辨证要点：以鼻塞遇冷加重，倦怠乏力，少气懒言，恶风自汗，舌质淡、苔白，脉缓弱为本证要点。

治法：补益肺脾，散邪通窍。

方药：肺气虚为主者，可选用温肺止流丹（《辨证录》）加减。若脾气虚为主者，可用补中益气汤（《脾胃论》）加减。鼻塞甚者可加苍耳子、辛夷花、白芷等以辛温通窍。

3. 气滞血瘀证

证候：鼻塞较甚或持续不减，语声重浊，嗅觉减退，鼻甲肥大质硬，表面呈桑椹状凹凸不平；头胀头痛，耳闭重听；舌质暗红或有瘀点，脉弦或弦涩。

辨证要点：以鼻塞持续不减，鼻甲表面呈桑椹状凹凸不平，舌质暗红或有瘀点，脉弦或弦涩为本证要点。

治法：行气活血，化瘀通窍。

方药：通窍活血汤（《医林改错》）加减。鼻塞甚、嗅觉迟钝者，可选加辛夷花、白芷、石菖蒲、丝瓜络以辛散通窍；头胀痛、耳闭重听者，加柴胡、蔓荆子、菊花以清利头目。

（二）针灸治疗

针灸治疗对鼻窒具有疏通经气、散邪通窍的作用。

1）体针：主穴：迎香、鼻通、印堂。配穴：百会、风池、太阳、合谷、足三里。每次取主穴2～3穴，配穴2～3穴，针刺，辨证施用补泻手法。

2）耳穴贴压：选神门、内鼻、外鼻、内分泌、肺、脾等穴，以王不留行籽或磁朱丸贴压以上穴位。

3）灸法：对肺脾气虚者选足三里、百会、合谷、肺俞、脾俞等穴，悬灸或隔姜灸，每次15～20 min，每1～2日1次。

（三）其他治疗

1. 常用中成药

1）香菊胶囊：适用于鼻窒肺经蕴热证。口服，每次2～4粒，每日3次。

2）玉屏风颗粒：适用于鼻窒肺脾气虚证。口服，每次5 g，每日3次。

3）血府逐瘀口服液：适用于鼻窒气滞血瘀证。口服，每次1支，每日3次。

2. 按摩疗法

主要是通过按摩鼻部周围的腧穴，以疏通经络，散邪通窍。先将双手鱼际互相摩擦至发热，再以双手鱼际贴于鼻两侧，沿鼻根至迎香，往返按摩至局部发热为止。然后再由攒竹向太阳推擦至局部发热，每日2～3次。亦可用两手中指于外鼻两侧上下揩擦20～30次，令表里俱热，每日早晚按上法各做一遍。并以掌心按摩面部及颈后、枕部，匀力轻揉，每次10～15 min。

（四）西医治疗

1. 局部治疗

1）局部糖皮质激素鼻喷剂：作为一线主体治疗药物，是目前疗效最可靠、应用最普遍的局部抗炎药。

2）减充血剂：在慢性鼻炎伴发急性感染时才可使用减充血剂滴鼻1～2次/d。注意此类药物长期使用可引起药物性鼻炎，一般不宜超过10d。儿童可短期使用浓度较低的此类药物。

3）鼻腔生理盐水冲洗。

2. 抗生素

如果炎症比较明显并伴有较多的分泌物倒流，可以考虑口服小剂量大环内酯类抗生素，即常规剂量的一半，连续应用1～3个月。

3. 手术治疗

药物及其他治疗无效并伴有明显的持续性鼻阻塞症状者，可行手术治疗。下鼻甲黏膜肥厚者，作下鼻甲部分切除术；下鼻甲骨性肥大者，作下鼻甲黏骨膜下切除术；中鼻甲肥大者，作中鼻甲部分切除术。

二、研究进展与热点

（一）临床研究进展

1. 中医临床研究进展

1）对鼻窒的辨证论治研究：有学者认为肺脾气虚是鼻窒的关键所在，肺脾气虚型患者往往可伴见少气懒言，倦怠乏力，纳呆便溏，舌淡，或边有齿印、苍白，脉弱。新安医家汪机重用黄芪、党参，开创了固本培元学术流派，学术思想影响深远，临床现多运用玉屏风散、参苓白术散、补中益气汤等治疗鼻窒。肺经蕴热被认为是鼻窒的另外一个主要病机，风邪侵袭肺脏，而致邪气留滞，肺气郁结，肺气不得正常宣发，邪伏日久，郁而化热，熏灼鼻窍，郁滞于鼻腔黏膜，于是通气不利。现代医家增加了从瘀论治这一观点，尤其是对鼻窒中的慢性肥厚性鼻炎。久病必瘀，且寒热、气血亏虚等均可导致瘀血形成，故鼻窒为病，病邪久留不去，局部气血运行受阻，鼻脉受阻，日久鼻甲充血肥大，鼻窍壅塞不通，气息出入失畅。治疗则从瘀论治，以行气活血、化瘀通窍为治疗大法，临床以通窍活血汤加减或根据临床症状选用桃仁、红花、川芎、赤芍等活血之品以活血祛瘀，行气通窍。现代药理学研究发现，桃仁水提物、红花中的黄酮类、川芎主要成分川芎嗪、赤芍总苷具有抗凝、抗血小板聚集、舒张血管及改善血流动力学等作用，全方配伍使用可明显改善局部血液循环，调节微循环障碍。

2）对鼻窒的针灸治疗：针灸治疗鼻窒可疏通经气、散邪通窍。针刺常取面鼻局部及全身辨证循经穴位。鼻窒其病在鼻，为清阳交汇之处，手足阳明经、少阳经、任脉、督脉等均循行于鼻或鼻旁，加之鼻塞病久难愈，针刺鼻周诸穴可直接刺激局部而直达病所。近年来，鼻内针刺研究增多，如针刺内迎香穴及鼻丘穴配合中药治疗，疗效显著。此外，针刺蝶腭神经节最早是用来治疗变应性鼻炎的患者，结果用于治疗慢性鼻炎也取得了较好的临床效果。研究表明针刺治疗可降低鼻毛细血管通透性，减少炎症介质渗出，降低组胺释放水平，并可通过肾上腺皮质激素效应发挥双向调节作用，有效减轻血管扩张，提升鼻炎治疗效果，改善患者生活质量及预后。针刺蝶腭神经节及针刺选穴治疗，可有效缓解鼻窍不通之症，增强化瘀疗效。

2. 中西医结合临床研究进展

为了缓解慢性肥厚性鼻炎患者的鼻塞症状，往往通过手术对下鼻甲进行处理，手术多在鼻内镜下进行，可提高手术安全性和准确性。手术原则是保留下鼻甲黏膜的下鼻甲骨质切除或将下鼻甲整体骨折外移，也可以作下鼻甲黏膜下的低温等离子消融手术，目的都是为了缩小下鼻甲，增宽鼻腔通气截面积。凡切除下鼻甲或对下鼻甲黏膜表面造成损伤的技术（如激光、电灼、微波）等都不提倡，也不提倡任何下鼻甲黏膜下药物注射的方法。此外，后鼻神经冷冻或消融术是慢性鼻炎患者的一种微创治疗选择。最近的证据表明，鼻腔的副交感神经支配更广泛，并且在中鼻甲外侧附着的后方有许多纤维，因此，与鼻炎相关的主观症状评分和生活质量都可以通过冷冻疗法和射频消融术得到改善。研究发现，消融治疗慢性鼻炎患者的鼻部症状比冷冻疗法更有效。围手术期的中药干预对手术有协同作用，可以增进鼻腔血液循环，促进血管、黏膜再生，并抑菌、消炎、消肿。如有研究采用术后鼻腔中药冲洗，具有疏散风热、排脓去毒、活血散肿及通窍宣肺的功效，为鼻黏膜的恢复创造良好的局部环境，是手术的良好补充。有研究者采用复方血竭散外敷，具有活血散瘀止痛、止血生肌敛疮的功效，明显加快了鼻腔黏膜的修复，缩短了病程，减轻了患者的痛苦，提高了疗效。

（二）实验研究进展

在慢性鼻炎的中医基础研究中，学者们研究了鼻腔纤毛输送功能、鼻腔腺体分泌功能与“气虚”的关联。发现气虚证与鼻腔纤毛功能减退及 SIgA 降低有关，为中医理论提供了科学支撑。观察中医辨证治疗对慢性鼻炎鼻腔生理功能的影响时，发现肺脾气虚证患者治疗后鼻腔功能恢复，但气滞血瘀证患者鼻腔纤毛运动速率无明显变化。这表明中医辨证论治对肺脾气虚证疗效较好，对气滞血瘀证疗效欠佳。

学者们还研究了鼻黏膜中一氧化氮合酶表达与中医证型的关系。慢性鼻炎患者鼻黏膜中该酶表达高于健康人群，血瘀证患者更高。这揭示了慢性鼻炎在中医证型间的差异。通过对正常人和慢性鼻炎患者下鼻甲黏膜一氧化氮合酶表达的观察，揭示了慢性鼻炎的发病机制及其在慢性鼻炎气虚证和血瘀证两型中的差异性，研究结果对于将来筛选抑制一氧化氮合酶高表达的中药提供依据，可在一定程度上预防慢性鼻炎的发生和发展，阻止慢性鼻炎从气虚证向血瘀证发展，对预防和治疗慢性鼻炎具有一定的理论和实际指导意义。

（三）研究热点

慢性鼻炎发病中，除了免疫系统异常、环境、遗传等起重要作用外，氧化应激也是关键环节。氧化应激是细胞内氧化与抗氧化失衡，导致活性氧自由基过度生成，从而引发细胞损伤。空气污染、缺氧、中毒等均可引发氧化应激。空气污染中颗粒物、二氧化硫等污染物可被吸入引发气道损伤和氧化应激。缺氧环境下，细胞内氧自由基生成增加，抗氧化能力下降，引发氧化应激。中毒综合征也可能导致氧化应激。脂质过氧化是氧化应激的重要环节，抗氧化防御系统包括酶类和非酶类抗氧化物质，可清除活性氧自由基。慢性鼻炎患者体内促氧化过程优于抗氧化过程，导致氧化应激。研究者提出纠正氧化应激策略，期待更多研究揭示氧化应激与慢性鼻炎的关系，为治疗和预防该病提供科学依据。近来，中药有效成分抑制氧化应激是研究的热点，大量文献报道，中药有效成分能够从 NF-κB 通路、p53 通路、MAPK 通路、PI3K/Akt 通路、Nrf2 通路以及其他信号通路的调节作用方面，产生显著抑制氧化应激的生物活性。中药有效成分凭借其结构的多样性，较高的多靶点活性和较小的不良反应等优势，在抑制氧化应激诱导的神经细胞凋亡中表现出多环节、多途径的特点，提示其是防治慢性鼻炎的理想药物。随着对中药有效成分研究的不断深入，其在治疗慢性鼻炎方面将有着广阔的应用前景。

三、古籍选录

1）《诸病源候论·卷二十九·鼻病诸候》：“肺主气，其经手太阴之脉也，其气通鼻。若肺脏调和，则鼻气通利，而知香臭。若风冷伤于脏腑，而邪气乘于太阴之经，其气蕴积于鼻者，则津液壅塞，鼻气不宣调，故不知香臭而为鼻齆也。”

2）《素问玄机原病式·六气为病·热类·鼻窒》：“火主膹膸肿胀，故热客阳明，而鼻中膹胀则窒塞也。或谓寒主闭藏，妄以鼻窒为寒者，误也。盖阳气甚于上，而侧卧则上窍通利，而下窍闭塞者，谓阳明之脉左右相交，而左脉注于右窍，右脉注于左窍，故风热郁结，病偏于左，则右窍反塞之类也。”

3）《明医杂著·卷之三·鼻塞》：“鼻塞而不闻香臭，或遇寒月多塞，或略感风寒便塞，不时举发者，世俗皆以为肺寒，而用表解通利辛温之药不效。殊不知此是肺经素有火邪，火郁甚则喜得热而恶见寒，故遇寒便塞，遇感便发也。”

4）《医碥·卷四·杂症·鼻》：“鼻塞，一由脑冷，而气化液，下凝于鼻；一由气热，蒸涕壅塞固矣，乃极力去其涕，而仍不通者，则窍之外，皆涕液之所浸淫，肉理胀满，窍窄无缝故也。”

参考文献

孔维佳. 2010. 耳鼻咽喉头颈外科学（第二版）［M］. 北京：人民卫生出版社.

刘蓬. 2021. 中医耳鼻咽喉科学［M］. 北京：中国中医药出版社.

王世贞. 2019. 中医耳鼻咽喉科临床研究［M］. 北京：人民卫生出版社.

第二节　鼻　鼽

鼻鼽是以突然和反复发作的鼻痒、打喷嚏、流清涕为主要特征的疾病。最早记载于《礼记·月令》，称为鼽嚏。金·刘完素在《素问玄机原病式·卷一》中解释了鼽嚏的含义：“鼽者，鼻出清涕也”“嚏，鼻中因痒而气喷作于声也”。鼻鼽作为病名，首见于《素问·脉解》。

本病为临床常见病，全球发病率约10%～20%，且逐年上升，可常年或季节性发作，主要影响儿童、青壮年。此病严重影响患者生活，并增加鼾症和哮喘风险。西医学的变应性鼻炎、血管运动性鼻炎、嗜酸性粒细胞增多性非变应性鼻炎等疾病可参考本病辨证治疗。

一、治疗

（一）辨证论治

1. 肺气虚寒证

证候：鼻痒，喷嚏频频，清涕如水，鼻塞，嗅觉减退，鼻黏膜淡白或灰白，下鼻甲肿大光滑；畏风怕冷，自汗，气短懒言，语声低怯，面色苍白，或咳嗽痰稀；舌质淡，舌苔薄白，脉虚弱。

辨证要点：以鼻痒，喷嚏频频，清涕如水，畏风怕冷，自汗，气短懒言，舌质淡、舌苔薄白，脉虚弱为本证要点。

治法：温肺散寒，益气固表。

方药：温肺止流丹（《辨证录》）加减。若鼻痒甚，可酌加僵蚕、蝉蜕以祛风止痒；若畏风怕冷、清涕如水者，可酌加桂枝、干姜等温经散寒。

2. 脾气虚弱证

证候：鼻痒，喷嚏突发，清涕连连，鼻塞，鼻黏膜淡白，下鼻甲肿胀；面色萎黄无华，消瘦，食少纳呆，腹胀便溏，倦怠乏力，少气懒言；舌淡胖，边有齿痕，苔薄白，脉弱。

辨证要点：以鼻痒，喷嚏突发，清涕连连，腹胀便溏，倦怠乏力，少气懒言，舌淡胖，边有齿痕，苔薄白，脉弱为本证要点。

治法：益气健脾，升阳通窍。

方药：补中益气汤（《脾胃论》）加减。若腹胀便溏、清涕如水、点滴而下者，可酌加山药、干姜、砂仁等健脾收湿；若畏风怕冷，遇寒则喷嚏频频者，可酌加防风、桂枝以祛风散寒。

3. 肾阳不足证

证候：清涕长流，鼻痒，喷嚏频频，鼻塞，鼻黏膜苍白、肿胀；面色苍白，形寒肢冷，腰膝酸软，小便清长，或见遗精早泄；舌质淡、苔白，脉沉细。

辨证要点：以清涕长流，鼻痒，喷嚏，形寒肢冷，腰膝酸软，舌质淡，苔白，脉沉细为本证要点。

治法：温补肾阳，化气行水。

方药：真武汤（《伤寒论》）加减。若喷嚏多、清涕长流不止者，可酌加乌梅、五味子以收敛止涕；若遇风冷即打喷嚏、流清涕者，可加黄芪、防风、白术以益气固表；兼腹胀、便溏者，可酌加黄芪、人参、砂仁以健脾益气。

4. 肺经伏热证

证候：鼻痒，喷嚏，流清涕，鼻塞，常在闷热天气发作，鼻黏膜色红或暗红，鼻甲肿胀；或见咳嗽，咽痒，口干烦热；舌质红、苔白或黄，脉数。

辨证要点：以鼻痒，喷嚏，流清涕，鼻塞，鼻黏膜色红或暗红，口干烦热，舌质红，苔白或黄，脉数为本证要点。

治法：清宣肺气，通利鼻窍。

方药：辛夷清肺饮（《外科正宗》）加减。若有黏脓涕者，可加鱼腥草、皂角刺等清肺排脓；鼻塞甚者，可加苍耳子、白芷等宣通鼻窍；鼻痒甚者，可加紫草、徐长卿等凉血祛风止痒。

（二）针灸治疗

1）体针：主穴：迎香、印堂、风池、风府、合谷。配穴：上星、足三里、禾髎、肺俞、脾俞、肾俞、三阴交。每次主穴、配穴各选 1～2 穴，用补法，留针 20 min。

2）耳穴贴压：选肺、脾、肾、肾上腺、内分泌、神门、内鼻等穴，以王不留行籽或磁朱丸贴压以上穴位。每日自行按压数次。

3）灸法：选足三里、命门、百会、气海、三阴交、涌泉、神阙、上星等穴，悬灸或隔姜灸，每次 2～3 穴，每穴 20 min。

（三）中药外治

1）滴鼻法：可选用芳香通窍的中药滴鼻剂滴鼻，使鼻窍通畅。如紫苍油滴鼻：取紫草、苍耳子（打碎）各 30 g，麻油浸过药面 5 h。文火煎至苍耳子焦黄，去渣，以油滴鼻。

2）嗅鼻法：白芷、川芎、细辛、辛夷等份，共研细末，置瓶内，时时嗅之。

3）吹鼻法：用碧云散或鹅不食草干粉，或荜茇粉少许吹（喷）鼻，每日 3～4 次，适用于鼻黏膜苍白者。

（四）其他治疗

1. 常用中成药

1）辛芩颗粒：适用于鼻鼽肺气虚寒证。口服，每次 1 袋，每日 3 次。

2）补中益气丸：适用于鼻鼽脾气虚弱证。口服，小蜜丸 1 次 9 g，大蜜丸 1 次 1 丸，每日 3 次。

3）右归胶囊：适用于鼻鼽肾阳不足证。口服，每次 4 粒，每日 3 次。

4）鼻炎片：适用于鼻鼽肺经伏热证。口服，每次 2 片，每日 3 次。

2. 鼻丘割治法

鼻腔局部行表面麻醉，在鼻内镜下，用长柄针刀，分别刺入双侧鼻丘黏膜下 2～3mm，进行横向切割，每条割痕长 5mm 左右，深达骨面。一般进行一次治疗即可。对于出血较多者，可行填塞或电凝止血。

（五）西医治疗

1. 避免接触过敏原

对于已经明确的过敏原，应尽量避免与之接触，花粉症患者在花粉传播季节应尽量减少外出，对动物毛发过敏者应避免接触宠物、禽鸟等，对真菌、粉尘过敏者应室内通风、干燥、清洁。

2. 药物治疗

1）抗组胺药：包括口服制剂和鼻喷剂。抗组胺药对治疗鼻痒、喷嚏和鼻分泌物增多有效，但对缓解鼻塞作用较弱。有明显嗜睡作用的第一代抗组胺药（氯苯那敏、赛庚啶、溴苯那敏等）现已少用，而改用第二代抗组胺药。第二代抗组胺药最大特点是在推荐剂量下安全性好，无嗜睡作用，长效。

2）糖皮质激素：推荐鼻内糖皮质激素制剂，尤其是中-重度间歇性或持续性鼻炎应首选鼻内糖皮质激素。包括布地奈德、醋酸曲安奈德、丙酸氟替卡松、糠酸莫米松喷鼻剂等，其特点是对鼻黏膜局部作用强，按推荐剂量使用可将全身不良反应降至最低。

3）减充血剂：多采用鼻内局部应用治疗鼻塞。减充血剂的使用为 7～10 d，长时间使用可发生药物性鼻炎，致使鼻塞更为加重。

4）肥大细胞稳定剂：色甘酸钠稳定肥大细胞膜，防止脱颗粒释放介质。临床上应用 4%溶液滴鼻或喷鼻。

3. 特异性免疫疗法

即变应原脱敏或称减敏治疗。采用引起患者变态反应的变应原制成提取液（疫苗），给患者进行脱敏治疗，使之不发生或少发生变态反应或减轻变态反应症状。常用的包括皮下注射免疫疗法和舌下含服免疫疗法。

4. 其他疗法

对鼻甲黏膜激光照射、射频以及化学烧灼（三氯醋酸、硝酸银）等可降低鼻黏膜敏感性，但疗效较短；对增生肥大的下鼻甲做部分黏膜下切除可改善通气，但应严格选择适应证。

二、研究进展与热点

（一）临床研究进展

1. 中医临床研究进展

鼻鼽主要责之于正气亏虚、机体抗病能力弱，无以抵抗外邪的侵袭。治疗上应使患者“正气存内”，既要在发病之时及时控制炎症反应，补益正气，扶正祛邪；又要注重未病防护，自我调养。本病临床上以虚证、寒证多见，少数为实证、热证，亦有虚实夹杂者。虚者主要为气虚和阳虚；实者主要为寒邪，少数为热邪。如有研究采用回顾性分析，采集中医症状、体征、舌象和脉象的四诊信息，建立数据库，用聚类分析探讨变应性鼻炎的中医证候分布规律。结果肺胃蕴热证、肺脾两虚证、肺气虚寒证多见。广州地区的一项研究表明，广州地区变应性鼻炎发病与季节、年龄、性别等因素密切相关，中医临床证型以肺气虚寒证最为常见。这些研究都与传统的中医辨证分型一致。从脏腑辨证看，本病与肺、脾、肾三脏关系密切，这是因为肺、脾、肾三脏在水液代谢方面起着重要的作用，而鼻鼽是水液代谢障碍在鼻部的表现。肺开窍于鼻，肺气虚易致外邪侵犯，表现为肺气虚寒证或肺经郁热证。脾为气血生化之源，肺气虚常伴脾气虚。肾阳为阳气之本，阳虚则寒，肾阳虚证多见。本病以气虚、阳虚为本，寒、热之邪为标。同时，局部辨证对于本病来说有重要意义，如鼻黏膜色淡多属气虚或阳虚，鼻黏膜色红多属热证。鼻黏膜及下鼻甲明显肿胀且苍白者多属阳虚。此外，尚有学者从时间节律探讨变应性鼻炎的防治，探索变应性鼻炎的发生与四时节律、昼夜节律、十二时辰节律的关系，发现季节性变应性鼻炎春季和秋季发病率较高，常年性变应性鼻炎多在清晨发作或加重，认为这些节律性发作特点均与人体阴阳气血盛衰随自然界四时、昼夜、十二时辰阴阳变化有关。

外治法方面，在中医传统割治方法基础上，创立了鼻丘割治法，为变应性鼻炎治疗提供新思路。操作采用鼻内镜引导下的割治刀进行割治，鼻丘部位作横行或“井”字型割痕，割治深度为深达骨质表面。研究发现，鼻丘割治能明显改善变应性鼻炎症状，减少嗜酸性粒细胞浸润和肥大细胞活化，降低免疫炎症反应。治疗后患者血清中 IFN-γ 含量上升，IgE、IL-4 含量下降，免疫和炎症反应减轻。研究还证实，鼻丘割治后患者 CGRP 和 SP 表达量下降，可能通过降低表达来减轻鼻黏膜炎症。这为鼻丘割治改善变应性鼻炎症状提供了分子生物学依据。

2. 中西医结合临床研究进展

针刺蝶腭神经节是李新吾教授于 20 世纪 60 年代独创的特殊针刺法，现已被广泛应用于治疗变应性鼻炎。蝶腭神经节是头颈部最大的副交感神经节，分布广泛，含有多种神经纤维，具有调节鼻腔腺体分泌平衡、调节鼻黏膜功能，并参与鼻炎的发生机制，是解剖与中医穴位的有机统一，也是中西医结合的完美典范。研究表明，针刺蝶腭神经节可兴奋其分布区的交感神经纤维，调节双侧鼻黏膜，改善通气及流涕，同时减少 IgE、血管活性肠肽及血清 P 物质等的释放，抑制鼻变态反应。有研究采用蝶腭神经节针刺术配合中药治疗肺气虚寒型变应性鼻炎，结果联合治疗的效果更持久，在治疗变应性鼻炎方面取得了突出的临床治疗效果。

（二）实验研究进展

变应性鼻炎的发病主要由 IgE 介导，涉及 Th2 细胞、B 细胞及嗜碱性粒细胞或肥大细胞等多个环节。在细胞与分子水平上，变应性鼻炎的发病过程涉及多个步骤。变应原进入机体后，与 MHC2 类分子结合，形成复合物传递给初始 T 细胞。在 IL-4 的诱导下，T 细胞分化为 Th2 细胞，分泌 Th2 型细胞因子，进一步促进 B 细胞活化，产生 IgE 类抗体。当同种变应原再次进入机体时，活化的肥大细胞或嗜碱性粒细胞释放生物活性介质，引发过敏反应，其中，神经-免疫系统在变应性鼻炎的发病中起重要作用，与多种信号通路或细胞因子有关。近年来，在中医药防治变应性鼻炎的基础研究方面，以各种信号通路和炎症因子为切入点，探讨中药治疗变应性鼻炎的机制，多为经典名方的研究。如研究发现，小青龙汤对于变应性鼻炎小鼠有治疗作用，其作用可能与其调节 IL-33/ST2 信号通路及 Th2 炎症因子，从而减轻 Th2 型免疫反应，缓解鼻黏膜损伤有关。玉屏风散可能通过影响 IL-4、IL-12、IFN-γ 水平，改变鼻腔黏膜细胞形态治疗肺气虚型变应性鼻炎。参苓白术散加减对脾虚湿困型变应性鼻炎的豚鼠鼻黏膜结构紊乱有明显的改善作用，可减轻鼻黏膜的炎症反应，鼻黏膜 Eotaxin、MBP、IL-4 水平及血清 IL-4、IL-5、IL-17 水平均明显下降。麻黄细辛附子汤能够下调 IL-5 分泌和 GATA-3 表达，促进 IFN-γ分泌和 T-bet 表达，纠正 Th2 偏移。这些研究为中药治疗变应性鼻炎提供了科学依据。微生物群与变应性反应之间也存在密切关系。微生物群通过调节嗜酸性粒细胞、肥大细胞（MC）等效应细胞，影响变应性鼻炎的发病。某些菌株如脆弱拟杆菌、梭状芽孢杆菌可诱导 Treg 细胞，减少变应性反应的发生。而麻黄细辛附子汤有助于 Treg 细胞分化增殖，能够促进 TGF-β1 分泌和 FOXP3 表达。因此，调节微生物群可能成为中药治疗变应性鼻炎的新策略。

（三）研究热点

变态反应性疾病与个体先天禀赋和体质因素密切相关，体质与变应性鼻炎的关系研究是研究的热点问题。体质是在先天禀赋和后天获得的基础上所形成的形态结构、生理功能和心理状态方面综合的、相对稳定的固定特质。研究发现，体质具有诸如可变性、可调性、多样性、趋同性等特性。这恰好可以被利用到中医的个体化治疗中，虽然不能决定患者的先天禀赋，也不能改变体质的遗传特性，但可以通过影响患者后天的阶段性体质来干预变应性鼻炎。此外，运用中医手段影响体质以治疗变应性鼻炎的确会起到不错的效果。有研究对 246 例变应性鼻炎患者进行体质辨识，发现平和质、阳虚质和特禀质是其体质分布最多的前 3 位体质。Meta 分析也表明，气虚质、阳虚质和特禀质是变应性鼻炎患者的主要中医体质类型，气虚、阳虚及遗传特异体质可能是变应性鼻炎患病的危险因素。而治疗用药研究发现，单纯西药治疗变应性鼻炎短期疗效明显，中医体质调护能持续促进和维持变应性鼻炎症状改善、减少药物使用。重视体质的研究，将有助于我们分析疾病的发生、发展和演变的规律，提高我们防治疾病、指导病患养生康复。

三、古籍选录

1）《证治汇补・卷四・鼻病》："鼻乃清气出入之道，塞则气壅热郁，清浊混乱，为鼽为渊。鼽者鼻流清涕，热微；渊者鼻流浊涕，热重。间有属寒者，必涕清不臭，但觉腥秽，宜辛温填补，禁用凉剂。但郁热者多，脑寒者少，须审别施治。"

2）《张氏医通・卷九・欠嚏》："每当微风，即嚏不已。三嚏之后，清涕如注，脑户隐隐掣痛。诸治罔效。因思金匮中寒家清涕善嚏之说，遂取钟乳专温肺气之品，助以人参温中，黄芪实卫，鹿茸固髓，黄牛脑和丸。空腹服三十丸，饵及两月，数年之病，随手而愈。"

3）《医法圆通・卷一・鼻流清涕》："从内伤而得者，由心肺之阳不足，不能统摄津液，而清涕出。世人称为肺寒，称为陈寒，由其不知阳衰而阴寒即生也。肾络通于肺，肾阳衰而阴寒内生，不能收束津液，而清涕亦出。其人定无外感足征，多困倦无神，或忿嚏不休，或畏寒，或两脚冷，法宜扶阳，如麻黄附子细辛汤、姜桂汤、阳旦汤之类。"

参考文献

孔维佳. 2010. 耳鼻咽喉头颈外科学（第二版）［M］. 北京：人民卫生出版社.

刘蓬. 2021. 中医耳鼻咽喉科学［M］. 北京：中国中医药出版社.

王世贞. 2019. 中医耳鼻咽喉科临床研究［M］. 北京：人民卫生出版社.

第三节　鼻　　渊

鼻渊是以鼻流浊涕、量多不止为主要特征的疾病，病名首见于《内经》，如《素问・气厥论》明确记载了鼻渊的定义和病机："胆移热于脑，则辛頞鼻渊。鼻渊者，浊涕下不止也。"

本病是鼻科多发病，可发生于各年龄。主要表现为单侧或双侧鼻流浊涕，量多，可流向鼻前孔，也可向后流入咽部，常伴鼻塞、嗅觉减退，部分患者有头痛。检查可见鼻黏膜红肿，中鼻甲肥大或呈息肉样变，中鼻道、嗅沟、下鼻道或后鼻孔可见脓涕。西医学的急、慢性鼻-鼻窦炎、鼻后滴漏综合征等疾病可参考本病进行辨证治疗。

一、治疗

（一）辨证论治

1. 肺经风热证

证候：鼻塞，鼻涕量多而白黏或黄稠，嗅觉减退，头痛，鼻黏膜红肿，尤以中鼻甲为甚，中鼻道或嗅沟可见黏性或脓性分泌物；可兼有发热恶寒，咳嗽；舌质红，舌苔薄白，脉浮。

辨证要点：以鼻塞，鼻涕量多而白黏或黄稠，兼有发热恶寒，舌质红、苔薄白，脉浮为本证要点。

治法：疏风清热，宣肺通窍。

方药：银翘散（《温病条辨》）加减。若鼻涕量多者，可酌加蒲公英、鱼腥草、瓜蒌等以清热排脓；若鼻塞甚者，可酌加苍耳子、辛夷等以宣通鼻窍；若头痛者，可酌加柴胡、藁本、菊花等以祛风止痛。

2. 胆腑郁热证

证候：脓涕量多，色黄或黄绿，或有腥臭味，鼻塞，嗅觉减退，头痛剧烈，鼻黏膜红肿，中鼻道、嗅沟或鼻底可见黏性或脓性分泌物，头额、眉棱骨或颌面部可有叩痛或压痛；可兼有烦躁易怒，口苦，咽干，目赤，寐少梦多，小便黄赤等全身症状；舌质红，苔黄或腻，脉弦数。

辨证要点：以脓涕量多，烦躁易怒，口苦，咽干，目赤，小便黄赤，舌质红、苔黄或腻，脉弦数为本证要点。

治法：清泄胆热，利湿通窍。

方药：龙胆泻肝汤（《医方集解》）加减。若鼻塞甚者，可酌加苍耳子、辛夷、薄荷等以宣通鼻窍；若头痛甚者，可酌加菊花、蔓荆子以祛风止痛。

3. 脾胃湿热证

证候：鼻涕黄浊而量多，鼻塞重而持续，嗅觉减退，鼻黏膜肿胀，中鼻道、嗅沟或鼻底有黏性或脓性分泌物，头昏闷或重胀；倦怠乏力，胸脘痞闷，纳呆食少，小便黄赤；舌质红、苔黄腻，脉滑数。

辨证要点：以鼻涕黄浊而量多，鼻塞重而持续，头昏重，倦怠乏力，胸脘痞闷，纳呆食少，小便黄赤，舌质红，苔黄腻，脉滑数为本证要点。

治法：清热利湿，化浊通窍。

方药：甘露消毒丹（《医效秘传》）加减。若鼻塞甚者，可酌加苍耳子、辛夷等以宣通鼻窍；若头痛者，可酌加白芷、川芎、菊花等以祛风止痛。

4. 肺气虚寒证

证候：鼻涕黏白量多，稍遇风冷则鼻塞，嗅觉减退，鼻黏膜淡红肿胀，中鼻甲肥大或息肉样变，中鼻道可见黏性分泌物；头昏头胀，气短乏力，语声低微，面色苍白，自汗畏风，咳嗽痰多；舌质淡、苔薄白，脉缓弱。

辨证要点：以鼻涕黏白量多，稍遇风冷则鼻塞，气短乏力，语声低微，面色苍白，自汗畏风，舌质淡，苔薄白，脉缓弱为本证要点。

治法：温补肺脏，益气通窍。

方药：温肺止流丹（《辨证录》）加减。若头额冷痛，可酌加羌活、白芷、川芎等以散寒止痛；若自汗恶风者，可酌加黄芪、白术、防风等以益气固表。

5. 脾虚湿困证

证候：鼻涕白黏而量多，嗅觉减退，鼻塞较重，鼻黏膜淡红，中鼻甲肥大或息肉样变，中鼻道、嗅沟或鼻底见有黏性或脓性分泌物潴留；食少纳呆，腹胀便溏，脘腹胀满，肢困乏力，面色萎黄，头昏重，或头闷胀；舌淡胖、苔薄白，脉细弱。

辨证要点：以鼻涕白黏而量多，鼻塞较重，食少纳呆，腹胀便溏，脘腹胀满，肢困乏力，面色萎黄，头昏重，舌淡胖、苔薄白，脉细弱为本证要点。

治法：健脾利湿，益气通窍。

方药：参苓白术散（《太平惠民和剂局方》）加减。若鼻涕浓稠量多者，可酌加陈皮、半夏、枳壳、瓜蒌等以化痰散结；若鼻塞甚者，可酌加苍耳子、辛夷花以辛散通窍。

（二）针灸治疗

1）体针：主穴：迎香、攒竹、上星、禾髎、印堂、阳白。配穴：合谷、列缺、足三里、丰隆、三阴交。每次选主穴和配穴各 1～2 穴，每日针刺 1 次，7～10 d 为 1 个疗程，手法以捻转补法为主，留针 20 min。

2）耳针：用耳针或王不留行籽作耳穴贴压，常用耳穴如肺、肝、胆、脾、内鼻等。

3）灸法：主穴：百会、前顶、迎香、四白、上星。配穴：足三里、三阴交、肺俞、脾俞、肾俞、命门。每次选取主穴及配穴各 1～2 穴，悬灸至局部有焮热感、皮肤潮红为度。此法一般用于虚寒证，7～10 d 为 1 个疗程。

（三）其他治疗

1. 常用中成药

1）双黄连口服液：适用于鼻渊肺经风热证。口服，每次 1 支，每日 3 次。

2）鼻窦炎口服液：适用于鼻渊胆腑郁热证。口服，每次 1 支，每日 3 次。

3）藿胆丸：适用于鼻渊脾胃湿热证。口服，每次 3～6 g，每日 2 次。

4）玉屏风颗粒：适用于鼻渊肺气虚寒证。口服，每次 5 g，每日 3 次。

5）参苓白术颗粒：适用于鼻渊脾虚湿困证。口服，每次 1 包，每日 3 次。

2. 穴位按摩或穴位热敷

选取迎香、合谷，自我按摩。每次 5～10 min，每日 1～2 次，或用两手大鱼际，沿两侧迎香穴上下按摩至发热，每日数次。或以棉片蘸具有芳香通窍作用的药液热敷印堂、阳白等穴位，每日早晚各 1 次，7 d 为 1 个疗程。

（四）西医治疗

急性鼻-鼻窦炎主要采用药物治疗。常用的药物包括抗生素、局部糖皮质激素和黏液促排剂等。

1. 慢性鼻-鼻窦炎的药物治疗

（1）双途径抗感染治疗：包括局部糖皮质激素和全身小剂量长期大环内酯类药物治疗。

（2）黏液促排剂：具有稀化黏液及改善黏膜纤毛活性的作用，有利于分泌物的排出和鼻腔黏膜环境的改善，是常规治疗慢性鼻窦炎的辅助用药。

2. 慢性鼻-鼻窦炎的手术治疗

慢性鼻-鼻窦炎药物治疗无效时，应考虑手术治疗。如果患者有明确的鼻息肉和解剖学异常而且影响到鼻窦的通畅引流，也可以不经过药物治疗直接手术。手术以解除鼻腔鼻窦解剖学异常造成的机械性阻塞、结构重建、通畅鼻窦的通气和引流、黏膜保留为主要原则。

二、研究进展与热点

（一）临床研究进展

1. 中医临床研究进展

对鼻渊的辨证论治研究现代多根据脏腑不同及症状辨证论治，总结鼻渊病理特点为正虚邪实、寒热夹杂，与肺、脾、肾、胆等脏腑相关。起病急者，多为感受风寒、寒郁化火或胆热上蒸所致；起病慢者，多与肺脾气虚、久病耗伤正气有关。小儿患者脾失健运尤其多见，治疗应从两方面入手，一为健脾，二为化湿。健脾者，如党参（小儿可用太子参）、白术、山药、扁豆、炙甘草等。化湿者，主要有两类药：一为淡渗利湿，如茯苓、薏苡仁、车前子、泽泻等；二为芳香化湿，如藿香、佩兰、砂仁、白豆蔻、草豆蔻、石菖蒲等。鼻涕黏脓、有息肉者，多为痰浊结聚，需化痰散结。研究发现，辨证加减治疗可提高疗效，改善 TIgE、ECP 水平，同时还可促进疾病症状消失，且安全性较高。现代也重视局部辨证结果，如鼻腔黏膜充血可加清肺热药，黏膜苍白水肿可加散寒通窍药。与西医目前强调手术的理念不同，中医对本病的治疗强调内治，通过调理肺、脾胃、肝胆等脏腑的功能而达到治疗目的。

针刺治疗鼻渊起效快，操作简便，易于被患者所接受。常用穴位如针刺迎香穴能够疏通手阳明经气，宣通鼻窍，从而改善鼻部症状。针刺印堂能调理激发机体阳气。针刺鼻通穴可进一步增强鼻的敏感度，经常与迎香穴配合使用，是治疗鼻塞、头痛的有效穴。针刺风池穴可使风邪疏散宣发，真气得布。目前对于针灸治疗鼻窦炎的机理研究尚处于探索阶段。但已有的研究表明，针灸可能通过调节神经系统、内分泌系统、免疫系统等多个层面，来发挥其在鼻窦炎治疗中的作用。针刺疗法能够明显减弱炎症反应，提高鼻黏膜纤毛传输功能，而且针刺疗法不仅仅在非手术治疗中有显著效果，更重要的是，它能够改善手术治疗后的症状。

2. 中西医结合临床研究进展

慢性鼻窦炎的现代治疗包括以足量抗生素及糖皮质激素为主的保守治疗，以及功能性鼻内镜手术，但存在总体治疗疗效不佳、难以抉择手术时机、术后复发率高等几大难题。中医药潜在的疗效及作用机制研究可能成为寻求慢性鼻窦炎新靶点及新治疗方式的突破点。现代中西医结合治疗慢性鼻窦炎多采用中药联合西药，尤其是局部鼻用糖皮质激素，或是围手术期的中药干预，如在糠酸莫米松鼻喷剂的基础上加用香菊胶囊治疗慢性鼻窦炎，改善了炎症因子水平和鼻部症状；宣肺通窍汤联合糠酸莫米松鼻喷剂治疗慢性鼻窦炎，治疗组总有效率比对照组高，治疗组 VAS、Lund-Mackay、Lund-Kennedy 评分均比对照组低，TNF-α、hs-CRP 比对照组低。而益气通窍汤鼻腔冲洗联合糠酸莫米松鼻喷剂在慢性鼻窦炎鼻息肉患者鼻内镜术后的应用可以促进慢性鼻窦炎伴鼻息肉患者术后恢复，预防复发，减少并发症的发生；吴茱萸贴涌泉穴联合超声雾化治疗慢性鼻窦炎术后患者疗效显著，能缓解临床相关症状，抑制炎症反应，促进鼻通气功能恢复。以上研究结果均表明中西医结合的联合用药可提高疗效，改善炎症因子水平和鼻部症状，安全性较高。

（二）实验研究进展

近年来，单味中药在治疗慢性鼻窦炎方面的实验研究取得了显著进展。例如，黄芪作为传统中药，其在实验中显示出显著的抗炎和免疫调节作用。一项针对黄芪提取物的研究表明，其能够有效降低慢性鼻窦炎患者的炎症标志物（如 IL-6 和 TNF-α） 水平，从而缓解症状。此外，黄连素也被发现具有良好的抗菌和抗炎特性，能够抑制鼻窦炎相关细菌的生长，改善鼻腔通气功能。在复方中药治疗慢性鼻窦炎的实验研究中，多项研究显示了其显著的疗效。例如，一项针对复方中药“辛前甘桔汤”的研究表明，该复方在改善患者鼻塞、流涕、头痛等症状方面具有显著效果，此外，在机制探讨方面，复方中药的抗炎作用得到了进一步的阐释。辛前甘桔减少汤能抑制 lncRNA SNHG16、EGFR、MUC5AC mRNA 的基因表达，降低 EGFR、MUC5AC 蛋白表达，抑制 IL-6、IL-8、MMP-9 表达，进而改善鼻黏膜病理改变。高通量测序、代谢组学等技术的应用，有助于揭示中药治疗慢性鼻窦炎的分子机制，为中药的临床应用提供科学依据。

（三）研究热点

中医药治疗慢性鼻窦炎的分子机制研究是当前中医药领域研究的热点之一。近年来，随着分子生物学技术的发展，中医药在治疗慢性鼻窦炎方面的分子机制逐渐被揭示。例如，研究表明，某些中药成分如黄芪多糖、丹参酮等，能够通过调节免疫细胞的功能，增强机体的抗炎和免疫调节能力，从而在分子层面上对慢性鼻窦炎产生治疗作用。一项针对黄芪多糖的研究发现，其能够通过抑制 p38 MAPK/NF-κB 途径，显著抑制炎症反应。这为中医药治疗慢性鼻窦炎提供了科学依据。此外，中医药治疗慢性鼻窦炎的分子机制研究还涉及中药对鼻黏膜细胞增殖、分化的影响，以及对鼻黏膜屏障功能的保护作用。通过深入研究，中医药在慢性鼻窦炎治疗中的独特优势和潜在机制将得到进一步的阐释，为临床应用提供理论支撑。

三、古籍选录

1）《素问·气厥论》：“胆移热于脑，则辛頞鼻渊。鼻渊者，浊涕下不止也。”

2）《诸病源候论·卷四十八》：“肺主气而通于鼻，而气为阳，诸阳之气，上荣头面，若气虚受风冷，风冷客于头脑，即其气不和，令气停滞，搏于津液，脓涕结聚，即不闻香臭。”

3）《医宗金鉴·卷六十五》：“此证内因胆经之热，移于脑髓，外因风寒凝郁，火邪而成，宜奇授藿香丸服之。”

参考文献

孔维佳. 2010. 耳鼻咽喉头颈外科学（第二版）［M］. 北京：人民卫生出版社.

刘蓬. 2021. 中医耳鼻咽喉科学［M］. 北京：中国中医药出版社.

王世贞. 2019. 中医耳鼻咽喉科临床研究［M］. 北京：人民卫生出版社.

第四节　鼻　　槁

鼻槁是以鼻内干燥，甚至黏膜萎缩、鼻腔宽大为主要特征的疾病。鼻槁一词，最早记载于《灵枢·寒热病》：“皮寒热者，不可附席，毛发焦，鼻槁腊，不得汗。”《难经》《金匮要略》及后世医家亦有鼻藁、鼻干、鼻燥、咽鼻干焦、鼻塞干燥、鼻干无涕等记载。

本病的发病有一定的地域特点，以气候干燥的地区为多见。主要表现为鼻内干燥感，可伴有鼻出血、鼻塞、嗅觉减退或丧失、头昏、头痛等症状，严重时鼻内有腥臭气味、脓涕鼻痂多。检查可见鼻黏膜干燥，甚至萎缩，鼻甲缩小（尤以下鼻甲为甚），鼻腔宽大，有时可直接从鼻孔望及鼻咽部，鼻黏膜表面可见黄绿色脓痂覆盖，清除痂皮后见黏膜糜烂出血。西医学的干燥性鼻炎、萎缩性鼻炎等病可参考本病进行辨证治疗。

一、治疗

（一）辨证论治

1. 燥邪犯肺证

证候：鼻内干燥，灼热疼痛，涕痂带血，鼻黏膜干燥，或有痂块，咽痒干咳；舌尖红、苔薄黄少津，脉细数。

辨证要点：以鼻内干燥，舌尖红、苔薄黄少津，脉细数为本证要点。

治法：清燥润肺，宣肺散邪。

方药：清燥救肺汤（《医门法律》）加减。若鼻衄者加白茅根、茜草根等凉血止血。

2. 肺肾阴虚证

证候：鼻干较甚，鼻衄，嗅觉减退，鼻黏膜色红干燥，鼻甲萎缩，或有脓涕痂皮，鼻气恶臭；咽干，干咳少痰，或痰带血丝，腰膝酸软，手足心热；舌红、少苔，脉细数。

辨证要点：以鼻干，咽干，腰膝酸软，手足心热，舌红、少苔，脉细数为本证要点。

治法：滋养肺肾，生津润燥。

方药：百合固金汤（《慎斋遗书》）加减。若鼻衄加白茅根、藕节以凉血止血；腰膝酸软者，加牛膝、杜仲以补肾强腰。

3. 脾气虚弱证

证候：鼻内干燥，鼻涕黄绿腥臭，头痛头昏，嗅觉减退，鼻黏膜色淡，干萎较甚，鼻腔宽大，涕痂积留；常伴纳差腹胀，倦怠乏力，面色萎黄；舌淡红、苔白，脉缓弱。

辨证要点：以鼻内干燥，纳差腹胀，倦怠乏力，面色萎黄，舌淡红、苔白，脉缓弱为本证要点。

治法：健脾益气，祛湿化浊。

方药：补中益气汤（《脾胃论》）加减。若鼻涕黄绿腥臭、痂皮多者，加薏苡仁、土茯苓、鱼腥草以清热祛湿化浊；纳差腹胀，加砂仁、麦芽以助脾运化。

（二）针灸治疗

1）体针：取迎香、禾髎、足三里、血海、三阴交、肺俞、脾俞等穴，用补法，每日 1 次。

2）耳针：选内鼻、肺、脾、肾、内分泌等耳穴针刺，或用王不留行籽贴压。

3）灸法：选百会、足三里、迎香、肺俞等穴，悬灸至局部发热，呈现红晕为止，每日或隔日 1 次。

（三）其他治疗

1. 常用中成药

1）鼻咽灵片：适用于鼻槁燥邪犯肺证。口服，每次 5 片，每日 3 次。

2）左归丸：适用于鼻槁肺肾阴虚证。口服，每次 9 g，每日 2 次。

3）补中益气丸：适用于鼻槁脾气虚弱证。口服，小蜜丸 1 次 9 g，大蜜丸每次 1 丸，每日 3 次。

2. 迎香穴位埋线

通过埋线对穴位的持续刺激作用疏通经络，畅达气血。方法：外鼻及周围常规消毒、麻醉，取适当长度的可吸收性外科缝线，一手持镊将线中央置于迎香穴上，另一手持埋线针，缺口向下压线，以 15～45°角刺入，将线推入皮内，当针头的缺口进入皮内后，持续进针直至线头完全埋入穴位的皮下，再适当进针后，把针退出，用无菌干棉球按压针孔止血。

（四）西医治疗

1. 全身治疗

改善营养，改进生活条件。

1）维生素疗法：维生素 A、B_2、C、E 对此病有一定疗效。

2）微量元素疗法：适当补充铁、锌等微量元素。

3）桃金娘油 0.3 g，2 次/d。能稀释黏液，促进腺体分泌，刺激黏膜纤毛运动，并有一定抗菌作用。

2. 局部治疗

1）鼻腔冲洗：用生理盐水每天冲洗鼻腔，去除痂皮，清洁鼻腔，可刺激鼻黏膜增生。

2）复方薄荷滴鼻剂、植物油、鱼肝油、石蜡油等滴鼻，滑润黏膜，软化干痂，便于清除痂皮，改善鼻干症状。

3）金霉素或红霉素软膏涂鼻，可保护鼻腔黏膜，抑制细菌生长。

3. 手术治疗

对严重的萎缩性鼻炎，保守治疗效果不佳者可行手术治疗。目的是缩小鼻腔，减少鼻腔通气量及水分蒸发，减轻鼻腔干燥和结痂。

二、研究进展与热点

（一）临床研究进展

1. 中医临床研究进展

现代学者认为滋养肺肾、养阴润燥是鼻槁的基本治疗思路。临床上以燥邪伤肺、肺肾阴虚为常见证型，所以多运用滋养肺肾、生津润燥的方法治疗鼻槁，如应用百合固金汤、六味地黄汤、知柏地黄丸等滋阴药。用药以沙参、天冬、麦冬、玄参、玉竹、生地黄、熟地黄、当归、白芍、五味子、阿胶等养血滋阴、生津润燥之品为常用，这类药久用易壅滞碍胃，故在临证时注意酌加少量陈皮、半夏、砂仁等行气和胃之品。对于燥邪伤肺者，需宣肺散邪，多用桑叶、杏仁、枇杷叶、生石膏等。也有学者认为清阳不升、气阴不布是本病的重要病机，主张用升清阳、补阴津的方法来治疗，通过临床观察也取得了较好的疗效。但在治疗用药时应时刻注意保护阴津，忌用辛温香燥、发汗、通利、苦寒等伤津之品。即使健脾益气，亦不宜过于温燥伤阴。

外治法治疗萎缩性鼻炎有多种报道，包括鼻腔冲洗、滴鼻、塞鼻、蒸汽吸入、下鼻甲注射等方法。有人用薄荷、辛夷等药物制成灭菌冲洗液冲洗鼻腔，效果优于生理盐水。滴鼻剂治疗也受到重视，如使用芳香开窍、滋阴润燥等药物制成滴鼻剂。黄芪生肌油加明胶海绵外用也有一定效果。鲜活水蛭放入蜂蜜中制成滴鼻剂，可使药物缓慢吸收，延长作用时间。辛夷塞鼻和鹅不食草粉放入鼻前庭也有一定疗效。中药复方做超声雾化吸入，复方丹参注射液进行下鼻甲注射也有疗效。

此外，以迎香穴为主进行针刺、穴位注射或穴位埋线治疗萎缩性鼻炎，均有人进行过临床观察。据报道，针刺迎香等穴可使鼻炎患者纤毛黏液传输速度加快，下鼻甲前端黏膜表面温度上升，鼻分泌物 pH 值偏酸性改变，鼻分泌物明显增多，这些反应有利于萎缩性鼻炎患者鼻黏膜及其功能趋向正常改变。

2. 中西医结合临床研究进展

萎缩性鼻炎是一种慢性炎症性疾病，其病理特征为鼻腔黏膜萎缩、鼻腔干燥、结痂形成，严重时可导致鼻腔结构变形。在中西医结合治疗萎缩性鼻炎的研究中，中药内服与外用的策略显示出独特的优势。中药内服主要依据辨证论治原则，通过调理脏腑功能，改善患者体质，从而达到治疗目的。例如，根据中医理论，肺气虚弱、阴虚火旺是萎缩性鼻炎的常见证型，因此，治疗时可选用具有补肺益气、养阴清热功效的中药方剂，如玉屏风散、知柏地黄丸等。临床研究显示，这些中药方剂在改善患者鼻腔干燥、结痂等症状方面具有显著效果。此外，中药外用，如鼻腔滴剂、喷雾剂等，可以直接作用于病变部位，缓解局部症状，促进黏膜修复。例如，使用具有清热解毒、活血化瘀作用的中药制剂，如黄连解毒汤、丹参滴鼻液等，可有效减轻鼻腔炎症反应，促进鼻腔黏膜的再生与修复。在萎缩性鼻炎的治疗中，中西医结合治疗策略显示出了显著的协同效应。一项针对 120 例萎缩性鼻炎患者的临床研究发现，中药内服与外用相结合的治疗方案，其有效率高达 86.5%，显著高于单纯西医治疗组。这表明，中西医结合治疗萎缩性鼻炎不仅能够提高治疗效果，还能减少药物副作用，提高患者的生活质量。

（二）实验研究进展

在萎缩性鼻炎的中医基础实验研究方面，近年来取得了一些进展。研究者们通过动物模型和细胞实验，试图揭示中药治疗萎缩性鼻炎的机制。有研究者给予干燥综合征模型大鼠具有养阴润燥作用的中药方剂，观察到大鼠鼻腔黏膜的病理变化得到明显改善，黏膜上皮细胞的形态和功能趋向正常。此外，通过免疫组化和分子生物学技术，研究者们发现中药干预后，模型动物鼻腔黏膜中的炎症因子表达降低，抗氧化酶活性增强，提示中药可能通过调节炎症反应和抗氧化机制发挥治疗作用。同时，结合现代医学技术开发新的中药制剂和治疗方法，有望为萎缩性鼻炎患者带来更多的治疗选择和更好的疗效。

（三）研究热点

结合现代医学的诊疗技术和中医的整体观念，中西医结合治疗萎缩性鼻炎成为研究的热点。现代医学技术方面，组织工程技术已显示出良好的治疗效果。萎缩性鼻炎的发病机制及病因尚不明确，目前各种治疗方案疗效尚无法达到满意水平。构建细胞-支架复合体缓释外源性细胞因子体系有望逆转萎缩性鼻炎病理变化，促进正常鼻黏膜再生，重构萎缩的鼻甲。但因种子细胞存在获取有创、培养周期长等缺点，以及支架材料与目标组织的适配性难以把控，限制了组织工程技术在临床上的广泛应用。近年来，外泌体、3D 打印、类器官等方面的研究在修复重建领域取得可喜进展，将有可能推动组织工程技术的发展。随着现代科学技术的发展，中医药研究也逐渐深入到分子水平。研究人员通过基因组学、蛋白质组学等手段，探讨萎缩性鼻炎的发病机制，寻找新的治疗靶点，为中医药治疗萎缩性鼻炎提供科学依据。通过中西医结合，既发挥中药在调节机体功能、改善症状方面的优势，又利用组织工程与新兴技术结合，实现优势互补，有望为治疗萎缩性鼻炎提供新的思路和方案。

三、古籍选录

1）《太平圣惠方·卷第三十七》："夫鼻干无涕者，由脏腑壅滞，内有积热，攻于上焦之所致也。"

2）《圣济总录·卷第一百一十六》："若肺受风邪，与正气相搏，热气加之，不得宣通，则为出纳者窒矣。其窍既窒，而气之鼓作无已，所以干燥而痛也。”

3）《医学见能·卷一》：“鼻根红赤，孔内干燥结煤者，阳明经燥气也，宜加味升葛汤。”

参考文献

孔维佳. 2010. 耳鼻咽喉头颈外科学（第二版）［M］. 北京：人民卫生出版社.

刘蓬. 2021. 中医耳鼻咽喉科学［M］. 北京：中国中医药出版社.

王世贞. 2019. 中医耳鼻咽喉科临床研究［M］. 北京：人民卫生出版社.

第十二章　咽喉疾病

第一节　喉　痹

【急喉痹】

急喉痹，西医称本病为急性咽炎（Acute Pharyngitis，AP）。是咽黏膜、黏膜下组织和淋巴组织的急性炎症。急性咽炎中医称“急喉痹”“风热喉痹”。喉痹一词，首见于长沙马王堆帛书《阴阳十一脉灸经》。历代医家对此多有论述，《素问·阴阳别论》云：“一阴一阳结，谓之喉痹。”《伤寒论》云：“伤寒先厥后发热，下利必自止，而反汗出，咽中痛者，其喉为痹。”《诸病源候论》言：“喉痹者，喉里肿塞痹痛，水浆不得入也。”是指咽部红肿疼痛为主的一种咽喉病。

本病为临床常见多发病之一，无明显年龄差异，无明显地域性，病程较短，可单独发病，亦可是全身外感热病及温热疫病初期的表现。《诸病源候论·卷三十》云：“人阴阳之气出于肺……风毒客于喉间，气结蕴积而生热，致喉肿塞而痹痛”，认为急喉痹多为风热外袭所致。本病以细菌和病毒感染为主。受凉、疲劳过度、睡眠不足、烟酒刺激等均为急性咽炎诱因。急性咽炎分为3种类型：急性单纯性咽炎、急性坏死性咽炎、急性水肿性咽炎。

一、治疗

（一）辨证论治

1. 外邪侵袭证

证候：咽部疼痛，吞咽不利，偏于风寒者，见于本病初起，咽痛较轻；检查见咽部黏膜淡红；周身不适，咳嗽痰稀，鼻塞；舌淡红，苔薄白，脉浮紧。偏于风热者，咽痛较重，吞咽时痛甚；检查见咽部黏膜充血、肿胀；伴有发热恶风，头痛，咳嗽痰黄；苔薄黄，脉浮数。

辨证要点：以咽部疼痛，吞咽不利，咽部黏膜充血、肿胀，风寒或风热表证等全身症状及舌脉为本证要点。

治法：疏风散邪，宣肺利咽。

方药：风寒外袭者，方选六味汤（《喉科秘旨》）加减。咳嗽痰多可加紫菀、杏仁、前胡以止咳化痰；鼻塞流涕可加苍耳子、辛夷、白芷以芳香通窍。风热外袭者，方选疏风清热汤（《中医喉科学讲义》）加减。头痛甚者，加蔓荆子、藁本以疏风止痛；咽痛甚者，加射干以清热利咽。

2. 肺胃热盛，上攻咽窍证

证候：咽喉疼痛较重，吞咽困难，痰多而黏稠，咽喉梗塞感；检查见咽部黏膜充血、肿胀，咽后壁淋巴滤泡红肿隆起，表面可见黄白色分泌物，颌下臀核肿大压痛。并见发热，口渴喜饮，大便秘结，小便黄；舌红，苔黄，脉洪数。

辨证要点：以咽部疼痛，吞咽不利，咽部黏膜充血、肿胀，口渴喜饮，大便秘结等全身症状及舌脉为本证要点。

治法：泄热解毒，消肿利咽。

方药：清咽利膈汤（《喉症全科紫珍集》）加减。若咳嗽痰黄、颌下臖核肿大压痛，可加瓜蒌子、射干、夏枯草以清热化痰、利咽散结；高热者，可加水牛角、生石膏以退热；如有白腐或伪膜，可加蒲公英、马勃以清热去腐。

（二）针灸治疗

1）体针：可选用合谷、内庭、曲池、足三里、肺俞、太溪、照海等为主穴，以尺泽、内关、复溜、列缺等为配穴。每次主穴、配穴可各选 2～3 穴，根据病情可用补法或泻法，每日 1 次。

2）灸法：主要用于体质虚寒者，可选合谷、足三里、肺俞等，悬灸或隔姜灸，每次 2～3 穴，每穴 20 min。

3）耳针：可选咽喉、肺、心、肾上腺、神门等埋针，亦可用王不留行籽贴压以上耳穴。

4）穴位注射：可选人迎、扶突、水突等穴，每次 1 穴，药物可用丹参注射液、柴胡注射液，复方当归注射液、穿心莲注射液等，每穴 0.5～1 mL。

5）刺血法：咽喉痛较甚、发热者，可配合耳尖、少商、商阳穴点刺放血，以助泄热。

（三）其他治疗

1. 常用中成药

1）黄连上清丸：口服，每次 1 丸，每日 2 次。本方疏风清热，泻火止痛，适用于急喉痹风热外袭证。

2）喉咽清口服液：口服，每次 10 mL，每日 2 次。本方清热解毒，利咽止痛，适用于急喉痹肺胃热盛证。

2. 局部治疗

1）含漱：具有清洁患部的作用，可选用金银花、连翘、荆芥、薄荷等药物煎汤含漱。

2）吹药：将中药制成粉剂，直接吹于咽部患处，以清热解毒、消肿止痛。可选用冰硼散、西瓜霜、双料喉风散等，每日 6～7 次。

3）含化：将药物制成丸或片剂，含于口内，慢慢溶化，使药液较长时间润于咽部患处，起消肿止痛、清咽利喉作用。可选用喉炎丸、六神丸、草珊瑚含片等药物。

4）蒸气吸入或雾化吸入：银黄注射液、鱼腥草注射液、双黄连注射液等雾化吸入，每日 1～2 次，3～5 d 为 1 个疗程。

（四）西医治疗

1）局部治疗：复方硼砂溶液或温生理盐水漱口，以清洁口腔。含服华素片、溶菌酶含片、薄荷喉片等。1%碘甘油溶液、2%硝酸银溶液涂擦咽后壁肿胀的淋巴滤泡，可促进炎症消退。

2）对症治疗：发热、恶寒、头痛等全身症状，口服对乙酰氨基酚、布洛芬等。

3）抗生素、抗病毒药物治疗：感染严重或有并发症者，应给足量抗生素，可肌注或静滴。

二、研究进展与热点

（一）临床研究进展

1. 中医临床研究进展

《灵枢·忧恚无言》曰："喉咙者，气之所以上下也。"喉为肺之门户，外感之邪易入肺伤喉，外邪侵袭是急喉痹的主要病因。急喉痹多以咽部红肿热痛为主，多属实证、热证。因此，现在对该病的治疗多以清热解毒，疏风利咽为主，兼以其他治法辨证论治。目前，常用的辨证方法多为以下几种：消肿利咽，配合疏风清热之品治疗风热外袭证；宣肺利咽，配合祛风散寒之品治疗风寒外袭证；消肿止痛利咽，配合清热解毒之品治疗肺胃热盛证。通过中医辨证治疗，大多预后良好。总之，急喉痹的辨证治疗方法需根据患者的具体症状和病因病机来进行论治。同时，患者在治疗过程中应保持良好的生活习惯和饮食习惯，促进疾病的恢复。

有研究者收集2006年1月1日—2016年12月31日有关中医药治疗急性咽炎的文献，采用文献计量学方法对符合标准文献182篇进行统计分析发现：目前在急性咽炎诊断治疗过程中，《中药新药临床研究指导原则》为常用的诊疗标准，中医治疗本病以中成药为主，汤剂治疗本病常用中药为金银花、黄芩、桔梗、连翘、甘草、玄参、板蓝根、麦冬等，刺络放血法是外治法常用的方法。

有研究者Meta分析认为，西瓜霜制剂为研究频次最高者，其次为疏风解毒胶囊。Meta分析纳入33项随机对照研究，14种干预措施，8种中成药，直接Meta分析显示疏风解毒胶囊联合抗生素、西瓜霜制剂、清咽滴丸联合抗生素、瓜子金、银黄制剂均较单用抗生素疗效更佳。Meta分析显示有效率统计学排序前三位为银黄制剂、疏风解毒胶囊联合抗病毒药物、西瓜霜制剂。

急喉痹的针灸治疗研究主要集中在治疗效果、选穴原则、操作方法等方面。咽喉与呼吸之气密切相关，肺主气、司呼吸，可认为咽喉与肺在功能上关系密切，肺与大肠相表里，在临床治疗中多取手太阴肺经、手阳明大肠经，多以清泻为主，也采用局部加远道选穴法，尤其重视特定穴中的五腧穴的应用，具体取穴：少商、合谷、照海、天突、列缺、涌泉、太冲、玉液、阳溪、十宣、金津、关冲、丰隆。外感风热者，配风池、外关疏风清热；肺胃热盛者，配内庭、鱼际清泻热毒。症状较重者，亦多采用针刺放血疗法，可点刺三商穴（三商为奇穴，位于拇指指甲根部，其桡侧缘为少商，尺侧缘为老商，中间为中商，三穴合称三商）、耳轮放血，出其恶血，泄其毒热，使经络通，气血畅，咽窍开，增强宣泄毒热，消肿利咽的作用，极大改善咽喉疼痛、咽干咽痒、吞咽不利、有异物感等症状。

2. 中西医结合临床研究进展

在目前治疗急喉痹临床研究中，西医临床治疗最常用抗生素。中医药常使用的中草药、针灸等多种疗法，以清热解毒为原则，根据不同证型，给予祛痰止咳、宣肺解表等不同治法。目前在临床上多见中西医结合治疗急喉痹，通过中药辅助抗生素治疗，可以减少抗生素的使用，提高抑菌消炎的作用，有效改善患者的临床症状，提高疗效，缩短疗程。

（二）实验研究进展

急喉痹是细菌、病毒、环境、生活习惯等多种因素与机体综合作用的结果。当咽部受到病原微生物、物理或化学刺激等因素影响，致使炎症因子（IL、TNF-α）水平提高，会迅速刺激咽后壁黏膜，导致局部充血、水肿和剧烈疼痛感，同时，还伴随全身症状，如发热、头痛等。现代研究表明，急喉痹炎症的发生和发展及转归与机体免疫反应具有密切相关性。IL-1β 是一种非常重要的炎症介质，是前炎症网链中的一级细胞因子；IL-6 能诱导 B 细胞分化（产生抗体），并诱导 T 细胞活化（增殖、分化），参与机体的免疫应答，是炎症反应的触发；TNF-α 是炎症启动的细胞因子，在炎症发生和发展中起到核心作用，在这一阶段其会持续升高，并会导致机体产生一系列生理及病理改变，IL-1β、TNF-α 和其他多种细胞因子一起构成炎症介质网。在咽炎的炎症反应中，肿瘤坏死因子可以促进炎症细胞的聚集和活化，加剧炎症过程，并可能导致组织损伤，引起咽部发热、疼痛、红肿，即造成急喉痹。有学者对 Th1/Th2 平衡、血清 SIgA、血清 T 细胞亚群进行了研究。有学者研究着眼于 NF-κB 通路，发现造模小鼠鼻-咽组织中 p-NF-κB 蛋白水平显著增加，p-IκBα 蛋白水平显著减少，中药治疗后能纠正这些蛋白水平。也有研究着眼于 TLR4、p-NF-κB-P65 信号通路，发现经过治疗后，急性咽炎 SD 大鼠口腔黏膜 TLR4、p-NF-κB-P65 蛋白表达水平显著降低。其他还研究了 NF-κB/STAT 信号通路、ERK1/2-COX-2-PGE2 信号通路、JAK/STAT 信号通路、p38/Erk/NF-κB/COX-2 信号通路。

（三）研究热点

随着对急喉痹认识的不断深入和治疗方法的逐渐完善，中医药对 IL-1β、TNF-α、IL-6、CRP、TLR4 及 p-NF-κB-P65 等细胞因子和蛋白水平的影响等治疗机理成为研究热点。西医对于急喉痹的治疗多以抗病毒、抗生素和糖皮质激素类药物为主，但抗生素会造成耐药菌株的生成，使得耐药性增加，疗效变差，亦可产生诸如过敏反应、肝肾毒性等毒副作用。从传统中医中药中去寻求能有效替代抗生素、防止细菌抗药性出现的有效药物和疗法去减少抗生素使用现象可以是一个研究方向。

三、古籍选录

1）《素问·阴阳别论》："一阴一阳结，谓之喉痹。"

2）《伤寒论·辨厥阴病脉证并治第十二》："伤寒先厥后发热，下利必自止，而反汗出，咽中痛者，其喉为痹。"

3）《诸病源候论·卷三十·咽喉心胸病诸候》："喉痹者，喉里肿塞痹痛，水浆不得入也。"

参考文献

田道法. 2016. 中西医结合耳鼻咽喉科学（第 3 版）[M]. 北京：中国中医药出版社.

王永钦. 2011. 中医耳鼻咽喉口腔科学（第 2 版）[M]. 北京：人民卫生出版社.

2019. 急喉痹的诊断依据、证候分类、疗效评定——中华人民共和国中医药行业标准《中医内科病证诊断疗效标准》（ZY / T001.1-94）[J]. 辽宁中医药大学学报，21（12）：193.

【慢喉痹】

慢喉痹，西医称本病为慢性咽炎（Chronic Pharyngitis，CP），为咽部黏膜、黏膜下及淋巴组织的慢性炎症。慢性咽炎中医称为"慢喉痹""虚火喉痹"。《景岳全书·卷二十八》《喉科秘旨》有"格阳喉痹""珠帘喉痹"之称。明代张介宾针对世人认为喉痹属火热证的观点，指出火有虚实之分。至此，喉痹的急性过程和慢性过程才区分开来。

本病为临床常见、多发病，成年人多见，无明显地域性，病程较长，症状顽固，不易治愈。《喉症集录》曰："喉痹之证，方书所称，各之不同，此云喉痹者，乃虚证之喉痹也，属肾水亏损，虚火炎上。"指出虚火上炎可致慢喉痹。本病以α-溶血性链球菌感染为主。阻塞性睡眠呼吸暂停低通气综合征、咽喉反流、烟酒刺激、粉尘环境等均为慢性咽炎诱因。根据病理，慢性咽炎分为3种类型：慢性单纯性咽炎、慢性肥厚性咽炎、萎缩性咽炎与干燥性咽炎。

一、治疗

（一）辨证论治

1. 肺肾阴虚证

证候：咽部干燥、灼热、疼痛，午后较重，或咽部梗梗不利，干咳痰少而稠。咽部黏膜暗红、微肿，或黏膜干燥、萎缩变薄发亮；伴有头晕眼花，腰膝酸软，手足心热；舌红、少苔，脉细数。

辨证要点：以咽部干燥、疼痛，咽部黏膜暗红或者干燥，腰膝酸软，手足心热等全身症状及舌脉为本证要点。

治法：养阴清热，生津利咽。

方药：肺阴虚为主者，方选养阴清肺汤（《重楼玉钥》）加减。若淋巴滤泡增生，可加香附、枳壳、郁金等以行气活血，解郁散结；咽黏膜干燥、萎缩明显者，酌加丹参、当归、玉竹、桑椹以助祛瘀生新，养血润燥。肾阴虚为主者，方选六味地黄汤（《小儿药证直诀》）加减。若咽部干燥掀热较重，大便干结，此为虚火亢盛，宜加强降火之力，可用知柏地黄丸（《医方考》）加减。

2. 脾气虚弱证

证候：咽部微干、微痒、微痛，有异物梗阻感或痰黏着感，易恶心，若疲倦、多言、受凉则症状加重；咽黏膜淡红或微肿，咽后壁淋巴滤泡增生，或融合成片，或有少许分泌物附着；伴有面色无华或萎黄，倦怠乏力，少气懒言，胃纳欠佳，腹胀便溏；舌淡或有齿痕，苔薄白，脉缓弱。

辨证要点：以咽部干燥、疼痛，咽黏膜淡红，倦怠乏力，少气懒言，等全身症状及舌脉为本证要点。

治法：益气健脾，升清利咽。

方药：补中益气汤（《脾胃论》）加减。若咽后壁淋巴滤泡增生，加川芎、丹参、郁金以活血行气；痰黏者加沙参、贝母、香附、枳壳以理气化痰，散结利咽；咽干明显者，可加玄参、麦冬、百合以利咽生津；若纳呆、腹胀便溏，可加砂仁、茯苓、藿香以健脾利湿；易恶心者，加半夏、厚朴等和中降逆。

3. 痰凝血瘀证

证候：咽部异物感、痰黏着感，咽干灼热，微痛或刺痛，痰黏难咳，易恶心呕吐；咽部黏膜暗红，咽后壁淋巴滤泡增生或融合成片，咽侧索肥厚；伴有咽干不欲饮，胸闷不适；舌质暗红，或有瘀斑瘀点，苔白或微黄腻，脉弦滑。

辨证要点：以咽部干燥、疼痛，咽后壁淋巴滤泡增生，咽干不欲饮，胸闷不适等全身症状及舌脉为本证要点。

治法：祛痰化瘀，散结利咽。

方药：贝母瓜蒌散（《医学心悟》）加味。可加牡丹皮、赤芍、桃仁、川芎以活血祛瘀散结。若咽干不适、咳嗽痰黏，加杏仁、半夏、紫菀以止咳化痰；若咽部刺痛、异物感，可加香附、郁金以疏肝利咽。

（二）针灸治疗

1）体针：取合谷、内关、曲池、足三里、颊车、肺俞，中等或弱刺激，留针 20～30 min，每日 1 次。

2）穴位注射：可选人迎、扶突、水突等穴，每次 1 穴，药物可用丹参注射液、鱼腥草注射液、柴胡注射液，每穴 0.5～1 mL，隔日 1 次。

3）耳针：可选咽喉、肺、心、肾上腺、神门等埋针，亦可用王不留行籽贴压以上耳穴，每次按压 3 次，每次每穴 1 min。

4）穴位贴敷：可用白芥子、细辛、延胡索、生半夏等在大椎、肺俞、脾俞、肾俞取穴，每隔 10 d 贴敷 1 次，连续 3 次为 1 个疗程。

（三）其他治疗

1. 常用中成药

1）六味地黄丸：口服，每次 6 g，每日 2 次。本方滋阴补肾，填精益髓，适用于慢喉痹肾阴虚证。

2）玄麦甘桔颗粒：口服，每次 10 g，每日 3～4 次。本方清热滋阴，祛痰利咽，适用于慢喉痹肺阴虚证。

2. 针刀咽部刺络

在咽后壁针刺放血，以达到活血化瘀、疏通经络，祛瘀生新的目的。

3. 中药茶饮

胖大海、金银花、菊花、麦冬、玄参、生甘草，开水冲泡代茶饮。

4. 局部治疗

保持口腔、口咽清洁，常用金银花、甘草煎汤含漱；含服六神丸等，或用双黄连雾化吸入。

（四）西医治疗

局部治疗

1）慢性单纯性咽炎：常用复方硼砂含漱液、复方氯己定含漱液等含漱。含漱时头后仰、张口发“啊”声，使含漱液能清洁咽后壁。亦可含服碘喉片、薄荷喉片。

2）慢性肥厚性咽炎：除上述治疗外，可用激光、低温等离子等治疗，若淋巴滤泡增生广泛，治疗宜分次进行。亦可用冷冻或电凝固法治疗，但治疗范围不宜过广。

3）萎缩性咽炎与干燥性咽炎：用 2%碘甘油涂抹咽部，可改善局部血液循环，促进腺体分泌。服用维生素 A、B_2、C、E 可促进黏膜上皮生长。

二、研究进展与热点

（一）临床研究进展

1. 中医临床研究进展

（1）辨证论治研究

《喉症集录》：“喉痹之证，方书所称，各之不同，此云喉痹者，乃虚证之喉痹也，属肾水亏损，虚火炎上。”说明肺肾阴虚是慢喉痹的主要病因。因此，现在对该病的治疗，多以滋养阴液，降火利咽为基本治则，兼以其他治法辨证论治。目前，常用之辨证治疗方法有以下 5 种：养阴利咽，加滋补肺肾之品，治疗肺肾阴虚证；升清利咽，加益气健脾之品，治疗脾胃虚弱证；滋养肺阴，加补益肺气之品，治疗肺气阴虚证；散结利咽，加祛痰散瘀之品，治疗痰凝血瘀证；清热利咽，加化痰理气之品，治疗痰热蕴结证。有关研究表明，饮食劳倦、五志过极、情志不舒是本病难愈的主要因素，在治疗的过程中应强调生活习惯和饮食习惯的重要性，舒缓情绪，避免过度劳累。

有学者对 451 例慢性咽炎进行统计，结果发现中医证候为脾胃虚弱证的患者最多。75.2%的患者为兼夹体质，单一体质类型仅占比 24.8%；体质分布情况由多到少依次为：气虚质（26.6%）、湿热质（20.2%）、痰湿质（17.3%）、阴虚质及血瘀质（各占比 8.4%）、气郁质（6.0%）、平和质（5.8%）、阳虚质（5.1%）、特禀质（2.2%）。

有学者对经典名方及中成药治疗慢性咽炎疗效与安全性的网状 Meta 分析结果显示：临床总有效率高低依次为，麦门冬汤＞新癀片＞十味龙胆花颗粒＞补中益气汤＞金莲清热泡腾片＞黄连阿胶汤＞金嗓利咽丸＞口炎清颗粒＞半夏散及汤＞养阴清肺汤＞清开灵滴丸＞会厌逐瘀汤＞一清胶囊＞双黄连＞猪肤汤＞蓝芩口服液。

（2）针灸治疗研究

目前治疗慢喉痹的针灸疗法方式多样，如从针刺疗法、放血疗法、灸法、穴位注射、穴位埋线疗法等。慢喉痹针灸疗法常用取穴：任脉、手太阴肺经、足少阴肾经、足阳明胃经、手阳明大肠经为主穴，针灸并用，多以平补平泻为主。具体取穴：天突、照海、廉泉、列缺、太溪、合谷、人迎、三阴交、丰隆、足三里。肺脾气虚型配以肺俞、脾俞、肾俞，痰瘀互结型加太冲、三阴交、丰隆。针灸治疗慢性咽炎重用局部腧穴，远端主要循肺经、肾经、胃经取特定穴，配穴主要采用辨证配穴和交会经配穴。

2. 中西医结合治疗研究

在慢喉痹临床治疗中，西医多以对症治疗为主，包括微波、射频、激光等物理疗法，抗生素、糖皮质激素等药物疗法。中医药常使用的中草药、针灸等多种疗法，以滋阴利咽为原则，根据不同证型，给予养阴清热、益气健脾、化痰散瘀等不同治法。在目前临床研究中，中西医结合治疗慢性咽炎优势显著。中医存在起效较慢、西医存在疗效不持久等问题，中西医结合可以扬长避短，提高疗效。有研究表明，中西医结合治疗较单一中医或西医治疗，相应症状快速减轻，炎性反应明显降低，症状积分明显减少，临床治疗效果较好，且副作用发生率较低。

（二）实验研究进展

慢喉痹的病因诸多，与病毒、细菌、环境、生活习惯等多种因素息息相关，是机体内外各种因素对咽部长期综合作用的结果。

有研究者筛选 50 例慢性咽炎患者，检出 16 种细菌，共计检出菌株数为 264 株；其中类白喉棒杆菌、卡他莫拉菌、臭鼻克雷伯菌为非致病菌株，共计 46 株（占比 17.42%）；其他 218 株（82.58%）为致病菌；细菌株中 α-溶血性链球菌占比最高为 18.94%，其次为卡他莫拉菌（占比 8.71%）、副流感嗜血菌（占比 8.33%）。α-溶血性链球菌属革兰阳性菌，在细胞内生长繁殖并不断带来慢性损伤。其耐药性又使得它在抑制细菌细胞壁合成的因素去除后，恢复完整的细胞壁成为亲本菌株，故推测其侵入组织并在宿主细胞内生长的特性可能是慢性咽炎反复发作、迁延不愈的根本原因。

有少量研究涉及药物作用机理，主要观察了 CRP、VCAM-1、IL-1β、IL-6、TNF-α、免疫细胞亚群，涉及了 JAK2/STAT3 信号通路、NF-κB 信号通路、TLR-4/MyD88/NF-κB 通路。

有研究表明，嗜辛辣滚烫食物是患慢喉痹的重要原因，咽后壁主要来自舌咽神经分支神经末梢，可以感知咽后壁黏膜受到的各种物理、化学刺激，尤其是炎症刺激；这些作用都离不开瞬时受体电位离子通道的调节，其中最主要的受体有辣椒素受体，可被超过 43℃的热刺激和辣椒素激活，而缓激肽作为重要炎症介质则可在正常体温下敏化辣椒素受体从而引起咽部不适，导致慢喉痹的发生。

（三）研究热点

西医对于慢性咽炎的临床和实验研究均较少，中医对于该病的临床研究大多集中在简单的疗效观察和推理，各医家在辨证用药时大多以个人经验为主。临床研究客观指标少，缺乏相应的试验研究数据，论文质量不高。虽然制定了慢喉痹的诊断依据、证候分类、疗效评定的行业标准，但并未被业界广泛使用，原因是多方面的，因此制定一个统一的诊疗标准，也是需要继续努力的研究方向。

抗慢性咽炎中药成分复杂，各成分在抗炎过程中是如何发挥协同作用还是拮抗作用也尚清楚，这都是今后有待深入研究的方面，而只有更加深入地揭示中药抗慢性咽炎作用的本质，才能积极推动中药抗慢性咽炎的临床发展。毕竟探求一种疗效佳、副作用小、价廉安全，多途径、多靶点、多联复合法综合治疗慢性咽炎新模式是中医人的共同目标和继续努力的研究方向。

随着慢喉痹的发病率不断升高和人们对咽喉健康状况的重视，对于慢喉痹如何“治未病”，如何进行调理和防护成为一大热点。在慢喉痹的病因中除感染性因素，非感染性因素如阻塞性睡眠呼吸暂停低通气综合征、职业暴露、咽喉反流等亦需重视。增强体质是预防慢性咽炎的关键。患者可以通过保持良好的心态、避免过度劳累、养成良好的生活习惯、推拿、中药茶饮等增强体质，从而预防慢喉痹的发生。可配合对天突、廉泉等穴位艾灸、推拿疏通经络，能缓解咽痒、异物感等症状，预防慢性咽炎。中药茶饮，可根据患者的具体症状和体质进行个体化调配，一般可使用菊花、射干、玄参、金银花、胖大海、生甘草，开水冲泡代茶饮。

三、古籍选录

1）《景岳全书·卷二十八》：“阴虚喉痹……皆肾阴亏损，水不制火而然。”

2）《景岳全书·卷二十八》：“格阳喉痹，由火不归原，则无根之火客于咽喉而然。”

3）《医学心悟·卷六》：“喉间肿痛，名曰喉痹。古人通用甘桔汤主之。然有虚火、实火之分；紧喉、慢喉之别，不可不审。虚火者，色淡，微肿，便利，脉虚细，饮食减少，此因神思过度，脾气不能中护，虚火易至上炎，乃内伤之火。”

参考文献

田道法. 2016. 中西医结合耳鼻咽喉科学（第3版）［M］. 北京：中国中医药出版社.

王永钦. 2011. 中医耳鼻咽喉口腔科学（第2版）［M］. 北京：人民卫生出版社.

2019. 慢喉痹的诊断依据、证候分类、疗效评定——中华人民共和国中医药行业标准《中医内科病证诊断疗效标准》（ZY/T001.1-94）［J］. 辽宁中医药大学学报，21（12）：213.

第二节　乳　　蛾

【急乳蛾】

急乳蛾，西医称本病为急性扁桃体炎（Acute Tonsillitis），是腭扁桃体的急性非特异性炎症，常伴有不同程度的咽黏膜和淋巴组织炎症，是一种常见咽部疾病。急性扁桃体炎中医称为“急乳蛾”“风热乳蛾”。《儒门事亲·卷三》首次记载乳蛾一词：“热气上行，结搏于喉之两旁，近外肿作，以其形似，是谓乳蛾。”指喉核肿大，形似乳头，状如蚕蛹的咽喉病。急乳蛾一词见于20世纪80年代中医函授教材。

本病多见于儿童及青少年，5～7岁最常见，男女发病无明显差异，无地域性，四季均可发病，冬春季发病率较高，病程一般较短。《普济方·卷六十》认为乳蛾的病因是“风邪落于喉间，气郁而热……肺脾壅盛，风热毒气不能宣通”而致。本病以溶血性链球菌感染为主。受凉、过度疲劳、烟酒过度、有害气体刺激、上呼吸道慢性病灶等均是急性扁桃体炎的诱因。

一、治疗

（一）辨证论治

1. 风热袭咽证

证候：病初起，咽部干燥灼热，疼痛逐渐加剧，吞咽时疼痛尤剧，喉核红肿；伴有发热恶风，头痛，咳嗽；舌淡红、苔薄黄，脉浮数。

辨证要点：以咽痛，喉核红肿，恶风发热等全身症状及舌脉为本证要点。

治法：疏风清热，消肿利咽。

方药：疏风清热汤（《中医喉科学讲义》）加减。咳嗽无痰或痰黏难吐者，加射干、杏仁以宣肺止咳利咽。

2. 胃热熏咽证

证候：咽部疼痛较剧，甚至连及耳窍，吞咽疼痛剧烈，饮食难入，语言不清，咽喉痰涎较多；喉核红肿较甚，有黄白色脓点，甚至连成片状，颌下臖核肿大、压痛；全身并见壮热，面赤，口渴引饮，口臭，便秘，舌质红、苔黄厚，脉洪大。

辨证要点：以咽痛较剧，喉核红肿较甚、表面有黄白色脓点，口渴引饮等全身症状及舌脉为本证要点。

治法：清咽利膈，消肿解毒。

方药：清咽利膈汤（《喉症全科紫珍集》）加减。持续高热者，加石膏、天竺黄以清热泻火；喉核腐物多者，加马勃以祛腐解毒；喉核肿痛甚者，加蒲公英或含服牛黄解毒丸或六神丸以清热解毒，消肿止痛。

（二）针灸治疗

1）体针：以手太阴、手足阳明经穴为主。

主穴：合谷、内庭、曲池。配穴：天突、少泽、鱼际。每次2～4穴，强刺激泻法，每日1～2次，留针20～30 min。

2）耳针：取扁桃体、肺、胃、肾上腺，强刺激，留针20～30 min，每日1次。或在扁桃体、肾上腺、肺、胃、内分泌等贴压王不留行籽，每日按压3次，双耳交替贴压。

3）放血：用三棱针在少商、商阳穴点刺放血，每穴放血1～2滴，每日1次。

（三）其他治疗

常用中成药

1）复方鱼腥草合剂：口服，每次20～30 mL，每日3次，本方清热解毒，适用于急乳蛾肺经风热证。

2）喉咽清口服液：口服，每次10～20 mL，每日3次，本方清热解毒，利咽止痛，适用于急乳蛾肺胃热盛证。

3）六神丸：口服，1 岁每次 1 粒，2 岁每次 2 粒。3 岁每次 3～4 粒，4～8 岁每次 5～6 粒，9～10 岁每次 8～9 粒，成年每次 10 粒，每日 3 次。

（四）西医治疗

1）抗生素：可用阿莫西林克拉维酸钾或阿奇霉素，静脉给药或口服。

2）手术治疗：对反复发作，特别是已有并发症者，应在急性炎症消退后施行扁桃体切除术。

二、研究进展与热点

（一）临床研究进展

1. 中医临床研究进展

风热和胃热是本病的主要病机，因此，现在对该病的治疗，多以疏风清热、消肿利咽，清咽利膈、消肿解毒为基本治则。在治疗的过程中应强调增强抵抗力，避风寒、风热之外邪，避免过饱，养成良好的生活习惯和饮食习惯的重要性。

对于治疗急性扁桃体炎的中医内治法的研究多集中在中药方剂加减和中成药上。成人急性扁桃体炎的药物有甘露消毒丹、升降散、蓝芩利咽解毒汤、清肺利咽汤、蒲地蓝消炎口服液、金莲花软胶囊、热炎宁合剂、疏风解毒胶囊、喜炎平注射液等。儿童急性扁桃体炎的药物有木贼宣痹汤、升降散、小承气汤、银翘散、五味消毒饮、疏风解毒胶囊等。研究表明这些药物能加快退热，减轻患者临床症状，提高临床疗效。

2. 中西医结合临床研究进展

近几年的研究表明，对于成人急性扁桃体炎的治疗可用火针点刺放血内迎香穴。对于儿童急性扁桃体炎的治疗可用大椎穴刺络拔罐及双手少商穴刺络放血的方法。这些治法能有效改善临床症状、缩短病程、减轻炎症反应、预防短期复发。

有报道成人急性扁桃体炎可用黄氏消肿散结合甘露消毒丹加减、凉膈缩桃汤结合紫蝎穴位贴敷、清解乳蛾方结合刺血法、清咽消肿饮结合天竺雾化剂等治疗方法。儿童急性扁桃体炎可用加味普济消毒颗粒结合消肿散结膏、解毒化浊方结合针刺宽喉法、揿针结合蓝芩口服液、三黄清肺汤结合点刺放血法、消腺散结汤结合推拿等治疗方法。这些治法能减轻患者症状，抑制炎症反应，改善免疫功能。

（二）实验研究进展

目前关于本病的实验研究多集中在药物作用机制上。尤其是对治疗急性化脓性扁桃体炎的研究较多。急性扁桃体炎通过引发体内 Th1 和 Th2 细胞免疫失衡和免疫原性变态反应，促进患者体内 IL-Iβ、IFN-γ、IL-4、IL-6、IL-10 等细胞炎性因子的表达，并激活机体内 TLR4/NF-κB 信号通路表达。研究表明，热毒宁注射液联合阿莫西林治疗使患者血清 IL-1β、IL-4、IL-6、TLR4、NF-κB 水平显著降低，IFN-γ 和 IL-10 水平显著升高，说明急性化脓性扁桃体炎患者体内 TLR4/NF-κB 信号通路被激活，参与炎症反应和免疫调节作用，大量释放的炎性因子在热毒宁注射液联合阿莫西林治疗急性化脓性扁桃体炎中参与其发生发展的过程。该研究为临床治疗开辟了新方向，促进了临床药物靶向治疗的研究。

（三）研究热点

近几年对于急性扁桃体炎的研究多集中在中医治疗和药物作用机制上，而对西医治法及发病机制的研究较少。现代医学治疗方法以抗菌药为主，但抗生素滥用致使耐药菌增多，疗效欠佳。故对治疗急性扁桃体炎的研究多集中在中医治法上。通过对中药作用机制的深度挖掘，探究中医疗法在急性扁桃体炎上的应用，以期增强疗效，缩短疗程，减少对抗生素的滥用。

三、古籍选录

1）《儒门事亲·卷三》："热气上行，结搏于喉之两旁，近外肿作，以其形似，是谓乳蛾。"

2）《喉证指南·卷三·乳蛾》："乳蛾由肺经积热，受风邪凝结，感时而发，生咽喉之旁，状如蚕蛾，其喉咽喉红肿，难以吞咽。"

3）《喉科秘旨·乳蛾门七症》："此症感冒肺二经而发生。"

参 考 文 献

田道法，李云英. 2016. 中西医结合耳鼻咽喉科学（第3版）[M]. 北京：中国中医药出版社.
王永钦. 2001. 中医耳鼻咽喉口腔科学（第2版）[M]. 北京：人民卫生出版社.

【慢乳蛾】

慢乳蛾，西医称为慢性扁桃体炎（chronic tonsillitis），是扁桃体的慢性非特异性炎症，多因急性扁桃体炎反复发作，或因扁桃体隐窝引流不畅，隐窝内感染演变为慢性炎症的咽喉疾病。慢性扁桃体炎中医称为"慢乳蛾""虚火乳蛾"。慢乳蛾一词见于20世纪80年代中医函授教材。古代医籍中虽无"慢乳蛾"一词，但有相关的记载类似现今的慢乳蛾，明清以前，本病多包括在许多医著所论的"喉痹"中。明清时代，医家们对本病有了一定的认识，如《经验喉科紫珍集·卷上》《焦氏喉科枕密·卷一》有"死乳蛾核""乳蛾核"之称。清代，医家对慢乳蛾有了进一步的认识，如《辨证录》："阴蛾则日轻而夜重，若阳蛾则日重而夜轻矣。"提出"阴蛾""阳蛾"的鉴别。

本病多发于儿童和青少年，5～15岁最常见，男女发病无明显差异，无地域性，四季均可发病，尤在气温明显交变时易发，病程一般较长。《石室秘录·卷六》："阴蛾之症乃肾水亏乏，火不能藏于下，乃飞越于上，而喉中关狭，火不得直泄，乃结成蛾。"指出虚火上炎可致慢乳蛾。本病的常见病原菌为链球菌及葡萄球菌。慢性扁桃体炎多因急性扁桃体炎反复发作，细菌病毒感染而演变为慢性炎症。根据病理组织学变化，慢性扁桃体炎分为3种类型：增生型、纤维型及隐窝型。

一、治疗

（一）辨证论治

1. 肺肾阴虚，火炎喉核证

证候：咽部不适，微痒微痛，灼热干燥，午后症状加重；喉核肥大或萎缩，表面不平，色暗红，或有黄白色脓点；喉核被挤压时，有干酪样物溢出；伴有咳嗽少痰，午后颧红，手足心热，耳鸣眼花，口干舌燥，腰膝酸软，大便干等症；舌红、少苔，脉细数。

辨证要点：以咽部不适，午后症状加重。喉核表面不平，有黄白色脓点；口干舌燥，腰膝酸软等全身症状及舌脉为本证要点。

治法：滋养肺肾，清利咽喉。

方药：百合固金汤（《医方集解》引赵蕺庵方）加减。偏于肺阴虚者，方选养阴清肺汤（《重楼玉钥》）加减；偏于肾阴虚者，方选知柏地黄汤（《医宗金鉴》）加减。咽痒干咳者，加冬桑叶以润燥止咳；咽干甚者，加天冬、玄参、石斛以养阴利咽。

2. 脾胃虚弱，喉核失养证

证候：咽部不适，微痒微干，异物梗阻感．喉核肥大，色淡红或微暗，挤压喉核时有白黏脓溢出；伴有咳嗽痰白，倦怠纳呆，胸脘痞闷，口淡不渴，易恶心呕吐，大便时溏；舌质淡、苔白腻，脉缓弱。

辨证要点：咽部不适，喉核肥大，挤压喉核时有白黏脓溢出，倦怠纳呆，大便时溏等全身症状及舌脉为本证要点。

治法：益气健脾，和胃利咽。

方药：六君子汤（《妇人良方》）加减。喉核肿大不消者，加浙贝母、生牡蛎以化痰散结。

3. 痰瘀互结，凝聚喉核证

证候：咽干不利，或刺痛胀痛，异物梗阻感，迁延不愈；喉核肥大质硬，表面凹凸不平，色暗红，颌下臖核肿大；舌质暗有瘀点，苔白腻，脉细涩。

辨证要点：以咽干不利，迁延不愈。喉核肥大质硬，表面凹凸不平，颌下臖核肿大等全身症状及舌脉为本证要点。

治法：活血化瘀，祛痰利咽。

方药：会厌逐瘀汤（《医林改错》）合二陈汤（《太平惠民和剂局方》）加减。喉核暗红，质硬不消者，加昆布、莪术、牡蛎以软坚散结。

（二）针灸治疗

1）体针：取三阴交、足三里、鱼际、太溪等穴，平补平泻，留针 20～30 min，每日 1 次。

2）穴位注射：取穴天突、曲池、孔最，每次取单侧 1～2 穴，两侧交替使用，注射 10%葡萄糖溶液 2 mL，隔日 1 次，5～7 次为 1 个疗程。

3）耳针：取咽喉、肾上腺、皮质下、脾、肾等穴，用王不留行籽贴压，每日以中等强度按压 2～3 次。

（三）其他治疗

1）常用中成药：冬凌草胶囊，口服，每次 2～5 粒，每日 3 次。清热消肿、利咽止痛，各型扁桃体炎均可应用。

2）烙治法：用特制小烙铁烧红后蘸香油反复烧烙肿大的扁桃体表面，以扁桃体烧烙成黑色或深褐色为度。适用于慢性扁桃体炎无并发症者。

3）啄治法：以扁桃体手术弯刀在充血或肿大的扁桃体表面施以雀啄样动作，啄治深度约 2～5 mm，每侧扁桃体 3～5 次，啄治后扁桃体表面伴有少量出血，每次治疗以吐 2～3 口血为度，2～3d 1 次，5 次为 1 个疗程。

（四）西医治疗

手术治疗：目前常用术式为低温等离子扁桃体切除术。手术是目前治疗本病的主要方法，应严格掌握手术适应证，以保证手术后效果。

二、研究进展与热点

（一）临床研究进展

1. 中医临床研究进展

慢乳蛾为本虚标实之证，多由肺肾阴虚，火炎喉核，或脾胃虚弱，喉核失养，或痰瘀互结，凝聚喉核所致。因此，对该病的治疗，多选用滋养肺肾，益气健脾和胃为主，同时活血化瘀，祛痰利咽。通过中医辨证治疗，大多预后良好。近几年，慢性扁桃体炎的中医治法集中在啄治、挑治、灼烙法等外治方面，临床报道表明其能改善慢性扁桃体炎患者的症状体征，临床疗效确切、安全性高，其疗效机制可能与提高 $CD4^+/CD8^+$比值、改善患者免疫功能有关，灼烙法可能通过高温破坏扁桃体表面黏膜组织及定植的细菌生物膜，中断了扁桃体持续炎症进程。

有学者对广州地区慢性扁桃体炎患者进行中医体质调查及临床病例研究，主要体质类型占比由大到小依次是气虚质（22.0%）、湿热质（18.0%）、痰湿质（15.4%）、阳虚质（14.8%）、平和质（12.1%）、气郁质（6.2%）、阴虚质（5.2%）、特禀质（3.6%）、血瘀质（2.6%）。有研究者检索中国期刊全文数据库、中文科技期刊数据库、中国学术期刊数据库中治疗儿童慢性扁桃体炎的处方，进行分析，结果：共纳入 40 个处方，其中使用频次≥10 次的有 12 味药，依次是甘草、玄参、桔梗、黄芩、浙贝母、连翘、金银花、夏枯草、生地黄、僵蚕、白术、黄芪，以寒性药物运用最多；药味以苦、甘、辛为多；药物多归肺经；以清热解毒药使用频次最多；病机特点是余热邪气未清，久滞喉核，以余邪留恋、痰浊停滞、气阴两伤证多见，治疗宜标本兼治，以清利咽喉，化痰散结治其标，辅之以清热解毒，根据辨证以滋阴降火，健脾益气治其本。

有报道升降散可用于治疗儿童慢性扁桃体炎，能抑制炎症、调节免疫，抗病毒，有待临床验证。推拿法能用于治疗儿童慢性扁桃体炎肺胃热盛证。对于成人慢性隐窝性扁桃体炎，可用新癀片含化法，能减轻炎症反应。

2. 中西医结合临床研究进展

研究表明，与传统剥离术比较，低温等离子刀切除扁桃体伴腺样体具有创伤小、术中出血少、手术用时短、疼痛程度低、减轻创伤应激反应和炎症介质水平、并发症发病率低、术后康复快等优势。有研究显示，扁桃体切除术 3 个月内，成年男性可能出现嗓音谐噪比及元音第三共振峰频率的改变。

有学者基于传统烙治法理论及实践要求，采用 CO_2 激光改良烙治工具进行烙法治疗，与传统的用特制烙铁进行的扁桃体烙法相比，具有设备正规、操作简易精准、不接触创面、安全性高等优点。治疗儿童慢性扁桃体炎临床疗效确切、安全性高，远期疗效肯定。

（二）实验研究进展

研究表明，不同年龄群体慢性扁桃体炎的致病菌群分布存在差异，成人的革兰阴性菌感染率高，革兰阳性菌感染率低，儿童则相反。革兰阳性致病菌以金黄色葡萄球菌和链球菌为主。因此在治疗慢性扁桃体炎时，应考虑患者的年龄，有针对性地选择敏感类抗菌药物，提高治愈率。

T 淋巴细胞参与机体识别抗原和免疫应答等过程，和慢性扁桃体炎的发作有密切关系。正常状态下 T 淋巴细胞各类亚群水平保持一定比例，共同维持机体免疫平衡及稳定。慢性扁桃体炎使机体处于免疫抑制状态，表现为 T 淋巴细胞亚群 CD3+、CD4+比例降低，CD8+比例升高，CD4+/CD8+比值明显降低。有关研究证明，低温等离子刀切除扁桃体伴腺样体治疗儿童慢性扁桃体炎能更好地调节T淋巴细胞亚群水平，快速恢复患儿机体免疫功能。

另外，也有研究表明，慢性扁桃体炎患者扁桃体组织中高表达的白细胞介素-4（IL-4）、白细胞介素-5（IL-5）、白细胞介素-10（IL-10）、干扰素-γ（IFN-γ）、转化生长因子-β（TGF-β）是慢性扁桃体炎症反复发作原因之一。中医烙法能抑制IL-4、IL-5、IL-10、IFN-γ、TGF-β的合成与分泌，但作用机制需要进一步研究。

（三）研究热点

慢性扁桃体炎的外治法是目前的研究热点，临床应用广泛，且减少手术对患者造成的影响，但对免疫的影响、长期疗效、是否有并发症等研究尚不深入。该病的体质研究也有较大的研究空间。

三、古籍选录

1）《外科正宗·卷之二》："夫咽喉虽属于肺，然所致有不同者，自有虚火、实火之分。"

2）《石室秘录·卷六》："阴蛾之症乃肾水亏乏，火不能藏于下，乃飞越于上，而喉中关狭，火不得直泄，乃结成蛾。"

3）《外科正宗·卷二·咽喉论》："肿痛微红，脉虚无力，午后痛者属阴虚，宜滋阴降火；肿痛色白，咯吐多涎，上午痛者属阳虚，宜补中健脾。"

参考文献

田道法，李云英. 2016. 中西医结合耳鼻咽喉科学（第3版）[M]. 北京：中国中医药出版社.
王永钦. 2001. 中医耳鼻咽喉口腔科学（第2版）[M]. 北京：人民卫生出版社.

第三节 喉 瘖

喉瘖，也称喉喑，西医称为喉炎（laryngitis），是以声音不扬或嘶哑，甚至失音为主要表现的疾病。喉瘖中医称"喑哑""失音"等，有急喉瘖和慢喉瘖之分。《内经》中始称为"瘖"，如《素问·脉解》曰："阳盛已衰，故为瘖也。"《素问·宣明五气》曰："搏阴者则为瘖。"并有"暴喑""卒喑"等记载。喉瘖作为病名。始见于明代的医籍，如《保婴撮要》卷五说："喉中声嘶者。则为喉瘖。"是指声音嘶哑为主的一种咽喉病。

本病无明显年龄差异，无明显性别差异，多见于职业用嗓或不当用嗓儿童。长期用声过度或用声不当是本病的重要原因。《医略·卷二·咳嗽》曰："真阴亏损，肺金受伤、声亦不扬，补之惟恐不及也。"认为喉瘖多为肺阴不足所致。细菌病毒感染、吸烟饮酒过度、粉尘及有害气体长期刺激、邻近器官的慢性炎症刺激、胃食管反流均为喉瘖诱因。喉炎分为急性喉炎、慢性喉炎，一般声带小结、声带息肉也归在慢性喉炎范畴。

一、治疗

（一）辨证论治

1. 风寒袭肺证

证候：猝然声音不扬，甚则嘶哑，喉黏膜淡红肿胀，声门闭合不全；鼻塞，流清涕，咳嗽，口不渴，或恶寒发热，头身痛；舌淡红、苔薄白，脉浮紧。

辨证要点：以猝然声音不扬，甚则嘶哑，喉黏膜淡红肿胀，声门闭合不全，恶寒发热，苔薄白，脉浮紧等全身症状及舌脉为本证要点。

治法：疏风散寒，宣肺开音。

方药：三拗汤（《太平惠民和剂局方》）加减。可加木蝴蝶、石菖蒲以通窍开音；加苏叶、生姜以助散寒；鼻塞者可加白芷、辛夷以通窍。

2. 风热犯肺证

证候：声音不扬，甚则嘶哑，喉黏膜及声带红肿，声门闭合不全；咽喉疼痛，干痒而咳，或发热微恶寒，头痛；舌质红、苔薄黄，脉浮数。

辨证要点：以猝声音不扬，甚则嘶哑，喉黏膜及声带红肿，声门闭合不全，发热微恶寒，脉浮数等全身症状及舌脉为本证要点。

治法：疏风清热，利喉开音。

方药：疏风清热汤（《中医喉科学讲义》）加减。可加蝉蜕、木蝴蝶、胖大海以利喉开音。若痰黏难出者，可加瓜蒌皮、杏仁以化痰。

3. 肺热壅盛证

证候：声音嘶哑，甚则失音，喉黏膜及室带、声带深红肿胀，声带上有黄白色分泌物附着，闭合不全；咽喉疼痛，咳嗽痰黄，口渴，大便秘结；舌质红，苔黄厚，脉滑数。

辨证要点：以声音嘶哑，甚则失音，声带深红肿胀咽喉疼痛，咳嗽痰黄，口渴，大便秘结等全身症状及舌脉为本证要点。

治法：清热泻肺，利喉开音。

方药：泻白散（《小儿药证直诀》）加减。可加黄芩、杏仁以加强本方清肺热、宣肺利气之功：加瓜蒌仁、浙贝母、天竺黄、竹茹以清化痰热；加蝉蜕、木蝴蝶以利喉开音；大便秘结者，可加大黄。

4. 肺肾阴虚证

证候：声音嘶哑日久，喉黏膜及室带、声带微红肿，声带边缘肥厚，或喉黏膜及声带干燥、变薄，声门闭合不全；咽喉干涩微痛，干咳，痰少而黏，时时清嗓，或兼颧红唇赤、头晕、虚烦少寐、腰膝酸软、手足心热等症状；舌红少津，脉细数。

辨证要点：以声音嘶哑日久，声带微红肿，声带边缘肥厚，或喉黏膜及声带干燥、变薄，虚烦少寐、腰膝酸软、手足心热等全身症状及舌脉为本证要点。

治法：滋阴降火，润喉开音。

方药：百合固金汤（《医方集解》引赵蕺庵方）加减。可加木蝴蝶、诃子、藏青果利喉开音。若虚火旺者，加黄柏、知母以降火坚阴；若以声嘶、咽喉干痒、咳嗽、焮热感为主的阴虚肺燥之证，宜甘露饮（《阎氏小儿方论》）以生津润燥。

5. 肺脾气虚证

证候：声嘶日久，语音低沉，高音费力，不能持久，劳则加重，喉黏膜色淡，声门闭合不全；少气懒言，倦怠乏力，纳呆便溏，面色萎黄；舌淡胖，边有齿痕，苔白，脉细弱。

辨证要点：以声音嘶哑日久，喉黏膜色淡，声门闭合不全，语音低沉，少气懒言，倦怠乏力，纳呆便溏等全身症状及舌脉为本证要点。

治法：补益肺脾，益气开音。

方药：补中益气汤（《脾胃论》）加减。加生诃子收敛肺气、利喉开音，加石菖蒲以芳香通窍；若声带肿胀，湿重痰多者，可加半夏、茯苓、扁豆以健脾化痰。

6. 血瘀痰凝证

证候：声嘶日久，讲话费力，喉黏膜及室带、声带暗红肥厚，或声带边缘有小结、息肉；喉内异物感或有痰黏着感，常需清嗓，胸闷不舒；舌质暗红或有瘀点，苔腻，脉细涩。

辨证要点：以声音嘶哑日久，喉内异物感或有痰黏着感，常需清嗓，声带暗红肥厚，或声带边缘有小结、息肉，胸闷不舒等全身症状及舌脉为本证要点。

治法：行气活血，化痰开音。

方药：会厌逐瘀汤（《医林改错》）加减。若痰多者，可加贝母、瓜蒌子、海浮石以化痰散结。若兼肺肾阴虚，可合百合固金汤（《医方集解》引赵蕺庵方）加减；若兼肺脾气虚，可合补中益气汤（《脾胃论》）加减。

（二）针灸治疗

1）体针：可采用局部与远端取穴相结合的方法。局部取穴：人迎、水突、廉泉、天鼎、扶突，每次取2～3穴。远端取穴：病初起者，可取合谷、少商、商阳、尺泽，每次取1～2穴，用泻法；病久肺脾气虚者可取足三里，肺肾阴虚可取三阴交，用平补平泻法或补法。

2）刺血法：用三棱针刺两手少商、商阳、三商（奇穴）、耳轮1～6等穴，每穴放血1～2滴，每日1次，有泄热开窍、利喉开音的作用，适用于喉实热证。

3）耳针：取咽喉、声带、肺、大肠、神门、内分泌、皮质下、平喘等穴，脾虚者加取脾、胃，肾虚者加取肾，每次3～4穴，针刺20 min。病初起，每日1次，久病隔日1次，也可用王不留行籽或磁珠贴压，每次选3～4穴。

4）穴位注射：取喉周穴位，如人迎、水突、廉泉，每次选2～3穴行穴位注射，药物可选用复方丹参注射液、当归注射液等，每次注射0.5～1 mL药液。

5）推拿：取喉部、颈肩部推拿按摩，可使局部放松，有利于发声。

6）氦－氖激光穴位照射：取喉周穴位，如人迎、水突、廉泉等，每次选2～3穴。

（三）其他治疗

1）含化：选用具有清利咽喉作用的中药制剂含服，有助于消肿止痛开音。西瓜霜润喉片，每次2片，每日6次。银黄含片，每次2片，每日6次。

2）蒸气吸入：根据不同证型选用不同的中药水煎，取过滤药液进行蒸气吸入。如风寒袭肺者，可用紫苏叶、蝉蜕等；风热犯肺或肺热壅盛者，可用柴胡、葛根、黄芩、生甘草、桔梗、薄荷等；肺肾阴虚者，可用乌梅、绿茶、甘草、薄荷等。

（四）西医治疗

1）药物应用：如病情较重，有细菌感染时可全身应用抗生素和糖皮质激素。对于病毒感染引起的急性喉炎在一般治疗的基础上应用抗病毒药物治疗即可，而继发细菌感染的急性喉炎应予以抗生素类药物口服或注射，及时控制炎症。声带明显充血肿胀者可口服或静脉应用糖皮质激素，迅速消除喉部黏膜水肿，减轻声音嘶哑的程度。

2）去除病因：如避免长时间用声过度，戒除烟酒，改善工作环境，在粉尘环境中作业者应加强防护，积极治疗鼻腔、鼻窦的慢性炎症，解除鼻阻塞，控制咽部及下呼吸道的感染，积极治疗胃食管反流。

3）禁声：让声带充分休息是很有必要的。

4）嗓音训练：掌握正确的发声方法，对嗓音的恢复有重要作用。

5）雾化吸入：可将药物放在雾化器中行雾化吸入，常用的雾化药液为布地奈德混悬液。

6）对症治疗：咳嗽症状严重的患者应用止咳药物。痰液较多者应用黏液促排剂或化痰药物等。咽喉疼痛可适当局部喷雾治疗。

7）手术：对于声带息肉较大者，保守治疗效果不好者，可行手术治疗。术后应禁声 2 周，并用雾化吸入治疗。

二、研究进展与热点

（一）临床研究进展

1. 中医临床研究进展

喉瘖有虚实之分。实证多由外邪犯肺，或肺热壅盛，或血瘀痰凝，致声门开合不利，即所谓“金实不鸣”；虚证多因脏腑虚损，咽喉失养，声门开合不利而至，即所谓“金破不鸣”。因此，现在对该病的治疗，实证多以清热泻肺，疏风利咽为主，虚证多以滋阴降火，润喉开音为主，兼以其他治法辨证论治。目前，常用之辨证治疗方法有以下几种：利喉开音，配合疏风清热之品治疗风热犯肺证；宣肺开音，配合祛风散寒之品治疗风寒袭肺证；消肿止痛，配合清热解毒之品治疗肺胃热盛证；滋阴降火，加滋补肺肾之品，治疗肺肾阴虚证；升清利咽，加益气健脾之品，治疗脾胃气虚证；行气活血，加祛痰散瘀之品，治疗血瘀痰凝证，通过中医辨证治疗，大多预后良好。

对喉瘖针刺疗法的研究，主要集中在其治疗效果、操作方法等方面。《重楼玉钥》卷上：“盖喉咙为息道，咽中下水谷。”喉瘖病位在咽喉，咽通于胃，喉为肺系，肾经上循喉咙，结于廉泉，故喉瘖于肺、胃、肾等脏腑关系密切。在临床治疗中多取足阳明胃经、手阳明大肠经，实证多泻，虚证多补，也采用局部加远道选穴法，具体取穴：人迎、水突、扶突、廉泉、上廉泉、合谷、少商、商阳、尺泽。外感风热者，配风池、外关疏风清热；肺胃热盛者，配内庭、鱼际清泻热毒；肺肾阴虚者，配太溪、照海滋阴降火。

2. 西医手术

喉瘖的手术治疗主要针对的是声带息肉。临床治疗声带息肉主要通过手术进行切除，消除症状，恢复正常发声功能，由于声带微小的变化就会引起声音的改变，所以手术务必减少对声带正常结构的影响，要严格掌握手术适应证。要建立在对声带解剖、发声生理的充分研究，手术设备的精确度方面的充分保证下实施手术。显微支撑喉镜、CO_2 激光得到广泛应用。

3. 嗓音训练

对于用嗓工作者，或者因为发声不当引起的喉瘖，进行嗓音训练或者嗓音矫治是很有意义的。有多项研究表明，对于保守治疗、术后的患者，发声训练均有显著的积极意义。

（二）实验研究进展

实验研究较少，主要是对于诸如声带息肉组织 IL-6、IL-1β、TNF-α、VEGF、TGF-β 及 bFGF 等炎症介质和生长因子的影响。动物实验方面有研究者着眼于模型大鼠喉部组织中细胞因子（IL-17A、IL-21、IL-10 及 TGF-β）mRNA 水平及转录因子（RORγt、Foxp3）mRNA 水平。

嗓音声学分析，采用基频（F0）、声压级（SPL）、基频微扰（Jitter）、振幅微扰（Shimmer）、噪谐比（NHR）、声门噪声能量（NNE）、嗓音障碍指数（DSI）多个参数，对测得的参数进行客观和定量评估。

（三）研究热点

嗓音医学是一个新兴的边缘和交叉学科。随着生活水平和对语言交流要求的提高，患者对于提升嗓音治疗有了更高的要求。运用嗓音训练是研究热点之一。嗓音训练用于疾病的预防、治疗，在手术前后也是必不可少的治疗和康复方法。改变患者不良的发音习惯，通过腹式呼吸的训练，可以有效控制气息，减少不良发音对声带的刺激，又通过共鸣和构词的训练增强声带灵活性，因此，嗓音训练得到了认可和应用。患者可以了解发声习惯对发声功能及器官的影响，发挥最大主观能动性，从而改变不良的发声方式和用嗓习惯，提高了医疗的互动性。因此，科学的嗓音训练治疗喉瘖可有效提高治愈率，增强患者信心，提高患者防病保健意识，研究者可以探讨对于不同的病因采取个性化的治疗和康复方式。

有研究者发现在患者出现声带息肉症状时，患者的嗓音障碍指数与心理情绪障碍有一定的关联，大多数患者虽然情绪状态较差，医务人员在对患者进行治疗时需要引起重视，并按要求对患者进行合理的心态调整，改善患者的病情。有研究表明中医团体式情志疗法取得良好效果。所以针对该病，辅助心理疏导和中医的疏肝解郁治疗可以作为研究方向之一。

三、古籍选录

1）《素问·脉解》："阳盛已衰，故为瘖也。"
2）《素问·宣明五气》："搏阴者则为瘖。"
3）《保婴撮要·卷五》："喉中声嘶者，则为喉瘖。"
4）《医略·卷二·咳嗽》："真阴亏损，肺金受伤，声亦不扬，补之惟恐不及也。"
5）《重楼玉钥·卷上》："盖喉咙为息道，咽中下水谷。"

参 考 文 献

田道法. 2016. 中西医结合耳鼻咽喉科学（第 3 版）[M]. 北京：中国中医药出版社.
田勇泉. 2018. 耳鼻咽喉头颈外科学（第 9 版）[M]. 北京：人民卫生出版社.
王永钦. 2011. 中医耳鼻咽喉口腔科学（第 2 版）[M]. 北京：人民卫生出版社.

第四节　急　喉　风

急喉风，西医称本病为喉阻塞（laryngeal obstruction），又称喉梗阻。是由于喉部或邻近组织器官病变造成喉气道狭窄引起的呼吸困难，是一种病情危急的咽部疾病。宋金元明时期，一些医籍中开始有缠喉风、紧喉风、走马缠喉等病名出现。《喉风论·锁喉风》："锁喉风症，此症初起，咽喉紧急，风痰上壅，黏涎满口，内紧外肿，不能饮食，其危最速，若治之稍缓，则肿上头面，咽喉紧闭，呼吸急促。"是指发病急骤，呼吸困难，痰涎壅盛，咽喉肿痛，语言难出为主症的咽喉病。

本病男女发病率无明显差异，无地域性，成人发病无季节性，幼儿发病多与感受风邪、疫疠毒气有关，冬春季节发病率较高。《奇验喉症明辨》认为急喉风的病因是"皆由肺胃脏腑深受风邪郁热，风火相搏，致气血闭涩凝滞，不能流行，而风痰得以上攻，结成种种热毒。"而致。本病可由喉结构异常、喉及其邻近结构急性炎症、喉水肿、喉外伤、喉肿瘤、喉异物、声带外展麻痹所致。吸气性呼吸困难为喉阻塞的突出症状。根据临床表现，吸气性呼吸困难分为一度、二度、三度、四度。

一、治疗

（一）辨证论治

1. 风热外袭，热毒困喉证

证候：咽喉肿胀疼痛，吞咽不利，咽喉紧涩，汤水难下，强饮则呛，言语不清，呼吸困难。咽喉红肿；全身症状可见乏力，恶风，发热，头痛；舌质红、苔黄或黄厚，脉数。

辨证要点：以咽喉肿胀疼痛、吞咽不利、言语不清、呼吸困难、咽喉红肿、恶风、发热、头痛等全身症状及舌脉为本证要点。

治法：疏风泄热，消肿开窍。

方药：清咽利膈汤（《喉症全科紫珍集》）加减。痰涎壅盛者，加瓜蒌、贝母、竹沥、前胡、百部以清热化痰。

2. 热毒熏蒸，痰热壅喉证

证候：咽喉突发肿痛难忍，喉中痰鸣，声如拽锯，喘息气粗，声音嘶哑，或言语难出；咽喉极度红肿，痰涎多或有腐物，并可见鼻翼翕动；全身症状可见憎寒壮热，或高热心烦，汗出如雨，口干欲饮，大便秘结，小便短赤；舌质红绛、苔黄或腻，脉数或沉微欲绝。

辨证要点：以咽喉肿痛难忍、喉中痰鸣、声如拽锯、喘息气粗、声音嘶哑、咽喉极度红肿、高热心烦、口干欲饮、大便秘结等全身症状及舌脉为本证要点。

治法：泄热解毒，祛痰开窍。

方药：清瘟败毒饮（《疫疹一得》）加减。痰涎壅盛者，加大黄、贝母、瓜蒌、葶苈子、竹茹以清热化痰散结；大便秘结者，加大黄、芒硝以泄热通便。

3. 风寒痰浊，凝聚喉窍证

证候：猝然咽喉憋闷，声音不扬，吞咽不利，呼吸困难，或兼有咽喉微痛，咽喉红肿；全身症状可见恶寒，发热，头痛，无汗，口不渴等症；舌苔白，脉浮。

辨证要点：以猝然咽喉憋闷、声音不扬、吞咽不利、呼吸困难、咽喉红肿、恶寒、发热等全身症状及舌脉为本证要点。

治法：祛风散寒，化痰开窍。

方药：六味汤（《喉科秘旨》）加减。风寒盛者，加苏叶、桂枝以疏散风寒。

（二）针灸治疗

1）体针：选合谷、尺泽、天突、丰隆、少商等穴。每次2～3穴，强刺激泻法，不留针。

2）放血：用三棱针点刺少商、十宣穴，放血少许以泄热。

（三）其他治疗

1）蒸气吸入：可选菊花、薄荷、金银花、藿香、佩兰、葱白等药适量煎煮，让患者吸入其蒸气。

2）擎拿法或擒拿法：是古代暂时缓解咽喉疼痛和喉梗阻吞咽困难的一种手法，现很少应用。多种文献写作擒拿法，据干祖望先生《中医喉科治法之一——擎拿》一文亦写作擎拿法。

（四）西医治疗

治疗本病的关键是尽快解除呼吸困难。根据其病因和呼吸困难的程度，采用药物或手术治疗。

1）抗生素和激素：一旦出现急性喉阻塞，无论何种病因，均宜使用大剂量的抗生素控制感染，并配合激素治疗，以迅速改善喉黏膜的炎性水肿。

2）氧气吸入：喉阻塞时，常规给予氧气吸入，以改善缺氧症状。

3）手术治疗：包括气管切开术、环甲膜切开术、快速气管切开术、气管插管术。Ⅲ度及以上呼吸困难且病因在短时期内不能迅速缓解者，应及时行气管切开术。紧急情况下，可予气管插管，或环甲膜切开术。

病因治疗在一定情况下可先采用，如喉异物取出、咽后脓肿切开等；而对危重患者，应先行气管切开术，待呼吸困难解除后，再根据病因给予相应治疗。

二、研究进展与热点

（一）临床研究进展

1. 中医临床研究进展

造成喉部梗阻的原因很多，如果因为外感风寒风热导致且尚无生命危险者可以应用中医的辨证论治。多以疏风泄热、解毒消肿、豁痰开窍为主。常用辨证有三种：疏风泄热，消肿开窍治疗风热外袭，热毒困喉证；泄热解毒，祛痰开窍治疗热毒熏蒸，痰热壅喉证；祛风散寒，化痰开窍治疗风寒痰浊，凝聚喉窍证。中医治疗一般用于疾病早期，如进展到呼吸困难等，则需要采用其他治疗方法。

治疗急喉风以井穴点刺放血为主，辅以针刺荥穴，以输、经、合穴善后。点刺中冲穴常用于该病患者的抢救。急喉风辨证属胃热壅盛、痰热蒙蔽喉窍者，用厉兑点刺放血清胃安神、苏厥醒神，可搭配肺经经渠穴行针刺泻法，符合“实则泻其子”的治疗原则。辨证属风痰壅喉者，应急刺中冲出血，醒厥回神，可搭配劳宫、少府穴清心泄热安神。

2. 西医手术

急性喉阻塞是耳鼻咽喉头颈外科常见危急重症，尤其是Ⅲ、Ⅳ度的重度喉阻塞，严重威胁着患者生命安全，因此多采用手术治疗，且较为成熟，但也造成一些并发症。对于行气管插管、气管切开、环甲膜切开等紧急操作甚至后续二次手术增加损伤者，尤其是合并困难气道的重度喉阻塞患者，如何在有效开放气道的同时避免二次手术损伤并减少临床并发症的出现，受到临床关注和探讨。

（二）实验研究进展

近几年关于本病的实验研究较少。现代研究显示，针刺小鼠中冲穴能维持急性缺氧小白鼠的正常能量代谢，提高大脑皮质、心肌酶的活性。在临床上点刺中冲穴常用于急喉风患者的抢救。

（三）研究热点

近几年关于本病的中医研究很少。近几年有关中医治法的研究体现在挖掘郑氏喉科特色疗法上，郑氏喉科认为痰邪是急喉风的主要致病因素，故治疗以“祛痰开窍”为主。针对痰火上壅、阻闭喉窍证，治以泻火解毒、祛痰开窍，方用清瘟败毒散合清气化痰丸。针对风痰上壅、阻闭喉窍证，治以祛风散邪、祛痰开窍，方用三拗汤合涤痰汤加减。郑氏喉科吹药治疗喉风多选用“清热散邪”“涤痰消肿”类药物，常用方是冰硼散。对于古籍的整理和发掘也可作为一个研究方向。

有学者研究了255例患儿，探讨儿童急性喉炎的中医证素及儿童急性喉炎发生喉梗阻危险因素的相关性分析，结果显示：痰邪、饮邪是急性喉炎患儿出现喉梗阻的危险因素。如何从中医的角度预判疾病的危险也可作为研究方向。

三、古籍选录

1）《喉风论·锁喉风》："锁喉风症，此症初起，咽喉紧急，风痰上壅，黏涎满口，内紧外肿，不能饮食，其危最速，若治之稍缓，则肿上头面，咽喉紧闭，呼吸急促。"

2）《诸病源候论·卷三十·咽喉心胸病诸候》："风毒结于喉间，其热盛则肿塞不通，而水浆不入，便能杀人。"

参考文献

田道法，李云英. 2016. 中西医结合耳鼻咽喉科学（第3版）[M]. 北京：中国中医药出版社.
王永钦. 2001. 中医耳鼻咽喉口腔科学（第2版）[M]. 北京：人民卫生出版社.

第十三章 口腔疾病

第一节 口 疮

口疮是指因脏腑失调、邪毒内蕴循经上扰，导致唇、舌、颊、软腭等部位溃烂、疼痛，并反复发作的口腔疾病，是口腔黏膜病中的常见病和多发疾病之一。调查发现，10%～25%的人群患有该病，在特定人群中，患病率可高达50%，男女老少均可发病，女性患病率一般高于男性，多发生于10～30岁。

口疮相当于西医学之复发性阿弗他溃疡，目前病因及致病机制仍不明确，无确切的实验室指标可作为诊断依据。

一、治疗

（一）辨证论治

1. 心火上炎证

证候：溃疡多位于舌尖、舌前部或舌侧缘，数目较多，面积较小，局部红肿疼痛明显；伴口干口渴，心中烦热，小便黄赤；舌尖红，苔薄黄，脉略数。

辨证要点：以舌尖、舌前部及舌侧缘溃疡伴灼热疼痛、心烦不安等全身症状及舌红苔黄脉数为本证要点。

治法：清心泻火，解毒疗疮。

方药：导赤散（《小儿药证直诀》）加减。火毒甚者，加金银花、连翘、青黛以清热泻火；心热口渴者，加栀子、麦冬、玄参以滋阴清热；尿赤者，加白茅根、竹叶、大小蓟以凉血利尿；大便干结者，加大黄、芒硝以通腑泄热。

2. 脾胃湿热证

证候：溃疡多位于唇、颊、口底部位，溃疡形状不规则，基底深黄色，周围充血范围较大；伴口干口臭，大便秘结，小便黄赤；舌红绛，苔黄腻，脉滑数。

辨证要点：以唇、颊、口底部位溃疡及口臭、流涎等全身症状及舌红绛、苔黄腻，脉滑数为本证要点。

治法：清热泻火，凉血解毒。

方药：清胃散（《脾胃论》）合凉膈散（《太平惠民和剂局方》）加减。舌苔厚腻、多涎者，加藿香、滑石以清热利湿；脘腹胀满、饮食不消者，加神曲、鸡内金以消食导滞。

3. 肝郁化火证

证候：溃疡数目大小不一，周围黏膜充血发红，常随情绪改变或月经周期而发作或加重；可伴有胸胁胀闷，心烦易怒，口苦咽干，失眠不寐；舌尖红或略红、舌苔薄黄，脉弦数。

辨证要点：以溃疡数目不一，随情绪或月经周期发作或加重及心烦易怒、口苦咽干等全身症状及舌红苔黄脉数为本证要点。

治法：疏肝理气，泻火解毒。

方药：丹栀逍遥散（《内科摘要》）加味。口苦咽干重者，加龙胆草以清肝泻火；尿赤热者，加泽泻、车前草以清热利湿；大便结者，加瓜蒌仁、大黄以通腑泄热。

4. 阴虚火旺证

证候：溃疡数目少，分散，边缘清楚，基底平坦，呈灰黄色，周围绕以狭窄红晕，反复发作，有轻度灼痛；常伴有头晕目眩，五心烦热，口干咽燥，唇赤颧红；舌红苔少，脉细数。

辨证要点：以溃疡数目少、反复发作、轻度灼痛、头晕目眩、口干咽燥等全身症状及舌红苔少脉细数为本证要点。

治法：滋补心肾，降火敛疮。

方药：知柏地黄汤（《医宗金鉴》）加味。口干渴明显者，加沙参、麦冬、天花粉以滋阴清热；阴虚肝旺者，加夏枯草、决明子、生龙骨、生牡蛎以滋阴潜阳、清肝泻火；失眠多梦、心肾不交者，加黄连、肉桂以交通心肾、引火归原。

（二）针灸治疗

1）体针：选用足三里、合谷、曲池、颊车、内关穴。上唇溃疡加水沟，下溃疡，加承浆；颊部溃疡加地仓，舌体溃疡，选廉泉。针刺单侧或双侧，针法采用平补平泻，或强刺激，不留针。5～10 次为 1 个疗程。穴位交替选用。

2）耳针：常用穴位有口、舌、神门、胃、皮质下、内分泌、肾上腺、脾、心等。每次可选 3～4 个穴，用王不留行籽贴压于穴位，每日稍加压力按摩 3 次，每次 10 min。隔日或每 3 d 治疗 1 次，双耳交替治疗。

3）穴位封闭：采用维生素 B_1 或维生素 B_{12}、当归注射液等行穴位封闭。选取足三里、牵正、曲池、颊车穴，每日 1～2 穴，每次 0.2～0.5 mL，隔日或 3 日 1 次。

（三）其他治疗

1. 常用中成药

1）清胃黄连丸：适用于该病脾胃湿热证，每次 9 g，每日 2 次。

2）加味逍遥丸：适用于该病肝郁化火证，每次 6 g，每日 2 次。

2. 外治法

①散剂：锡类散、冰硼散、珠黄散、西瓜霜等。②含漱药液：选金银花、白芷、淡竹叶、薄荷等量煎煮过滤，含漱口腔。③中药超声雾化：选用金银花、白及、薄荷、冰片等量煎水，雾化吸入，每日 1 次，每次 15～20 min。5 d 为 1 个疗程。

（四）西医治疗

1）局部治疗：①消炎类药物：含漱液，如氯己定；②促进溃疡愈合类药物：重组人表皮生长因子凝胶、康复新含漱液等。

2）全身治疗：①免疫调节剂：转移因子、胸腺素、聚肌胞、丙种球蛋白等。②免疫抑制剂：沙利度胺、环磷酰胺、硫唑嘌呤等。③其他：维生素类药物、微量元素锌、己烯雌酚等。

二、研究进展与热点

（一）临床研究进展

1. 中医临床研究进展

目前，对于口疮的中医辨证治疗，疗效肯定，临床经验丰富，百家争鸣。祝兰英教授认为，口疮发作的外因主要在于外感风热、火毒、湿浊等熏蒸口舌而发病，此类证型应以清热祛湿，解毒疗疮为主要治法；内因与脏腑功能失调相关。彭礼清等认为，可从三焦论治，上焦主心肺，心为君火易亢，肺喜润恶燥，而易为火伤，上焦之热常表现为心火亢盛和肺热蕴结。心火亢盛者，应清心泻火；肺热壅盛者，应清泻肺热；中焦主脾、胃、肝、胆，中焦寒热错杂、肝胆火盛，治疗上当注重脾胃，兼顾肝胆。脾胃虚寒者，应温中散寒；脾胃气虚、虚火上炎，应益气除热；脾寒胃热者，应平调寒热；肝胆火盛，应泻肝胆火；下焦主肾、膀胱、大肠、小肠，口疮的发生与肾和小肠关系密切。肾为封藏之本，阴阳水火之宅，肾阳不足，虚阳外越证，治疗应补肾助阳；肾阴亏虚，阳无所附证，应滋肾补水；膀胱及小肠有热，小肠之热上移于心证，以利小便，清实热为法。张磊教授治疗口疮，从六型论治，心火亢盛者用泻心汤或凉膈散；肝胆湿热者用龙胆泻肝汤；胃热炽盛者用清胃散；肾虚火动者用知柏地黄汤；瘀热伤阴者用血府逐瘀汤合四妙勇安汤；寒热错杂型用三黄二姜一附汤加减。

针灸在口疮治疗中发挥了一定疗效。岳岩教授等人认为，针灸治疗口疮应分虚实，选用心包经荥穴劳宫，以清虚热养心阴，而止痛愈疮，配合胃经地仓穴，疏通局部气血以止痛。实证配伍合谷穴清热止痛，虚证配伍太溪穴滋补肾中真阴，合足三里穴调节机体免疫功能，增强抗病能力。贾燕飞教授等认为，治疗口疮常用的选穴以足阳明胃经、手阳明大肠经、足太阴脾经、足少阴肾经经穴为主。针灸治疗口疮以近部选穴和远部选穴结合为主，近治穴位颊车为主，其次为地仓等穴位，可泻局部郁热、解毒生新，兼以疏通经络，调和局部气血，远部取穴以足三里为主，其次为合谷、曲池、三阴交、太溪，局部与远端选穴配合，体现了中医的整体观念，可宣通局部气血壅滞，调和阴阳气血，扶正祛邪以治疗复发性口疮。刘艳兵教授等文献研究显示足三里、合谷、太溪、三阴交，足三里调中益气血，清脾胃伏火，“面口合谷收”，泻合谷以解毒止痛，三阴交、太溪滋阴益肾。局部取穴多取颊车、地仓穴属于局部取穴，采用地仓透刺颊车操作。

2. 中西医结合治疗研究

口疮具有难以根治和易于复发的特点，研究表明，口疮的发生与免疫功能异常、口腔菌群的改变、局部微循环障碍等因素有关。西医局部用药以对症治疗为主，可控制感染、促进黏膜愈合、缓解疼痛；全身用药多用激素及免疫调节剂以抗炎、调节免疫为主。中医认为，本病最重要的原因在于脏腑功能失调，故中医治疗以调节脏腑阴阳气血平衡为主，脏腑热盛者，多清热泻火；阴虚火旺者，多滋阴降火；脾虚湿困者，多健脾祛湿；虚阳上浮者，多引火归元。针灸治疗本病多刺激局部穴位，促进经络气血运行，外治法则以清热解毒为主，可有效减轻疼痛，缩短疗程，减少复发。有研究表明，中药治疗复发性口腔溃疡能够改善口腔局部菌群紊乱，降低有害菌群丰度，并改善机体炎症反应。西药对于阻断病原的复制、提高细胞免疫功能有捷效，中医中药则通过辨证论治，从整体调节脏腑功能。中西医结合治疗复发性口腔溃疡总有效率优于单一疗法，能使溃疡面缩小，溃疡愈合时间显著缩短，复发率显著降低。

中西医结合用药的优点：①可针对不同病情辨证施治，提高疗效。②可减少复发率，减轻病人的痛苦。③可减轻不良反应，安全性较高。

（二）实验研究进展

口疮在现代中医学研究领域，主要采用分离技术和鉴定手段，对中药中的有效成分进行深入研究，发现这些成分可能具有抗菌、抗炎、促进愈合等多种作用，对于口疮治疗具有重要意义。例如：苦参中的抗菌成分可以有效抑制病原菌的生长。苦参中的生物碱和黄酮类成分具有多种生理活性；黄芩、黄连等清热解毒的中药，通过生物碱、黄酮、木脂素、有机酸、挥发油等，有抗炎、抑菌等药理作用，起到凉血止血、促进溃疡愈合的作用；青黛的主要有机成分有靛玉红、靛蓝，色胺酮等，具有抗真菌、抗炎，促进口疮愈合的功效，这些研究为中药在口疮的治疗提供了有力的科学依据。

（三）研究热点

在药物治疗中，西医药治疗作用明确，使用方便，患者易于接受，但副作用较大。中药治疗疗效稳定、安全性高，未来前景广阔，但缺乏统一标准的中医辨证原则和有效的中药制剂；中西医结合治疗取长补短，疗效佳、副作用小，是目前治疗口疮的主要方式。生物疗法为目前口疮治疗的新方向。中西医结合治疗从致病机制与药理机制两个层面都具有一定的科学依据。现代药理学研究已经证实，以黄芪、连翘、黄连等为主要成分的汤剂中，含有的生物活性成分可调控多个炎症相关信号转导通路，如核因子 NF-κB，丝裂原激活蛋白激酶，磷脂酰肌醇-3-激酶-蛋白激酶B 通路，降低炎症因子的表达。且可能对激素、维生素等西药具有协同作用，故相较于单纯的西医治疗，中西医结合治疗口疮的有效率更高。

其次，中药外治法不断创新，如中药散剂涂敷法、口腔溃疡膜剂、贴膏剂、含漱法、喷雾法等，疗效确切，安全性良好。如双黄连口服液与雷尼替丁联合应用将显著减轻患者的溃疡疼痛程度，促进快速愈合。在激光联合中药复方丹参液，能活血调经，凉血消痈，养血安神，清心除烦，消肿止痛，增强人体组织血液供应，促进组织愈合，调节免疫力等功能，直流电加上药物离子导入病灶局部，具有活血化瘀、消炎、促进组织功能修复的作用，能明显地减轻疼痛，促进愈合，控制复发。

三、古籍选录

1）《诸病源候论》："发汗下后，表里俱虚，而毒气未尽，熏于上焦，故喉口生疮也。"

2）《圣济总录》："口舌生疮者，心脾经蕴热所致也。盖口属脾，舌属心，心者火，脾者土，心火积热，传之脾土，二脏俱蓄热毒，不得发散，攻冲上焦，故令口舌之间生疮疼痛。"

3）《寿世保元》："口疮，连年不愈者，此虚火也。"

4）《医贯》："口疮上焦实热，中焦虚寒，下焦阴火，各经传变所致。"

5）《景岳全书》："凡口疮六脉虚弱，或久用寒凉不效者，必系无根之火。"

6）《幼幼集成》："口疮者，满口赤烂，此因胎禀本厚，养育过温，心脾积热，熏蒸于上，以成口疮。"

参考文献

陈怡琳，张磊，王睿瑞，等. 2024. 益气温阳方预防脾胃虚寒型口疮复发的疗效及对口腔菌群的影响［J/OL］. 中药药理与临床，1：13.

黄岩，王明丽，边玉婷，等. 2024. 复发性口腔溃疡患儿血清 IRF5、sTREM-1 变化及对复发的预测价值［J］. 国际检验医学杂志，45（7）：824-827，836.

第二节　唇　风

唇风，又名唇瞤、驴嘴风，西医称本病为唇炎，以唇部红肿、痒痛、破裂流水、干燥脱屑为主要特征，临床多指慢性唇炎。慢性唇炎是唇炎中最常见的一种，又称慢性非特异性唇炎。西医中的接触性唇炎、光线性唇炎等也可参照本病论治。历代中医文献对“唇风”的命名不一，有“紧唇”“潘唇”等病名。该病最早在《灵枢·脉经》中称为“唇胗”，《灵枢·寒热病论》“寒热者……唇槁”，又称“唇槁”。唇风首次记载于明代陈实功《外科正宗》，曰：“唇风，阳明胃火上攻，其患下唇发痒作肿，破裂流水，不疼难愈。”

本病男女均可发病，青少年较多见，老年人少见，病程迁延，反复发作。隋代《诸病源候论·卷之三十·唇口病诸侯·紧唇候》最早描述了唇风的病因、病机、病位及临床症状，曰：“脾胃有热，气发于唇，则唇生疮，而重被风邪，寒湿之气搏于疮，则微肿湿烂，或冷或热，乍瘥乍发，积月累年，谓之紧唇，亦名沈唇。”慢性唇炎病因不明，可能与温度、化学、机械性因素的长期持续性刺激有关，例如气候干燥、风吹、身处高原寒冷地区、烟酒和烫食的刺激、舔唇咬唇的不良习惯等，也可能与精神因素有关。按临床表现特点可分为以脱屑为主的慢性脱屑性唇炎和以渗出糜烂为主的慢性糜烂性唇炎。

一、治疗

（一）辨证论治

1. 脾胃湿热证

证候：口唇肿胀糜烂，流黄水，或表面腐物覆盖；口干不欲饮，腹胀纳差，大便秘结，小便赤热；舌质红、苔黄腻，脉滑数。

辨证要点：以口唇肿胀糜烂，流黄水，或表面腐物覆盖，大便秘结，小便赤热等症状及舌脉为本证要点。

治法：清胃泻火，健脾除湿。

方药：清脾除湿饮（《验方新编》）加减。尿赤者，加白茅根、竹叶以清热利尿；若大便干结，加大黄、芒硝以软坚散结。

2. 脾虚血燥证

证候：唇肿干燥，皲裂脱屑，缠绵难愈，寒冷季节加重；头晕目眩，面白无华，纳差，口干；舌质淡，脉细无力。

辨证要点：以唇肿干燥，皲裂脱屑，缠绵难愈，寒冷季节加重及舌脉为本证要点。

治法：健脾益气，养血润燥。

方药：四君子汤（《太平惠民和剂局方》）合四物消风饮（《医宗金鉴》）加减。若唇部干裂或白屑多，加沙参、阿胶以滋阴润燥；兼有湿热，加滑石、薏苡仁以清热利湿；日久不愈者，加石斛、玉竹以清热润燥。

3. 气滞痰凝血瘀证

证候：病程较长，唇肿肥厚，唇色暗红，扪之有颗粒样结节，或唇部裂沟，渗液结痂；舌质暗紫或有瘀斑，脉涩。

辨证要点：以唇肿肥厚、唇色暗红、唇部裂沟、渗液结痂等症状及舌脉为本证要点。

治法：理气豁痰，化瘀消肿。

方药：二陈汤（《太平惠民和剂局方》）合桃红四物汤（《医宗金鉴》）加减。如苔黄，加黄芩、黄连以清热；如苔腻，加薏苡仁以祛湿。

（二）针刺治疗

1. 体针

1）地仓透颊车，留针 30 min。

2）水沟、地仓、承浆、章门、太白、脾俞、中脘、丰隆、内关，留针 30 min，每周 1 次，共治疗 4 周。

3）管氏舌针为主，取心、肝、脾、肾、聚泉等，配合商阳、历兑、合谷、承浆、水沟、太冲、三阴交等，每日针 1 次，10 次为 1 个疗程，共治疗 3 个疗程。

2. 耳针

取口、唇、神门、肾上腺，每次选 3～4 穴，留针 30 min。

（三）其他治疗

1）中药制剂软膏：芩柏软膏、紫色消肿膏、湿润烧伤膏。

2）外敷：黄连膏、青吹口散油膏、紫归油等外敷。前者用于唇红肿溃烂，后两药用于唇干裂。

3）湿敷：鲜马齿苋、大青叶、鲜芙蓉叶、鲜三七叶搓汁外敷患处。

4）艾灸：悬灸神阙穴。

5）刺血疗法：隐白、少商点刺放血，曲池梅花针叩刺，拔罐。

（四）西医治疗

1）避免刺激因素是首要的治疗措施，例如戒除咬唇、舔唇等不良习惯，避免风吹、寒冷刺激，保持唇部湿润等。

2）慢性脱屑性唇炎以唇部保湿为主，合并感染时可用抗生素软膏或激素类软膏局部涂布，如金霉素眼膏、氟轻松软膏、曲安奈德乳膏。

3）慢性糜烂性唇炎应以唇部湿敷为主要治疗手段。用浸有消毒抗炎液体（如 0.1%依沙吖啶溶液、3%硼酸溶液、生理盐水）的纱布湿敷于患处，每日 1～2 次，每次 15～20 min，直至结痂消除，渗出停止，皲裂愈合，然后涂布软膏类药物。唇部湿敷可联合毫米波、微波、氦氖激光等物理疗法，有助于增强局部血液运行、加快药物吸收。

4）病情严重者局部注射曲安奈德（确炎舒松）液、泼尼松龙混悬液等有助于促进愈合，减少渗出，但反复频繁注射可能引起唇部硬结，以每周 1 次，每次 0.5 mL 为宜，一旦病情好转，即应停止。

5）维生素 A 每片 2.5 万 U，每日口服 1 片，可改善上皮代谢，减少鳞屑。病症较轻者，可仅以医用甘油或用金霉素甘油局部涂布治疗。

6）手术治疗：目前常用术式包括以下几种：①唇红缘切除术。②二氧化碳（CO_2）激光手术。③冷冻手术。④电干燥法。

二、研究进展与热点

（一）临床研究进展

1. 中医临床研究进展

李元聪教授认为现代社会生活工作节奏快，人们普遍压力较大，尤其是青壮年好食肥甘厚腻、饮食不节，伤及脾胃，脾胃不健，运化失司，湿浊上泛；或火热伤津，唇失濡养；或复感风热和风燥之邪，皆使本病发生。陈彤云教授认为慢性唇炎的病因在于胃经热邪，脾气不足，兼有毒邪，核心病机在于脾胃气机的升降失调，治疗原则为升降润燥，主要治则为健脾助运、清热滋阴。李元文教授认为，脾胃湿热仅是慢性唇炎的基本病机，在病程中多因五行属性而兼夹心火，湿盛壅滞，阻碍气机，津液输布异常，同时火热亢盛，灼伤津液，均可化生燥邪，最终产生以燥邪表象为主的唇风，提出"慢性唇炎，湿热化燥"的病机思路。张国海教授擅用清热凉血之法治疗唇风，认为血热是慢性唇炎的重要病机。罗思岳认为毒损络瘀是慢性唇炎的关键病机，并以解毒通络法治疗慢性唇炎。

在临床研究中，慢性唇炎针灸疗法往往与其他疗法相结合。慢性唇炎针灸疗法常用取穴：水沟、地仓、承浆。傅杰英教授认为初诊时可先点刺井穴、荥穴、四缝穴等；再结合背俞穴、胁肋部刮痧、放血。而后予开四关（合谷、太冲）、针刺肝胆经腧穴。再取胃三针（内关、中脘、足三里）、章门、太白、脾俞、中脘、丰隆、内关。最后机体调理，平衡阴阳，如清淡饮食、纠正舔唇等不良习惯等；针刺大横、商丘、太白以理脾解郁，印堂、太阳、神庭以安神定志，针刺内庭、劳宫、大陵、然谷以滋阴降火，针刺四花穴（胆俞、膈俞）、膏肓以补益虚损，滋阴除烦，针刺足三里、肺俞以调整免疫力；亦可温针阳三针（气海、关元、肾俞）以温肾助阳，温针阴三针（归来、关元、三阴交）以调理冲任。

2. 中西医结合临床研究进展

目前唇炎的治疗仍是以药物治疗为主，包括抗生素、免疫抑制剂、抗代谢药物的应用。近年来，5-氨基酮戊酸（ALA）等局部光敏剂的使用及多种激光治疗仪器的出现大大地拓展了光动力疗法在口腔疾病治疗领域的使用范围，可有效降低病情复发率。大多数的中医医家都是从"脾胃"论治唇风，认为该病或因脾胃感受风、湿、热邪气的侵袭，或因脾阴虚导致津液不足、不能濡润嘴唇，或因脾阴虚、兼复感湿邪、或因脾气虚、不能推动血液运行所致。因此，中医医家多从这几个方面对慢性唇炎患者进行治疗，其治疗手段虽有不同，但治疗的原则不变。另外，有部分医家认为，唇风患者多兼有心火。脾胃湿火循经上传可引动心火，心火亦可传于脾经而致脾胃蓄热，故在对唇风患者进行治疗时，要注意为其清心火。

手术方向除了传统的唇红缘切除术，二氧化碳（CO_2）激光手术及冷冻手术、电干燥法逐步被运用，这些手术方法对深层组织损伤小，且不易形成瘢痕，且费用相对便宜，操作简便。

（二）实验研究进展

慢性唇炎病因至今不明，可能与多种因素有关。其中，微生物感染与唇炎的研究较少，主要集中在念珠菌性唇炎上。偶有文献报道在唇炎患者黏膜受损处有微生物继发感染，但并未进一步探讨微生物的检出情况及其是否与唇炎存在相关关系。唇炎作为一种特殊的皮肤黏膜疾病，其临床表现与病理改变与多种非特异性皮肤疾病相似，推测细菌、真菌等感染因素与唇炎的发生发展及预后转归有一定的相关性。相关研究显示糜烂性唇炎金黄色葡萄球菌（Staphylococcus aureus，SA）检出率高，脱屑性唇炎念珠菌检出率高，说明 SA 可能与糜烂性唇炎的致病相关，念珠菌可能与脱屑性唇炎的致病相关。SA 对于唇炎的致病机制可能与 SA 的定植及分泌的毒素及酶相关。有关细菌性皮肤病的研究表明 SA 易定植于皮肤黏膜破损处，SA 细胞壁上存在的特殊表面分子能介导 SA 与细胞外基质（extracellularmatrix，ECM）蛋白的结合，当皮肤黏膜表层破损时，ECM 蛋白暴露，增加了 SA 的黏附，同时炎症介质的释放与聚集导致局部 pH 升高，易于 SA 的生存。目前研究发现白色念珠菌的致病机制主要与其黏附能力、形态转换及其分泌的生物活性酶等因素相关。

并非所有慢性唇炎都符合抗生素的使用指征，对不同的临床感染类型需采用个性化治疗方案，对于糜烂性唇炎或渗出为主要损害的病损首先考虑是细菌感染为主，对于脱屑性唇炎考虑是真菌感染为主，还要考虑细菌真菌双重感染的可能性，不断调整治疗计划，有针对性地用药，避免因抗生素的不合理使用而加重多重耐药现象，加速多重耐药菌的产生。

（三）研究热点

目前治疗慢性唇炎的手段主要有：外用药物，对于糜烂有渗出液的唇炎往往采取硼酸溶液或者依沙吖啶等进行湿敷，起抗炎收敛的作用，可以局部配合使用消炎杀菌抗感染涂剂。对于干燥脱屑型的唇炎，则可选择具有保湿修复作用的外用制剂，可以给予糖皮质激素进行涂抹。他克莫司软膏近些年也越来越被广泛应用，作为一种非激素药物，常常用于传统疗法无效的过敏性疾病，只可用于面颈部比较薄弱的皮肤，有发红发痒等副作用，远期复发率较高。由于唇部角化较差，属于黏膜部位，外用 0.03%他克莫司软膏比 0.1%的他克莫司软膏更安全。维生素 B_{12} 联合糖皮质激素或者利多卡因治疗慢性唇炎效果也较好，可能与促进组织细胞的恢复，促进上皮细胞的愈合有关。内服药物主要是具有调节免疫、消炎杀菌、抗过敏止痒等作用的口服药物。

铒激光是一种非常有用灵活的工具，具有更少的热损伤，比 CO_2 激光更能提供精确的烧蚀，具有更高的安全性和更短的治愈时间等优势。同时，激光治疗慢性唇炎不仅可以改善症状，还可以促进屏障功能修复，刺激胶原蛋白增生，加速唇部的新陈代谢，这使得激光治疗成为一大热点。

三、古籍选录

1）《诸病源候论·卷三十》："脾与胃合足阳明之经，胃之脉也，其经起于鼻，环于唇，其支脉入络于脾，脾胃有风热邪气乘之，而肿发于唇。"

2）《严氏济生方·口齿门》："唇者，脾之所主……盖风胜则动，寒胜则揭，燥胜则干，热胜则裂，气郁则生疮，血少则沉而无色。治之之法，内则当理其脾，外则当敷以药，无不效者矣。"

3）《医宗金鉴》："此症多生于下唇，由阳明胃经风火凝结而成。初时发痒，色红作肿，日久破裂流水，疼如火燎，又似无皮，故风盛则唇不时瞤动。"

参考文献

曹艳红，潘富强，贾恒，等. 2020. 针刺联合祛风除湿方治疗慢性唇炎的临床观察［J］. 广州中医药大学学报，37（3）：453-456.

陈谦明. 2020. 口腔黏膜病学（第 5 版）［M］. 北京：人民卫生出版社.

谭劲. 2021. 中西医结合口腔科学（第 3 版）［M］. 北京：中国中医药出版社.

第三节 牙宣病

牙宣是指牙龈红肿疼痛，或龈肉萎缩，牙根宣露，牙齿松动，经常渗血溢脓为特征的疾病。其病变包括牙龈、牙槽骨等在内的牙齿周围支持组织。其中大部分为慢性病。早期症状不明显，仅感牙龈发痒，牙齿浮起感，咀嚼无力等，易被忽视；继而牙龈红肿出血，龈下有坚硬的牙结石，牙周袋形成，牙龈萎缩，亦可有脓液从牙周袋溢出，牙根暴露，牙齿松动。若治疗不及时，日久可致牙齿自行脱落。严重者可波及全口牙齿。是一种最常见的口腔疾病，其发病率极高。

西医学牙周病中牙周炎与本病相类似。古书中常以其症状命名，所以牙宣的别名有很多，如齿龂宣露、齿牙根摇、齿动摇、齿挺、齿根出露、齿根欲脱、齿间出血、食床、牙缝出血、牙衄、齿龈肿痛等等。

一、治疗

（一）辨证论治

1. 脾胃湿热证

证候：牙龈红肿，有深牙周袋，牙周袋溢脓，牙龈出血；伴口干，口渴喜饮，胃内嘈杂，易饥口臭，大便秘结，尿黄；舌红苔黄厚腻，脉滑数。

辨证要点：以牙龈红肿、牙周袋溢脓、牙龈出血、口干、口渴喜饮、便秘、尿黄等全身症状及舌红苔黄厚腻、脉滑数为本证要点。

治法：清泻胃火，消肿止痛。

方药：清胃散（《脾胃论》）加减。牙龈红肿甚者，加蒲公英、牛蒡子、金银花、连翘以清热解毒、消肿散结；渗血溢脓多者，加马勃、栀子炭、茜草炭以解毒凉血、消肿止血。

2. 肾阴亏损证

证候：牙龈微红肿，牙齿疏豁、动摇，齿根外露，咀嚼无力，牙周袋深，袋内溢脓、渗血；伴头晕目眩，耳鸣，腰膝酸软，五心烦热，溲黄便燥；舌红苔少，脉细数。

辨证要点：以牙龈微红肿，牙齿疏豁、动摇，齿根外露及耳鸣、腰膝酸软等全身症状及舌红苔少，脉细数为本证要点。

治法：滋阴补肾，益髓固本。

方药：知柏地黄汤（《医宗金鉴》）加减。牙齿动摇者，加骨碎补、龟甲、枸杞子、杜仲以补肾壮骨、填精益髓。

3. 气血不足证

证候：齿龈萎缩、淡白，牙根宣露，牙松动，龈缝间偶有少量血溢出，咀嚼无力；伴面色无华，失眠多梦；舌淡苔薄白，脉沉细。

辨证要点：以齿龈萎缩、淡白，牙根宣露，牙松动及面色无华、失眠多梦等全身症状及舌淡苔薄白，脉沉细为本证要点。

治法：益气补血，养龈健齿。

方药：八珍汤（《正体类要》）加减。牙龈渗血不止者，加阿胶、血余炭、藕节炭以补血止血；齿牙松动者，加黄精、何首乌、补骨脂、狗脊以补肾填精。

（二）针灸治疗

主要选合谷、内庭、颊车、下关等穴。①实证者，加二间、曲池、足三里，用泻法；②虚证者，加太溪、阴谷、行间，用补法。每次选 2～3 穴，每日针灸 1 次，5～7 d 为 1 个疗程。

（三）其他治疗

1）中药含漱疗法：①齿痛通用方：由荜茇、生地黄、当归须、荆芥穗、白芷、桑白皮（炒）、露蜂房（炒）、赤芍、姜黄、细辛、藁本、甘草直接水煎，每日含漱 3 次，每次 10 mL。②西帕依固龈液（主要成分为没食子）健齿固龈，清血止痛，辅助用于治疗牙周炎、牙龈炎牙龈出血，口臭烟臭。含漱疗法患者自我治疗比较方便，但药物在口腔停留时间短，作用部位表浅。

2）中药外敷法：将锡类散外敷或涂布于红肿之处，以消炎解毒。

3）中成药：补肾固齿丸，适用于肾虚亏损证，每次 4 g，每日 2 次。

（四）西医治疗

1. 牙周炎的主要局部治疗

1）第一阶段基础治疗：龈上洁治术、龈下刮治术、根面平整术、松牙固定术、咬合调整术。

2）第二阶段牙周手术治疗：在第一阶段治疗4周后，牙周炎症基本消退，如仍有5mm以上牙周袋、探诊出血等其他症状，应行牙周手术治疗。

3）第三阶段修复治疗：牙周手术后2～3个月时，牙周炎症已消除，牙龈外形、龈缘位置稳定，对于牙列缺损或缺失者宜进行永久性修复。

4）第四阶段维护期：主要是定期复查并进行评估。疗效维护很重要，要贯穿在每个阶段中。

2. 牙周炎的局部药物辅助治疗

1）涂布药物疗法：①聚维酮碘（碘伏）；②碘甘油。

2）冲洗疗法：用3%过氧化氢溶液、0.12%～0.2%氯己定溶液或5%聚维酮碘溶液等抗菌药物，进行龈上（龈缘的冠方）冲洗和龈下（龈袋或牙周袋）冲洗。

3）牙周袋内放置药物疗法：将2%盐酸米诺环素软膏、5%米诺环素薄片、甲硝唑药棒或25%甲硝唑凝胶药膜，置于患牙的牙周袋内。

二、研究进展与热点

（一）临床研究进展

1. 中医临床研究进展

齿者，肾之标，骨之本也。沈佳威等认为，牙宣的治疗应从肾、胃及气血论治。肾阴亏虚，络脉气血凝滞，是引起牙宣的主要内因，应以滋阴清火，扶正固本为主要治疗大法，方选参麦地黄丸加减；牙床胃经所绕，胃经实火上攻，故血从牙缝中出；胃虚有热，腐烂牙龈，亦能有此，实火宜清泻胃火，以清胃石膏汤为主，虚火应滋阴降火，以归芍地黄汤为主；肾虚兼有胃热者，应滋阴补肾，清泻胃火，予知柏地黄丸加金银花、石膏。李敏等认为，肾藏精，为先天之本，肾精耗损，骨失濡养，牙槽骨吸收，故牙齿松动，用补骨脂、淫羊藿、熟地黄、当归、丹参、知母等药物，补肾助阳，补血活血，清热滋阴。张丽认为，本病与气血不足有关，气血为足，风邪袭虚，客以齿间，则令肌寒血弱，齿落肉缩，渐至宣露，故以八珍汤加减，达到调补气血，养龈健齿之功。江燕认为，命门火衰，虚火上犯齿龈，可致牙宣，此证应引火归元，方选潜阳封髓丹；营卫之气源于中焦脾胃，当脾胃功能失调，营卫不和，可致气血壅滞于齿龈而引起牙龈肿痛，应调和营卫，方选桂枝汤。疼痛明显，可加白芷、延胡索；牙龈充血红肿明显，加连翘；瘀血明显加丹参、赤芍；湿热明显加龙胆草、黄芩、黄连。

刘小银等认为，针灸治疗牙周炎以清热泻火、消肿止痛、益肾固齿、养血和营为主。清热泻火可选用下关、颊车、合谷为主穴，风热牙痛加外关、风池，胃火牙痛加内庭、劳宫；消肿止痛选用患侧阿是穴为主穴，配以合谷、下关、颊车、内庭、二间为配穴；益肾固齿、养血和营选取脾俞、胃俞、肾俞、太溪、足三里、下关、颊车、合谷穴。

2. 中西医结合治疗研究

西医治疗牙周炎可分为药物治疗和手术治疗。药物治疗以抗菌、消炎为主，可抑制细菌繁殖，减少疾病复发；手术治疗主要适用于病情较重或难以用药物控制病情的患者。中医认为，牙宣因脏腑功能失调引起，肾主骨生髓，齿为骨之余，故补肾固齿贯穿中医治疗的始终，手足阳明之脉入上下齿，故临床从脾胃肾入手。根据临床证候，主要分为胃火炽盛、肾阴亏虚、气血亏虚等证型，治疗以清胃泻火、滋阴补肾、益气补血、养龈健齿等为治疗原则。研究表明，中西医结合治疗效果优于单纯治疗，在西医治疗的基础上，配合中药治疗，起到控制炎症，调节机体免疫功能。刘广明等在给受试者进行常规龈下洁治后将患者分为两组，治疗组采用中医辨证治疗（胃火炽盛者予清胃散，肾气亏虚者予金匮肾气丸，气血不足者予八珍汤加减），并予甲硝唑抗感染，对照组仅给予甲硝唑，治疗组总有效率为92.5%，远高于对照组（61%）。

中西医结合用药的优点：①中医治疗牙周炎强调整体观和辨证论治，辨病与辨证相结合，可提升临床疗效，缩短疗程，降低远期复发率。②中西医结合治疗牙周炎可发挥协调作用，弥补单一疗法的不足，减少药物不良反应的发生。

（二）实验研究进展

菌斑微生物及其代谢产物是牙周病的始动因子。而中医认为牙周病的病因复杂，主要包括胃火炽热、肾气虚亏和气血不足等。这些病因与脏腑功能失调密切相关，结合现代研究得到进一步证实，如六味地黄丸可显著降低龈沟液中白介素-6（Interleukin-6，IL-6）浓度，同时提高雌二醇浓度，从而改善牙周组织局部雌激素水平，抑制炎症；玉女煎汤剂口服治疗慢性牙周炎可以改善牙周指标，降低血清炎症因子白介素-6（IL-6）、肿瘤坏死因子-α（TNF-α）水平；葛根芩连汤能有效改善牙周炎的牙周袋深度及附着丧失和血脂TC、TG、LDL水平；中成药在牙周病的治疗中也占有重要地位。如补肾固齿丸、肿痛安胶囊、口炎清颗粒等中成药均被证实对牙周炎有显著的治疗作用。这些中成药能够缓解牙周炎患者的临床症状，降低炎性因子水平如白细胞介素-1β（IL-1β）、白细胞介素-6（IL-6）等，促进牙周组织恢复。

（三）研究热点

通过结合中医药的整体调节优势和现代医学的精准治疗，使用现代生物医学技术被用于研究中药提取物对牙周致病菌或牙周组织细胞的作用。例如，五倍子水提取物被证实对牙周可疑致病菌有较明显的抑制作用，能够阻断胶原酶对结缔组织的破坏作用，抑制或减缓牙周炎的进展。淫羊藿苷、黄连素等中药被证实可以促进骨再生，研究者将中药活性成分与骨组织工程相结合，发现其在骨缺损的修复中具有独特优势。复方中药制剂在牙周病的治疗中表现出多靶点、多途径的作用机制。随着促进骨再生的中药有效成分种类繁多，主要包括黄酮类化合物、非黄酮类多酚、生物碱类，有消炎止痛、促进成骨细胞和抑制破骨细胞以及促进血管早期生成的作用。中药有效成分与骨组织工程结合后在抗炎、加速胶原蛋白和骨骼形成、促进成骨基因表达等方面效果显著，为中药在骨组织再生中的应用提供了理论依据，同时为骨缺损修复提供了新的思路。例如中药双黄补（黄连、黄芩、骨碎补等）有明显抑菌、控制牙周炎症的作用。牙龈成纤维细胞-玉米醇溶蛋白-双黄补复合体可能通过促进牙龈成纤维细胞增殖继而向成骨细胞分化，加快骨基质的形成和成熟，从而促进牙周组织的再生。牙龈成纤维细胞-玉米醇溶蛋白-双黄补复合体能促进BMP-2和BSP在牙周组织中的表达，促进新生牙槽骨和牙骨质的生成。

三、古籍选录

1）《医宗金鉴》：“牙宣初起肿牙龈，日渐腐颓久露根，恶热恶凉当细别，胃经客热风寒侵。”

2）《医学入门》：“齿龈宣露动摇者，肾元虚也。”

3）《疮疡经验全书》：“牙宣，谓脾胃中热涌而宣露也。此证牙齿缝中出血。上牙属脾，下牙属胃。”

参考文献

曹采方. 2004. 牙周病学［M］. 北京：人民卫生出版社.
孟焕新. 2016. 牙周病学（第 4 版）［M］. 北京：人民卫生出版社.
谭劲. 2021. 中西医结合口腔科学［M］. 北京：中国中医药出版社.

第四节 牙 痈 病

牙痈是指牙齿疼痛，咀嚼时甚痛，牙龈红肿，或有脓液溢出的痈病类疾病。又名牙蜞风、牙槽风。本病为常见多发病，各个年龄阶段均可发生。

牙痈相当于西医学的根尖周炎（periapical diseases），是指发生在牙根尖部牙骨质、牙槽骨和牙周膜的病变，是口腔常见病之一，大多数根尖周病是由龋源性牙髓病发展而来。

《疮疡经验全书》云："牙边生痈者如豆大，此脾胃二经火也。"《医宗金鉴・外科心法要诀》云："牙痈胃热肿牙床，寒热坚硬痛难当，破流脓水未收口，误犯寒凉多骨妨。"根尖周病急性期可出现牙浮出伸长，咬合疼痛，牙龈肿胀，溃口溢脓；慢性期可出现窦道形成。临床上根据疾病的发展过程，根尖周病可分为急性根尖周炎和慢性根尖周炎两大类。根据急性根尖周炎的病变发展过程，其可分为 2 个阶段，即急性浆液性根尖周炎和急性化脓性根尖周炎。慢性根尖周炎临床可分为四型，即根尖肉芽肿、慢性根尖周脓肿、根尖周囊肿、根尖周致密性骨炎。

一、治疗

（一）辨证论治

1. 风热外袭证

证候：牙龈肿胀，疼痛不已，咀嚼疼痛，妨碍饮食；头痛乏力，身热恶寒，鼻塞口干，口渴欲饮；苔薄黄，脉浮数。

辨证要点：以牙龈肿胀、咀嚼疼痛、头痛乏力、身热恶寒等全身症状及舌脉为本证要点。

治法：疏风清热，解毒消肿。

方药：银翘散加味（《温病条辨》）加减。若胃热重者，加石膏、知母以清胃火；便秘者，加大黄以泻热通便。

2. 热结阳明证

证候：牙痛剧烈，或跳痛难耐，齿龈红肿，肿连腮颊；口渴欲冷饮，口气热臭，大便燥结；苔黄厚，脉洪数。

辨证要点：以牙痛剧烈、齿龈红肿、肿连腮颊、口渴欲冷饮、口气热臭、大便燥结等全身症状及舌脉为本证要点。

治法：清胃泻火，消肿止痛。

方药：清胃汤加味（《症因脉治》）加减。《医方集解》载本方有石膏，其清胃之力更强；肿连腮颊者，加金银花、板蓝根、紫花地丁、菊花以清热解毒。

3. 气血不足证

证候：牙龈有瘘口，时有脓血渗出，龈肉色淡；口唇不荣，神疲乏力，面色萎黄；舌淡苔薄，脉细弱。

辨证要点：以牙龈有瘘口、龈肉色淡、口唇不荣、神疲乏力、面色萎黄等全身症状及舌脉为本证要点。

治法：益气补血，养龈健齿。

方药：十全大补汤（《太平惠民和剂局方》）加减。脓液多者，加皂角刺以托毒排脓；体虚无力托脓者，加金银花、蒲公英、紫花地丁以清热解毒。

（二）针灸治疗

选用合谷、颊车、下关等穴，针刺用泻法，留针 10～20 min，以疏通经络、泻热消肿止痛。

（三）其他治疗

1. 中成药

1）牛黄解毒丸（片）：适用于该病热结阳明证，大蜜丸每次 1～2 丸，片剂每次 2～3 片，每日 2～3 次。

2）六神丸：适用于该病风热外袭证，每次 1 岁 1 粒，2 岁 2 粒，3 岁 3～4 粒，4～8 岁 5～6 粒，9～15 岁 8～9 粒，成人 10 粒，每日 3 次，噙化或温开水送服。

2. 外治法

1）牙痈初起：焮痛者，但未破溃时，用冰硼散搽牙龈肿胀处，或用六神丸 2～3 粒温开水溶成糊状搽于牙龈肿痛处，有清热解毒消肿之功效。

2）腮颊肿痛：外敷如意金黄散，以消肿止痛。

3）已成脓：按龈肉软处便是痈头。痈头可用消毒针头轻轻刺破，或用消毒刀尖挑破，去除脓血，再搽以冰硼散或金玉丹。

4）牙痈已溃：可用珠黄散外敷，以清热祛腐生肌。

5）牙痈反复发作或溃后久不收口而成牙漏：可用金玉丹制成条状，插入窦道中，以解毒排脓生肌。

（四）西医治疗

1）应急处理：对于急性根尖周炎的患牙，首先要消除急性炎症并止痛，①开髓通畅根管引流：去除髓顶，去除感染坏死的冠髓，拔除根髓，扩挫根管，使根管通畅，以便于根尖部的炎症渗出物引流。②切开引流：在急性牙槽脓肿的骨膜下或黏膜下脓肿形成时，应在局麻下切开脓肿，放置橡皮引流条，使脓液排出，得到引流。③抗感染治疗：在采取以上措施的同时，全身应用抗生素及止痛药物，如阿莫西林、甲硝唑等，以促使炎症消退。

2）根治：在急性炎症得到控制后，及时对患牙进行根管治疗术（RCT）。

3）拔除不能保留的患牙：如果病变在急性炎症期，应待急性症状缓解后再行牙拔除术。

4）对于根管钙化扩不通的根管或已经做了桩冠修复的慢性根尖周炎的患牙：可行根尖手术治疗（根尖刮治术、根尖切除术、根尖逆向充填术）。

5）对于较大囊肿的患牙：在 RCT 后可行囊肿摘除术。

二、研究进展与热点

（一）临床研究进展

1. 中医临床研究进展

目前，中医认为牙痈多由脏腑机能失调、龈肉失养复感六淫邪气，导致脾胃被湿热浊邪浸淫，火毒内生致使络脉不畅、营卫不合而成。肾主骨生髓，齿为骨之余，肾中精气的充沛与否与牙齿的生长发育盛衰密切相关。肾精充沛，则齿坚；肾精不足，则出现齿龈肿胀、牙龈萎缩外露、难以咀嚼、牙齿松动、肢体酸软无力。《口齿类要》记载了根尖周炎的发病机制理论包含阴虚火旺、脾肾阳虚、脾胃积热，肾精不足、气血不足、口腔不洁等证型，以肾亏型为核心辨证病机。故中医治疗上应以滋阴、补益气血、补肾补其不足、泻火清热解毒，利湿排脓、活血消肿止痛祛邪为主要的辨证施治原则。

研究报道中多予滋阴健脾、补肝肾作用的知柏地黄丸、补肾固齿丸及清解脾胃湿热火毒的口炎清颗粒，自拟白虎清胃汤、清胃散火汤等药物，这些药物在临床实践中均有辅助西药加强的治疗效果。随着医疗技术的发展，中药防治根尖周炎在许多医院逐渐开展并获得较好的疗效，但由于中医辨证分型不够全面，因而在治疗的过程中缺乏系统性。

2. 中西医结合临床研究进展

1）慢性根尖周病是一类慢性炎症性溶骨性病变，炎症介质（包括细胞因子、酶等）在慢性根尖周炎的发生、发展和转归中起重要作用。多种炎性介质所形成的网络共同作用导致炎症性骨吸收的发生，炎性介质在难治性根尖周炎中如何发挥作用及如何控制尚需要更深入的研究。

2）根尖周炎临床上最常见的治疗方式是根管治疗。初次根管治疗与根管再治疗的临床效果评估是临床研究的重要方向，多数文献表明根管再治疗，效果低于初次根管治疗。根管治疗材料的研发是临床研究的另一个方向。Vitapex 根充糊剂、比塔派克斯糊剂临床长期效果，明显优于传统的氢氧化钙碘仿糊剂。随着根尖外科手术和根管倒充填术的发展，临床上出现新的材料生物陶瓷材料 iRootBPPlus。

（二）实验研究进展

1. 中药方剂联合西医治疗

对于根尖周炎而言，为有效控制菌群繁殖生长，减轻局部炎症、水肿症状，常规的冲洗清理脓腔很难阻止炎症的扩展，必须结合其他手段辅助医治，才能达到良好疗效。结合相关文献发现，对照颌面部组织感染状况的指标，通过中药汤剂联合应用西医治疗，可巩固治疗根尖周炎，明显提高机体对菌群的抵抗能力、减少并发症的发生，弥补西药不足，提高根尖周炎症的疗效，从而缩短病程等。

对照西医治疗，清胃散具有降泄火热之力，可调节组织水肿代谢、抑制组织增生、炎性渗出、细菌繁殖等，改善细胞吞噬细菌的能力，更好地发挥其镇静止痛、预防血栓、抵御外邪之优势。相关研究结果表明，清胃散不良反应较西药小，联合西药治疗根尖周炎，可大大提高临床治愈率，减少并发症的发生。由此可见，西药联合清胃散治疗根尖周组织炎性病变，可改善根尖周组织环境，提升临床疗效，抑制疾病复发率。

中医古籍《景岳全书》之新方八阵提到，玉女煎适用于胃火阴虚而成的头面五官痛，尤其是牙痛、牙衄、齿松、口燥咽干等症状。方中以清热泻火的石膏为君药，配伍补肾滋阴的熟地黄为臣药，君臣相伍，标本兼顾；麦冬、知母旁守为臣药，可清热滋阴解毒、润燥清心除烦；牛膝补肾滋阴，可行血活血；诸药合用共奏清胃热、滋肾阴之功效。通过药理学实验发现，麦冬、熟地黄具有广谱抗炎抗菌功效，可改善菌群分布，起到抗炎、消肿的作用。综述文献可知，玉女煎与西药结合治疗根尖周炎，不仅能增强免疫力，还能起到良好的抗感染、消肿止痛、促进颌面部组织重组再生等作用。

2. 中成药联合西药治疗

基础治疗是西医治疗根尖周炎疾病的常用手段，通过清理根尖周的食物残渣，抑制菌群增生，此类治疗方案从根本上并不能治本，反而更容易造成病变复发、延缓愈合周期并降低临床疗效。配合中成药治疗，有助于增强抗炎功效，可加快患者疾病愈合周期。

补肾固齿丸擅于补肾益气固齿、化瘀凉血解毒清热，是在六味地黄丸的基础上再配伍骨碎补、地黄、紫河车等药物组成的。在药理学方面，补肾固齿丸是通过改善炎症细胞的环境机制，抑制细胞活性及炎性组织的代谢分泌，缩小炎症细胞的侵袭范围，减轻局部的肿胀、渗血症状，改善异常的咀嚼功能，从而调节全身症状，从根源上改善口腔颌面部炎症及根尖周组织病情。补肾固齿丸也能改善肾上腺皮质功能，主要通过调控实验动物体内超氧化物歧化酶水平，平衡脂肪组织分布情况，防止其氧化加重局部症状，从而增强机体免疫力，提高机体抵挡病原微生物侵袭的能力，利于疾病迅速恢复。

口炎清颗粒擅于治疗阴虚旺火型口腔疾病。方中麦冬、玄参、天冬滋养阴津，金银花解毒清热，甘草解毒、补益脾气调和诸药，共奏清脏腑郁热，散外邪内聚火毒之功效。西医治疗牙痛等疾病，临床上最常用的为奥硝唑、甲硝唑等这类抗原虫、抗菌药物，其机制主要是破坏膜内 DNA 链菌群，防止菌群 DNA 融合，以达到杀菌目的。这类药物虽起效快，但只适用于厌氧菌群，如果炎症组织出现混合细菌感染时，并不能有效地控制菌群扩散减轻疼痛，必须联合其他药物辅助治疗。目前最新药理研究证实，金银花、玄参具有抗菌、抗感染的功效，可以有效地辅助甲硝唑缓解口腔炎症。二者联合用药可明显削弱细菌对抗菌药物的耐药性，增强患者机体抵御外邪的能力，提高临床治疗效果。

金莲花口服液是通过加入金莲花、酚酸、蔗糖、黄铜、生物碱等成分再经过低温循环加工提取而成的中成药物。相关研究发现，金莲花由多种衍生物构成，例如荭草素、牡荆苷等物质，这类物质具有较强的抑菌作用，特别是杀灭大肠杆菌；另外，金莲花可以滋阴、降火、清热、解毒，抗菌活性强，可快速缓解牙龈出血、肿胀、疼痛等症状。

3. 针药联合西医治疗

《灵枢·经脉》中提到："足阳明胃经……入上齿""手阳明大肠经……入下齿"，根尖周、牙周与脏腑经络密切相关，当发生根尖周炎时，会伴随牙龈肿胀、出血、疼痛、牙齿松动等并发症，临床常通过口服抗菌消炎药物局部去除根尖周炎的病因，因其疗效范围有限，难以达到理想效果。针刺疗法具有扶正祛邪、调节脏腑功能、调整阴阳、疏通经络等功效，可从整体上提高病变部位免疫功能及其自身修复能力，以达到健齿的良好效果。牙龈属于足阳明胃经和手阳明大肠经，阳明经风火凝结，加之内热灼津，风热之邪循经上行，聚集颌面而引发的牙痛、牙龈肿胀大多为胃火炽盛所致，若牙龈肿胀、疼痛可通过散刺或平刺法取合谷泻阳明积热，外关、风池祛风清热，内庭、劳宫泻胃火，太溪滋阴降火；左右同时进行交叉选穴，根据捻转提插补泻法，实则泻之、虚则补之，若痛剧则强刺，痛减则弱刺；若虚者则留针，实者不留针，如无明显针感则行捻转、提插手法，以强烈酸、胀得气感为度，余穴位常规针刺。若瘀血内阻，经脉失于濡养，不通则痛，可采用刺络拔罐法治疗根尖周炎引起的疼痛，合谷为手阳明大肠经原穴，取此能通调腑气，内庭为足阳明胃经荥穴，有引火下行功能，颊车为手足阳明经交会穴，又是阿是穴，于三穴刺络拔罐直祛阳明经邪热胃火，然后给予电针刺激，同时口服甲硝唑片。此法起效迅速，疗效卓著。针灸法通过运用散刺、挑刺、刺络拔罐等手法，对病损部位施以毫针针刺，秉持平补平泻手法运针得气后配合艾条、连接电针治疗仪等中医疗法，配合西医基础治疗如常规龈上洁治、龈下刮治，短期内可迅速改善其急性症状如止痛、止血消肿等，为颌面部基础治疗争取了时间。针灸法取材简便，治疗时间短，可迅速减轻疼痛，疗效显著。

（三）研究热点

研究表明，近年来牙痛的菌群组成逐渐增多，如变形杆菌。但牙痛主要以厌氧菌感染为主，感染菌群繁多混杂，西医单独采用刮治、根面平整术、抗菌药物治疗控制根尖周组织炎症，虽然有一定疗效，但菌群易产生耐药性并持续增殖，长期使用将减弱抗菌药物的敏感性，降低临床疗效。而中医以其辨证论治治疗牙痈注重整体性、协调性、特殊性、体质差异性，针对不同的人群，采取专一化、个性化治疗方法，其中药通过对局部炎症进行理气清热解毒、化瘀行血来达到消炎的效果，有效地弥补了西药局部治疗的缺陷。

目前，中西医结合对牙痈的诊疗方法包括中药内服、针药联合、含漱、湿敷等，为临床治疗牙痈开辟了新方法、新思路。但中医药治疗牙痈的研究仍存在一些不足，如临床试验设计缺乏整体性、科学性、综合性，样本量小，数据缺乏验证。各医家对于牙痈的发病机制、辨证施治持不同见解，因此在辨证用药方面缺乏统一标准。中药成分复杂，其药理机制尚不明确，限制了中医药在临床中的推广使用。复方中药及针刺的研究多集中于体外抑菌实验或病理学观察，而深层机制的研究也仅限于单个炎症指标，未将蛋白、免疫等机制串联起来。

三、古籍选录

1）《疮疡经验全书》云："牙边生痈者如豆大，此脾胃二经火也。"

2）《医宗金鉴・外科心法要诀》云："牙痈胃热肿牙床，寒热坚硬痛难当，破流脓水未收口，误犯寒凉多骨妨。"

参考文献

丁淑华. 2006. 中医五官科学［M］. 北京：中国中医药出版社.

李元聪. 2021. 中西医结合口腔科学［M］. 北京：中国中医药出版社.

中医五官科学研究生推荐阅读书目

1. 李传课. 2011. 中医药学高级丛书•中医眼科学［M］. 北京：人民卫生出版社.
2. 彭清华. 2014. 全国中医眼科名家学术经验集［M］. 北京：中国中医药出版社.
3. 彭清华. 2023. 实用中医眼科学［M］. 北京：中国中医药出版社.
4. 彭清华. 2018. 眼科活血利水法的研究［M］. 北京：中国中医药出版社.
5. 彭清华、忻耀杰. 2020. 中医五官科学［M］. 北京：人民卫生出版社.
6. 彭清华、彭俊. 2024. 眼科国医圣手时方［M］. 长沙：湖南科学技术出版社.
7. 李凡成、彭清华. 2024. 耳鼻咽喉口腔科国医圣手时方［M］. 长沙：湖南科学技术出版社.
8. 彭清华、吴权龙. 2021. 青光眼的中西医诊治［M］. 北京：化学工业出版社.
9. 彭清华、彭俊. 2023. 活血利水法在眼科的临床应用［M］. 北京：化学工业出版社.
10. 彭清华、龙达. 2021. 中西医结合眼表疾病学［M］. 长沙：湖南科学技术出版社.
11. 彭清华. 2018. 全国高等中医药院校规划教材教学参考书•中医眼科学［M］. 北京：中国中医药出版社.
12. 彭清华. 2011. 中西医结合眼底病学［M］. 北京：人民军医出版社.
13. 彭清华. 2010. 中西医结合眼科学［M］. 北京：中国中医药出版社.
14. 肖国士、谢立科. 2015. 眼病中医特色疗法［M］. 北京：人民军医出版社.
15. 谢立科. 2024. 中西医结合老年眼病学［M］. 北京：科学技术文献出版社.
16. 阮岩、田理. 2021. 中医耳鼻咽喉科学［M］. 北京：人民卫生出版社.
17. 田理，王飞. 2013. 跟师学临床［M］. 北京：中国医药科技出版社.
18. 陈国丰、徐轩、干千. 2015. 现代著名老中医名著重刊丛书第十一辑 • 干祖望耳鼻喉科医案选粹［M］. 北京：人民卫生出版社.
19. 本 • 潘斯基（BenPansky）、托马斯 • 格斯特（ThomasGest）. 2017. LWW 解剖学精要图谱［M］. 北京：北京科学技术出版社.
20. 王士贞. 2009. 中医耳鼻咽喉科临床研究［M］. 北京：人民卫生出版社.
21. 刘大新. 2019. 中医临床诊疗指南释义 • 耳鼻咽喉疾病分册［M］. 北京：中国中医药出版社.
22. 严道南、阮岩. 2017. 中成药临床应用指南 • 耳鼻咽喉疾病分册［M］. 北京：中国中医药出版社.
23. 刘蓬. 2020. 实用中医耳鼻喉科学［M］. 北京：中国中医药出版社.
24. 程康明、朱文. 2023. 专攻耳鼻喉科病五十年 • 干祖望弟子程康明主任临证心悟［M］. 北京：中国中医药出版社.
25. 黄选兆、汪吉宝、孔维佳. 2018. 实用耳鼻咽喉头颈外科学（第 2 版）［M］. 北京：人民卫生出版社.
26. 李岩、郑岩. 2021. 耳鼻喉科疾病诊疗与康复［M］. 北京：科学出版社.
27. 王永钦. 2011. 中医药学高级丛书•中医耳鼻咽喉口腔科学［M］. 北京：人民卫生出版社.
28. 南欣荣，张学亮，章斌，等. 2016. 口腔疾病基础与现代治疗学［M］. 北京：科学出版社.

本书彩图

请扫码